The ANATOMY

STUDENT'S SELF-TEST
VISUAL DICTIONARY

The
ANATOMY
STUDENT'S SELF-TEST
VISUAL DICTIONARY

后浪

人体解剖学
常用词图解

[澳]肯·阿什威尔（Ken Ashwell）著　田锦勇 主译　张继军 主审

科学技术文献出版社
SCIENTIFIC AND TECHNICAL DOCUMENTATION PRESS
·北京·

图书在版编目（CIP）数据

人体解剖学常用词图解 / (澳) 肯·阿什威尔 (Ken Ashwell) 著；田锦勇主译 . —北京：科学技术文献出版社，2022.6

书名原文：The Anatomy Student's Self-test Visual Dictionary

ISBN 978-7-5189-8901-0

Ⅰ . ①人… Ⅱ . ①肯… ②田… Ⅲ . ①人体解剖学—词汇—图谱 Ⅳ . ① R322-64

中国版本图书馆 CIP 数据核字（2022）第 013802 号

著作权合同登记号　图字：01-2021-7058

人体解剖学常用词图解

责任编辑：帅莎莎　袁婴婴　　责任出版：张志平　　责任校对：文浩

筹划出版：银杏树下　　出版统筹：吴兴元　　营销推广：ONEBOOK

装帧制造：墨白空间

出 版 者　科学技术文献出版社

地　　址　北京市复兴路15号　邮编 100038

编 务 部　（010）58882938，58882087（传真）

发 行 部　（010）58882868，58882870（传真）

邮 购 部　（010）58882873

销 售 部　（010）64010019

官方网址　www.stdp.com.cn

发 行 者　科学技术文献出版社发行　全国各地新华书店经销

印 刷 者　雅迪云印（天津）科技有限公司

版　　次　2022年6月第1版　2022年6月第1次印刷

开　　本　889×1194　1/16

字　　数　300 千

印　　张　19.5

书　　号　ISBN 978-7-5189-8901-0

定　　价　158.00 元

译者名单

主　译　田锦勇

主　审　张继军

副主译　刘海兵　王　颐

译　者　（按姓氏拼音排序）

恩和吉日嘎拉　内蒙古医科大学

郝又国　同济大学附属普陀人民医院

刘海兵　四川省妇幼保健院

刘建营　山东第一医科大学第三附属医院

田锦勇　贵州省人民医院

王　星　内蒙古医科大学

王　颐　中国人民解放军总医院第八医学中心

张继军　山西医科大学第一医院

插图作者

David Carroll，Peter Child，Deborah Clarke，Geoff Cook，

Marcus Cremonese，Beth Croce，Wendy de Paauw，Levant Efe，

Hans De Haas，Mike Golding，Mike Gorman，Jeff Lang，

Alex Lavroff，Ulrich Lehmann，Ruth Lindsay，Richard McKenna，

Annabel Milne，Tony Pyrzakowski，Oliver Rennert，Caroline Rodrigues，

Otto Schmidinger，Bob Seal，Vicky Short，Graeme Tavendale，

Jonathan Tidball，Paul Tresnan，Valentin Varetsa，Glen Vause，

Spike Wademan，Trevor Weekes，Paul Williams，David Wood

目 录

第四章 肌肉系统

第五章 神经系统

第六章 特殊感觉器

第七章 淋巴系统

第八章 循环系统

第九章 呼吸系统

第十章 消化系统

第十一章 泌尿系统

第十二章 内分泌系统

第十三章 生殖系统

涂色练习册

本书概述

本书分为两个部分：第一部分为全彩图解——本书的主要部分；第二部分为练习册——用来测试读者的解剖学知识掌握情况。

《人体解剖学常用词图解》共 13 章，每一章都聚焦于一个单一的人体系统——从骨骼和肌肉系统到淋巴和循环系统。本书还介绍了人体、细胞和组织、特殊感觉器和胎儿发育的相关内容。每一章都从介绍一个人体系统开始，随后介绍该系统内的特定区域或结构，包括人体器官。在插图中，标签标识了所有重要结构。要了解这些结构的功能，请在对开页上查找相应定义。

涂色练习册起到辅助学习的作用，旨在帮助读者理解两个最重要的人体系统——骨骼系统和肌肉系统。通过给每个插图上色，以帮助读者记忆每个系统中骨骼和肌肉的位置。通过填空标签来测试读者对人体部位名称的了解程度——答案在每一页底部给出。

定义页

在定义页中，大多数页面包含一个或多个带标签的插图，并在对开页上给出每个标签的定义。定义页是本书的核心内容。

定义

按照插图顺序排列，条目简洁，定义了对开页插图上标注的人体部分。每一项粗体字标记的项目都对应一个标签。

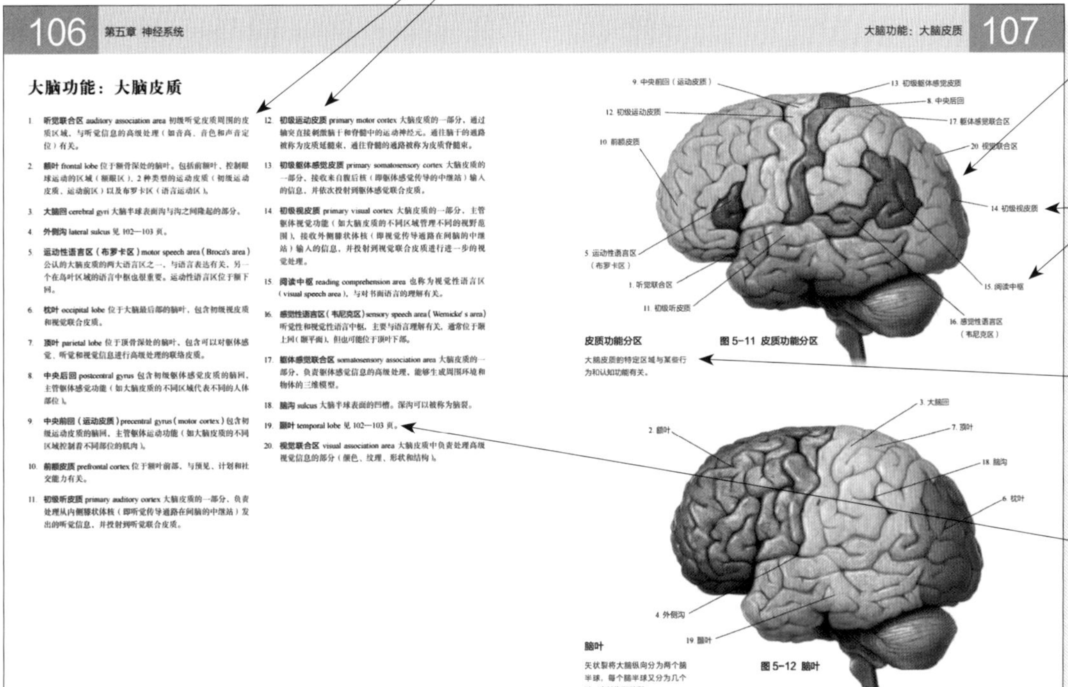
106
第五章 神经系统
大脑功能：大脑皮质
107
图 5-11 皮质功能分区
皮质功能分区
图 5-12 脑叶
脑叶

插图

插图可以显示整个人体系统、单个器官或人体部分，或是人体部位的微小结构。

标签

标签用于标明人体系统、器官或微结构中的重要结构。每个标签都有一个定义。

题注

题注提供了关于人体器官的额外信息，或解释人体的生理过程或微观元素。

交叉引用

当一个人体局部出现在书中不止一个地方的插图中时，交叉引用会帮助读者找到主条目。

概述页

书中的每一章都从概述开始，概述以对开双页面表示，提供一个特定主体系统重要部分的纲要说明。

章节名称　主题标题

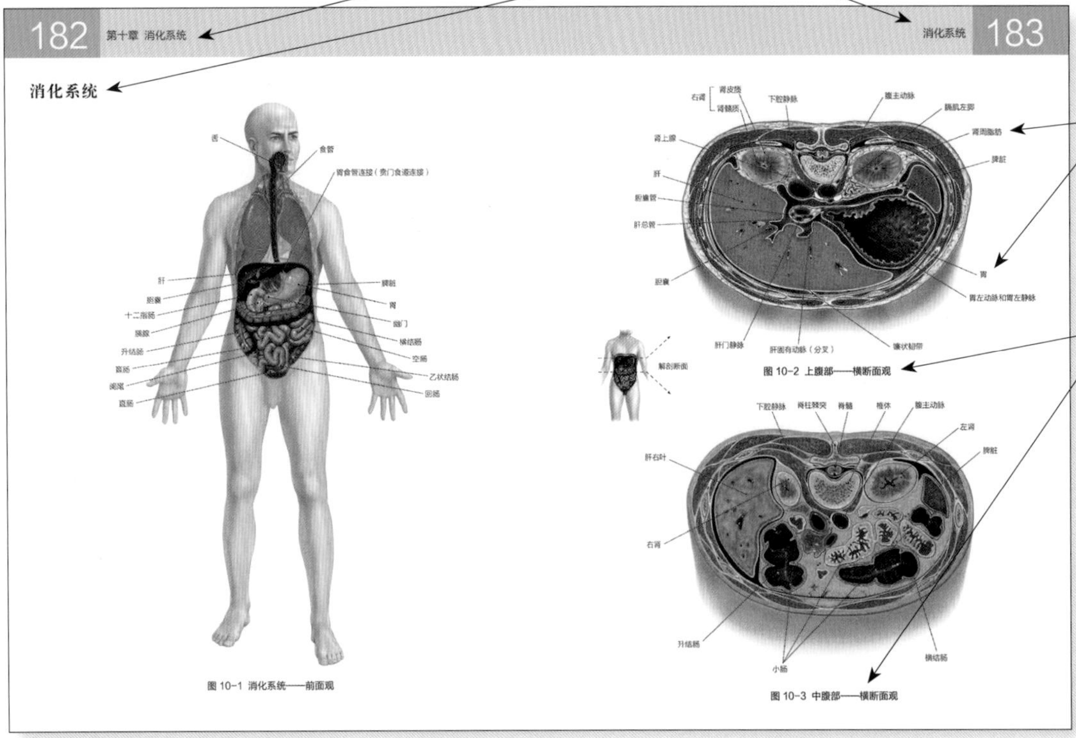
182 第十章 消化系统
消化系统 183
消化系统
图 10-1 消化系统——前面观
图 10-2 上腹部——横断面观
图 10-3 中腹部——横断面观

标签

通常，概述页上标记的人体部分会在书中的其他地方定义。

插图标题

标题会给出人体部分的名称。必要时会标记出方位。

涂色练习册

涂色练习册列出了骨骼和肌肉系统重要部分的黑白图。可以给每个人体部位涂上颜色以帮助记忆。

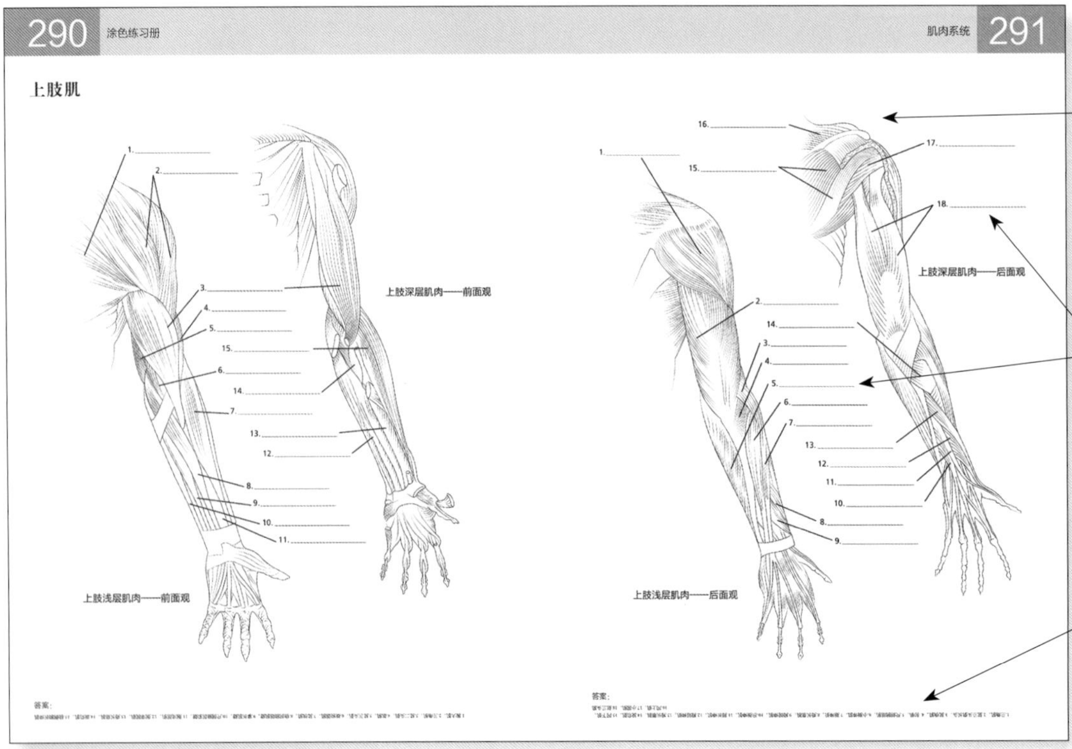
290 涂色练习册
肌肉系统 291
上肢肌
上肢深层肌肉——前面观
上肢浅层肌肉——前面观
上肢深层肌肉——后面观
上肢浅层肌肉——后面观

插图

在黑白插图中给每个人体部位着色，能够帮助读者记忆人体部位的形状和位置，让读者以后更容易注意到这些部位。

空白标签

空白标签已经编号，指的是具体的人体部位。读者可填空以测试其解剖学知识。所有的人体部分都在本书中有定义和标记。

答案

答案可以在每页底部找到。

第一章

人体概述和细胞

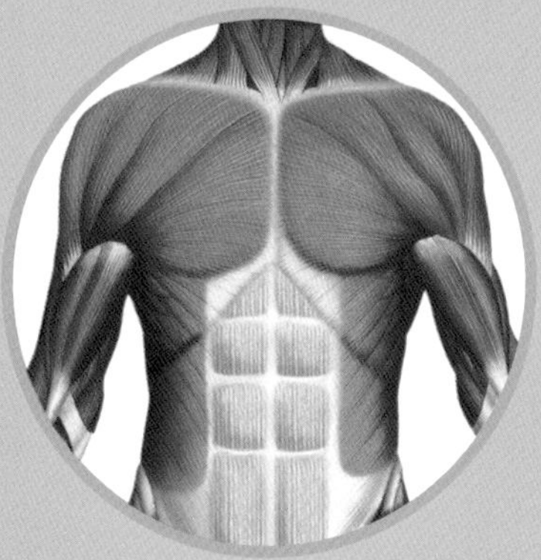
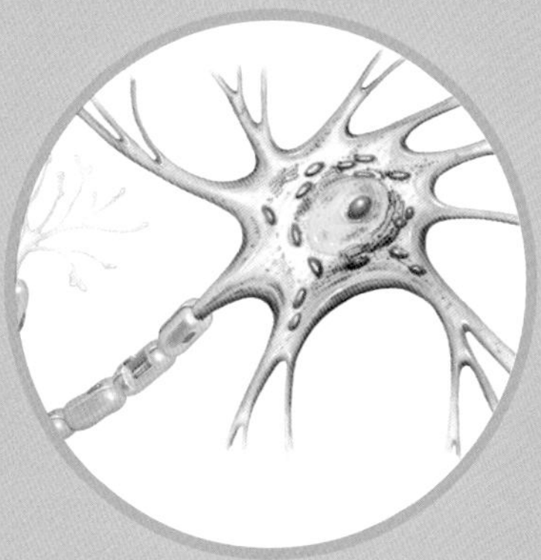
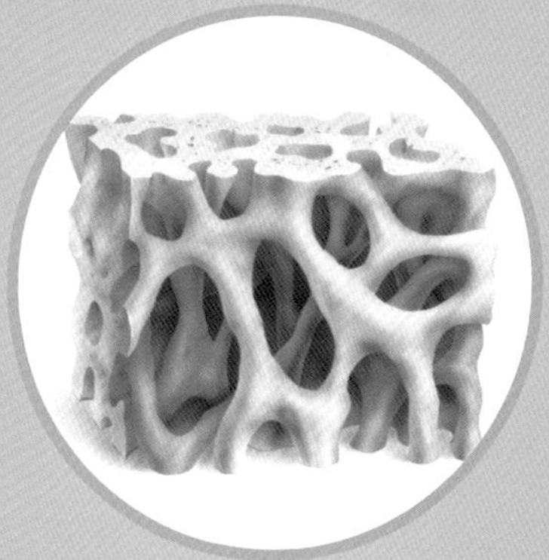
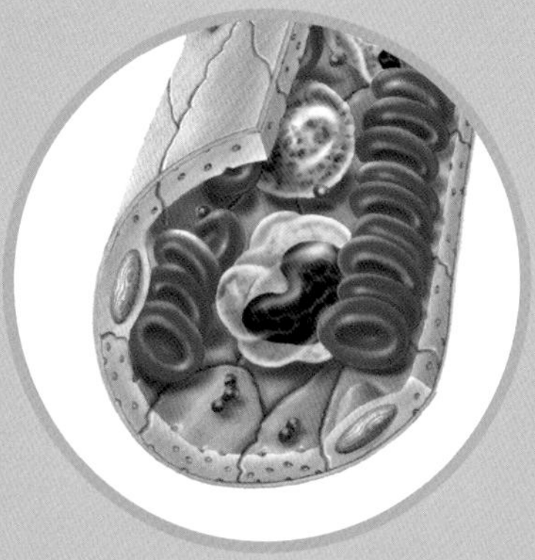
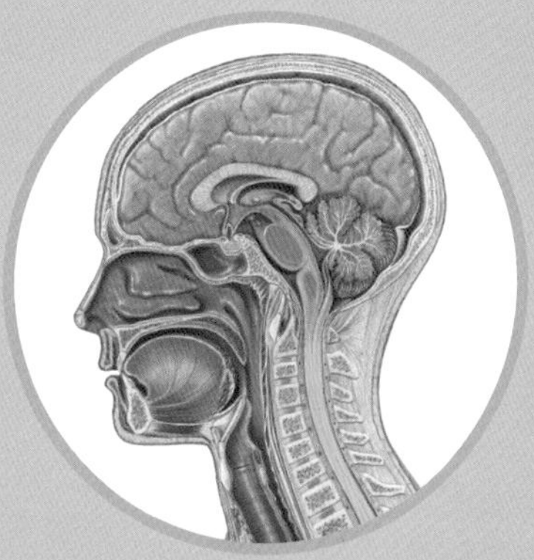
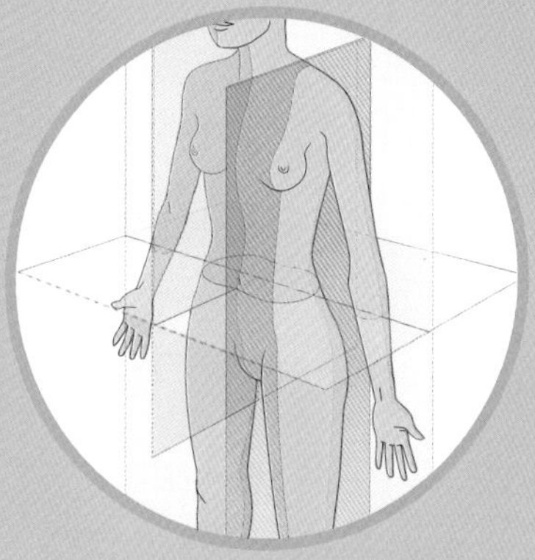

人体系统概述

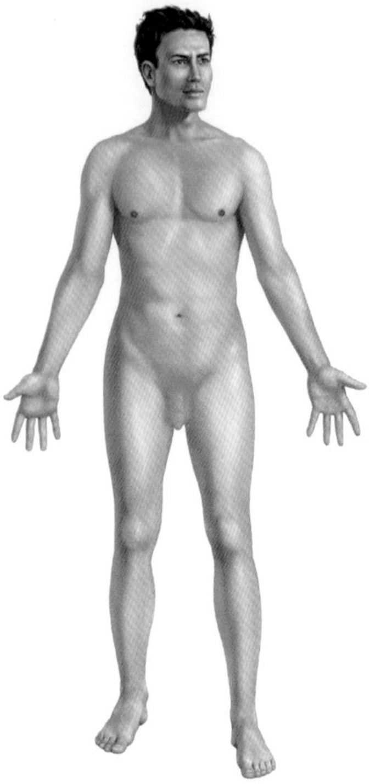

皮肤

皮肤是人体的外层保护层。它保护身体内部结构免受脱水、微生物、磨损和辐射的伤害，同时还具有感觉功能和代谢功能。

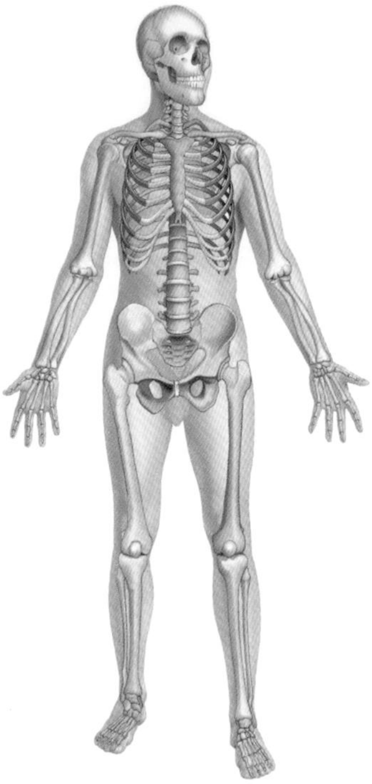

骨骼系统

骨骼系统包括人体的骨骼和软骨。它为人体提供刚性支撑力，保护柔软的内部器官，供肌肉附着，可以储存钙和脂肪，还是血细胞的产生场所。

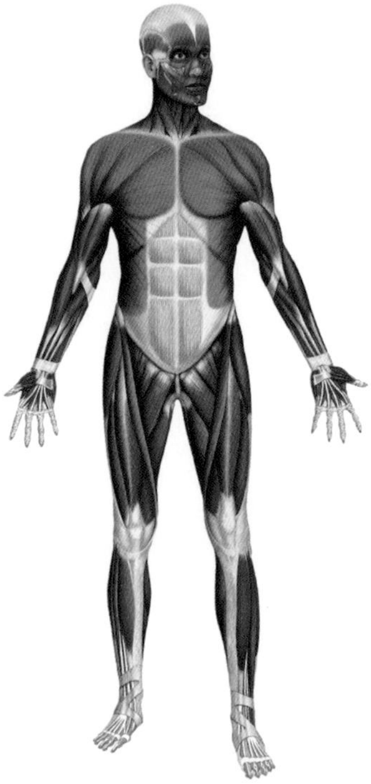

肌肉系统

肌肉系统是人体运动的主动力装置，包括人体随意肌。肌肉纤维可以直接附着在骨骼上，也可以通过肌腱固定在骨骼上。

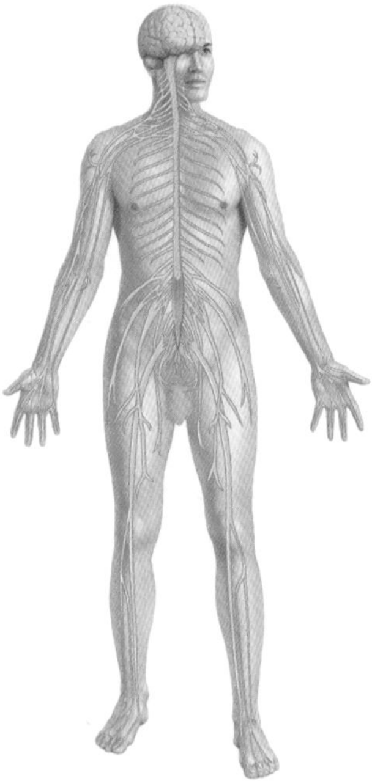

神经系统

神经系统处理有关环境和人体内部的信息，并启动肢体运动或人体变化，包括大脑、脊髓、周围神经和神经节。

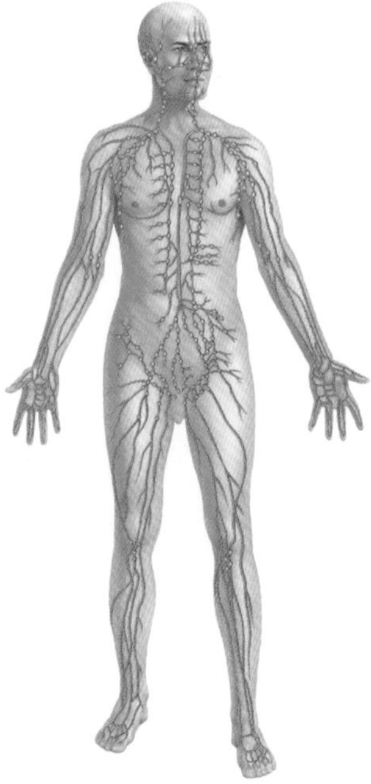

淋巴系统

淋巴系统由一系列精细的通道组成，通过淋巴结排出组织液。淋巴系统包含淋巴细胞和巨噬细胞，以清除外来蛋白质、微生物和癌细胞。

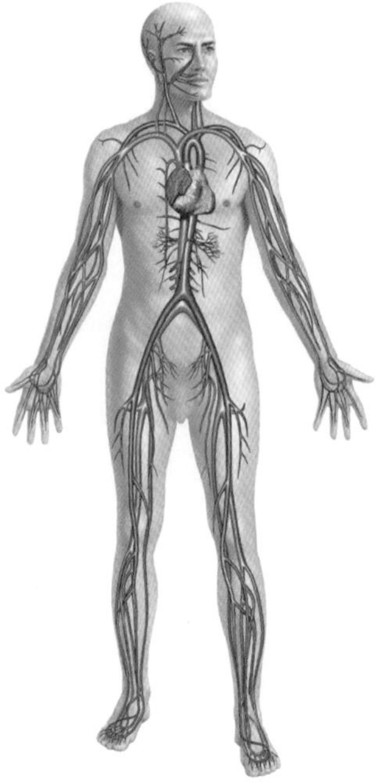

循环系统

循环系统由泵血的心脏和输送血液的动脉、小动脉、毛细血管、小静脉和静脉组成。

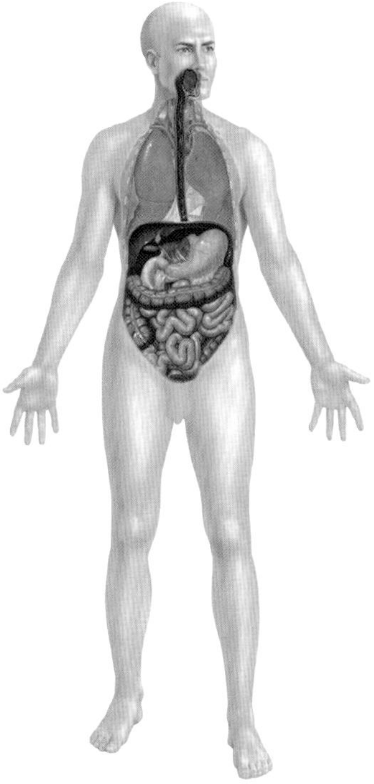

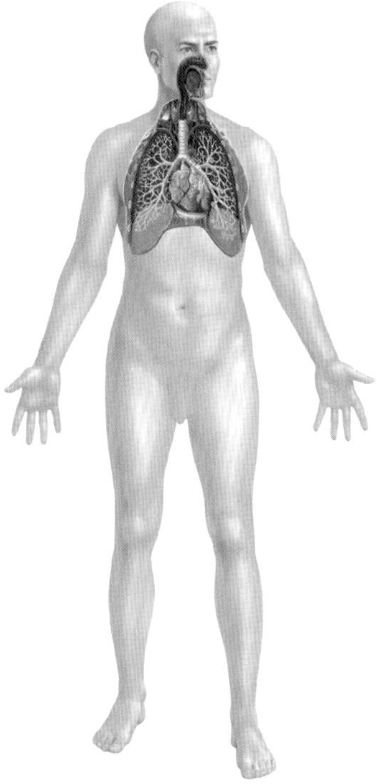

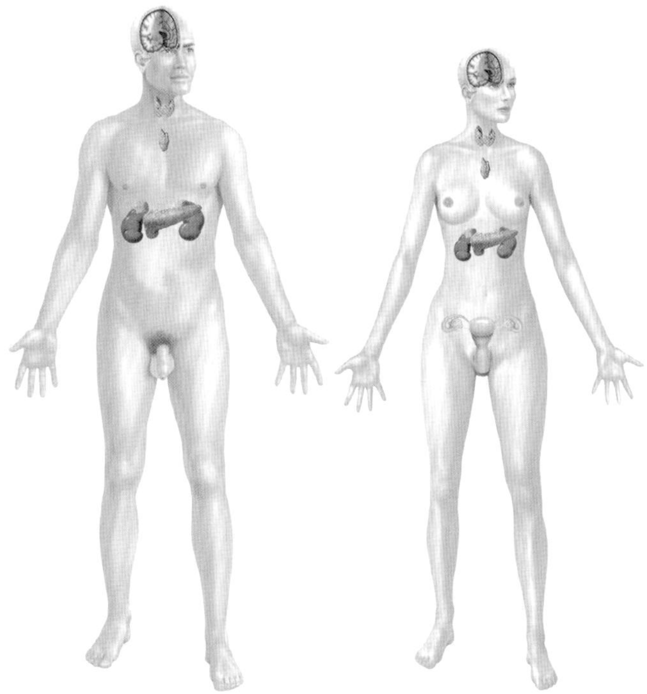

消化系统

消化系统负责食物和水的摄取、消化和吸收，以及残余废物的排泄。消化系统从口腔延伸到肛门，还包括相关腺体（唾液腺、胰腺外分泌部和肝脏）。

呼吸系统

呼吸系统由鼻、喉、呼吸道和肺组成，主要负责将空气带入体内，在肺泡和血液之间进行气体交换。

内分泌系统

内分泌系统由一系列维持体内稳态的腺体组成，包括垂体、甲状腺、肾上腺和胰腺内分泌部。

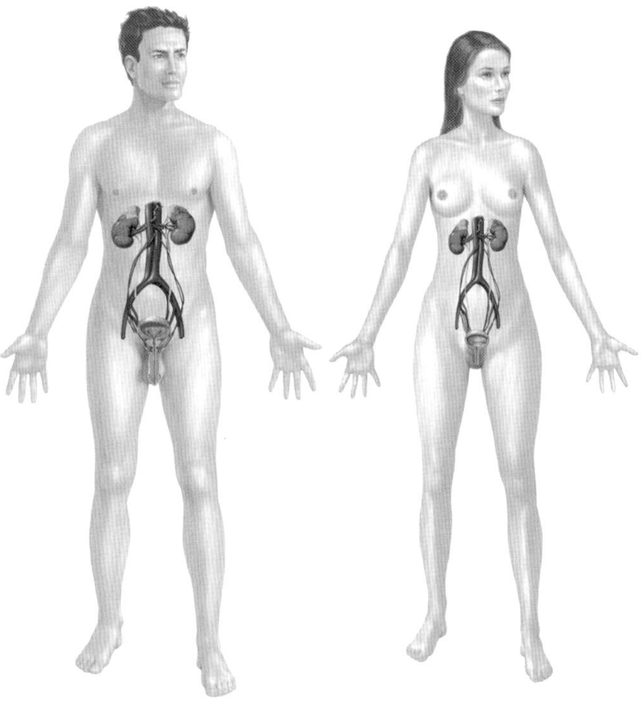

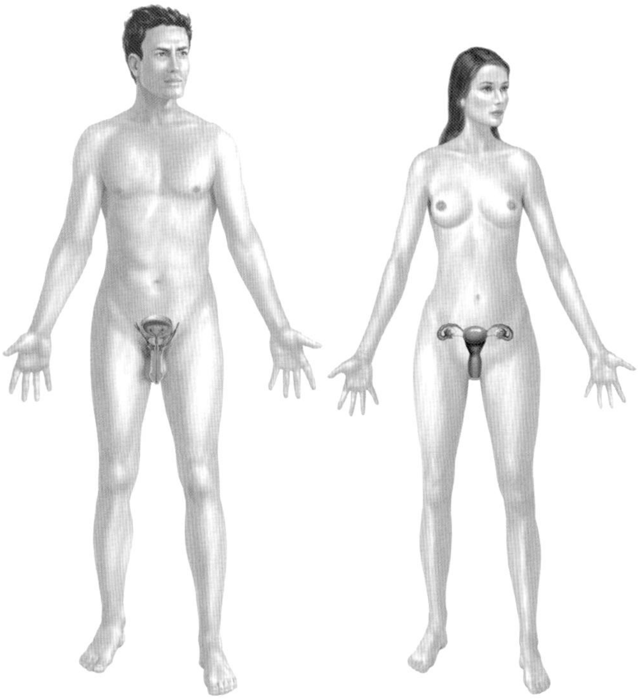

泌尿系统

泌尿系统由肾、输尿管、膀胱和尿道组成，主要与含氮废物（尿液中的尿素）的排泄有关，对维持血液的 pH 值和离子浓度也很重要。

生殖系统

男性和女性的生殖系统与下一代的繁衍和哺乳有关，包括产生性细胞的性腺以及相关的腺体、勃起组织、子宫和乳房。

人体部位（一）

1. **腹** abdomen 胸部下方和骨盆上方之间的躯干部分。
2. **踝** ankle 小腿和足部的连接处。
3. **臂** arm/brachium 上肢近端，由肱骨和周围的肌肉、筋膜（结缔组织）、神经和血管组成。
4. **腋窝** armpit/axilla 上肢基部的腔隙，位于手臂、胸壁和肩胛骨之间。
5. **拇趾** big toe/hallux 第一个足趾，行走时蹬开。
6. **颊** cheek 通常指上颌骨和颧骨上方的面部区域，也可延伸至口腔侧壁。
7. **胸** chest/thorax 由 12 根肋骨和胸骨围绕的人体部分。
8. **颏** chin 下颌骨尖的下半部分。
9. **耳** ear 外耳、耳郭；包括外耳、中耳和内耳 3 个部分。
10. **肘** elbow 上臂和前臂的连接处。肘前区是肘关节前的凹陷（肘窝）。
11. **眼** eye 视觉器官。眼睛和相关的腺体、肌肉、血管及神经位于眼窝内。
12. **面** face 头部的前部。面部骨骼被面部肌肉和具有高度敏感性的皮肤覆盖。
13. **手指** fingers/digits 手的指头，以指骨为核心（拇指有 2 根指骨，其他手指有 3 根指骨）。
14. **足** foot/pes 下肢末端，足由跗骨、跖骨和趾骨以及相关的肌肉、肌腱、韧带、血管和神经组成。
15. **前臂** forearm/antebrachium 肘部和腕部之间的上肢部分。
16. **前额** forehead 位于头骨额骨上方的面部部分，皮肤下面有一层薄薄的肌肉（额肌）。
17. **腹股沟** groin/inguen 下肢和前腹壁交界处的区域。
18. **手** hand 上肢的远端肢体部分。由掌骨（手掌）、指骨（手指）和相关的肌肉、肌腱、血管及神经组成。
19. **头** head 面部和脑部。包括主要的感觉器以及呼吸道和胃肠道的入口。
20. **髌骨** kneecap/patella 关节的突出部分。由髌骨组成，髌骨是位于股四头肌腱内的一块籽骨。
21. **小腿** leg/crus 膝盖和脚踝之间的下肢部分。
22. **口** mouth 面部的开口，上部有硬腭和软腭，下部有舌，两侧为脸颊（颊壁）。
23. **颈** neck 连接头部和躯干的人体部分。核心结构是颈椎，周围有肌肉、血管和神经。
24. **鼻** nose 面部突起的器官，由软骨和骨骼形成，是鼻腔的入口。
25. **掌** palm 手的近端。由掌骨和相关的肌肉、肌腱、血管及神经组成。
26. **骨盆** pelvis 见 52—53 页。
27. **耻骨** pubis 骨盆前部的耻骨区域，包括髋骨的耻骨部分和覆盖的组织。
28. **颅** skull/cranium 包括面部骨骼和颅盖，作用为保护大脑。
29. **股** thigh 以股骨为核心的下肢近端区域，股四头肌在前方，腘绳肌和内收肌在后方和内侧。
30. **拇指** thumb/pollex 第一个手指。
31. **足趾** toes/digits 下肢的趾头（第 1 ～ 5 趾）。由趾骨组成。
32. **躯干** trunk/torso 包括胸腔、腹腔、盆腔及其相关的肌肉、骨骼。
33. **脐** umbilicus 是指胎儿出生后，与母体相连的脐带脱落后形成的凹陷。
34. **腕** wrist 包括腕骨和肌腱，将前臂的肌肉力量传递到手指。

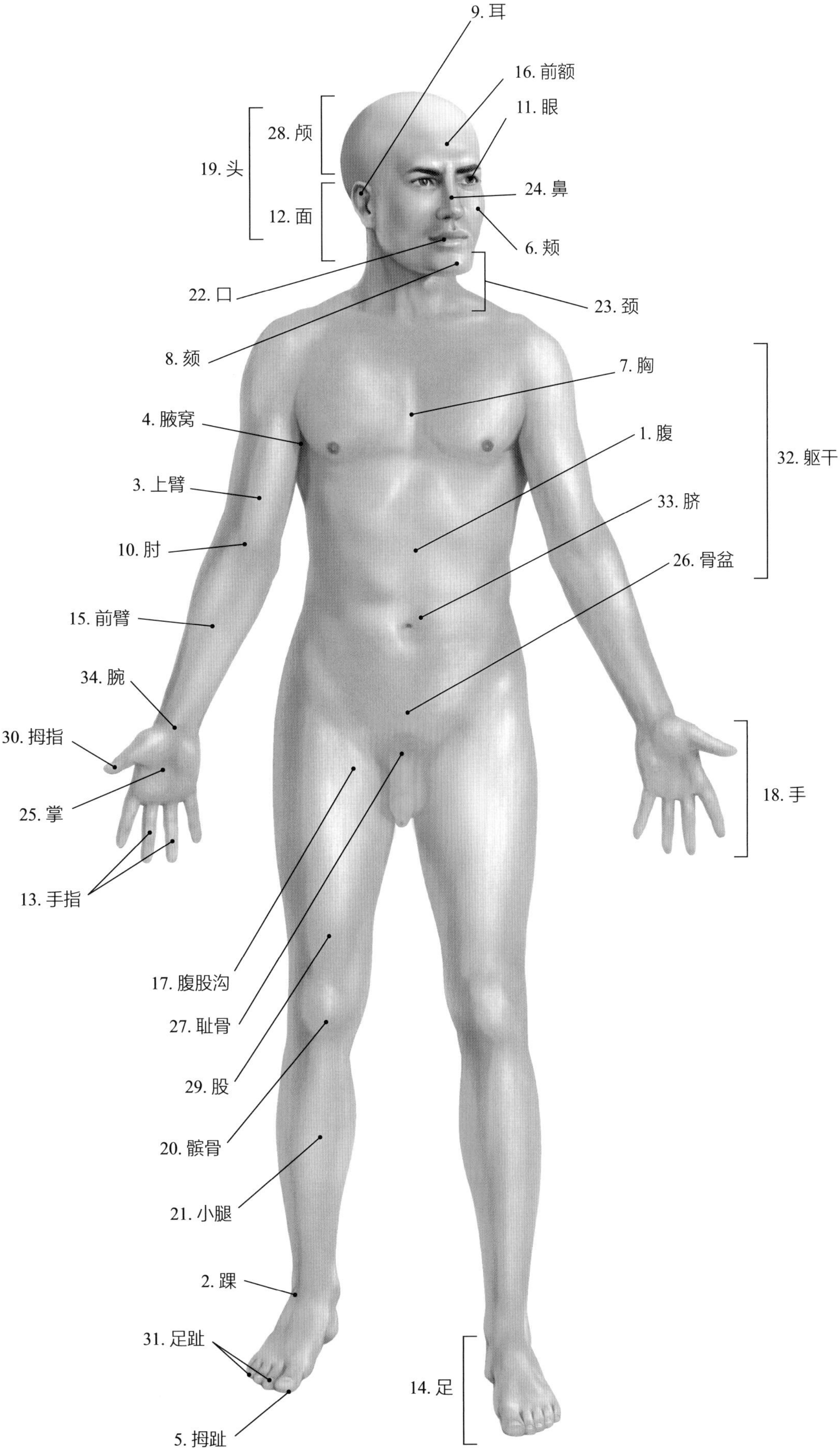
9. 耳
16. 前额
11. 眼
28. 颅
19. 头
12. 面
24. 鼻
6. 颊
22. 口
23. 颈
8. 颏
7. 胸
4. 腋窝
1. 腹
32. 躯干
3. 上臂
33. 脐
10. 肘
26. 骨盆
15. 前臂
34. 腕
30. 拇指
25. 掌
18. 手
13. 手指
17. 腹股沟
27. 耻骨
29. 股
20. 髌骨
21. 小腿
2. 踝
31. 足趾
14. 足
5. 拇趾

图 1-1 人体部位——前面观

人体部位（二）

1. **腹腔** abdominal cavity 腹盆腔上部，内容物包括胃、肠、肝、肾和胰腺。

2. **腹盆腔** abdominopelvic cavity 人体内最大的体腔，从上方的膈延伸至下方的盆底肌。

3. **背** back 人体后部或背部的部分，包括脊柱和相关的肌肉。

4. **臀** buttock/gluteus 腰与腿的结合部，位于骨盆后部，由臀部肌肉和脂肪组成。

5. **腓肠** calf/sura 小腿后部的肌肉，主要由腓肠肌（又称小腿三头肌）组成。

6. **颅腔** cranial cavity 由颅骨组成的空腔，容纳大脑、垂体和相关血管。

7. **膈** diaphragm 分隔腹腔和胸腔的膜状肌肉。在膈上，可见主动脉裂孔、腔静脉孔、食管裂孔。

8. **背侧体腔** dorsal cavity 背侧体腔包含大脑、脊髓及其相关膜（脑膜）。

9. **肘 / 鹰嘴** elbow/olecranon 肘部是上臂和前臂的接合处。肘关节外侧明显的骨性突出为鹰嘴。

10. **头** head 见 6—7 页。

11. **足跟 / 跟骨** heel/calcaneus 足跟的核心是跟骨。

12. **腰部** lower back 腰部是人体的一部分，核心结构是腰椎和两侧肌肉。

13. **下肢** lower limb 包括大腿、小腿、足部和足趾。

14. **纵隔** mediastinum 纵隔将胸腔分为 2 个腔，为封闭的腔，有肺部在内，包括心脏、主要血管和食管。

15. **颈** neck 见 6—7 页。

16. **盆腔** pelvic cavity 由骶骨、尾骨、髋骨和骨盆横膈所包围形成的空间，包括膀胱、生殖器官、直肠和肛门。

17. **心包腔** pericardial cavity 外有心包包围，位于胸腔纵隔内。心包为心脏提供一个独立活动的空间，允许跳动的心脏自由运动。

18. **腘肌** popliteus 见 90 — 91 页。

19. **肩** shoulder 锁骨、肩胛骨和肱骨的连接处。肩峰呈圆形，是由三角肌包裹所致，三角肌起源于肩胛骨和锁骨，止于肩胛骨上角和肩胛骨脊柱缘，覆盖在肱骨头上方。

20. **足底** sole 足的下表面或足底表面。

21. **椎管** spinal canal 所有椎孔连贯构成的管状结构，包含脊髓和马尾。

22. **胸腔** thoracic cavity 躯干上部的体腔。胸腔内有中间的纵隔和左右两侧的肺以及胸膜腔。

23. **躯干** trunk/torso 见 6— 7 页。

24. **上肢** upper limb 包括臂、前臂、手和手指。

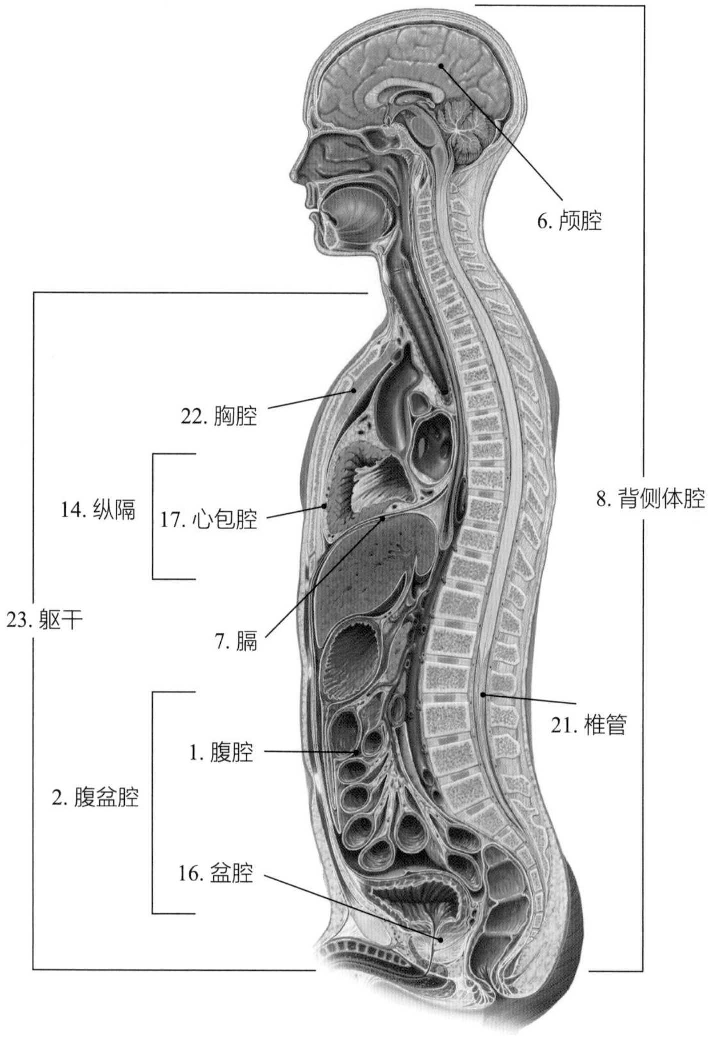
6. 颅腔
22. 胸腔
14. 纵隔
17. 心包腔
8. 背侧体腔
23. 躯干
7. 膈
21. 椎管
1. 腹腔
2. 腹盆腔
16. 盆腔

图 1-2 体腔——矢状面视图

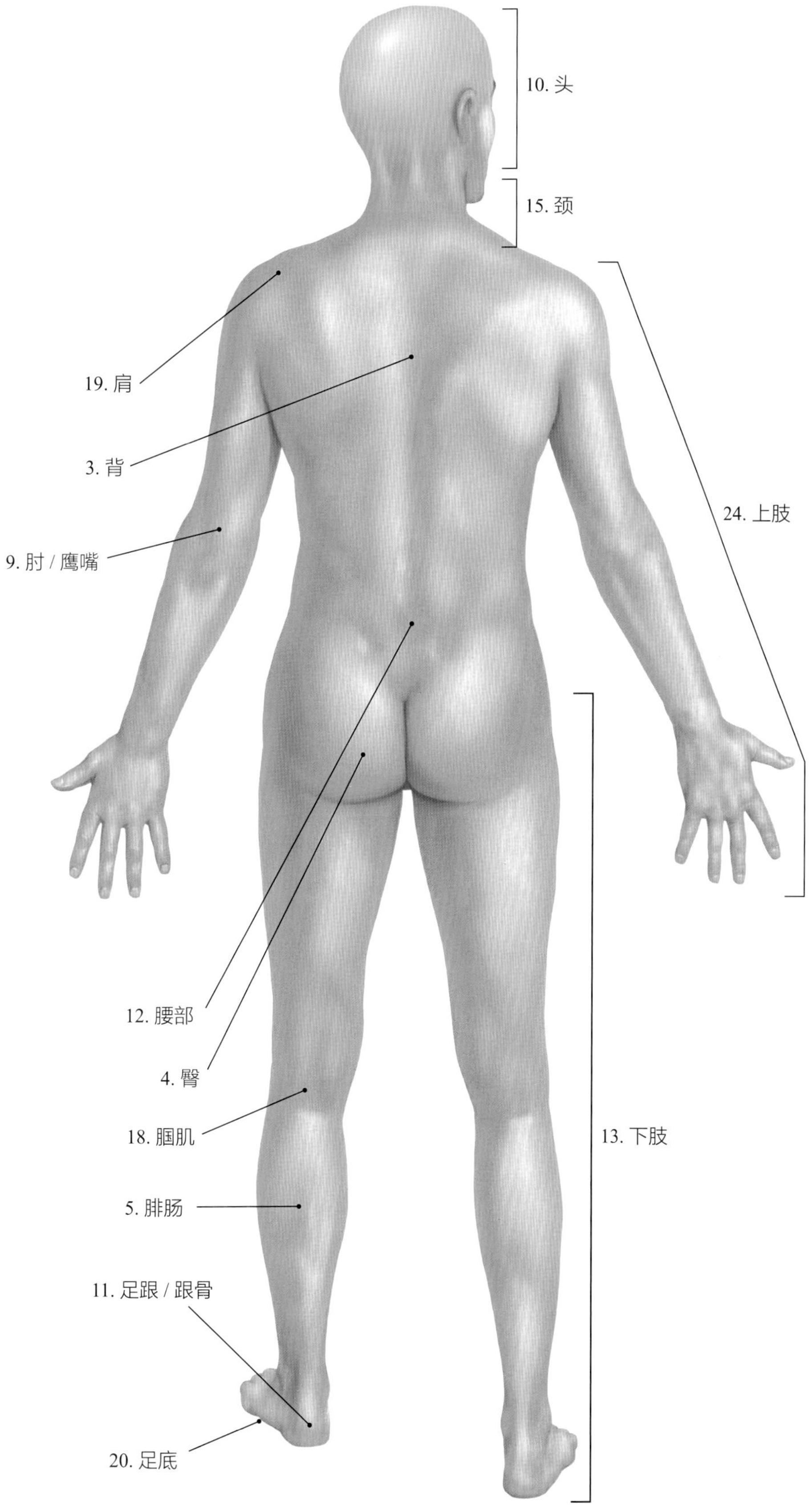
10. 头
15. 颈
19. 肩
3. 背
24. 上肢
9. 肘 / 鹰嘴
12. 腰部
4. 臀
18. 腘肌
13. 下肢
5. 腓肠
11. 足跟 / 跟骨
20. 足底

图 1-3 人体部位——后面观

方位术语和解剖平面

1. 上 superior 靠近人体上端。
2. 下 inferior 靠近足部或人体下端。
3. 前 anterior 靠近人体前方。
4. 背侧 dorsal 靠近人体躯干后部和头部上方。因为背侧是相对于神经轴定义的，而神经轴在中脑处弯曲。
5. 内侧 medial 靠近人体的正中矢状面。
6. 外侧 lateral 靠近人体的两侧（远离人体正中矢状面）。
7. 近侧 proximal 靠近肢体与躯干的连接或管状结构的起点。
8. 远侧 distal 靠近肢体远端。
9. 背侧面（足部或手部的）dorsal surface（of foot or hand）足部或手部的背面。
10. 掌面 palmar surface 手掌的前表面。
11. 跖面 plantar surface 足部的下表面（足底的）。
12. 后 posterior 靠近人体的后部。
13. 矢状面 sagittal plane 矢状面是一个解剖平面，把人体分成左右两部分的剖面。其中一个平面位于中线处（正中矢状面或正中平面），将人体分成相等的两部分；其余的矢状面平面（旁矢状面或旁正中面）将人体分成左右两半。
14. 矢状面（正中矢状面或正中平面）sagittal (mid-sagittal or median) plane 将人体分成相等的两份。
15. 矢状面（旁矢状面或正中旁平面）sagittal (para-sagittal or para-median) plane 平行于正中矢状面的一系列平面，将人体分成两部分。
16. 冠状面 frontal (coronal) plane 将人体分成前、后两部分的解剖平面。
17. 水平面（横切面）transverse (axial) plane 将人体分成上、下两部分的解剖平面。

解剖视图方向

用来描述人体部位的标准解剖学姿势：人体直立，手掌朝向前方。基于标准解剖学姿势，用特定术语来阐明人体各部位和结构的形态、位置和相互关系。

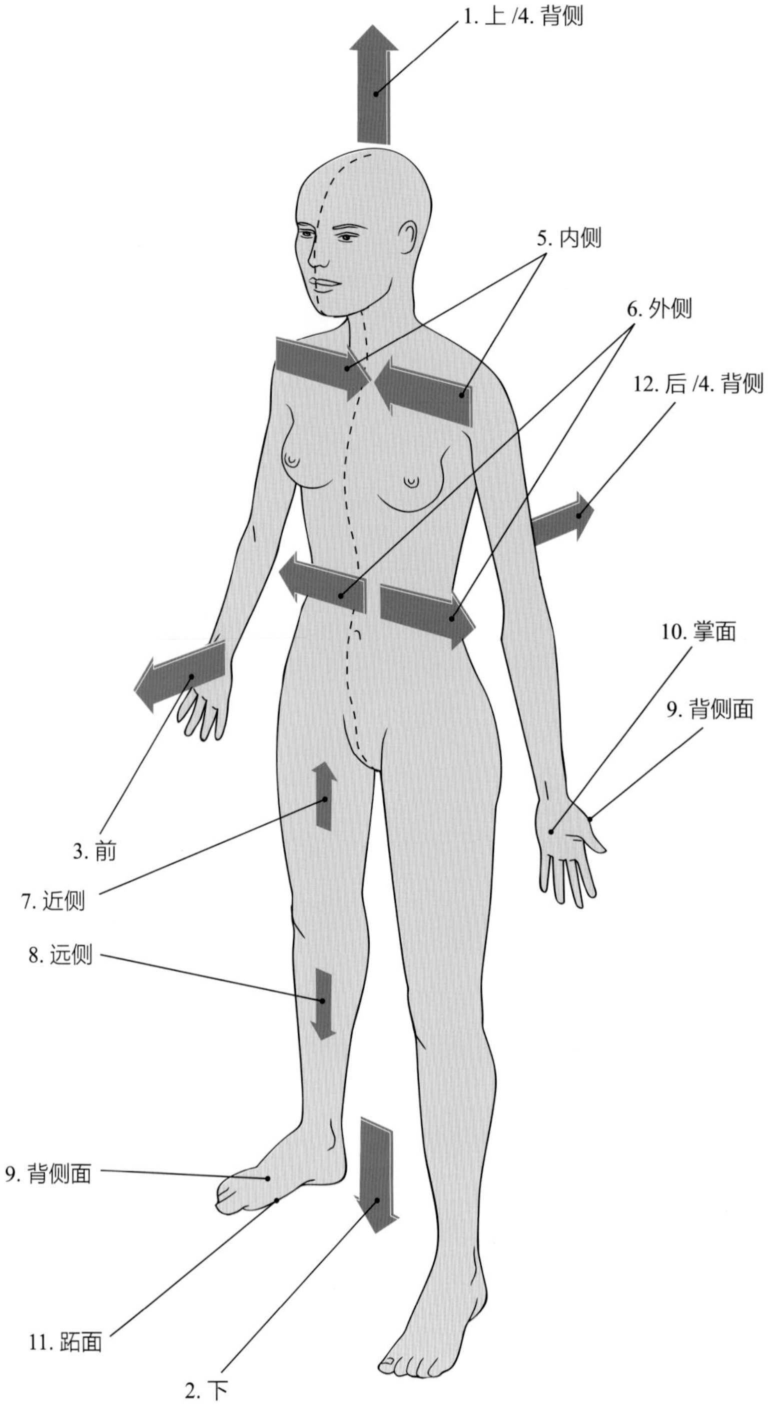

1. 上 /4. 背侧
5. 内侧
6. 外侧
12. 后 /4. 背侧
10. 掌面
9. 背侧面
3. 前
7. 近侧
8. 远侧
9. 背侧面
11. 跖面
2. 下

图 1-4 方位术语

解剖平面

用 3 个相互垂直相交的平面来划分人体：冠状面、水平面（横切面）、矢状面（旁矢状面或正中旁平面；正中矢状面或正中平面）。

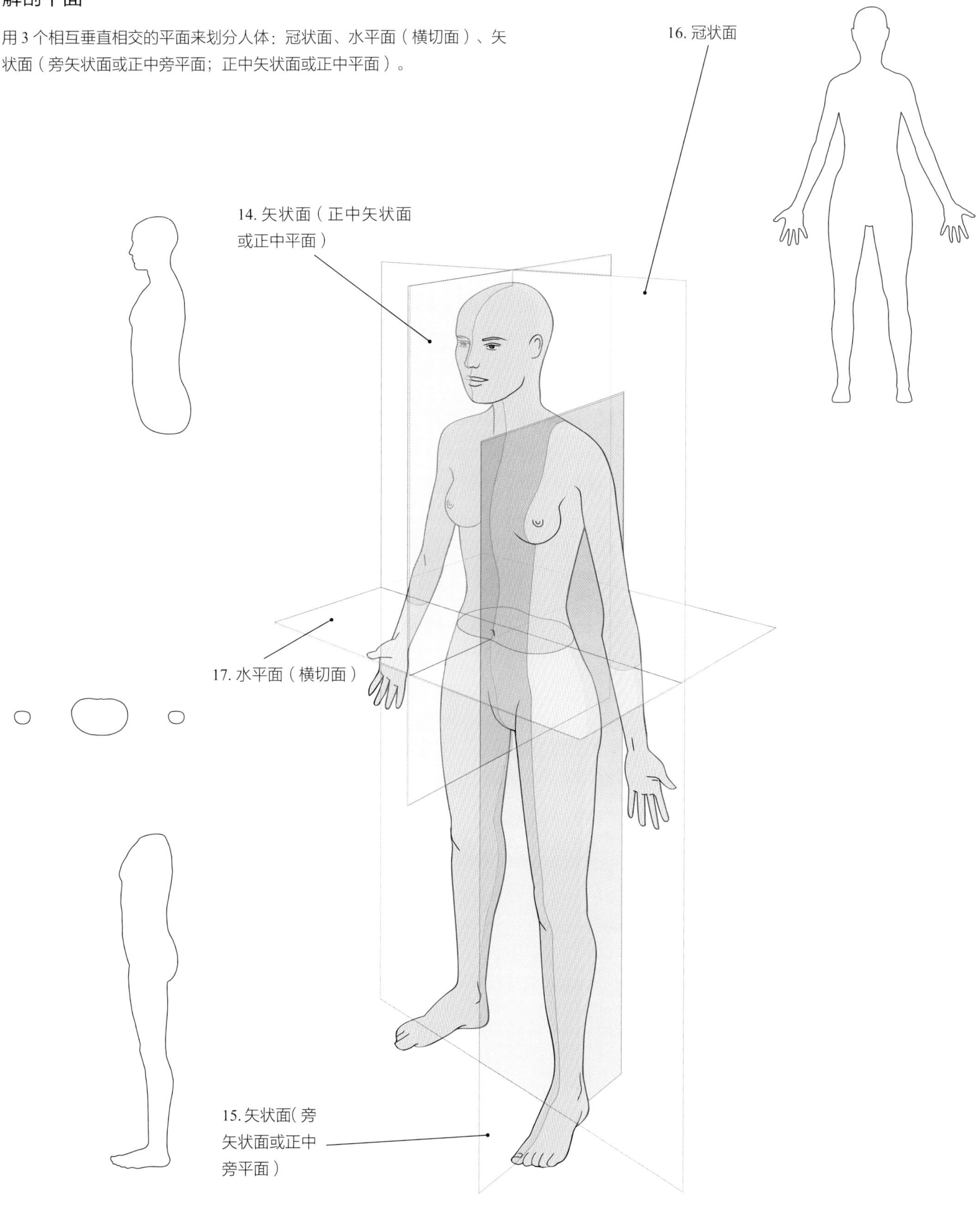

16. 冠状面
14. 矢状面（正中矢状面或正中平面）
17. 水平面（横切面）
15. 矢状面（旁矢状面或正中旁平面）

图 1-5 解剖平面

细胞结构和主要的细胞类型

1. **轴突** axon 神经元胞体发出的一条长突起，将神经元发出的兴奋冲动传至脑部或身体的其他神经元或效应器。

2. **轴突终末** axon terminal 轴突的末端。轴突末端多次分支，最后每一小支的末端膨大，叫作突触小体（突触扣结）。

3. **胞体** cell body 神经元中含有细胞核和细胞器（如线粒体、高尔基体和粗面内质网）的部分。

4. **中心粒** centriole 中心粒是一种重要的细胞器，通过控制染色体的运动，在细胞分裂中起着关键作用。

5. **染色质** chromatin 染色质和染色体是同一种物质的两种形态，染色质在细胞分裂期间呈分散状态。

6. **纤毛** cilium 一种毛发状可摆动的突起，见于某些细胞。纤毛有规律地摆动，能够将附着在上皮表面的分泌物和颗粒状物质向一定方向推送，如呼吸道腔面上的黏液。

7. **树突** dendrite 神经元胞体发出的树枝状突起，接受来自其他神经元的冲动，并处理信息以改变神经元的放电速度和模式。

8. **内质网** endoplasmic reticulum 细胞中分散的管状细胞器，可以制造蛋白质、脂质和类固醇，并可代谢碳水化合物。

9. **游离核糖体** free ribosome 由核糖核酸（RNA）和蛋白质组成，可游离存在的小型细胞器，可利用信使 RNA（mRNA）上携带的遗传信息指导蛋白质的合成。

10. **高尔基体** golgi apparatus 由单位膜构成的扁平囊叠加在一起所组成的结构，包裹蛋白质和脂质，用于运输和分泌。

11. **溶酶体** lysosome 一种含有酶的细胞器，能分解废物、病毒、细菌和细胞碎片。

12. **微绒毛** microvillus 细胞膜上伸出的微小的指状突起，增加细胞的表面积，用于吸收和分泌。

13. **线粒体** mitochondrion 细胞内通过氧化磷酸化作用合成腺苷三磷酸（ATP）的主要场所，为细胞的生理活动提供能量，由双层膜封闭。

14. **髓鞘** myelin sheath 包裹神经细胞轴突的脂肪鞘，能提高神经冲动的传导速度。

15. **核膜** nuclear membrane 包围细胞核的膜，其表面的小孔称为核孔。

16. **核孔** nuclear pores 核膜上的小孔，用来调节蛋白质和 RNA 在细胞核和细胞质之间的物质交换和信息交流。

17. **核仁** nucleolus 细胞核内核糖体 RNA（rRNA）转录和组装的区域。

18. **细胞核** nucleus 细胞内遗传物质（DNA）存在的场所，包括核仁。

19. **过氧化物酶体** peroxisome 一种负责分解极长链脂肪酸的细胞器。

20. **核糖体** ribosome 由 RNA 和蛋白质组成的细胞器，利用 mRNA 上的遗传信息指导蛋白质合成。细胞中的核糖体分为内质网上的核糖体和游离的核糖体。

21. **突触小体（突触扣结）** synaptic knob (bouton) 轴突终末的最末端，将神经递质释放到突触间隙，作用于其他神经元。

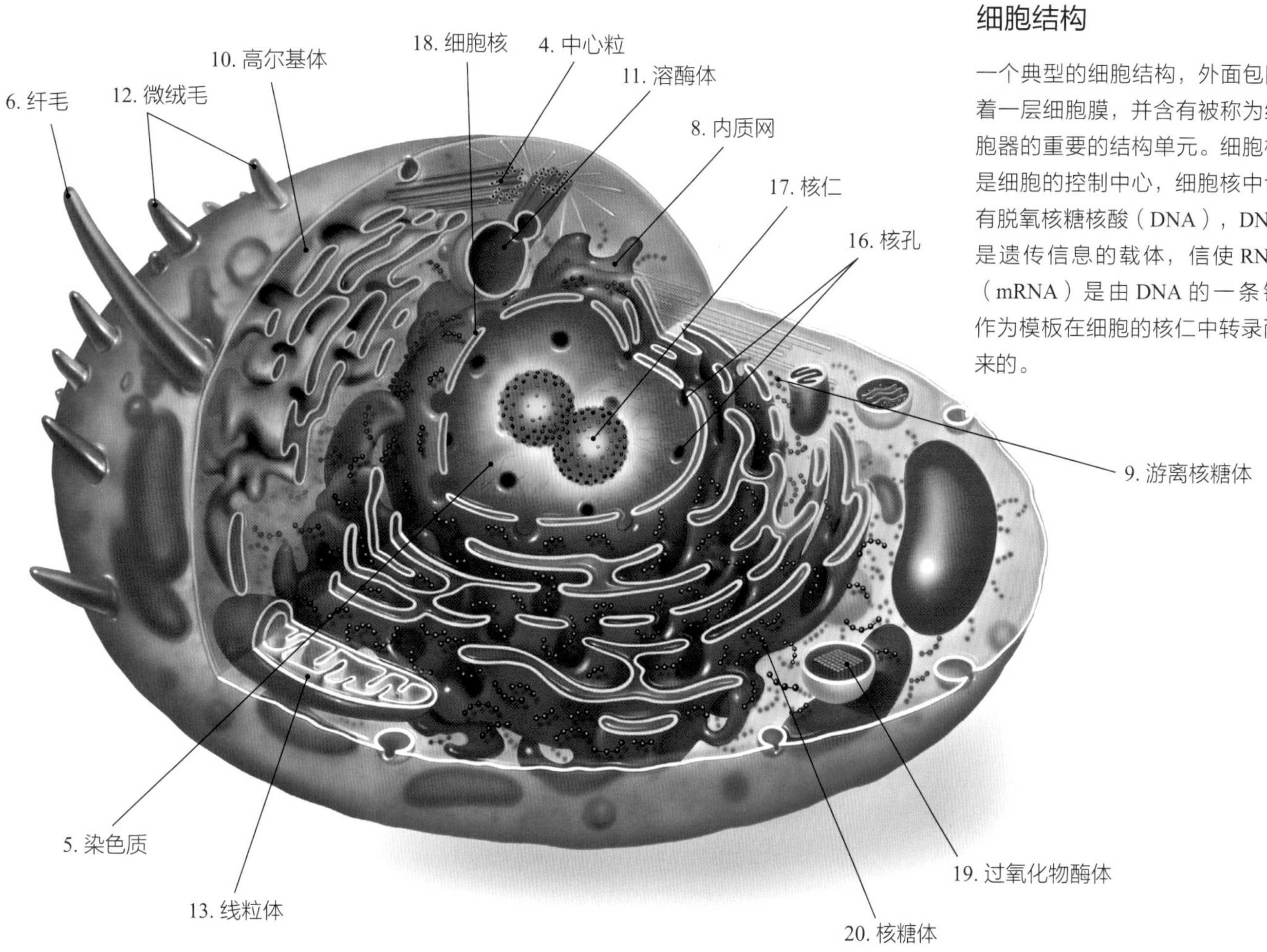
18. 细胞核
4. 中心粒
10. 高尔基体
11. 溶酶体
6. 纤毛
12. 微绒毛
8. 内质网
17. 核仁
16. 核孔
9. 游离核糖体
5. 染色质
19. 过氧化物酶体
13. 线粒体
20. 核糖体

细胞结构

一个典型的细胞结构，外面包围着一层细胞膜，并含有被称为细胞器的重要的结构单元。细胞核是细胞的控制中心，细胞核中含有脱氧核糖核酸（DNA），DNA是遗传信息的载体，信使RNA（mRNA）是由DNA的一条链作为模板在细胞的核仁中转录而来的。

神经元

神经元是一种以神经冲动（动作电位）的形式处理和传递信息的细胞。

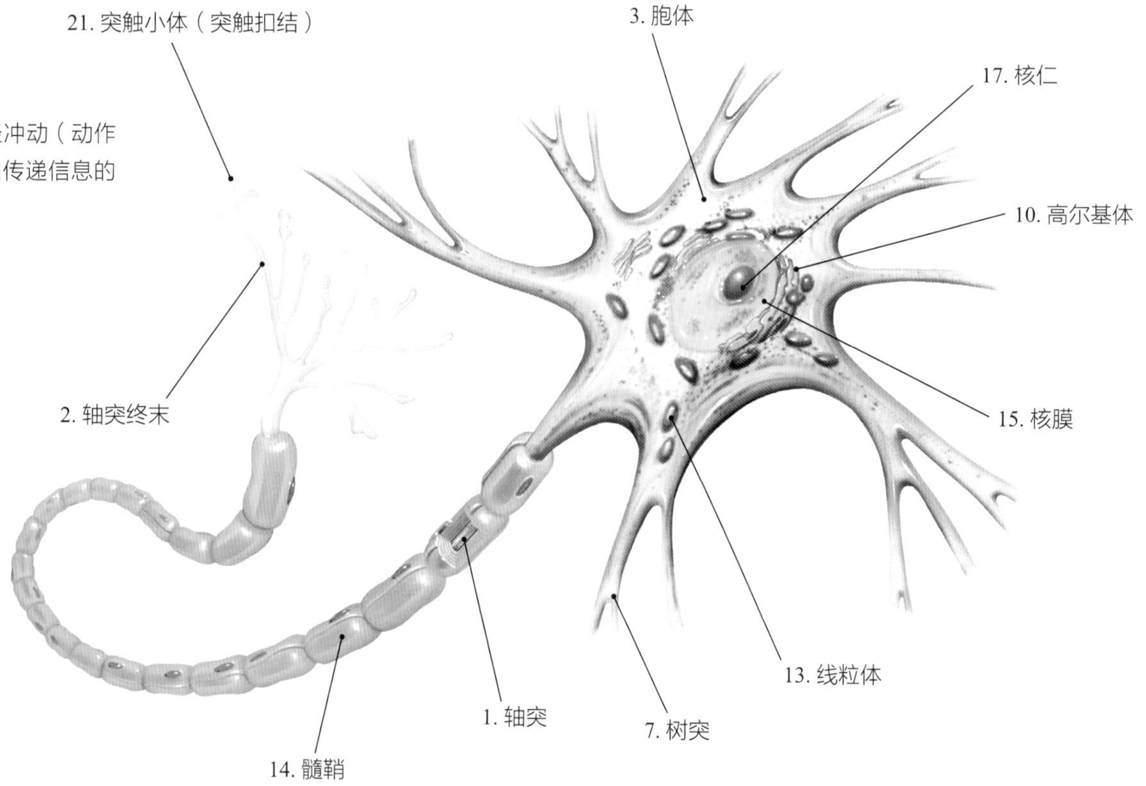
21. 突触小体（突触扣结）
3. 胞体
17. 核仁
10. 高尔基体
2. 轴突终末
15. 核膜
13. 线粒体
1. 轴突
7. 树突
14. 髓鞘

图 1-6 细胞结构

血细胞

1. **脱辅蛋白质** apoprotein 酶或脂质结合蛋白的非结合部分（蛋白质部分）。
2. **基膜** basal lamina 位于上皮细胞基底面。通常由上皮细胞产生。
3. **嗜碱性粒细胞** basophil 一种白细胞，细胞核呈双叶状，颗粒染色呈蓝色。嗜碱性粒细胞占循环白细胞的 1%。
4. **血细胞** blood cell 由细胞膜包裹，存在于血液中。包括红细胞、淋巴细胞、单核细胞、嗜酸性粒细胞、中性粒细胞、嗜碱性粒细胞和血小板。
5. **胆固醇** cholesterol 一种有机醇，是所有动物脂肪和油脂以及胆盐的组成部分。通常以酯的形式与脂肪酸结合（有机酸和有机醇的反应）。
6. **胆固醇酯** cholesteryl ester 由脂肪酸和胆固醇作用生成的酯（有机酸和有机醇的反应）。
7. **细胞质** cytoplasm 指由细胞质膜包围的除细胞核外的一切物质的总称。包括发挥关键功能的细胞器，如高尔基体、内质网和过氧化物酶体。
8. **嗜酸性粒细胞** eosinophil 一种白细胞，细胞核呈双叶状，颗粒染色呈红色。嗜酸性粒细胞占循环白细胞的 2% ~ 4%。
9. **红细胞** erythrocyte 含有血红蛋白，可以运输氧气。没有核，呈双凹面圆盘状。
10. **游离胆固醇** free cholesterol 未与脂肪酸结合的胆固醇。
11. **珠蛋白链** globin protein strand 一种折叠的氨基酸链，形成血红蛋白的蛋白质（珠蛋白）部分。
12. **血红素** heme 具有原卟啉结构的小分子，包裹着铁离子。血红素和珠蛋白链结合形成血红蛋白，具有携带氧原子的功能。
13. **铁离子** iron ion 血红素是铁离子和原卟啉 IX 的复合物，含有带电铁离子，从而提供血红蛋白上的氧结合位点。
14. **白细胞** leukocyte 血液中不含血红蛋白的细胞，主要与免疫或防御功能有关。包括淋巴细胞、单核细胞、中性粒细胞、嗜碱性粒细胞和嗜酸性粒细胞。
15. **脂蛋白** lipoprotein 由蛋白质和脂质（脂肪）分子结合而成。血液中的脂蛋白会参与体内脂肪的运输。
16. **淋巴细胞** lymphocyte 一种白细胞，一般无颗粒，但有一个大的、圆的、轻微凹陷的细胞核。淋巴细胞占循环白细胞的 20% ~ 45%。
17. **巨噬细胞** macrophage 由血液中单核细胞迁入组织后分化而成，能够吞噬（吞没）全身组织中的碎片和微生物。
18. **巨核细胞** megakaryocyte 红骨髓内的一种大细胞，是血小板的前体细胞。
19. **单核细胞** monocyte 体积最大的白细胞，一般无颗粒，细胞核偏心，呈肾状。单核细胞占白细胞的 2% ~ 8%。
20. **中性粒细胞** neutrophil 一种白细胞，占所有白细胞的 50% ~ 75%。中性粒细胞具有分叶状的细胞核，其细胞质内含有弱染色颗粒。
21. **细胞核** nucleus 见 12—13 页。
22. **内皮细胞核** nucleus of endothelial cell 内皮细胞是指排列在血管壁内表面的细胞类型。内皮细胞核是指内皮细胞的细胞核。
23. **磷脂** phospholipid 一种复合脂，由磷酸、脂肪酸和甘油等组成，包括卵磷脂、脑磷脂和鞘磷脂。
24. **血小板** platelet 骨髓巨核细胞脱落的胞质小块。血小板会附着在受损的内皮上，以促进血液凝固（止血）。

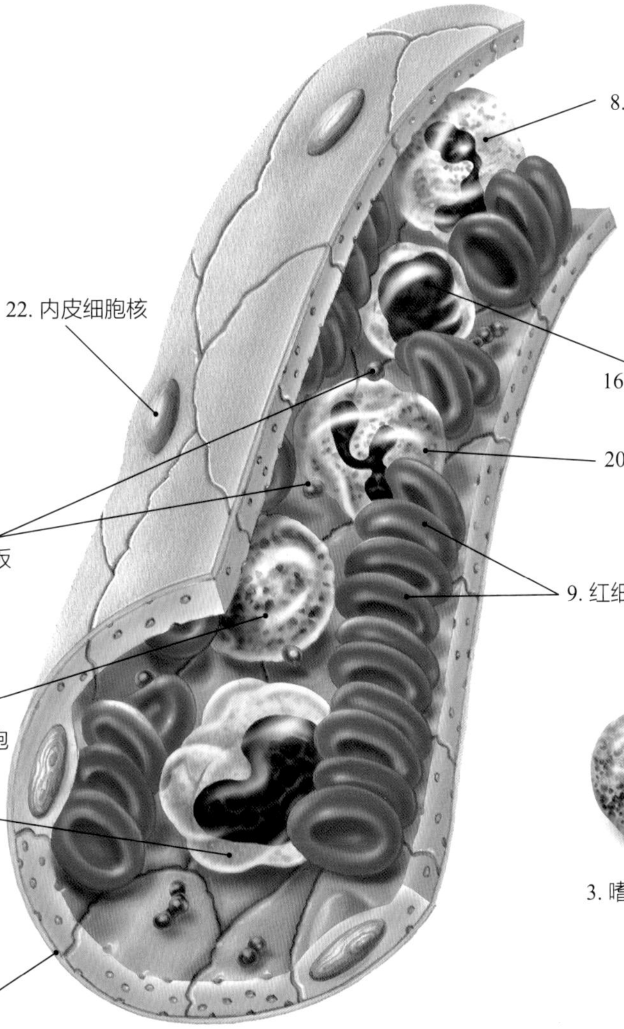
8. 嗜酸性粒细胞
22. 内皮细胞核
16. 淋巴细胞
20. 中性粒细胞
24. 血小板
9. 红细胞
3. 嗜碱性粒细胞
19. 单核细胞
2. 基膜

图 1–9 血细胞

图 1–7 红细胞

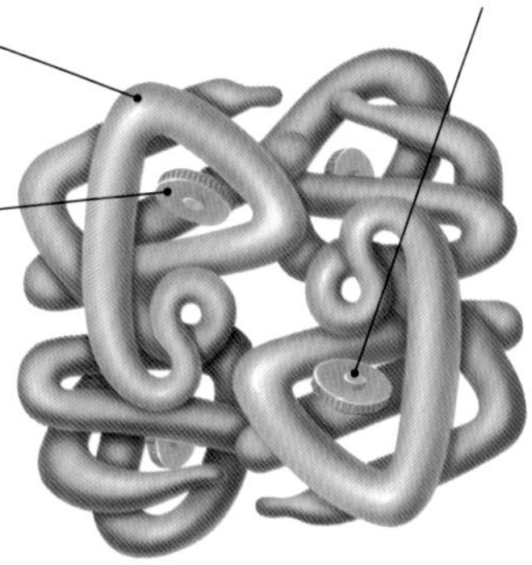
13. 铁离子
11. 珠蛋白链
12. 血红素

图 1–8 红细胞组成

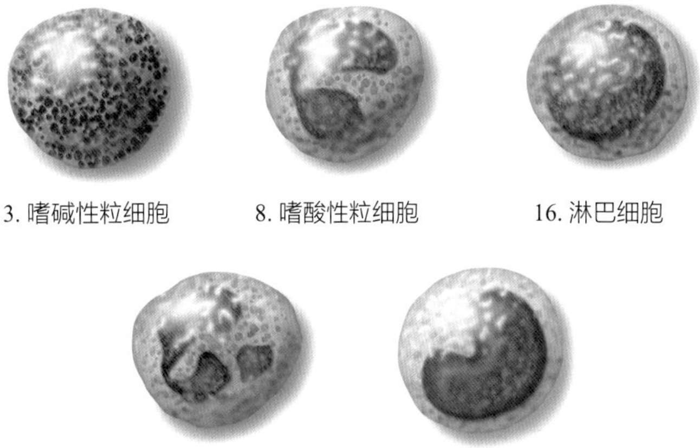
3. 嗜碱性粒细胞
8. 嗜酸性粒细胞
16. 淋巴细胞
20. 中性粒细胞
19. 单核细胞

图 1–10 白细胞

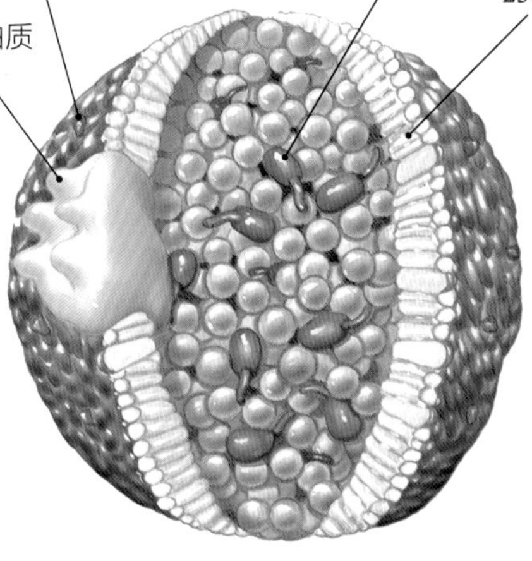
10. 游离胆固醇
6. 胆固醇酯
23. 磷脂
1. 脱辅蛋白质

图 1–12 胆固醇和脂蛋白

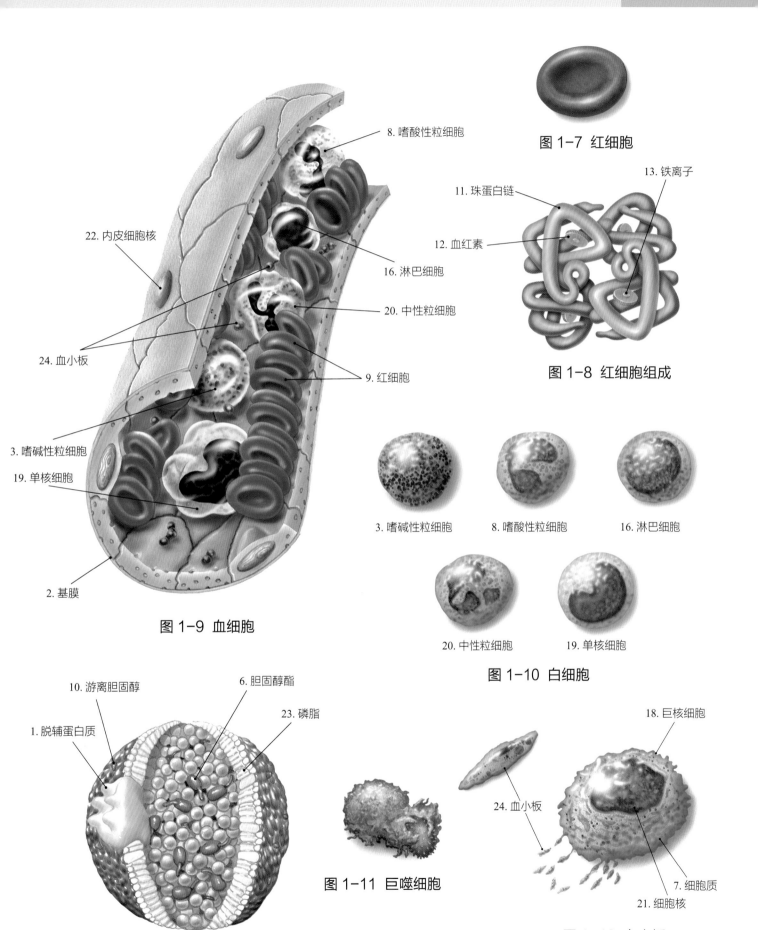

图 1–11 巨噬细胞

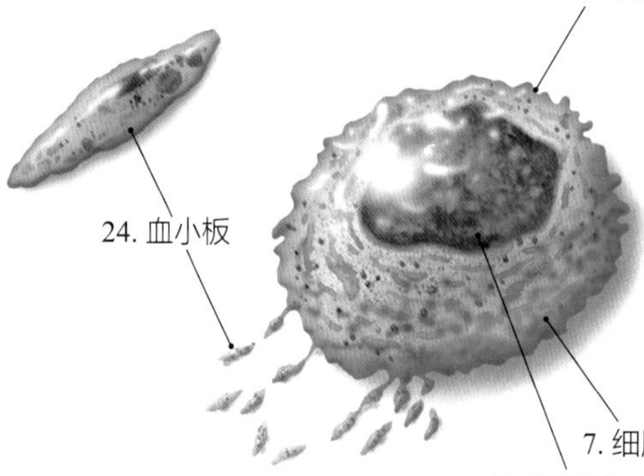
18. 巨核细胞
24. 血小板
7. 细胞质
21. 细胞核

图 1–13 血小板

组织

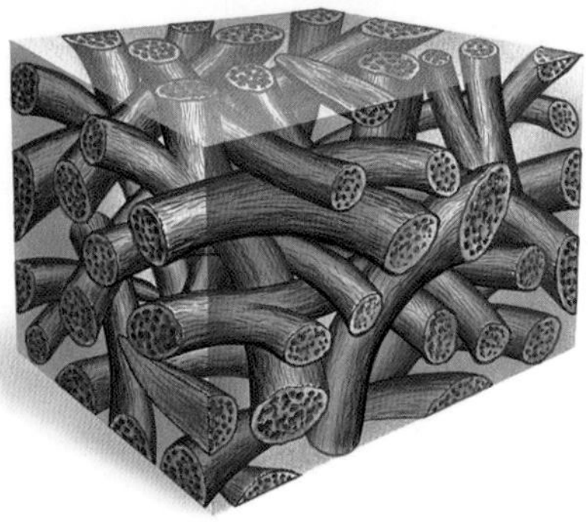

胶原（collagen）

这种结构蛋白是构成结缔组织的主要成分。胶原有 5 种不同的类型。所有的胶原都含有 2 种氨基酸：羟脯氨酸和羟赖氨酸，胶原的合成需要维生素 C 参加。

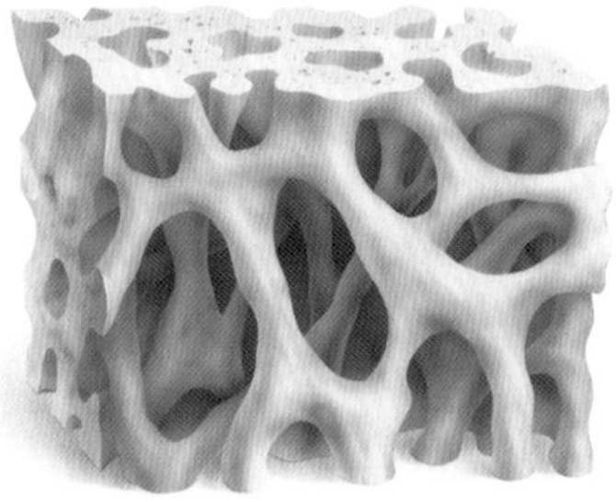

骨组织（bone tissue）

一种复合组织，由细胞外基质（胶原和无机盐）中的细胞（骨细胞）组成，作为一种结构材料，同时也会储存钙和磷。

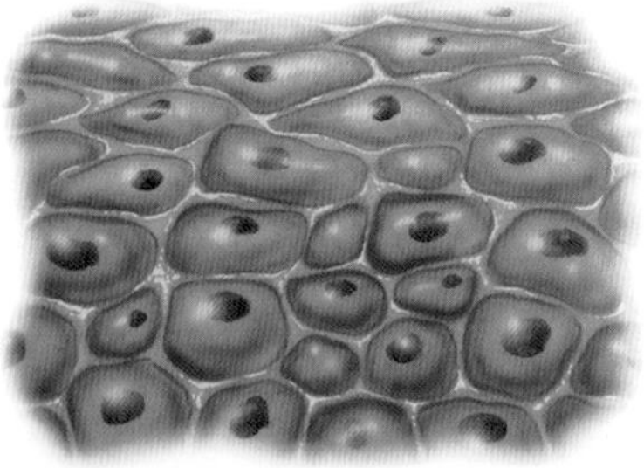

上皮组织（epithelial tissue）

上皮组织包括体表的表面细胞（表皮），以及消化道、呼吸道和泌尿生殖道的内膜和腺体。上皮细胞可以是扁平的（鳞状的）、立方形的或柱状的，其细胞顶端表面常有特殊的特征，以促进黏液的吸收或移动。

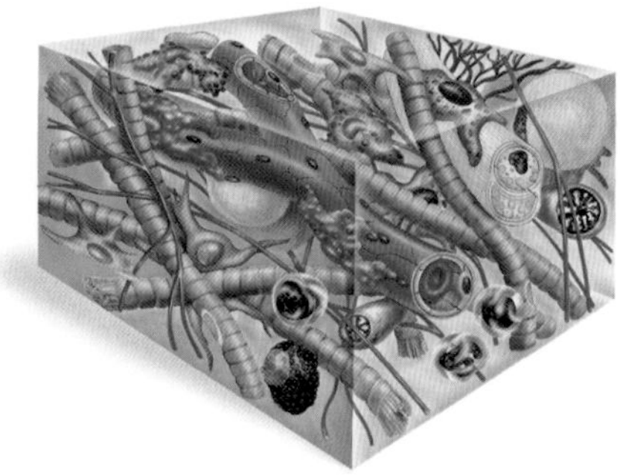

疏松结缔组织（loose connective tissue）

疏松结缔组织由互相斜向排列的纤维构成，结构强度最小，主要作用是填补各器官之间的空隙。

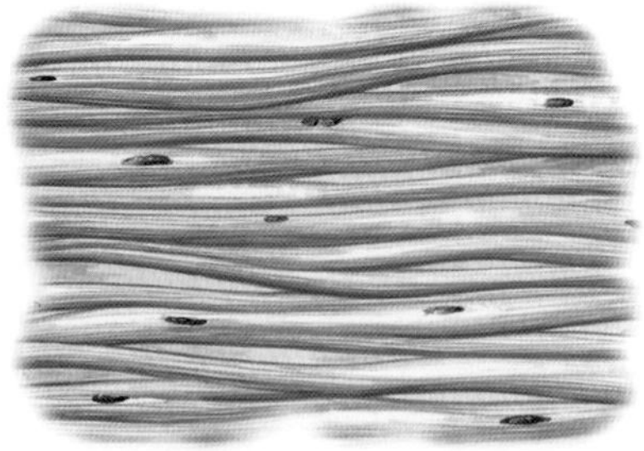

致密结缔组织（dense connective tissue）

紧密结缔组织能够承受高强度的拉力，这是通过多个与张力方向平行排列的胶原纤维实现的，例如，韧带和肌腱。

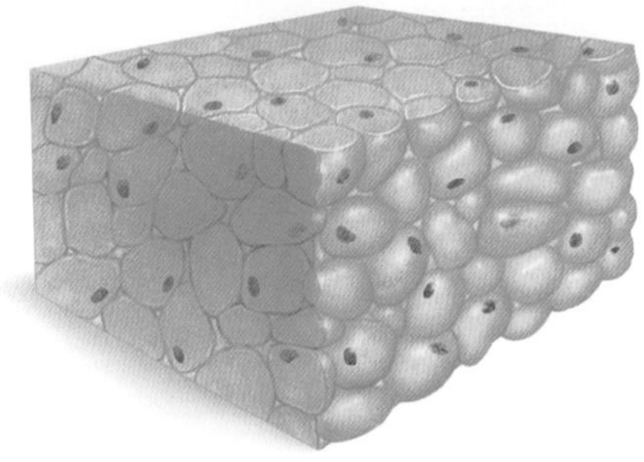

脂肪组织（adipose tissue）

脂肪组织分为黄色脂肪组织和棕色脂肪组织。黄色脂肪组织存在于成人皮肤中，储存能量；棕色脂肪组织存在于新生儿的上背部，其中有许多线粒体。棕色脂肪组织可以通过消耗能量产生热量，以调节体温。

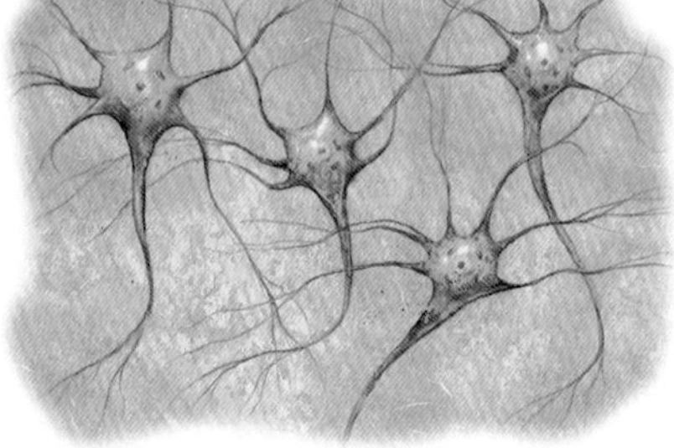

神经组织（neural tissue）

神经组织由神经细胞（神经元）及其支持细胞组成，与处理感觉信息和对人体系统的快速控制有关。

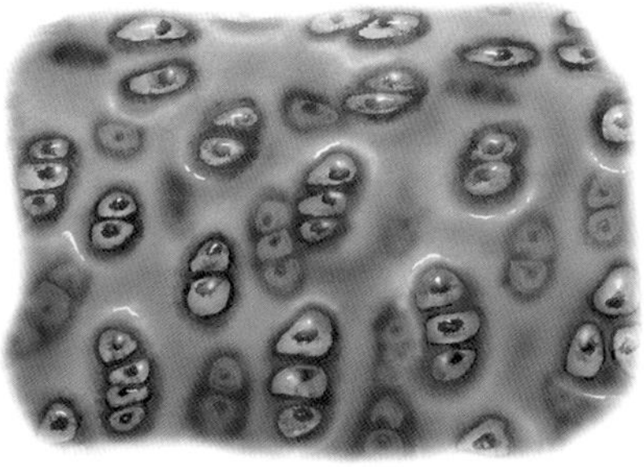

软骨组织（cartilage tissue）：透明软骨（hyaline cartilage）

透明软骨存在于滑膜关节表面，当关节运动时，透明软骨具有承受循环压缩和循环放松的能力。在循环压缩和放松期间，滑液在透明软骨和关节间隙之间交换。

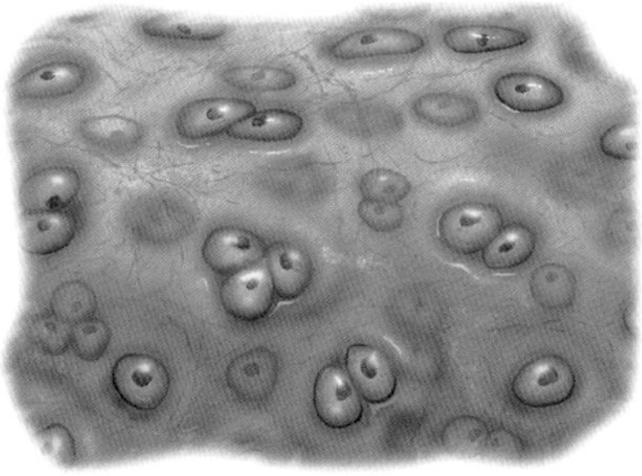

软骨组织：弹性软骨（elastic cartilage）

弹性软骨分布于人体需要灵活性和弹性的部位，如外耳（耳郭），含有大量弹性纤维。

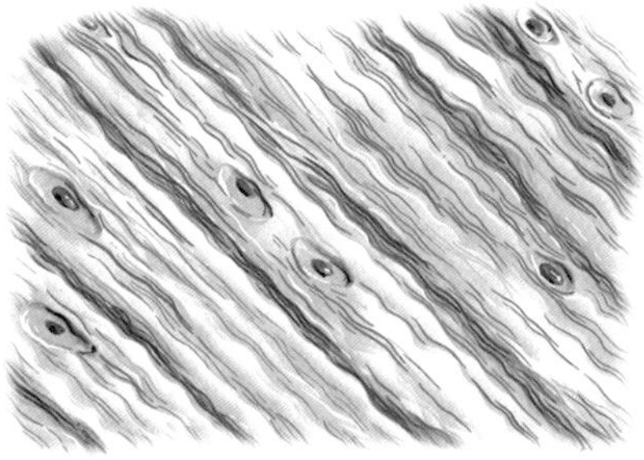

软骨组织：纤维软骨（fibrocartilage）

纤维软骨存在于人体受高压缩力作用的部位，如椎间盘的边缘，含有大量的纤维组织（即胶原纤维）。

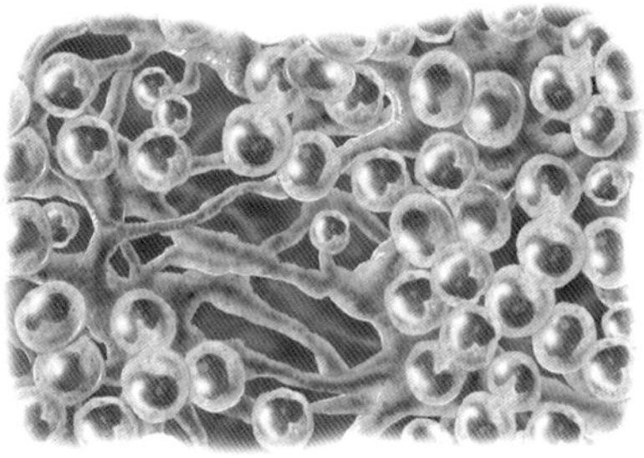

免疫系统组织（immune system tissue）

免疫系统组织由淋巴管组成，负责从细胞外空间排出多余的组织液，并对微生物和癌细胞起到免疫监视作用。这些淋巴管通过淋巴（免疫系统）细胞簇（淋巴结）排出组织液。

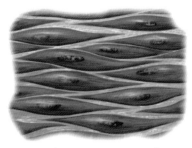

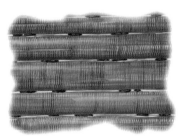

肌肉组织（muscle tissue）：平滑肌（smooth muscle）

平滑肌是非横纹肌的肌肉组织，是不随意肌，分布在呼吸道、胃肠道、泌尿生殖道和血管壁。

肌肉组织：骨骼肌（skeletal muscle）

骨骼肌是横纹肌的一种，是随意肌，通常附着在骨骼上。骨骼肌通过收缩或控制松弛产生所有自主运动。

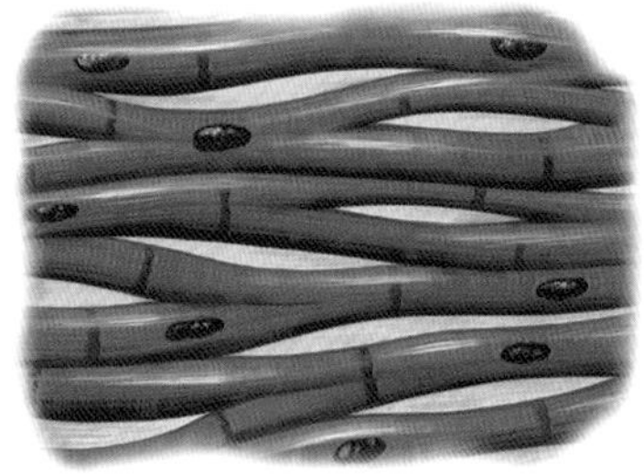

肌肉组织：心肌（cardiac muscle）

心肌是一种不随意横纹肌组织，仅存在于心室壁内，由心脏内的传导和起搏组织激活，受自主神经系统的影响。

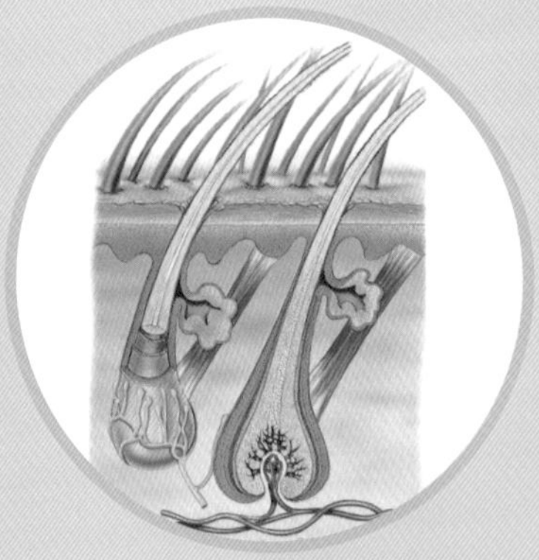

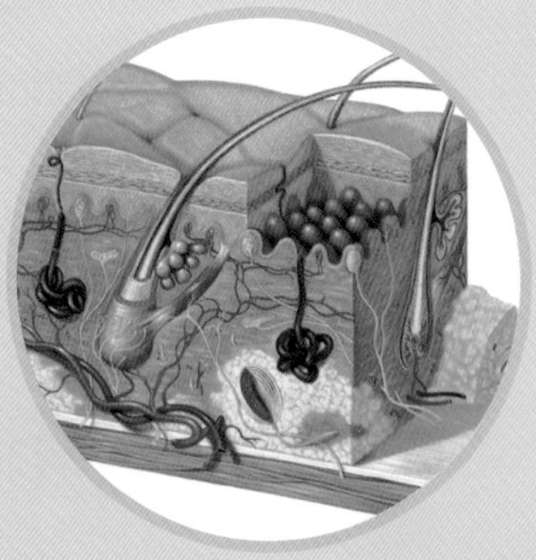

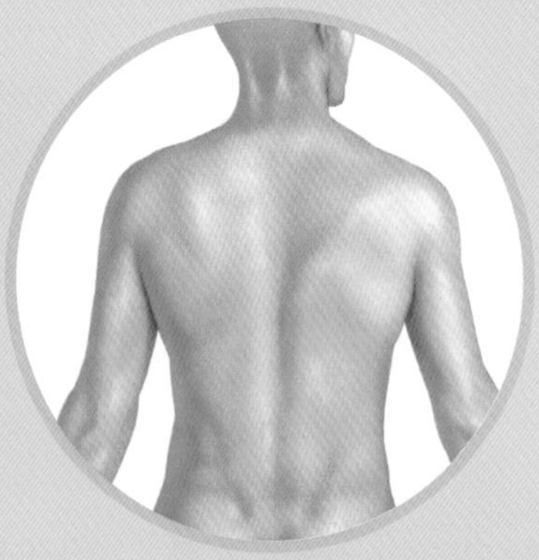

第二章

皮肤、甲和毛发

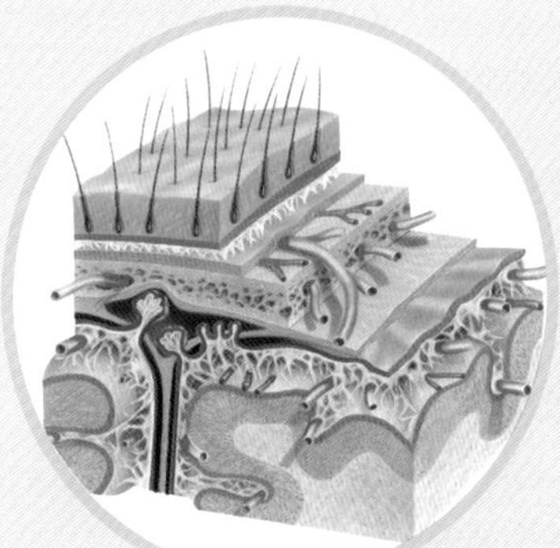

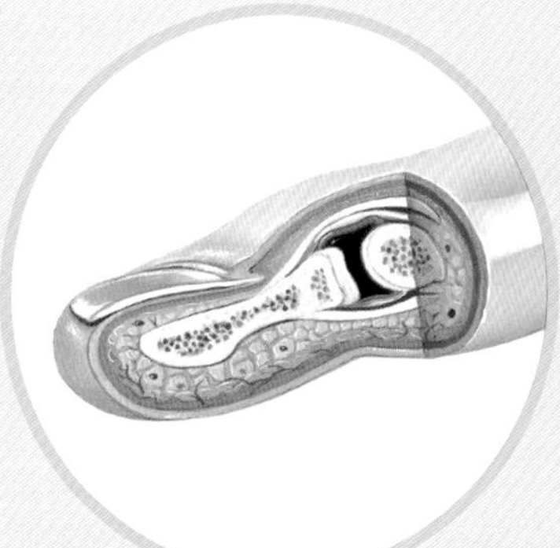

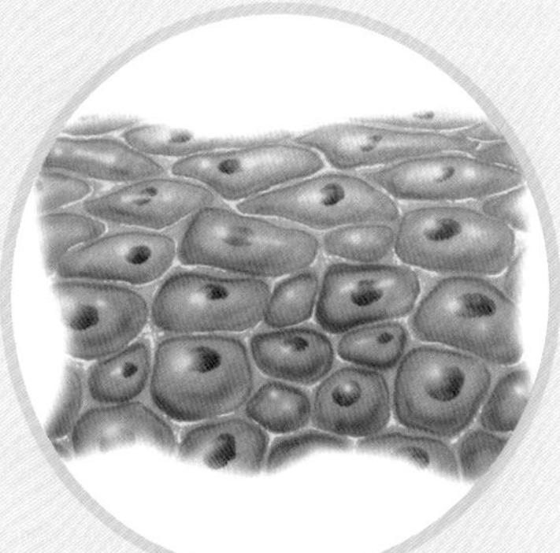

皮肤

1. **深筋膜** deep fascia 深层结缔组织，包绕和分离肌肉，包被神经和血管。

2. **真皮毛乳头** dermal hair papilla 见 22—23 页。

3. **真皮** dermis 表皮下方更深的一层皮肤。真皮包括发根、皮脂腺和汗腺的分泌部分，以及疏松结缔组织、血管、感觉器和神经。

4. **表皮** epidermis 位于皮肤最外层，由多层上皮细胞组成。表皮最深层的细胞附着于基膜上，分裂增殖形成新细胞，接近皮肤表面时，会逐渐变平。

5. **游离神经末梢** free nerve ending 一种裸露的神经末梢，分布在表皮层。对轻压、触摸和瘙痒有反应。

6. **腺体** gland 由上皮细胞组成，具有分泌功能。

7. **毛发** hair 由角蛋白（一种坚韧的蛋白质）组成，具有弹性，毛囊嵌入真皮质。毛发从头皮或皮肤表面突出，可以减缓空气在皮肤上的流动，从而保存人体热量。

8. **毛球** hair bulb 毛根末端膨大部分，被毛囊包被。毛球中包含可以产生鞘细胞（形成一种叫作角蛋白的坚韧蛋白）的生长区域以及产生黑色素的黑素细胞。

9. **毛囊** hair follicle 毛发嵌入真皮的球状部分，负责毛发生长的上皮结构，包括毛球、外根鞘和内根鞘。

10. **毛干** hair shaft 由角蛋白构成，包括 3 个同心层结构：毛小皮、毛皮质和毛髓质。

11. **角质层** horny layer /stratum corneum 表皮最外层的防水层，由死亡的角质细胞组成。角质层细胞内完全充满角蛋白，因此呈现角质化外观。

12. **克劳泽球** Krause bulb 神经末梢的小球状膨大，存在于口腔黏膜和生殖器区域，对低频振动很敏感。

13. **触觉小体** tactile corpuscle 又称迈斯纳小体（Meissner corpuscle），真皮乳头内的感觉感受器，负责感知轻触觉，集中分布于手指、足趾、手掌、面部和舌。

14. **神经末梢** nerve endings 见 22—23 页。

15. **环层小体** lamellar corpuscle 又称帕奇尼小体（Pacinian corpuscle），真皮中的一种感觉器，对振动很敏感，对触觉的感知很重要。

16. **毛孔** pore 皮肤表面汗腺导管的开口。在无毛的皮肤上，毛孔开口于指纹上。

17. **鲁菲尼小体** Ruffini corpuscle 一种触觉感受器，对关节的伸展敏感，存在于无毛的皮肤中。

18. **皮脂腺** sebaceous gland 一种产生脂肪性分泌物的腺体，能增强皮肤的保水能力，并阻止微生物的侵袭。皮脂腺附着在发根上。

19. **皮肤** skin 皮肤覆盖在人体表面，包括浅表的表皮层和较深的真皮层，可以是有毛的或光滑的（无毛的）。

20. **复层鳞状上皮细胞** stratified squamous skin cell 分层的鳞状（扁平的）上皮组织，能够产生角蛋白。

21. **颗粒层** stratum granulosum 由一堆扁平的皮肤细胞组成，细胞内充满透明角质颗粒。

22. **棘层** stratum spinosum 位于皮肤表皮基底层上方的一层，由有丝分裂形成。棘层细胞呈多边形。

23. **皮下脂肪** subcutaneous fat 位于真皮层下的脂肪。这个区域也被称为皮下组织。

24. **汗腺** sweat gland 有 2 种类型：外泌汗腺，其分泌的汗液除了含有大量水分外，还含有无机盐（钠和氯），可以调节体温；顶泌汗腺，分布于生殖器区域、腋窝和外耳，可以分泌少量的脂肪。

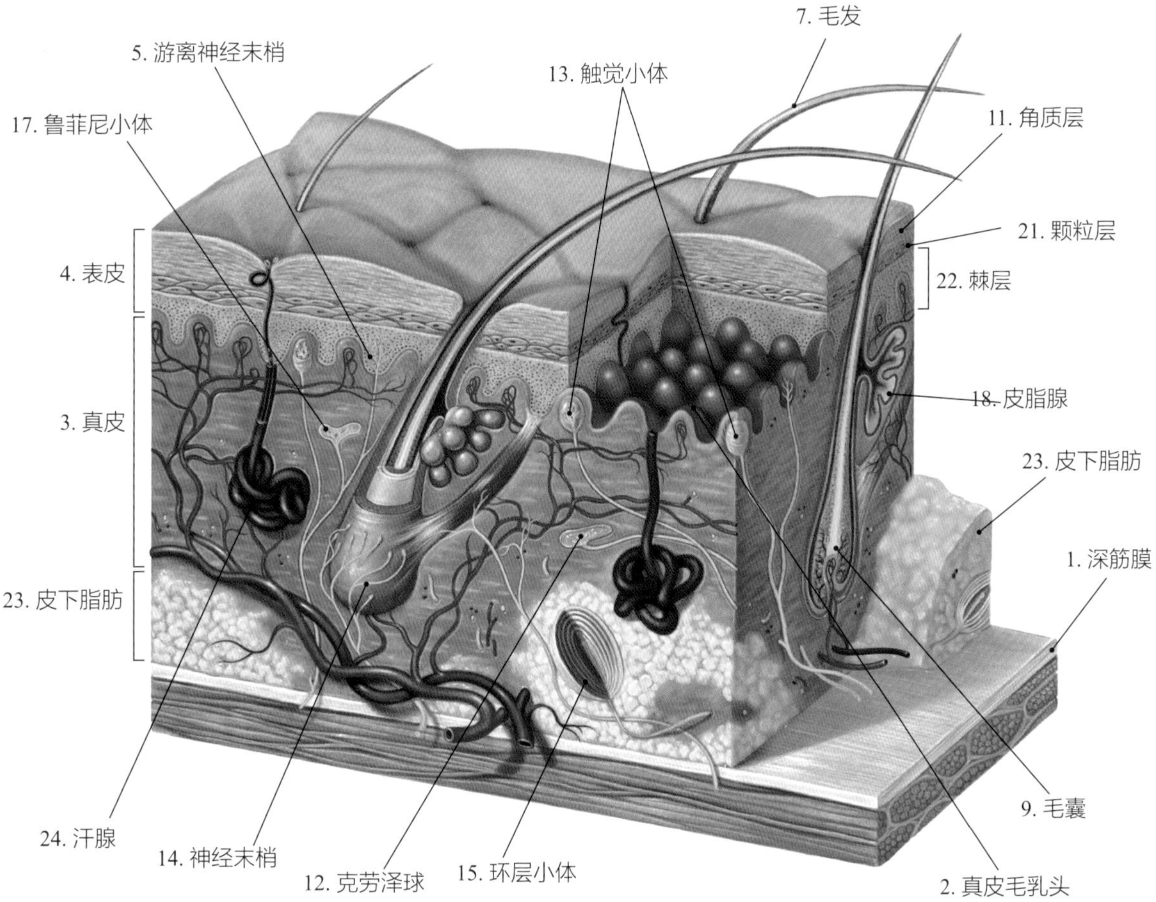
7. 毛发
5. 游离神经末梢
13. 触觉小体
11. 角质层
17. 鲁菲尼小体
21. 颗粒层
4. 表皮
22. 棘层
18. 皮脂腺
3. 真皮
23. 皮下脂肪
1. 深筋膜
23. 皮下脂肪
9. 毛囊
24. 汗腺
14. 神经末梢
12. 克劳泽球
15. 环层小体
2. 真皮毛乳头

图 2-1 皮肤——断面观

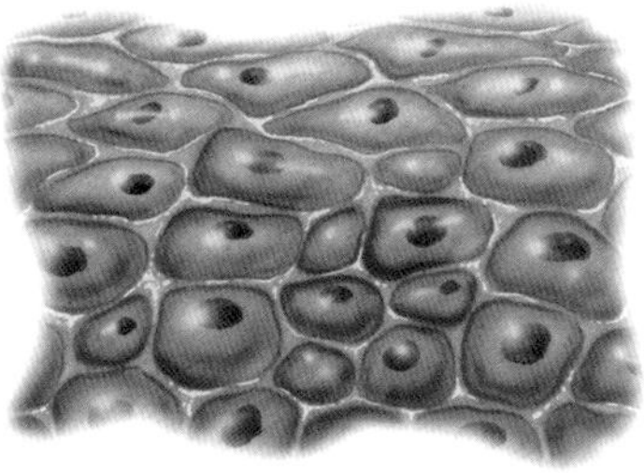

图 2-2 复层鳞状上皮细胞

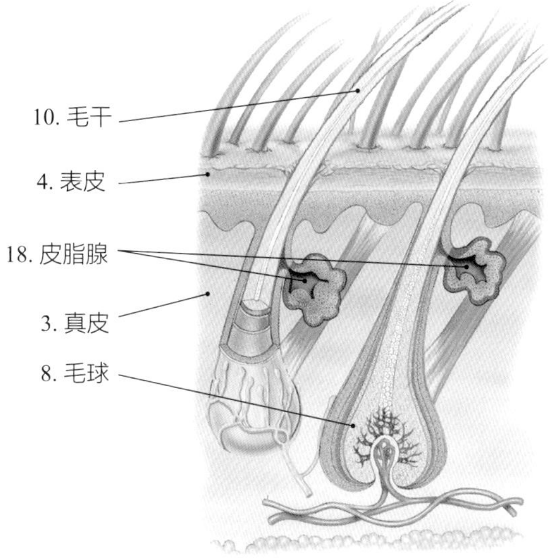
10. 毛干
4. 表皮
18. 皮脂腺
3. 真皮
8. 毛球

图 2-3 皮脂腺

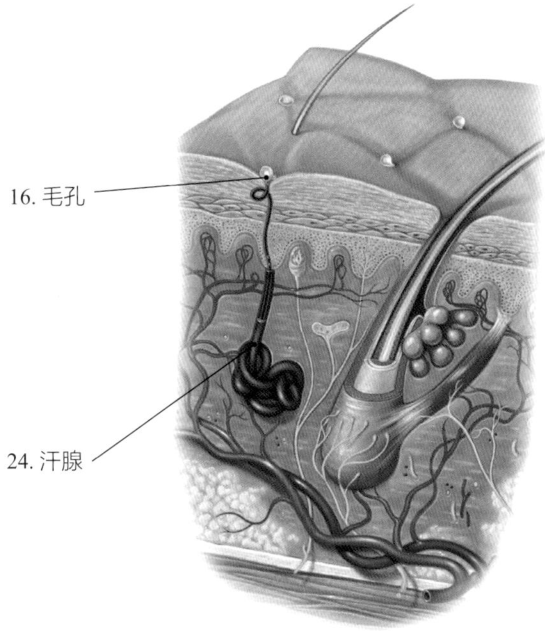
16. 毛孔
24. 汗腺

图 2-4 汗腺

甲和毛发

1. **大脑皮质** cerebral cortex 见 104—105 页。
2. **结缔组织** connective tissue 见 104—105 页。
3. **毛皮质** cortex 毛干中的一层结构，位于毛髓质和毛小皮之间。
4. **毛小皮（毛发）**cuticle（hair）毛干的最外层，由角蛋白组成。
5. **甲小皮（皮肤）**cuticle（skin）指甲的角质层（甲上皮），是指甲和表皮之间一层增厚的皮肤。
6. **真皮毛乳头** dermal hair papilla 由结缔组织构成，深入毛球内部，为下端毛囊生长区域供应血液。
7. **表皮** epidermis 见 20—21 页。
8. **立毛肌（竖毛肌）**erector pili muscle（arrector pili）附着在毛干上的平滑肌，寒冷时收缩，使毛发在皮肤上直立，产生“鸡皮疙瘩”。
9. **外根鞘** external root sheath 毛囊的外层，通过向下生长而从表皮延伸。
10. **毛囊鞘** follicle sheath 外根鞘周围的结缔组织层。
11. **生发层** germinative layer 表皮中最深的一层，又称为基底层或胚芽层，上皮细胞在此分裂。
12. **毛发** hair 见 20—21 页。
13. **毛球** hair bulb 见 20—21 页。
14. **毛囊** hair follicle 见 20—21 页。
15. **毛干** hair shaft 见 20—21 页。
16. **角质层** horny layer / stratum corneum 见 20—21 页。
17. **内根鞘** internal root sheath 根鞘的内层，含有 3 层软角蛋白（一种蛋白质）。
18. **甲弧影** lunula 指甲根部或基质附近的白色月牙形区域。
19. **毛髓质** medulla 毛髓质位于毛干的最内层。
20. **黑素细胞** melanocyte 合成和分泌色素的细胞，位于表皮基底细胞层。黑素细胞产生黑色素以应对紫外线照射（晒黑），对皮肤起到保护作用。
21. **甲** nail 位于指（趾）端背面扁平的甲状结构，主要成分是坚硬的角蛋白。指（趾）甲覆盖在甲床上。指（趾）甲每天生长 0.1 ～ 1.2 mm。
22. **神经末梢** nerve ending 游离感觉神经末梢与毛囊接触，会受到毛发运动的刺激。
23. **角化上皮** cuticulated epithelium 毛球的上皮细胞，产生毛干的毛小皮。
24. **甲根** root of nail 甲的根部，与甲基质相邻，是产生甲物质的部位。
25. **皮脂腺** sebaceous gland 见 20—21 页。
26. **皮肤** skin 见 20—21 页。
27. **颅骨** skull bone 覆盖脑实质的骨骼。头颅骨分为 2 层骨密质，由髓腔分隔开。
28. **颗粒层** stratum granulosum 见 20—21 页。
29. **棘层** stratum spinosum 见 20—21 页。
30. **白质** white matter 见 104—105 页。

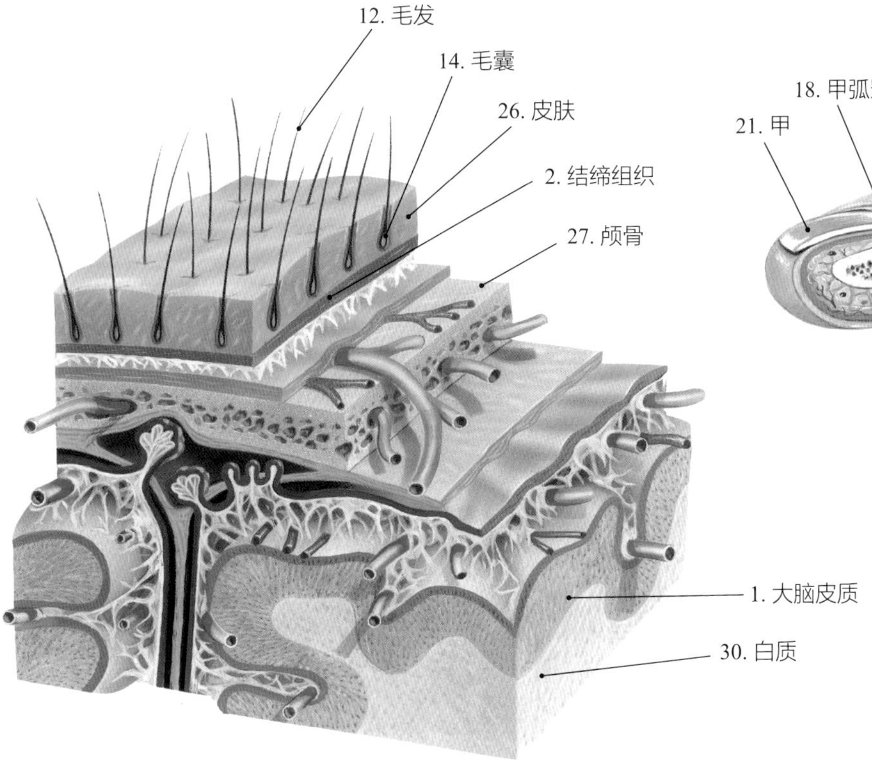
12. 毛发
14. 毛囊
26. 皮肤
2. 结缔组织
27. 颅骨
1. 大脑皮质
30. 白质

图 2-5 头皮——断面观

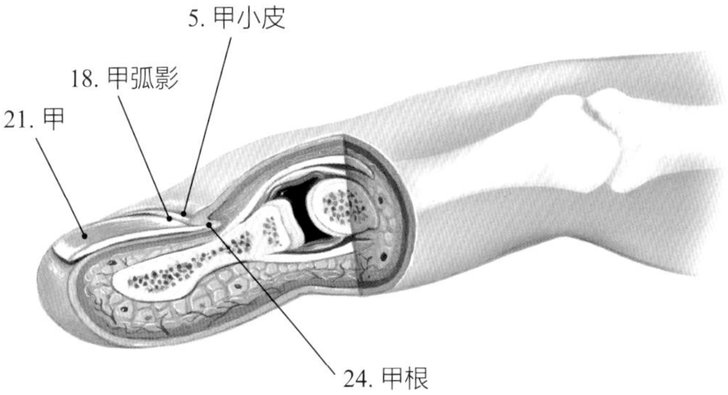
5. 甲小皮
18. 甲弧影
21. 甲
24. 甲根

图 2-6 甲

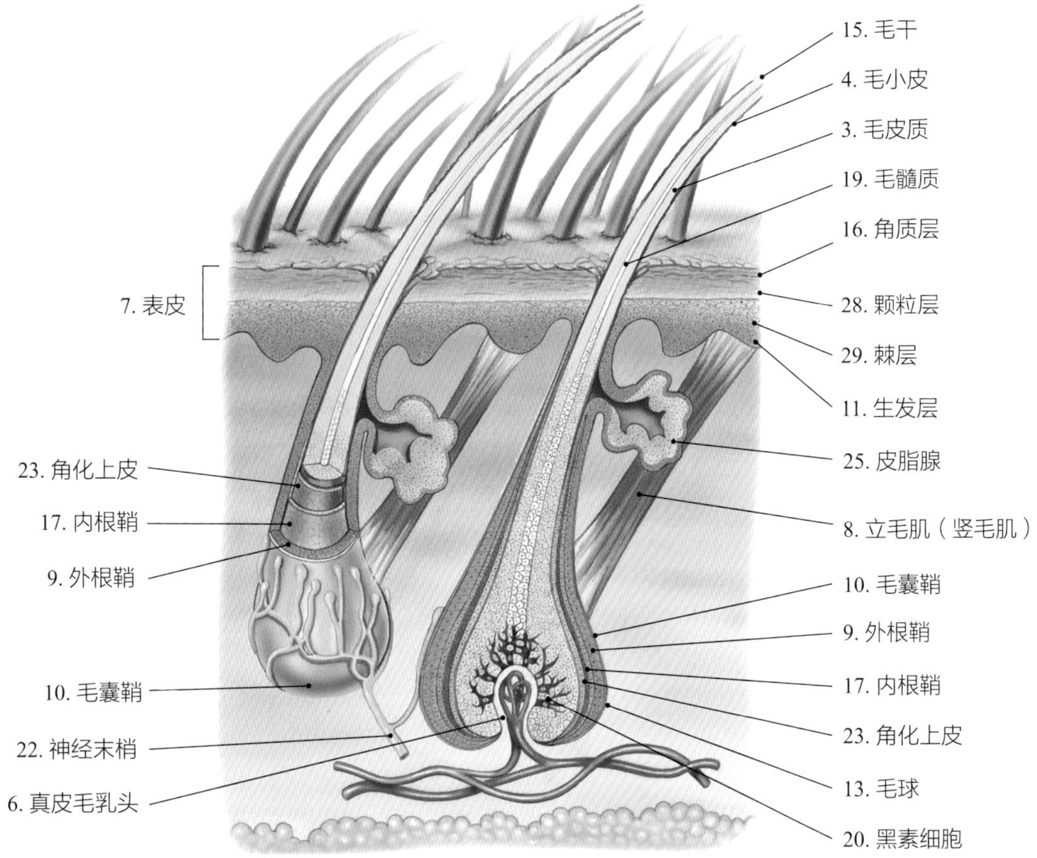
15. 毛干
4. 毛小皮
3. 毛皮质
19. 毛髓质
16. 角质层
28. 颗粒层
29. 棘层
11. 生发层
25. 皮脂腺
8. 立毛肌（竖毛肌）
10. 毛囊鞘
9. 外根鞘
17. 内根鞘
23. 角化上皮
13. 毛球
20. 黑素细胞
7. 表皮
23. 角化上皮
17. 内根鞘
9. 外根鞘
10. 毛囊鞘
22. 神经末梢
6. 真皮毛乳头

图 2-7 毛囊

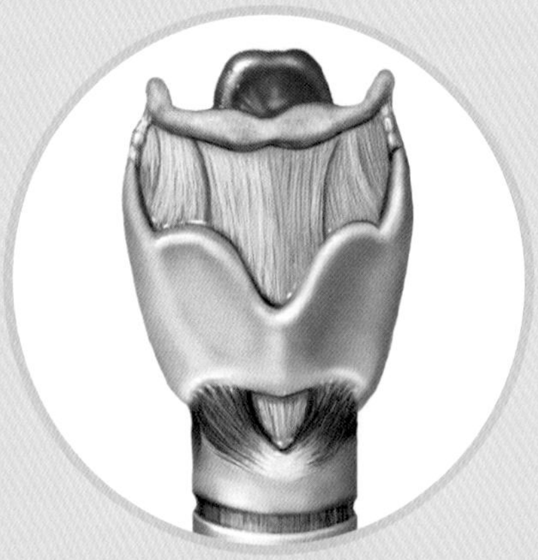
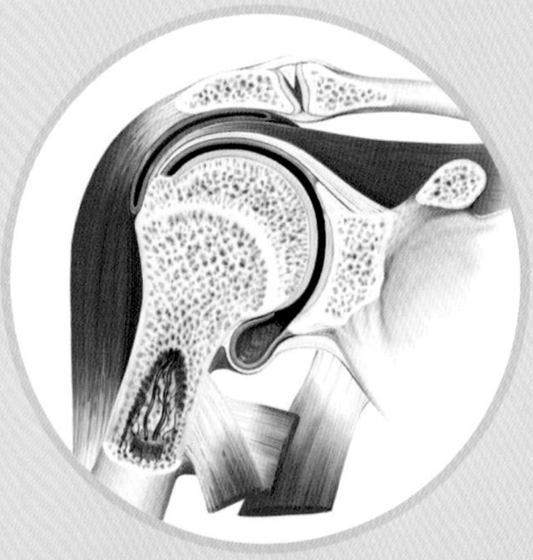
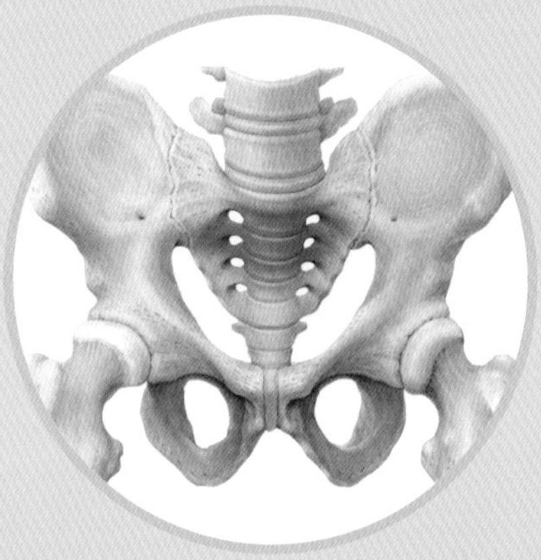

第三章

骨骼系统

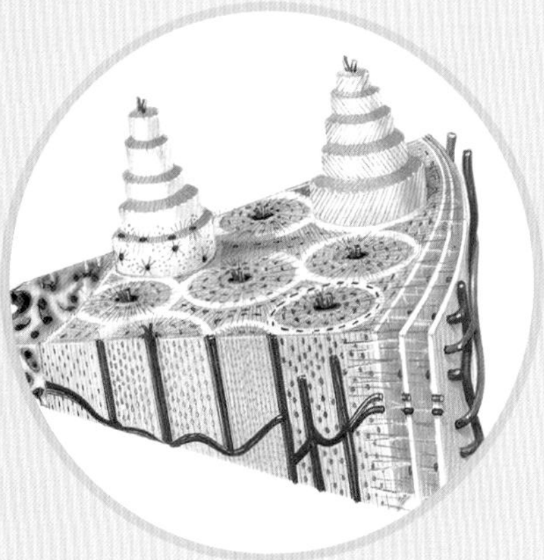
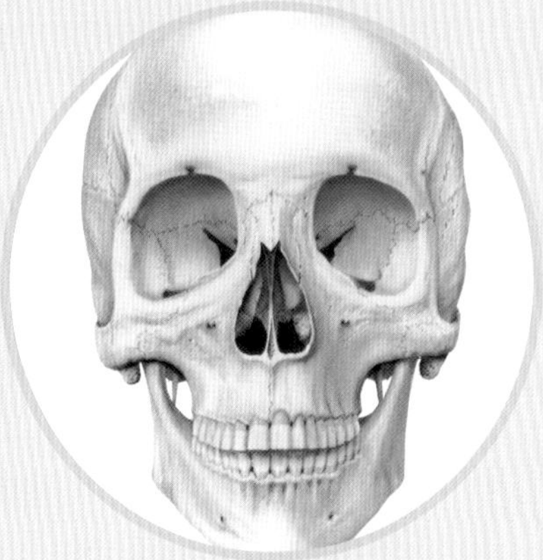
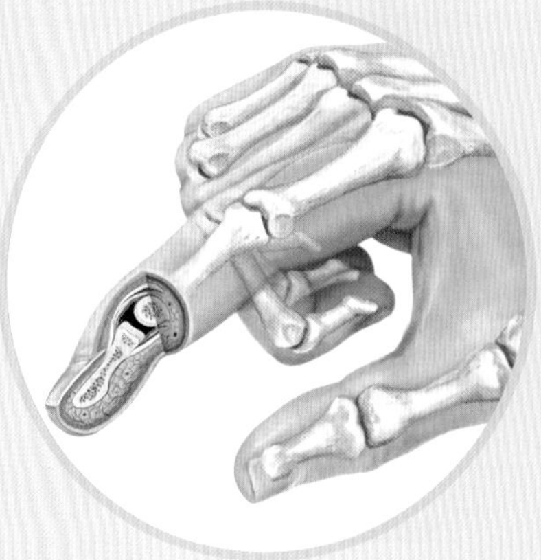

人体骨骼

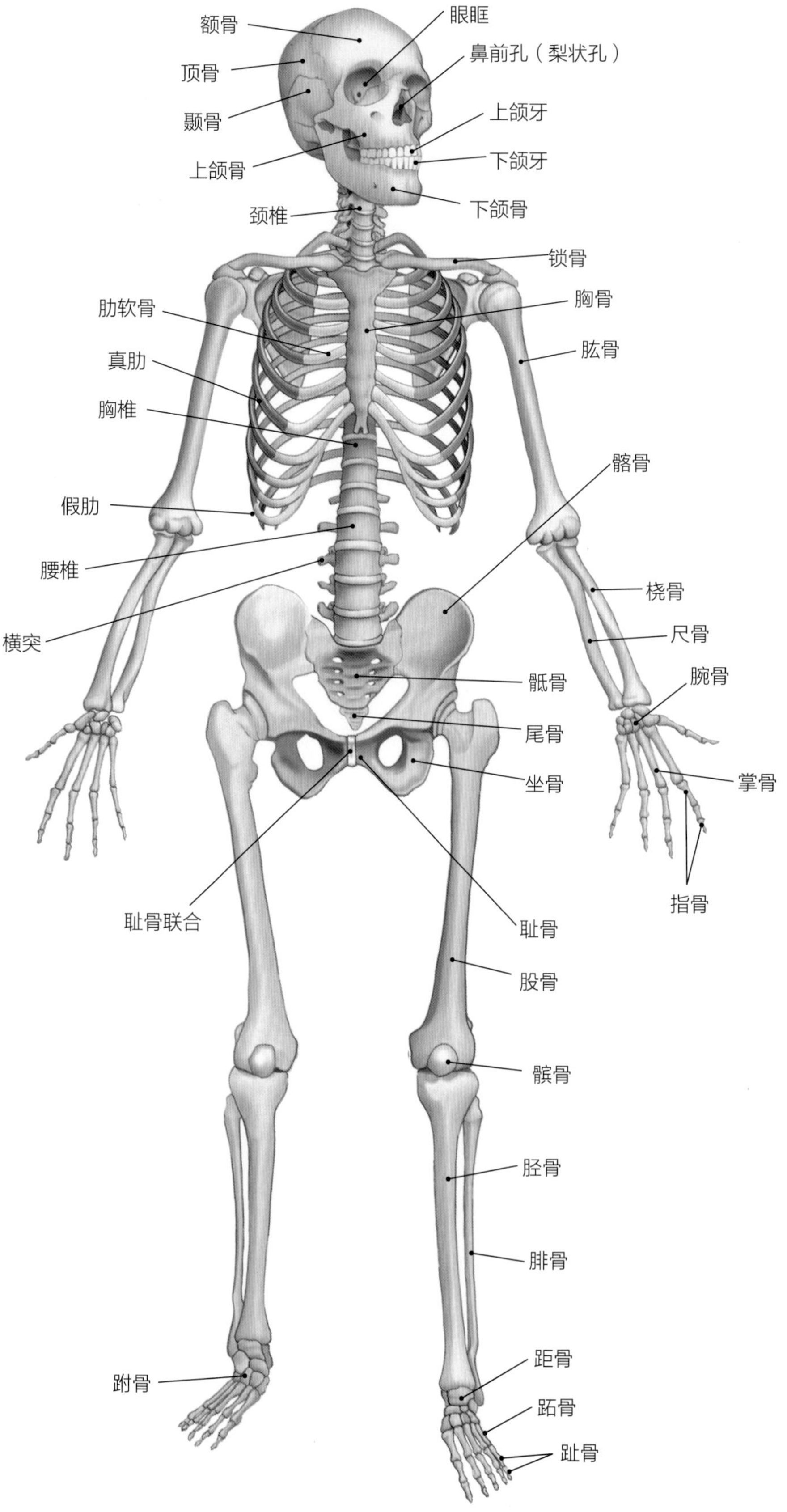
额骨
眼眶
鼻前孔（梨状孔）
顶骨
颞骨
上颌牙
上颌骨
下颌牙
下颌骨
颈椎
锁骨
肋软骨
胸骨
肱骨
真肋
胸椎
髂骨
假肋
腰椎
桡骨
横突
尺骨
腕骨
骶骨
尾骨
坐骨
掌骨
指骨
耻骨联合
耻骨
股骨
髌骨
胫骨
腓骨
距骨
跗骨
跖骨
趾骨

图 3-1 人体骨骼——前面观

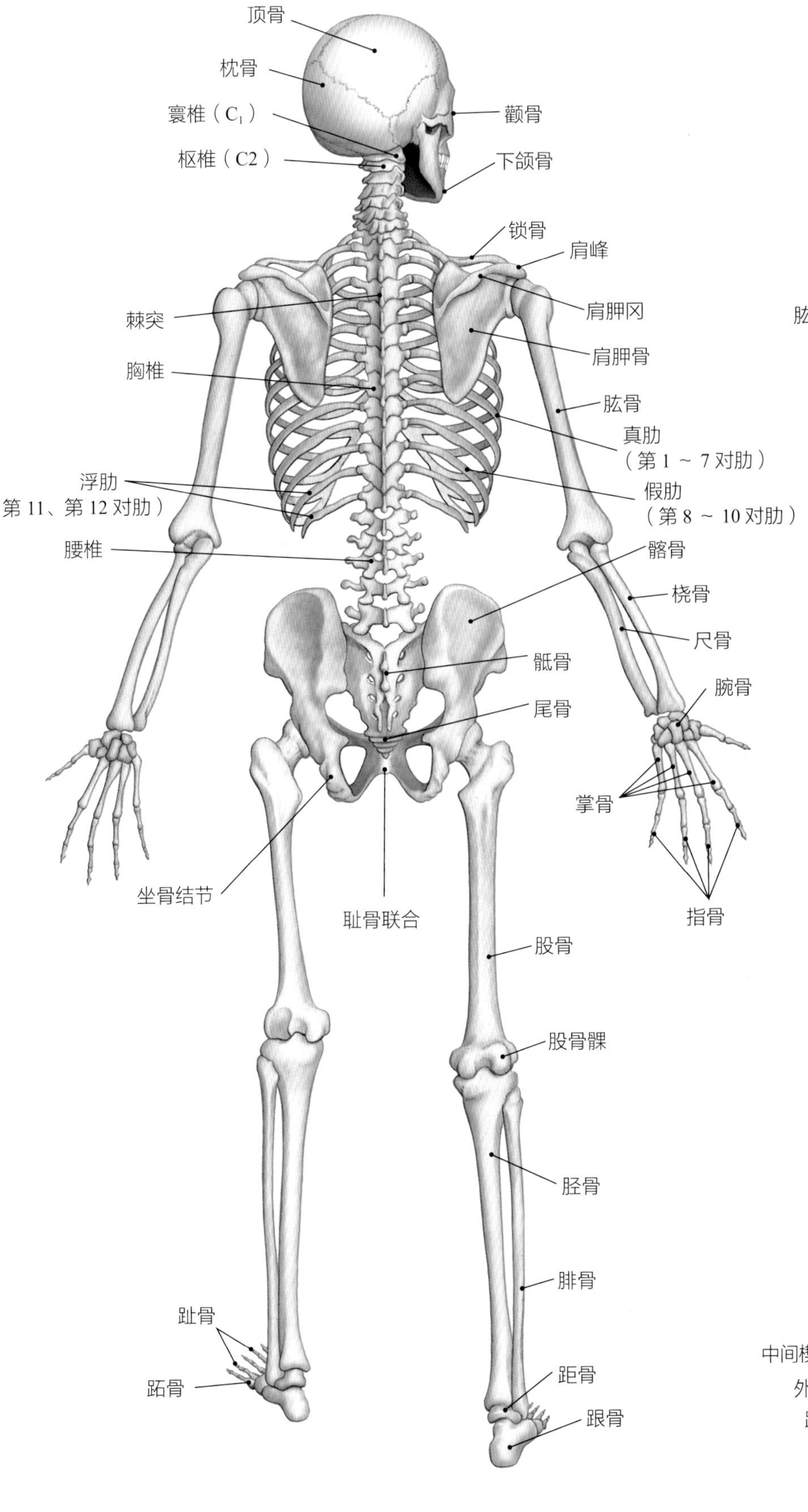
顶骨
枕骨
寰椎（C_1）
枢椎（C2）
颧骨
下颌骨
锁骨
肩峰
棘突
肩胛冈
肩胛骨
胸椎
肱骨
真肋
（第 1 ~ 7 对肋）
浮肋
（第 11、第 12 对肋）
假肋
（第 8 ~ 10 对肋）
腰椎
髂骨
桡骨
尺骨
骶骨
腕骨
尾骨
掌骨
坐骨结节
耻骨联合
指骨
股骨
股骨髁
胫骨
腓骨
趾骨
跖骨
距骨
跟骨

图 3-2 人体骨骼——后面观

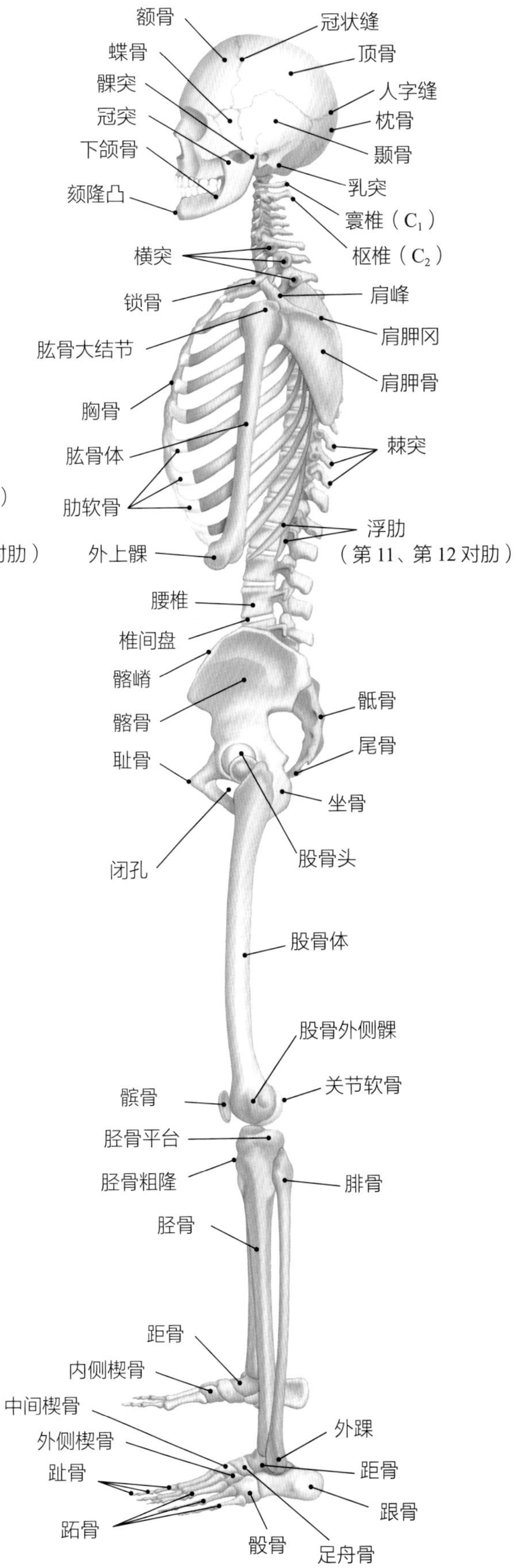
额骨
冠状缝
蝶骨
顶骨
髁突
人字缝
冠突
枕骨
下颌骨
颞骨
颏隆凸
乳突
寰椎（C_1）
枢椎（C_2）
横突
锁骨
肩峰
肩胛冈
肱骨大结节
肩胛骨
胸骨
棘突
肱骨体
肋软骨
浮肋
（第 11、第 12 对肋）
外上髁
腰椎
椎间盘
髂嵴
骶骨
髂骨
尾骨
耻骨
坐骨
股骨头
闭孔
股骨体
股骨外侧髁
关节软骨
髌骨
胫骨平台
胫骨粗隆
腓骨
胫骨
距骨
内侧楔骨
中间楔骨
外踝
外侧楔骨
距骨
趾骨
跟骨
跖骨
骰骨
足舟骨

图 3-3 人体骨骼——侧面观

骨骼

1. **关节软骨** articular cartilage 在关节中相连骨的表面覆盖的一层薄薄的透明软骨。作用是在关节运动时减少骨与骨之间的摩擦。

2. **骨骼** bone 一种结缔组织，为人体软组织和骨骼肌提供支持和保护。

3. **骨髓** bone marrow 存在于骨骼中央的骨髓腔内，可分为黄骨髓（由脂肪组织组成）和红骨髓（具有造血功能，可产生血细胞）。

4. **滋养动脉** branch of nutrient artery 滋养动脉为骨骼内部供给营养。

5. **同心圆状骨板结构** concentric lamellae 由多层呈同心圆排列的骨密质板组成，其中央为哈弗斯管。

6. **骨皮质** cortical bone 骨骼的致密外层。骨皮质呈管状排列，以最轻的重量为骨骼提供最大的强度。

7. **骨内膜** endosteum 骨内层的膜，含有细胞（破骨细胞），在生长和修复过程中以及在骨质疏松症等疾病状态下，具有骨吸收的功能。

8. **骺线** epiphyseal line 在成人长骨的纵切面上，常显出一条骨化的骺软骨板遗迹。成年前，骺板是生长期骨骼生长发育的部位。

9. **哈弗斯管** Haversian canal 纵向通道，内含血管，以滋养周围骨头。哈弗斯管由很多呈同心圆排列的骨板环绕，形成骨单位。

10. **内环骨板** inner circumferential lamella 骨密质的内层，毗邻骨松质。

11. **间骨板** interstitial lamella 填充于相邻的骨单位之间的骨层（呈同心圆排列）。

12. **韧带** ligament 连接相邻两骨的致密纤维结缔组织束。胶原纤维平行排列以抵抗拉力。

13. **骨髓腔** marrow cavity 随着年龄增长，许多骨髓腔内的红骨髓被黄骨髓（由脂肪组织组成）取代，少量骨髓腔由红骨髓（是人体的造血组织）占据。

14. **肌肉** muscle 见 66— 67 页。

15. **外环骨板** outer circumferential lamella 由靠近表面的数层骨板绕骨干呈同心圆排列而成，外侧与骨膜紧密相连。

16. **骨膜动脉** periosteal artery 供应骨膜的动脉。

17. **骨膜静脉** periosteal vein 附着于骨膜的静脉。

18. **骨膜** periosteum 覆盖在骨表面（除关节软骨）的坚固的结缔组织膜。骨膜含有成骨前体细胞，在骨重建和修复过程中有造骨能力。在靠近皮肤表面（如胫骨）的地方，骨膜对撞击非常敏感。

19. **骨松质** spongy bone 由许多针状和片状的骨质（骨小梁）互相交织而成。骨小梁的排列方向与骨所承受的压力和张力的方向平行，因而以最轻的重量承受较大的压力和张力。

20. **肌腱** tendon 一种致密的结缔组织带，肌肉通过肌腱连接到骨头上。

21. **骨松质的骨小梁** trabeculae of spongy bone 骨小梁按照骨所承受的压力和张力的方向排列，呈海绵状，能够以最轻的重量承受较大的力。

22. **福尔克曼管（穿通管）** Volkmann's canal 横贯或斜穿于骨皮质的孔道，与哈弗斯系统相邻。福尔克曼管连接相邻的哈弗斯管，并与骨髓腔和骨膜相连。

骨骼相关术语

[1] **关节面** articular facet 骨的光滑表面，关节面上覆盖着关节软骨，是关节的组成部分。

[2] **关节突** articular process 关节表面的突起（非圆形）的通称。

[3] **髁** condyle 骨末端的圆形突出物，包括关节面。

[4] **嵴** crest 骨上的脊状或线状隆起。

[5] **半关节面** demifacet 半月形的关节面。

[6] **隆起** eminence 骨或某些内脏的圆形小型突出物。

[7] **上髁** epicondyle 髁的突出处。

[8] **孔** foramen 骨上的开口或孔，通常会有神经或血管穿过。

[9] **窝** fossa 骨或人体表面的凹陷。

[10] **突** process 骨的突出物，可能出现在关节面。

[11] **分支** ramus 从骨主干伸出的像树枝一样的骨质突出。

[12] **籽骨** sesamoid bone 肌腱内的小骨。籽骨用作滑轮，改变肌肉在关节处施加的拉力的方向。髌骨就是一个很好的例子。

[13] **缝** suture 骨与骨之间借纤维结缔组织相连结的形式。

[14] **转子** trochanter 股骨上端的两个突起之一，为肌肉附着处。

[15] **结节** tubercle 一种中等大小（直径 1 ~ 2 cm）的圆形突出物，位于骨上，如肱骨近端、股骨远端。

[16] **粗隆** tuberosity 骨上的粗糙突起。

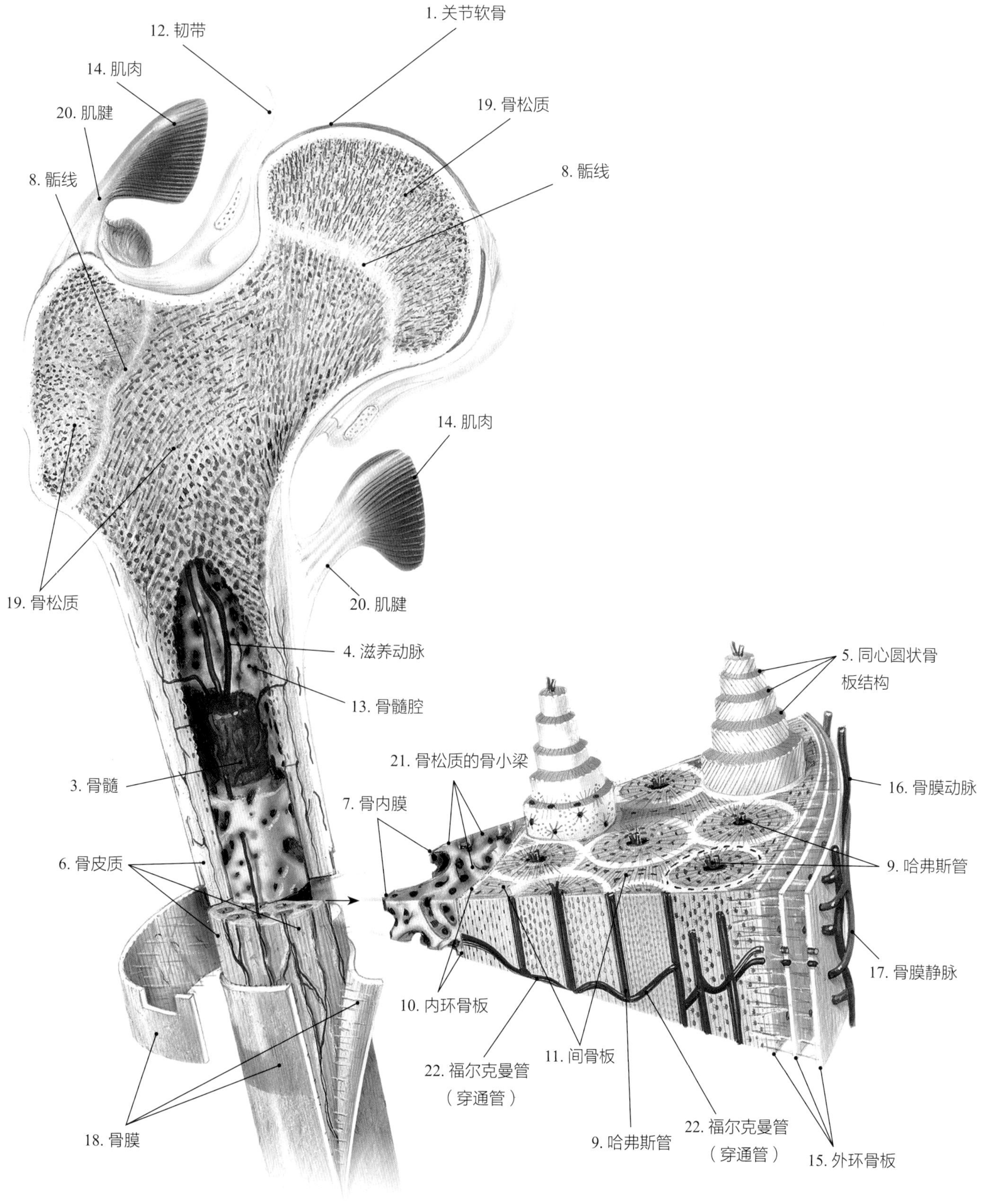
1. 关节软骨
12. 韧带
14. 肌肉
20. 肌腱
19. 骨松质
8. 骺线
8. 骺线
14. 肌肉
19. 骨松质
20. 肌腱
4. 滋养动脉
13. 骨髓腔
5. 同心圆状骨板结构
21. 骨松质的骨小梁
3. 骨髓
7. 骨内膜
16. 骨膜动脉
6. 骨皮质
9. 哈弗斯管
17. 骨膜静脉
10. 内环骨板
11. 间骨板
22. 福尔克曼管（穿通管）
18. 骨膜
9. 哈弗斯管
22. 福尔克曼管（穿通管）
15. 外环骨板

图 3-4 骨的结构

颅骨（一）

1. **下颌角** angle of mandible 由下颌支后缘与下颌底相交而成。
2. **下颌体** body of mandible 下颌骨的下半部分，带有骨质的上边缘（牙槽缘），以支撑下颌牙。
3. **骨腭（上颌骨腭突）** bony palate（palatine process of maxilla）由上颌骨腭突和腭骨水平板构成。
4. **下颌骨髁突** condylar process of mandible 下颌骨的后垂直突起。
5. **冠状缝** coronal suture 位于额骨和顶骨之间。
6. **下颌骨冠突** coronoid process of mandible 下颌骨的垂直突起，为颞肌的附着处。
7. **鸡冠（筛状的）** crista galli（ethmoid）筛状骨中线的嵴状突起，将筛状板分成两部分。
8. **筛骨** ethmoid bone 鼻腔中央的骨骼，包括一个中线垂直板，侧壁上有 2 组成对的骨片（上鼻甲、下鼻甲）和筛骨窦。
9. **外耳道（听觉）** external auditory（acoustic）meatus 颅骨上的外耳开口，位于颞骨内。
10. **枕外隆凸** external occipital protuberance 枕骨上的骨质隆起，位于人字点和枕骨大孔之间。
11. **枕骨大孔** foramen magnum 颅底下方正中的孔，脊髓上端在此与延髓相连，椎动脉也在此穿过。
12. **额骨** frontal bone 位于前额处的骨头。
13. **额窦** frontal sinus 位于额骨内，鼻旁窦中的一个腔。
14. **蝶骨大翼** greater wing of sphenoid bone 大翼自蝶骨体两侧伸出，构成颅中窝底的外侧部分、眶的外侧壁和颞窝的底。
15. **脑膜中动脉沟** groove of middle meningeal artery 脑膜中动脉行经的沟，供应脑膜覆盖物。
16. **下颌头** head of mandible 下颌骨髁突的上端膨大。
17. **内耳道（听觉）** internal auditory（acoustic）meatus 位于颞骨岩部内的骨性管道，开口于内耳门，前庭蜗神经和面神经由此通过，支配控制面部表情、下颌下、舌下和泪腺部的肌肉。
18. **枕内隆凸** internal occipital protuberance 颅骨内部的骨状突起。连接着大脑镰和小脑幕（硬膜用来分隔颅骨内部的不同区域）。
19. **泪骨** lacrimal bone 构成眶内侧壁以及鼻泪管上侧壁。
20. **人字缝** lambdoid suture 枕骨与双侧顶骨之间的缝隙，形状类似希腊字母"λ"。
21. **翼突外侧板** lateral pterygoid plate 见 34—35 页。
22. **下颌骨** mandible 下颌部的骨，包括一个定位牙齿的牙槽缘，用于与颞骨相连的成对的髁突，以及成对的冠突。
23. **下颌孔** mandibular foramen 下颌骨内侧的开口。下牙槽神经和血管由此通过。
24. **下颌切迹** mandibular notch 下颌骨髁突和冠突之间的凹陷。
25. **乳突** mastoid process 颞骨岩部后份肥厚的突起，为胸锁乳突肌的附着处。
26. **上颌骨** maxilla 脸颊内侧的骨头，参与构成口腔上壁、鼻腔外侧壁及眶下壁。
27. **翼突内侧板** medial pterygoid plate 蝶骨翼突的两块垂直板之一。
28. **颏孔** mental foramen 下颌骨前外侧面的小孔，孔内有神经通过，支配颏部的感觉。
29. **颏隆凸** mental protuberance 下颌骨的骨状突起，为下颌骨提供强度和稳定性。
30. **鼻骨** nasal bone 一块小的骨骼，形成梨状孔的上缘和外侧缘。
31. **鼻泪管（骨性）** nasolacrimal canal 包含鼻泪管的骨质管道，鼻泪管将泪液输送至鼻腔。
32. **枕骨** occipital bone 见 34—35 页。
33. **顶骨** parietal bone 颅部的扁骨，与额骨、颞骨、蝶骨和枕骨相连。
34. **筛骨垂直板** perpendicular plate of ethmoid bone 自筛骨板中线下垂的部分。
35. **颞骨岩部** petrous part of temporal bone 颞骨中质密坚硬（"岩石样"）的部分。内耳包藏在颞骨岩部的骨质内。
36. **垂体窝** pituitary fossa 蝶鞍中部的骨性凹陷，容纳垂体。
37. **下颌支** ramus of mandible 下颌骨两侧末端垂直突出的部分，形成髁突和冠突。
38. **乙状窦** sigmoid sinus 颅内的硬脑膜静脉窦之一。
39. **蝶窦** sphenoidal sinus 见 34—35 页。
40. **颞骨鳞部** squamous part of temporal bone 颞骨的扁平部分，参与构成颅骨的侧壁。
41. **茎突** styloid process 见 34—35 页。
42. **眶上切迹** supraorbital notch 眼眶上缘的一个小缺口，眶上神经由此通过。
43. **颞线** temporal line 经过额骨和顶骨的弓状线。颞线可以划定颞肌边缘。
44. **横窦** transverse sinus 颅内的硬脑膜静脉窦之一。
45. **颞骨鼓板** tympanic plate of temporal bone 形成外耳道的前壁和底板。
46. **迟牙** wisdom tooth 见 34—35 页。
47. **颧骨** zygomatic bone 见 34—35 页。
48. **颞骨颧突** zygomatic process of temporal bone 颞骨前部的骨突。

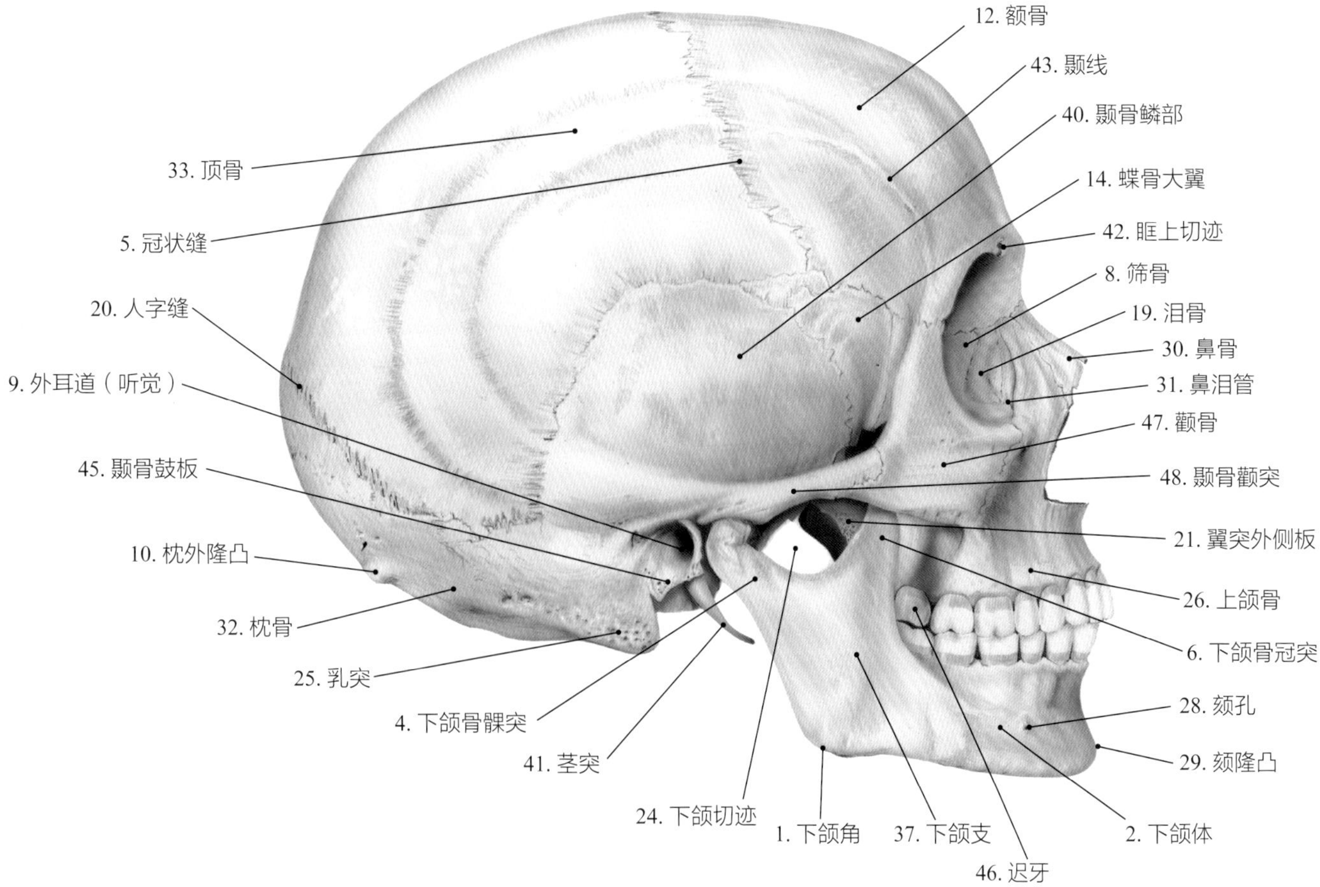
12. 额骨
43. 颞线
40. 颞骨鳞部
14. 蝶骨大翼
42. 眶上切迹
8. 筛骨
19. 泪骨
30. 鼻骨
31. 鼻泪管
47. 颧骨
48. 颞骨颧突
21. 翼突外侧板
26. 上颌骨
6. 下颌骨冠突
28. 颏孔
29. 颏隆凸
2. 下颌体
46. 迟牙
37. 下颌支
1. 下颌角
24. 下颌切迹
41. 茎突
4. 下颌骨髁突
25. 乳突
32. 枕骨
10. 枕外隆凸
45. 颞骨鼓板
9. 外耳道（听觉）
20. 人字缝
5. 冠状缝
33. 顶骨

图 3-5 颅骨——侧面观

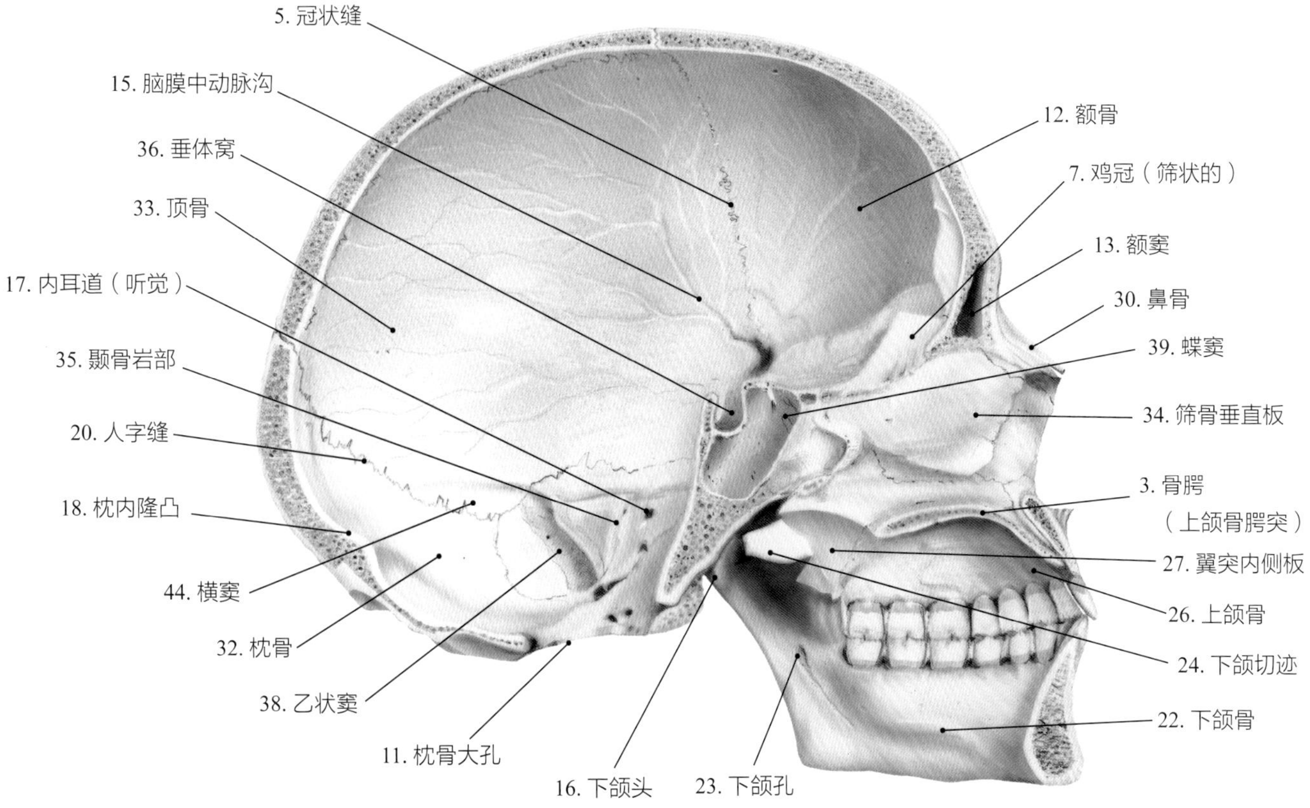
5. 冠状缝
15. 脑膜中动脉沟
36. 垂体窝
33. 顶骨
17. 内耳道（听觉）
35. 颞骨岩部
20. 人字缝
18. 枕内隆凸
44. 横窦
32. 枕骨
38. 乙状窦
11. 枕骨大孔
16. 下颌头
23. 下颌孔
12. 额骨
7. 鸡冠（筛状的）
13. 额窦
30. 鼻骨
39. 蝶窦
34. 筛骨垂直板
3. 骨腭
（上颌骨腭突）
27. 翼突内侧板
26. 上颌骨
24. 下颌切迹
22. 下颌骨

图 3-6 颅骨——矢状面视图

颅骨（二）

1. **下颌角** angle of mandible 见 30—31 页。
2. **鼻前孔（梨状孔）** anterior nasal (piriform) aperture 骨性鼻腔，位于颅腔之下，前方的开口为梨形，故又名梨状孔。
3. **前鼻棘** anterior nasal spine 鼻前孔（梨状孔）中段下缘的骨性突出物，由两侧的上颌骨组成。
4. **下颌体** body of mandible 见 30—31 页。
5. **尖牙** canine 侧切牙和第 1 前磨牙之间的匕首状牙。人类的尖牙很小，但其他灵长类动物的尖牙比较大。
6. **冠状缝** coronal suture 见 30—31 页。
7. **枕外隆凸** external occipital protuberance 见 30—31 页。
8. **额骨** frontal bone 见 30—31 页。
9. **眉间** glabella 两侧眉毛（或眉弓）之间的区域。
10. **蝶骨大翼** greater wing of sphenoid bone 见 30—31 页。
11. **切牙** incisor 口腔前部的凿状牙，用以把食物切成小块。口腔的 4 个象限各有 1 个中切牙和侧切牙。
12. **下鼻甲** inferior nasal concha 鼻腔外侧壁最下方的卷轴状小骨片。鼻甲覆盖有黏膜，可以温暖和湿润空气，并且使吸入的气体形成涡流，去除吸入的灰尘。
13. **眶下裂** inferior orbital fissure 眼眶下壁的骨性裂隙。三叉神经的上颌支由此穿过。
14. **眶下缘** inferior orbital margin 眼眶的下缘，主要由上颌骨和颧骨构成。
15. **眶下孔** infraorbital foramen 眼眶下方上颌骨处的小孔。眶下神经（三叉神经的上颌支）由此经过，支配眶下睑颊的皮肤。
16. **人字点** lambda 为矢状缝与人字缝的交点，新生儿后囟位于此点。
17. **人字缝** lambdoid suture 见 30—31 页。
18. **蝶骨小翼** lesser wing of sphenoid bone 蝶骨内侧的较小延伸。蝶骨小翼构成了眶上裂的内侧缘，并形成颅中窝的前缘。
19. **下颌牙** lower teeth 嵌于下颌骨的牙。成年后，每侧有 2 个切牙、1 个尖牙、2 个前磨牙和 3 个磨牙。
20. **乳突** mastoid process 见 30—31 页。
21. **上颌骨** maxilla 见 30—31 页。
22. **颏孔** mental foramen 见 30—31 页。
23. **颏隆凸** mental protuberance 见 30—31 页。
24. **颏结节** mental tubercle 颏隆凸的外侧端。
25. **中鼻甲** middle nasal concha 鼻腔外侧壁上由筛骨内侧壁形成的卷曲骨片，是筛骨的一部分。
26. **磨牙** molar 后侧的牙，可以提供研磨面，使食物变成糊状。口腔的 4 个象限各有 3 颗磨牙，最后一颗是迟牙。
27. **鼻骨** nasal bone 见 30—31 页。
28. **鼻中隔** nasal septum 分隔两侧鼻腔的骨片。由上部和后部的骨性部分（筛骨垂直板和犁骨）以及前部的鼻中隔软骨构成支架，表面覆盖黏膜而成。
29. **枕骨** occipital bone 见 34—35 页。
30. **眶** orbit 眶是一个骨腔，内容物包括眼球、泪腺、眼外肌、神经、血管和脂肪，以上颌骨、额骨、蝶骨、筛骨和泪骨为界。
31. **顶骨** parietal bone 见 30—31 页。
32. **筛骨垂直板** perpendicular plate of ethmoid bone 见 30—31 页。
33. **前磨牙** premolar 位于尖牙和第 1 磨牙之间用于粉碎食物的牙。口腔的 4 个象限各有 2 个前磨牙。
34. **下颌支** ramus of mandible 见 30—31 页。
35. **矢状缝** sagittal suture 左右顶骨之间的缝隙，为颅骨中线。
36. **茎突** styloid process 见 34—35 页。
37. **眉弓** superciliary arch 从眉间向外延伸的额骨上方的弓形隆起。
38. **上项线** superior nuchal line 见 34—35 页。
39. **眶上裂** superior orbital fissure 位于眶腔上部的开口。动眼神经、滑车神经、三叉神经眼神经支、展神经以及眼上静脉经由此处从颅中窝入眶。
40. **眶上缘** supraorbital margin 眼眶的上缘，由额骨形成，上有眶上切迹，有眶上神经经过。
41. **眶上切迹** supraorbital notch 见 30—31 页。
42. **颞骨** temporal bone 见 34—35 页。
43. **上颌牙** upper teeth 上牙槽嵴位于上颌骨处。成年后，每侧有 2 个切牙、1 个尖牙、2 个前磨牙和 3 个磨牙。
44. **颧骨** zygomatic bone 见 34—35 页。

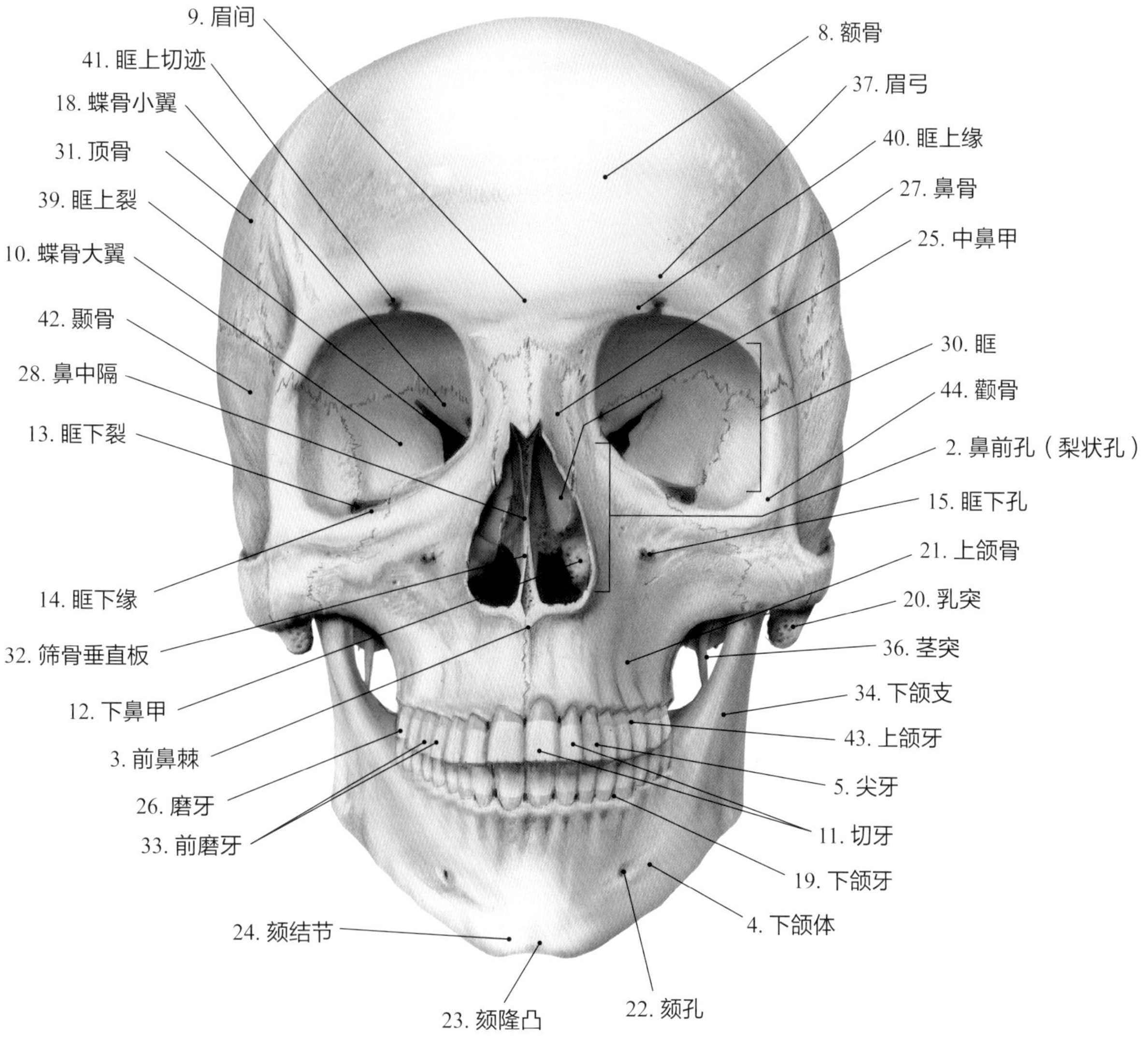
9. 眉间
41. 眶上切迹
18. 蝶骨小翼
31. 顶骨
39. 眶上裂
10. 蝶骨大翼
42. 颞骨
28. 鼻中隔
13. 眶下裂
14. 眶下缘
32. 筛骨垂直板
12. 下鼻甲
3. 前鼻棘
26. 磨牙
33. 前磨牙
24. 颏结节
23. 颏隆凸
22. 颏孔
8. 额骨
37. 眉弓
40. 眶上缘
27. 鼻骨
25. 中鼻甲
30. 眶
44. 颧骨
2. 鼻前孔（梨状孔）
15. 眶下孔
21. 上颌骨
20. 乳突
36. 茎突
34. 下颌支
43. 上颌牙
5. 尖牙
11. 切牙
19. 下颌牙
4. 下颌体

图 3-7 颅骨——前面观

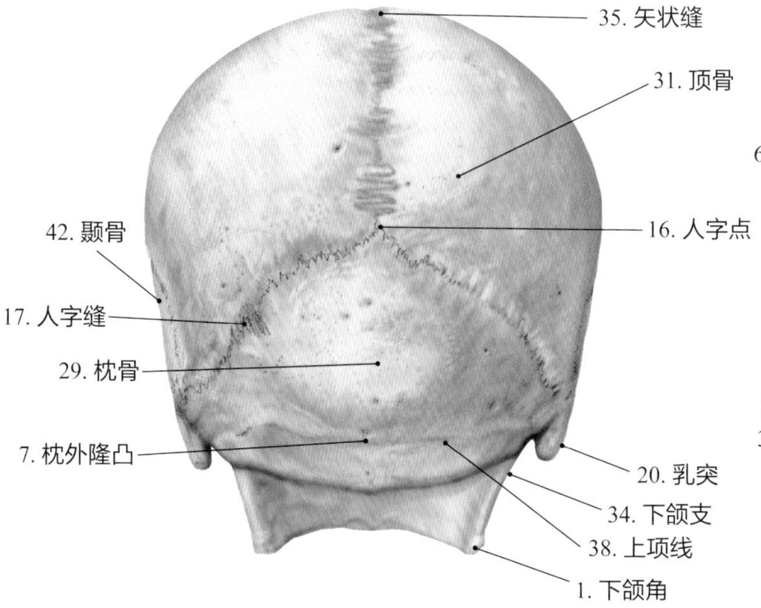
35. 矢状缝
31. 顶骨
42. 颞骨
16. 人字点
17. 人字缝
29. 枕骨
7. 枕外隆凸
20. 乳突
34. 下颌支
38. 上项线
1. 下颌角

图 3-8 颅骨——后面观

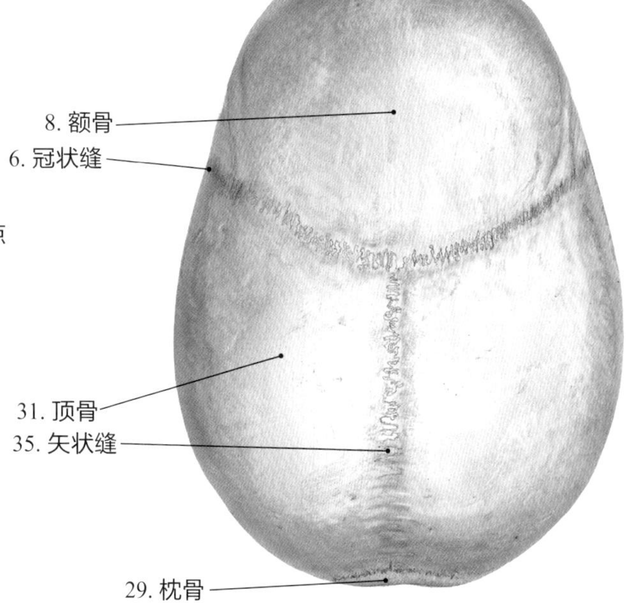
8. 额骨
6. 冠状缝
31. 顶骨
35. 矢状缝
29. 枕骨

图 3-9 颅骨——上面观

头面部骨骼

1. 尖牙 canine 见 32—33 页。
2. 颈动脉管 carotid canal 颈内动脉进入颅腔的管道。
3. 筛骨筛板 cribriform plate of ethmoid bone 构成鼻腔顶部，为一块较薄的骨板。有嗅神经穿过。
4. 筛骨 ethmoid bone 见 30—31 页。
5. 筛窦 ethmoid sinus 鼻旁窦之一，与鼻腔相连。含气小房充满了筛骨外侧部分，可以通过眶内侧壁看到。
6. 枕外嵴 external occipital crest 枕骨外侧正中线上的脊状隆起。为项韧带的附着处，项韧带是一种结缔组织膜，分离两侧的椎旁肌肉。
7. 枕外隆凸 external occipital protuberance 见 30—31 页。
8. 眼球 eyeball 眼球的结构有 3 层，从内到外分别为视网膜、脉络膜 / 葡萄膜、巩膜。眼球前壁的透明膜是角膜。
9. 破裂孔 foramen lacerum 为颅中窝孔裂之一，是一种锯齿状的裂孔。由颞骨岩尖、蝶骨体和枕骨底部围成。破裂孔周围有软骨。
10. 枕骨大孔 foramen magnum 见 30—31 页。
11. 卵圆孔 foramen ovale 位于颅底，边缘光滑的椭圆形开口。有三叉神经下颌支穿过。
12. 棘孔 foramen spinosum 颅底部，靠近蝶骨棘突的小开口。有脑膜中动脉通过。
13. 额骨 frontal bone 见 30—31 页。
14. 额窦 frontal sinus 见 30—31 页。
15. 蝶骨大翼 greater wing of sphenoid bone 见 30—31 页。
16. 切牙孔 incisive foramen 硬腭前部的开口。有鼻腭神经通过，支配口腔顶部的感觉。
17. 切牙 incisor 见 32—33 页。
18. 下项线 inferior nuchal line 枕骨上的一条线，椎后肌肉筋膜附着于此。
19. 颈静脉孔 jugular foramen 颅底的不规则开口，有颈内静脉、舌咽神经、迷走神经和副神经经过。
20. 翼突外侧板 lateral pterygoid plate 从蝶骨突出的两块垂直板之一。为翼外肌和翼内肌提供附着处。
21. 下颌窝 mandibular fossa 位于颞骨下侧，与下颌骨的上颌头组成下颌关节。
22. 乳突 mastoid process 见 30—31 页。
23. 上颌窦 maxillary sinus 上颌窦为鼻旁窦之一。占上颌骨体积的大部分。
24. 翼突内侧板 medial pterygoid plate 见 30—31 页。
25. 磨牙 molar 见 32—33 页。
26. 枕骨 occipital bone 位于颅的后下方，为颈部的椎骨后肌的附着处，寰椎（第 1 颈椎）与枕髁连接形成关节。
27. 枕髁 occipital condyle 枕骨侧部下方的成对椭圆形关节面，与寰椎（第 1 颈椎）相关节。
28. 腭骨 palatine bone 呈“L”形的骨板，水平板构成硬腭的后份，垂直板构成鼻腔外侧壁的后份。
29. 腭突（上颌骨）palatine process（maxilla）上颌骨水平突，构成硬腭的前份。
30. 鼻后孔 posterior nasal aperture 骨性鼻腔后方的开口，由蝶骨体、犁骨以及腭骨的水平和垂直部构成。
31. 前磨牙 premolar 见 32—33 页。
32. 蝶骨 sphenoid bone 颅底中部的大骨头。蝶骨体内部空腔为蝶窦；上面构成颅中窝的中央部，其中央凹陷，称为垂体窝；向两侧延伸出两翼（蝶骨大翼、蝶骨小翼）。
33. 鼻旁窦 paranasal sinus 为鼻腔周围骨壁内的含气空腔的总称，均有窦口与鼻腔相通。包括额窦、上颌窦、蝶窦和筛窦。
34. 蝶窦 sphenoidal sinus 鼻旁窦之一，与鼻腔相连。位于蝶骨体内，邻近后筛窦。
35. 茎突 styloid process 颞骨下面向前下方突出的细而长的骨性突起。为一些肌肉（茎突舌骨肌、茎突咽肌）的附着处。
36. 上项线 superior nuchal line 枕骨上的一条线，椎后肌肉筋膜的附着处。
37. 颞骨 temporal bone 由鳞部、鼓部、岩部、乳突、茎突组成。
38. 鼓板 tympanic plate 为颞骨组成部分之一，形成外耳道（听觉）的前壁和底部。
39. 犁骨 vomer 位于鼻腔正中，构成鼻中隔的下部及后部。
40. 迟牙 wisdom tooth 第 3 磨牙，是最后长出的恒牙，大约在 18 岁时萌出。
41. 颧弓 zygomatic arch 颧骨颞突与颞骨颧突连成的弓形骨板。
42. 颧骨 zygomatic bone 面颅骨之一，位于面中部。与上颌骨、颞骨和额骨相连。

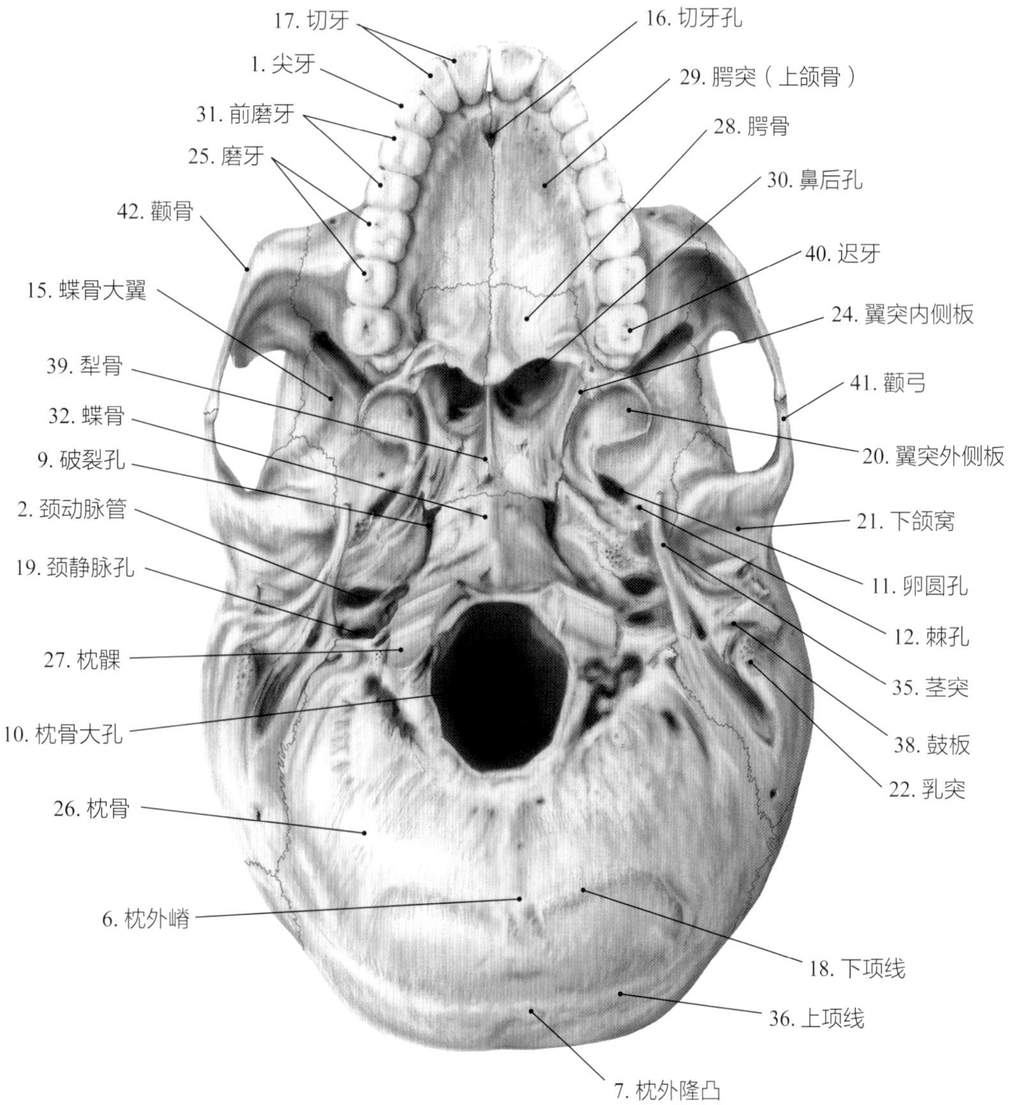
17. 切牙
16. 切牙孔
1. 尖牙
29. 腭突（上颌骨）
31. 前磨牙
28. 腭骨
25. 磨牙
30. 鼻后孔
42. 颧骨
40. 迟牙
15. 蝶骨大翼
24. 翼突内侧板
39. 犁骨
41. 颧弓
32. 蝶骨
20. 翼突外侧板
9. 破裂孔
2. 颈动脉管
21. 下颌窝
19. 颈静脉孔
11. 卵圆孔
12. 棘孔
27. 枕髁
35. 茎突
10. 枕骨大孔
38. 鼓板
22. 乳突
26. 枕骨
6. 枕外嵴
18. 下项线
36. 上项线
7. 枕外隆凸

图 3-10 颅底——下面观

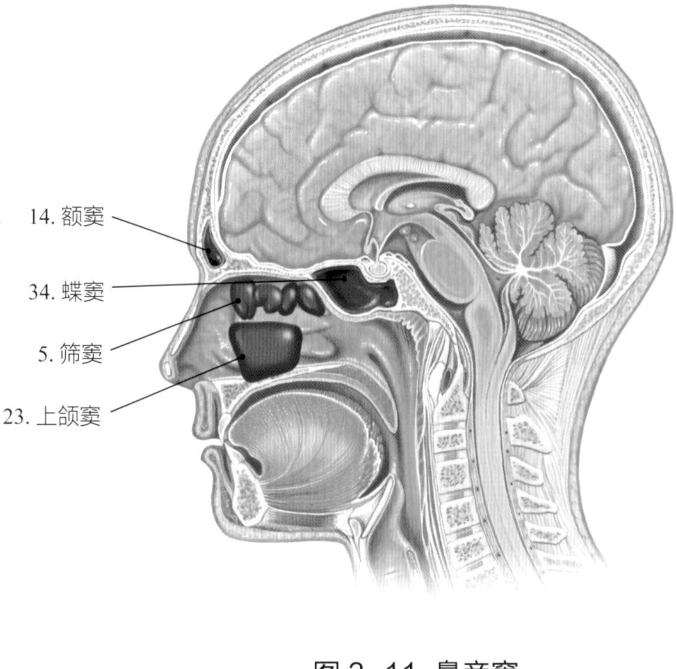
14. 额窦
34. 蝶窦
5. 筛窦
23. 上颌窦

图 3-11 鼻旁窦

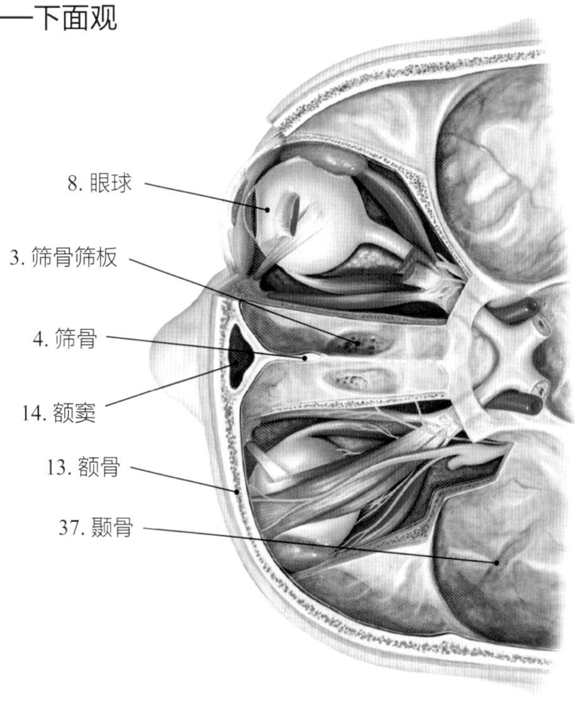
8. 眼球
3. 筛骨筛板
4. 筛骨
14. 额窦
13. 额骨
37. 颞骨

图 3-12 眼眶——上面观

脊柱（一）

1. **寰椎**（C_1）atlas（C_1）第 1 颈椎。
2. **枢椎**（C_2）axis（C_2）第 2 颈椎。
3. **腰椎体** bodies of lumbar vertebrae 为腰椎的承重部分。腰椎从上向下，椎体逐渐增大。
4. **颈椎区域（第 1 ~ 7 颈椎）** cervical region（C_1 ~ C_7）颈椎位于脊柱颈段，共 7 块（C_1 ~ C_7）。第 1 颈椎没有椎体，呈环状，称寰椎；第 2 颈椎，又称为枢椎。
5. **尾椎区域** coccygeal region 脊柱的最下端。
6. **椎间盘** intervertebral disc 见 60—61 页。
7. **腰椎区域（第 1 ~ 5 腰椎）** lumbar region（L_1 ~ L_5）腰椎有 5 块（L_1 ~ L_5）。
8. **骶椎区域（第 1 ~ 5 骶椎）** sacral region（S_1 ~ S_5）由 5 块骶椎融合形成骶骨（S_1 ~ S_5）。
9. **棘突** spinous process 椎弓背面正中向后方伸出的矢状位的突起。
10. **胸椎区域（第 1 ~ 12 胸椎）** thoracic region（T_1 ~ T_{12}）胸椎位于脊柱胸段，共 12 块（T_1 ~ T_{12}）。与 12 对肋相连。胸椎的椎间关节允许轴向旋转。
11. **横突** transverse process 椎弓根和椎弓板结合处发出呈冠状位突向外侧的骨突起。
12. **脊柱** vertebral column 脊柱的功能是支持躯干、保护脊髓和马尾神经。

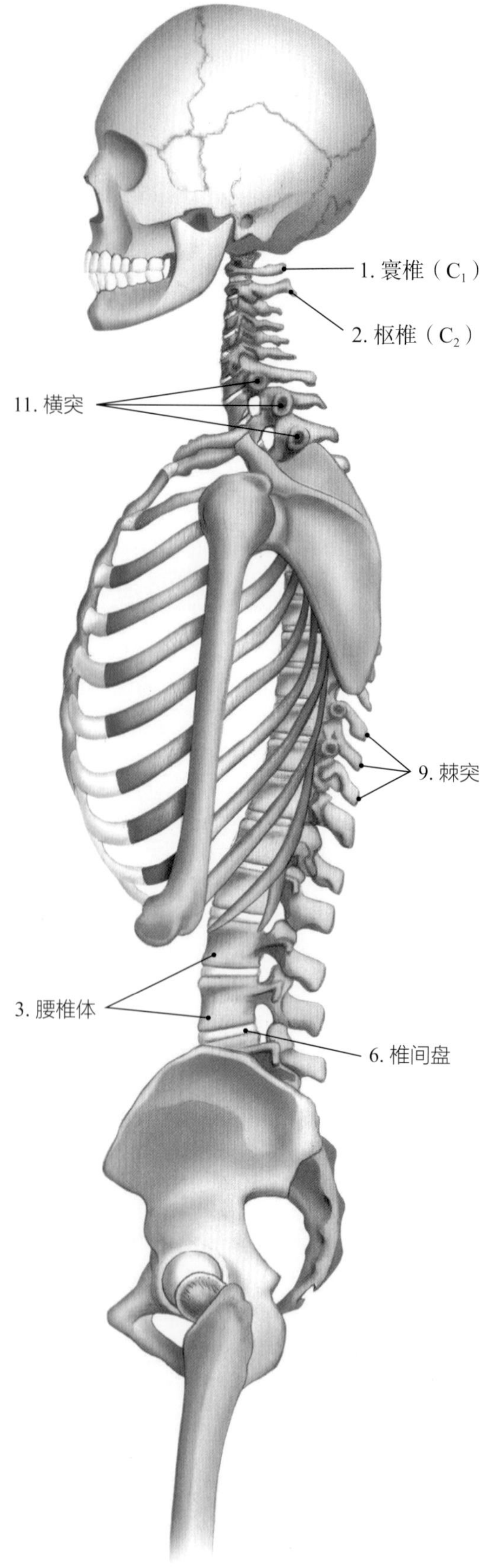
1. 寰椎（C_1）
2. 枢椎（C_2）
11. 横突
9. 棘突
3. 腰椎体
6. 椎间盘

图 3-13 脊柱原位——侧面观

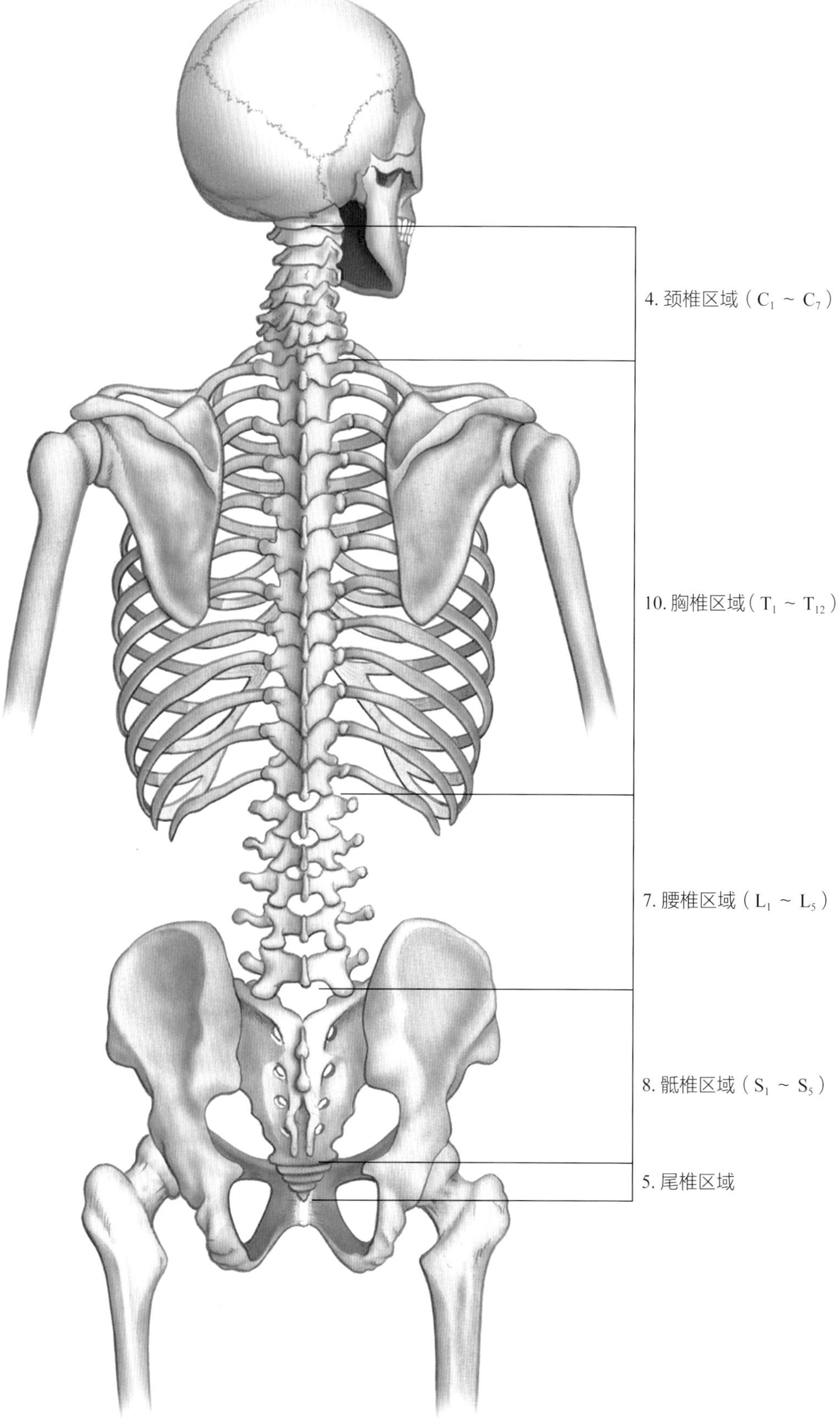
4. 颈椎区域（C_1 ~ C_7）
10. 胸椎区域（T_1 ~ T_{12}）
7. 腰椎区域（L_1 ~ L_5）
8. 骶椎区域（S_1 ~ S_5）
5. 尾椎区域

图 3-14 脊柱原位——后面观

脊柱（二）

1. **肋结节关节面** articular surface for tubercle of rib 肋结节内下部的一卵圆形关节面。与相应节段胸椎的横突肋凹相关节。

2. **寰椎（C_1）** atlas（C_1）见 36—37 页。

3. **骶骨耳状面** auricular surface of sacrum 呈耳状的骶骨骨面，与髂骨耳状面连接形成骶髂关节。

4. **枢椎（C_2）** axis（C_2）见 36—37 页。

5. **颈椎区域（第 1 ~ 7 颈椎）** cervical region（C_1 ~ C_7）见 36—37 页。

6. **尾椎区域** coccygeal region 见 36—37 页。

7. **尾骨** coccyx 脊柱末端。尾骨由 4 ~ 5 节退化的尾椎融合而成。

8. **第 2 胸椎上与第 2 肋骨相连的半关节面** demifacet for second rib on T_2 第 2 肋骨上的小关节面。每一个典型的肋骨小头都有上、下小关节面，分别与同一节段的脊柱骨和紧靠的上个节段的脊柱骨相连。

9. **骶后孔** dorsal sacral foramina 骶骨背面的开口，用于将背侧（后部）脊神经分支传输到下背部。

10. **第 1 肋骨肋头关节面** facet for head of first rib 第 1 胸椎体上与第 1 肋骨肋头连接的关节面。

11. **下关节突** inferior articular process 脊柱下方的关节突。与下位椎体的上关节突相关节。

12. **椎下切迹** inferior vertebral notch 椎弓根下缘的凹陷，形成椎间孔上边缘，保护椎间孔内的脊神经和伴随血管。

13. **椎间盘** intervertebral disc 见 60—61 页。

14. **椎间孔** intervertebral foramen 相邻颈椎上、下切迹之间形成的开口即为椎间孔。内有脊髓神经和伴随血管通过。

15. **腰椎区域（第 1 ~ 5 腰椎）** lumbar region（L_1 ~ L_5）见 36—37 页。

16. **骶正中嵴** median sacral crest 由骶椎棘突融合而形成。

17. **椎弓根** pedicle of vertebral arch 椎骨神经弓的前部。椎弓根与椎体相连，上有切迹使脊神经可以从椎间孔通过。

18. **寰椎后弓** posterior arch of atlas（C_1）寰椎上有一个后弓，连接两侧面部分（侧块）。后弓与其他脊柱的椎弓板相对应。

19. **骶岬** promontory of sacrum 第 1 骶椎体上表面的前缘。

20. **骶椎区域（第 1 ~ 5 骶椎）** sacral region（S_1 ~ S_5）见 36—37 页。

21. **骶粗隆** sacral tuberosity 骶髂关节后方凹凸不平的骨面。骶骨和髂骨之间有韧带，附着在骶粗隆上。

22. **枢椎棘突** spinous process of axis（C_2）枢椎后侧的隆起，末端分叉。枢椎棘突可在人体的枕外隆凸下方触及。

23. **棘突** spinous process 见 36—37 页。

24. **上关节突** superior articular process 脊柱上方的关节突。与上位椎体的下关节突相关节。

25. **椎上切迹** superior vertebral notch 椎弓根上缘的凹陷，形成椎间孔的下边缘。

26. **胸椎区域（第 1 ~ 12 胸椎）** thoracic region（T_1 ~ T_{12}）见 36—37 页。

27. **枢椎齿突** tip of dens of axis（C_2）枢椎齿突和寰椎前弓齿突凹构成滑膜关节（寰枢关节）。寰枢关节支撑头部绕颈椎垂直轴左右环转。

28. **横突** transverse process 见 36—37 页。

29. **隆椎** vertebra prominens 第 7 颈椎（C_7）的棘突。很容易在颈部的后下方触及。

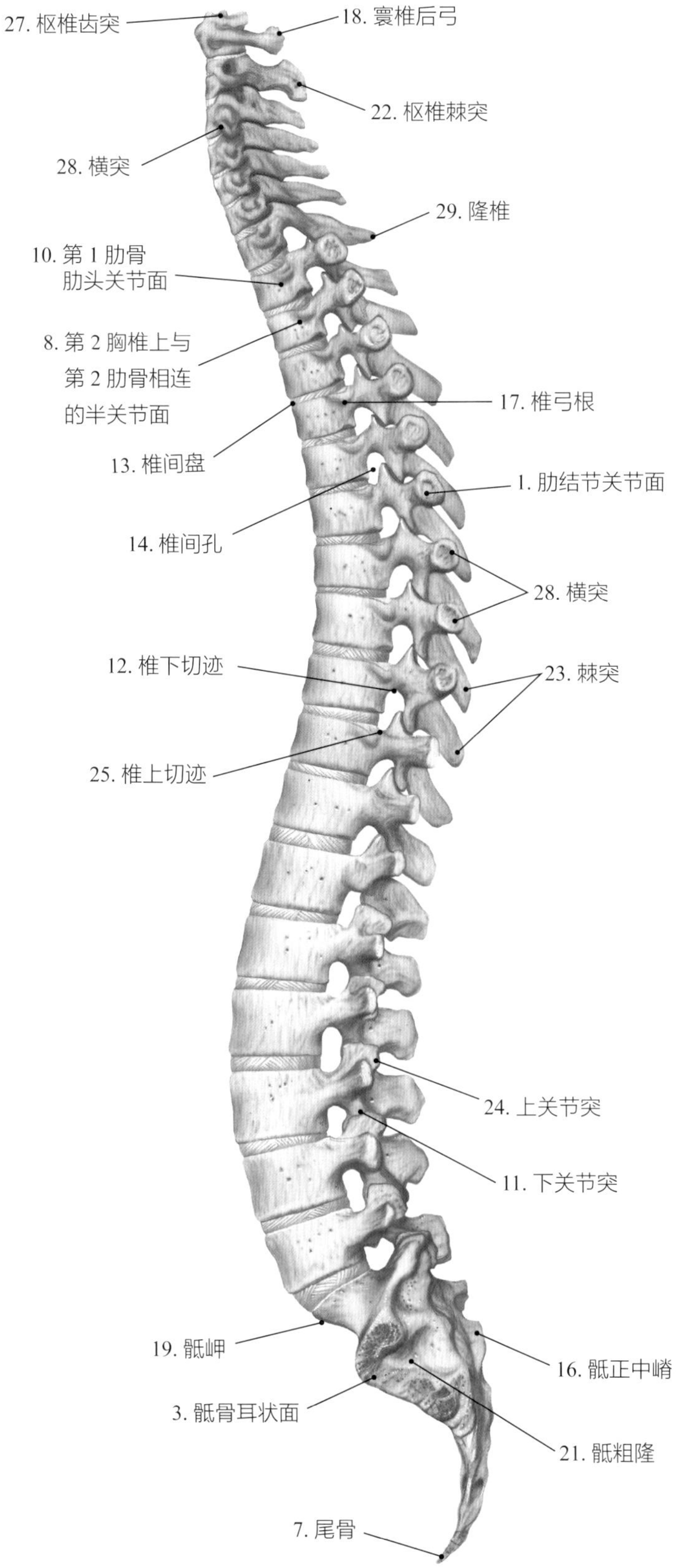
27. 枢椎齿突
18. 寰椎后弓
22. 枢椎棘突
28. 横突
29. 隆椎
10. 第 1 肋骨
肋头关节面
8. 第 2 胸椎上与
第 2 肋骨相连
的半关节面
17. 椎弓根
13. 椎间盘
1. 肋结节关节面
14. 椎间孔
28. 横突
12. 椎下切迹
23. 棘突
25. 椎上切迹
24. 上关节突
11. 下关节突
19. 骶岬
16. 骶正中嵴
3. 骶骨耳状面
21. 骶粗隆
7. 尾骨

图 3-15 脊柱——侧面观

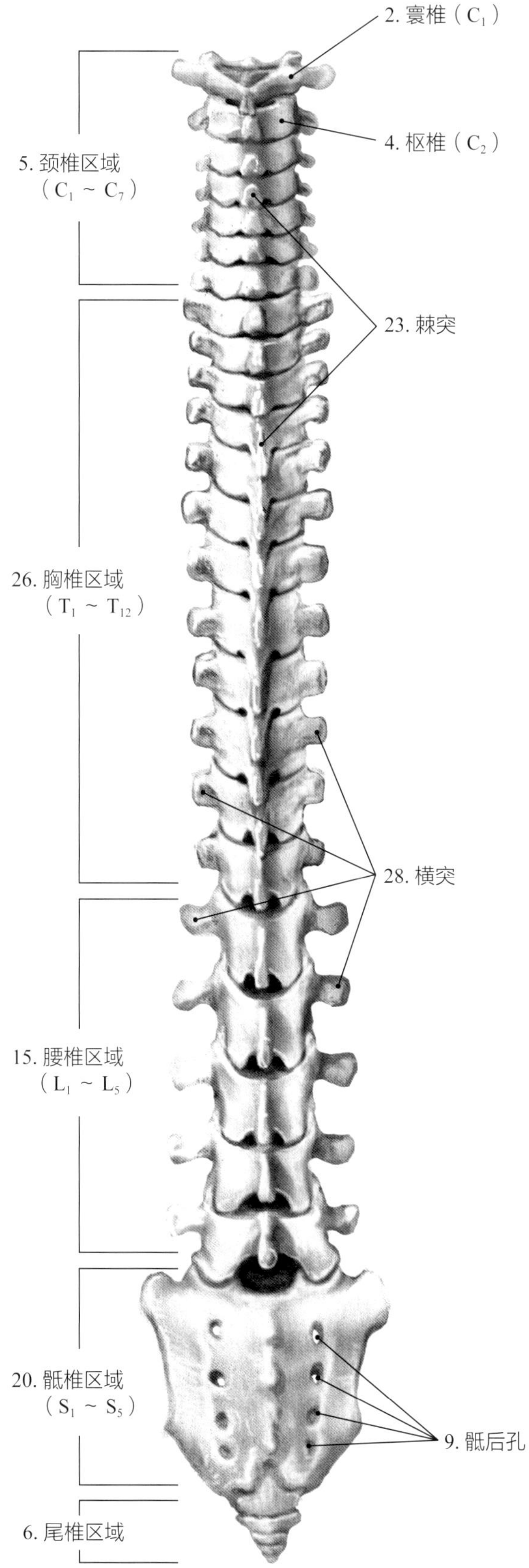
2. 寰椎（C_1）
4. 枢椎（C_2）
5. 颈椎区域
（C_1 ~ C_7）
23. 棘突
26. 胸椎区域
（T_1 ~ T_{12}）
28. 横突
15. 腰椎区域
（L_1 ~ L_5）
20. 骶椎区域
（S_1 ~ S_5）
9. 骶后孔
6. 尾椎区域

图 3-16 脊柱——后面观

椎骨和舌骨

1. **寰椎前弓** anterior arch of atlas（C_1）寰椎的前外侧部分，与枢椎齿突形成滑膜关节（寰枢关节）。

2. **前结节** anterior tubercle 第 3 ～ 6 颈椎横突有前结节、后结节。

3. **寰椎前结节** anterior tubercle of atlas（C_1）寰椎前弓的结节，为颈椎前纵韧带的附着处。

4. **骶骨尖** apex of sacrum 骶骨的下端。

5. **椎体** vertebral body 颈椎、胸椎和腰椎的最大部分。

6. **枢椎椎体** body of axis（C_2）枢椎的最大部分。枢椎上有一个突出物，称为齿突。

7. **颈椎** cervical vertebrae 颈部区域的椎骨。

8. **尾骨** coccyx 见 38—39 页。

9. **环状软骨** cricoid cartilage 见 70 — 71 页。

10. **环甲肌** cricothyroid muscle 见 70 — 71 页。

11. **枢椎齿突（齿状突）**dens of axis（C_2）(odontoid process）枢椎伸出的突起，与寰椎前弓形成滑膜关节。

12. **会厌** epiglottis 见 170 — 171 页。

13. **舌骨大角** greater cornu of hyoid bone 舌骨体向后外延伸形成的骨性突起。

14. **脊神经沟** groove for spinal nerve 在颈椎横突前结节和后结节之间的上面有一深沟，称为脊神经沟。脊神经沟有下颈部的脊神经通过。

15. **舌骨** hyoid bone 舌骨位于颈前区，下颌骨和喉部之间。舌骨由舌骨体以及大角与小角组成。

16. **下关节突** inferior articular process 与下位椎体的上关节突形成滑膜关节。

17. **枢椎下关节突** inferior articular process of axis（C_2）与第 3 颈椎椎体的上关节突形成滑膜关节。

18. **下肋凹** inferior costal fovea 胸椎体的下小关节面，与下位肋骨肋头的上关节面相关节。

19. **椎弓板** lamina 椎骨神经弓的背部或后部。

20. **喉** larynx 见 168— 169 页。

21. **寰椎侧块** lateral mass of atlas 寰椎的侧面。与枕髁和枢椎的上关节面相关节。

22. **腰椎** lumbar vertebra 下背部的椎骨。椎体粗壮，椎弓板短而厚，上关节突向后延伸形成椎弓根和乳突。

23. **乳突** mammillary process 腰椎上关节突后缘的一个隆起，为背部一些伸肌提供附着处。

24. **椎弓根** pedicle of vertebral arch 见 38—39 页。

25. **后结节** posterior tubercle 寰椎前弓的结节。第 3 ～ 6 颈椎后结节与其他椎体的横突相对应。

26. **寰椎后结节** posterior tubercle of atlas（C_1）寰椎后弓的隆起，为颈部韧带提供附着处。

27. **骶尾关节** sacrococcygeal joint 第 5 骶椎与第 1 尾椎间的纤维软骨联合。

28. **骶骨** sacrum 由 5 块骶椎融合而成，与髋骨髂部相连。

29. **棘突** spinous process 见 36—37 页。

30. **枢椎棘突** spinous process of axis（C_2）见 38—39 页。

31. **脊神经前支沟** sulcus for ventral ramus of spinal nerve 位于椎弓根下缘的沟，有脊神经前支经过。

32. **上关节面** superior articular facet 与上位椎体的下关节面构成滑膜关节的关节面。

33. **上关节突** superior articular process 见 112— 113 页。

34. **枕髁外侧块的上关节面** superior articular surface of lateral mass for occipital condyle 寰椎上外侧块上的关节面，用于构成枕髁关节。

35. **上肋凹** superior costal fovea 胸椎体的上小关节面，与同节肋头的下小关节面相关节。

36. **胸椎** thoracic vertebra 胸椎区域的椎骨。典型的胸椎体有上、下半关节面，与肋头相关节；长横突与肋骨结节的关节面相关节。

37. **甲状舌骨膜** thyrohyoid membrane 见 172— 173 页。

38. **甲状软骨** thyroid cartilage 见 172 — 173 页。

39. **气管** trachea 见 168— 169 页。

40. **气管软骨** tracheal cartilage 见 172— 173 页。

41. **横突肋凹** transverse costal fovea 胸椎横突尖端前面的凹面。

42. **横突孔** transverse foramen 颈椎横突根部的一处圆孔，内有椎动脉通过。

43. **枢椎横突孔** transverse foramen of axis（C_2）枢椎横突上的开口，内有椎动脉通过。

44. **横突** transverse process 见 36—37 页。

45. **枢椎横突** transverse process of axis（C_2）第 2 颈椎的外侧突，有椎动脉通过。

46. **典型颈椎** typical cervical vertebra 颈椎棘突末端分裂（裂为 2 个结节），围成横突孔，内有椎动脉通过，从后上方与上关节面相连。

47. **椎骨** vertebra 构成脊柱的不规则骨。

48. **椎孔** vertebral foramen 每块椎骨的开口，由椎弓和椎体共同围成。

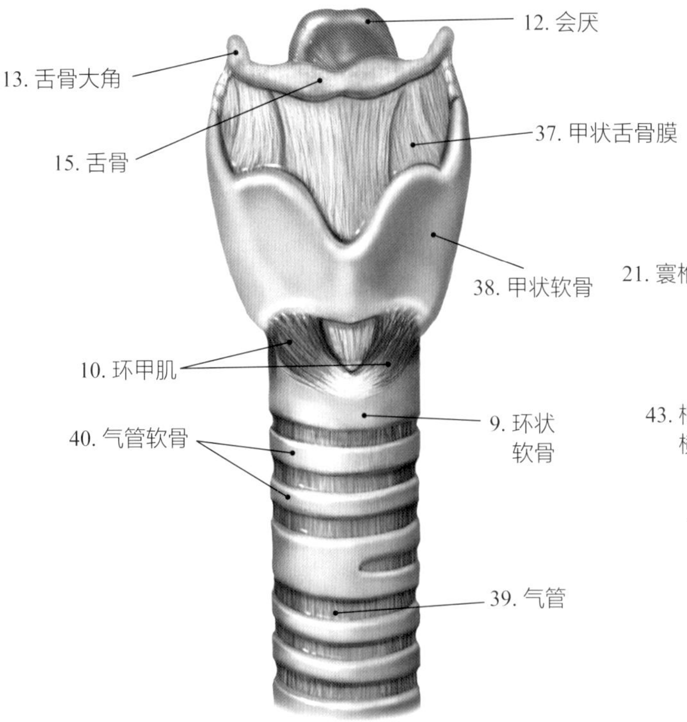
12. 会厌
13. 舌骨大角
15. 舌骨
37. 甲状舌骨膜
38. 甲状软骨
10. 环甲肌
9. 环状软骨
40. 气管软骨
39. 气管

图 3-17 喉——前面观

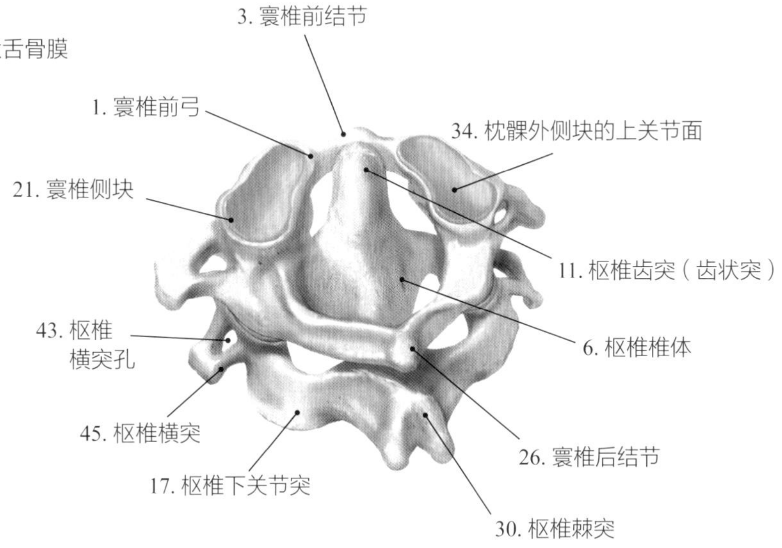
3. 寰椎前结节
1. 寰椎前弓
34. 枕髁外侧块的上关节面
21. 寰椎侧块
11. 枢椎齿突（齿状突）
6. 枢椎椎体
43. 枢椎横突孔
45. 枢椎横突
26. 寰椎后结节
17. 枢椎下关节突
30. 枢椎棘突

图 3-18 颈椎——枢椎和寰椎

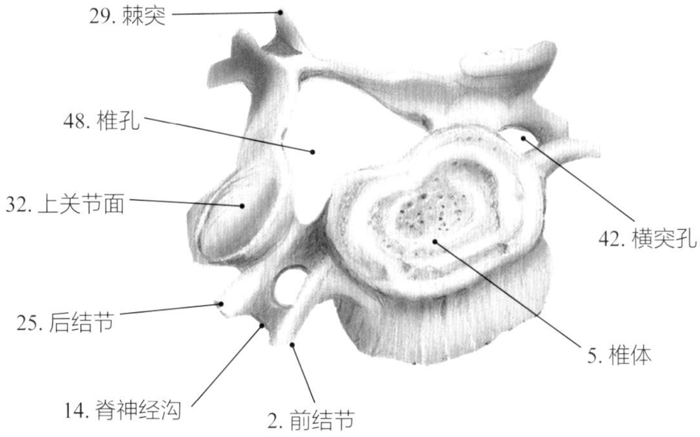
29. 棘突
48. 椎孔
32. 上关节面
42. 横突孔
25. 后结节
5. 椎体
14. 脊神经沟
2. 前结节

图 3-19 典型颈椎

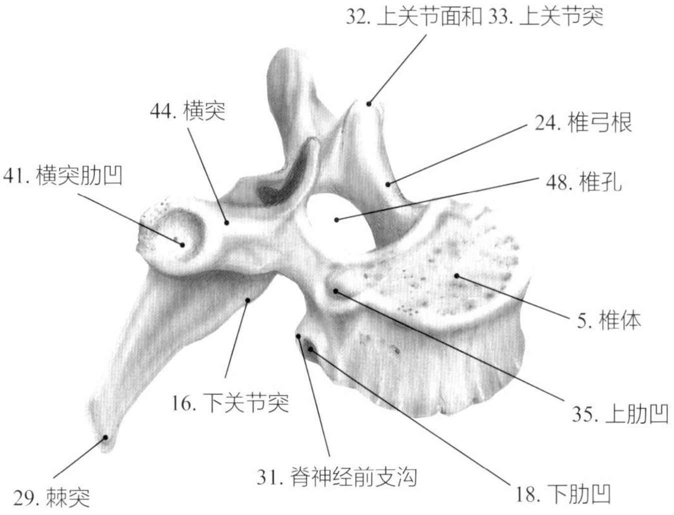
32. 上关节面和 33. 上关节突
44. 横突
24. 椎弓根
41. 横突肋凹
48. 椎孔
5. 椎体
16. 下关节突
35. 上肋凹
31. 脊神经前支沟
29. 棘突
18. 下肋凹

图 3-20 胸椎

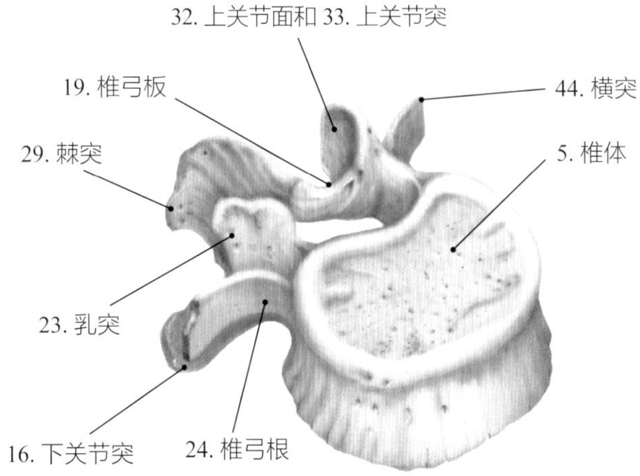
32. 上关节面和 33. 上关节突
19. 椎弓板
44. 横突
29. 棘突
5. 椎体
23. 乳突
16. 下关节突
24. 椎弓根

图 3-21 腰椎

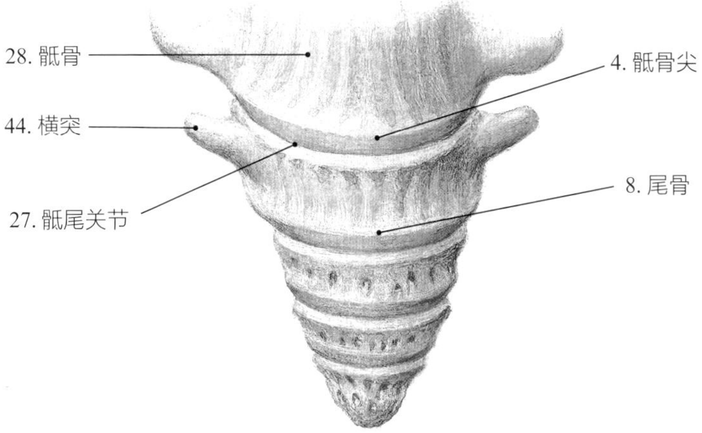
28. 骶骨
4. 骶骨尖
44. 横突
8. 尾骨
27. 骶尾关节

图 3-22 骶骨和尾骨

胸骨和胸腔

1. **胸骨体** body of sternum 胸骨的中央部分。上与胸骨柄相关节，下与剑突相关节。

2. **锁骨** clavicle 见 46—47 页。

3. **肋软骨** costal cartilage 各肋骨前端，由透明软骨构成。第 1 ~ 7 肋软骨直接与胸骨相连，第 8 ~ 10 肋软骨与上位肋软骨连结，第 11、第 12 肋软骨与胸骨完全不相连。

4. **肋缘** costal margin 构成胸廓的下缘。前由肋软骨，后由第 11、第 12 对肋组成。

5. **肋软骨接合处** costochondral junction 肋骨远端与肋软骨的连接处。

6. **假肋（第 8 ~ 10 对肋）** false ribs（pairs 8 ~ 10）肋骨和胸骨间接相连。第 8 ~ 10 对肋的肋软骨依次连于上位肋软骨，不直接与胸骨相连。

7. **第 1 肋骨** first rib 第 1 肋骨是非典型肋骨，其肋头只有 1 个关节面。第 1 肋骨的上表面有锁骨下静脉和锁骨下动脉的压迹，上方有前斜角肌结节。

8. **第 1 胸椎（T_1）** first thoracic vertebra（T_1）第 1 胸椎形成胸廓入口的后缘。

9. **浮肋（第 11、第 12 对肋）** floating ribs（pairs 11 & 12）不直接或间接与胸骨相连的肋骨。

10. **胸骨柄** manubrium of sternum 位于胸骨的上部。与第 1、第 2 对肋，锁骨内侧端以及胸骨相关节。

11. **胸廓** rib cage 胸廓由 12 块胸椎、12 对肋、1 块胸骨及其之间的连结共同组成。胸腔上界为胸廓上口，下界为胸廓下口。

12. **胸骨角** sternal angle 胸骨柄和胸骨体的连接处。胸骨角是重要的临床标志之一，因为它位于第 2 肋软骨和胸骨的交点水平，是计肋数的标志，还可以由此推断出心脏杂音的位置。

13. **胸锁关节** sternoclavicular joint 由锁骨的胸骨端和胸骨的锁骨切迹以及第 1 肋软骨组成的滑膜关节，属于多轴关节，在肩部运动时可引起锁骨相关的广泛运动。

14. **胸肋关节** sternocostal joint 胸骨和肋软骨之间的关节。

15. **胸骨** sternum 胸廓前壁的骨骼，构成胸廓的部分，由胸骨柄、胸骨体和剑突组成。

16. **胸骨上（颈静脉）切迹** suprasternal（jugular）notch 胸骨柄上缘中部的切迹。

17. **真肋（第 1 ~ 7 对肋）** true ribs（pairs 1 ~ 7）通过肋软骨与胸骨柄、胸骨体或剑突直接相连的肋骨。

18. **胸骨剑突** xiphoid process of sternum 胸骨最下端。剑突末端可能分裂（裂成两半）或形成孔洞，形成“胃窝”。

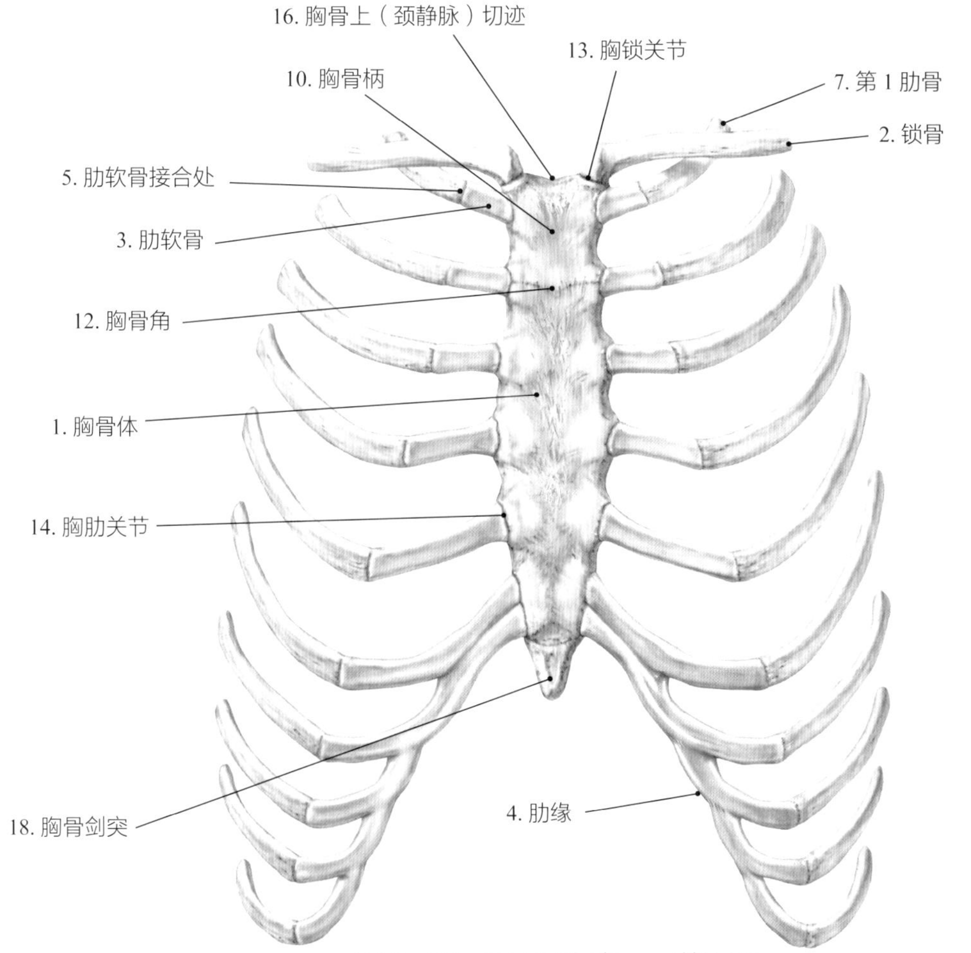
16. 胸骨上（颈静脉）切迹
13. 胸锁关节
10. 胸骨柄
7. 第 1 肋骨
2. 锁骨
5. 肋软骨接合处
3. 肋软骨
12. 胸骨角
1. 胸骨体
14. 胸肋关节
18. 胸骨剑突
4. 肋缘

图 3-23 胸骨和胸廓——前面观

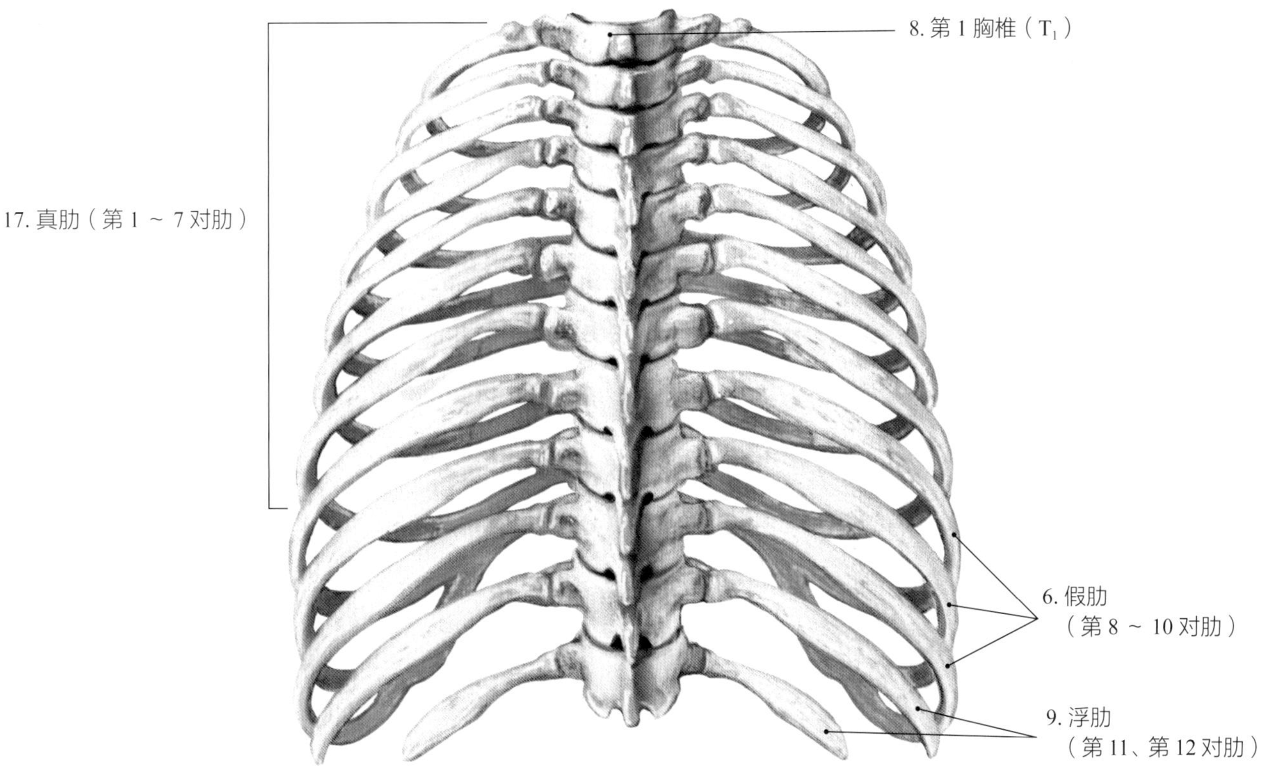
8. 第 1 胸椎（T_1）
17. 真肋（第 1 ～ 7 对肋）
6. 假肋
（第 8 ～ 10 对肋）
9. 浮肋
（第 11、第 12 对肋）

图 3-24 胸廓——后面观

上肢骨

1. **肩锁关节** acromioclavicular joint 见 46—47 页。

2. **肩峰** acromion 肩胛冈向外延伸的远端突起。与锁骨远端形成滑膜关节，并为喙肩韧带和三角肌提供附着处。

3. **腕骨** carpal bone 位于手腕部，由 8 块小骨组成。排成近、远两列，近侧列自桡侧向尺侧（自外向内）分别为手舟骨、月骨、三角骨和豌豆骨，远侧列自桡侧向尺侧分别为大多角骨、小多角骨、头状骨和钩骨。

4. **锁骨** clavicle 见 46—47 页。

5. **喙突** coracoid process 肩胛骨向前的突起，为肱二头肌短头和胸小肌提供附着处。

6. **关节盂** glenoid cavity 肩胛骨关节窝和肱骨头之间的肩关节浅窝（属于滑囊关节）。

7. **关节窝** glenoid fossa 肩胛骨外侧角的浅关节面。与肱骨头形成滑膜关节（肩关节）。

8. **肱骨大结节** greater tubercle of humerus 肱骨外侧的隆起，为冈上肌、冈下肌和小圆肌提供附着处。

9. **肱骨头** head of humerus 肱骨上端关节面。呈半球形，被肱骨解剖颈所包围。

10. **肱骨** humerus 手臂的骨骼，由肱骨体和上、下关节面组成。

11. **肩胛骨外侧缘** lateral border of scapula 肩胛骨的外侧边缘，为肱三头肌长头（在盂下结节处）、小圆肌和大圆肌提供附着处。

12. **肱骨小结节** lesser tubercle of humerus 肱骨上端前方的粗糙隆起。

13. **肩胛骨内侧缘** medial border of scapula 肩胛骨的内侧边缘，为肩胛提肌、小菱形肌和大菱形肌提供附着处。

14. **掌骨** metacarpal bone 手掌的骨骼。共 5 块，从拇指向小指侧依次称为第 1、第 2、第 3、第 4、第 5 掌骨。掌骨之间的空间由肌肉填充。

15. **指骨** phalanges（**单数**：phalanx）手指的骨骼。拇指有 2 节指骨（近节指骨、远节指骨），其余各指均为 3 节（近节指骨、中节指骨、远节指骨）。

16. **桡骨** radius 位于前臂外侧部。与尺骨构成车轴滑膜关节，可围绕尺骨做旋转运动（内旋和外旋）。

17. **肩胛骨** scapula 位于肩胛带后面。可分为“二面”（前面和后面）、“三缘”（上缘、内侧缘和外侧缘）和“三个角”（上角、下角和外侧角）。肩胛骨的关节盂与肱骨头相关节。

18. **肩关节** shoulder joint 盂肱（肩）滑膜关节。肩关节是一个多轴球窝关节，可以自由活动，由关节囊和肩袖群肌肉（包括冈上肌、冈下肌和小圆肌）保证它的稳定性。

19. **肩胛冈** spine of scapula 见 78—79 页。

20. **肩胛下窝** subscapular fossa 肩胛骨前面的一大凹面。为肩胛下肌提供附着处，肩胛下肌是一种可以使手臂外展的肌肉。

21. **肩胛骨上缘** superior border of scapula 肩胛骨的上缘薄而尖。在与喙突的交界处有肩胛切迹，肩胛上神经由此经过。

22. **尺骨** ulna 前臂内侧的骨骼。与肱骨近端（肘部的肱尺关节）相连，并与桡骨（近端和远端的桡尺滑膜关节）相连构成车轴关节。

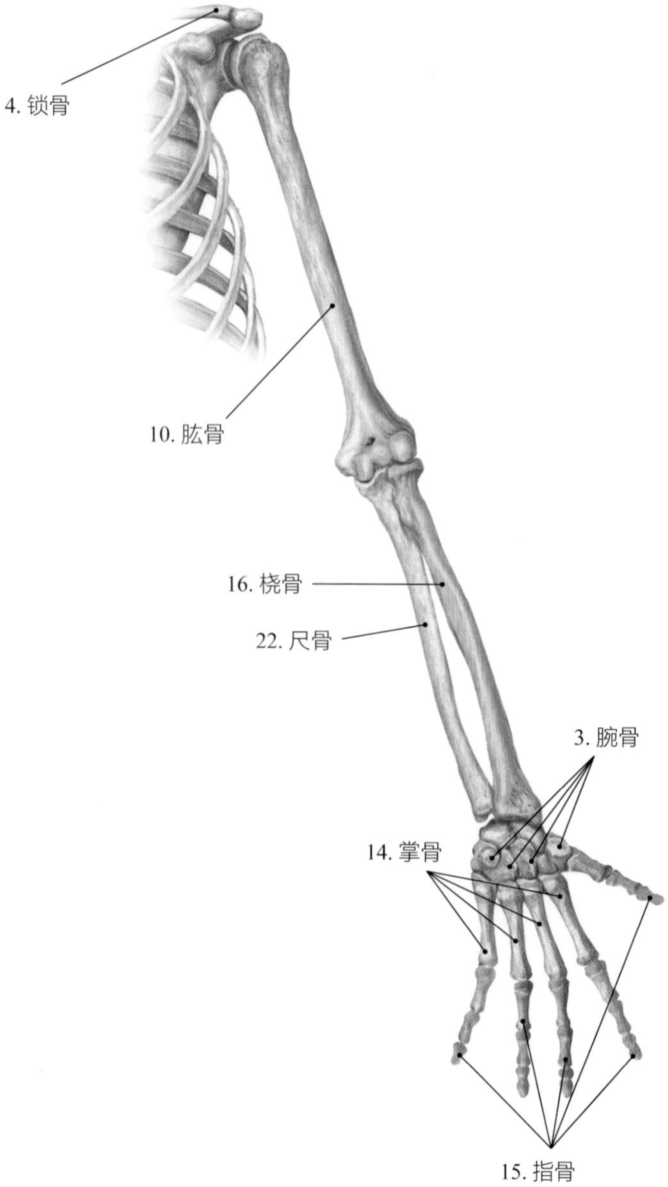
4. 锁骨
10. 肱骨
16. 桡骨
22. 尺骨
3. 腕骨
14. 掌骨
15. 指骨

图 3-25 左上肢——前面观

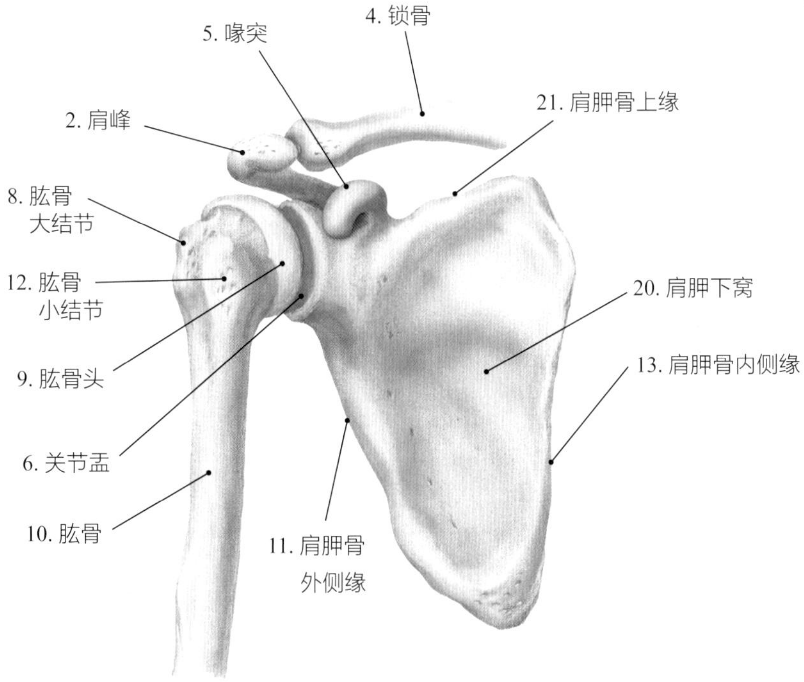
5. 喙突
4. 锁骨
2. 肩峰
21. 肩胛骨上缘
8. 肱骨
大结节
12. 肱骨
小结节
20. 肩胛下窝
13. 肩胛骨内侧缘
9. 肱骨头
6. 关节盂
10. 肱骨
11. 肩胛骨
外侧缘

图 3-26 肩关节——前面观

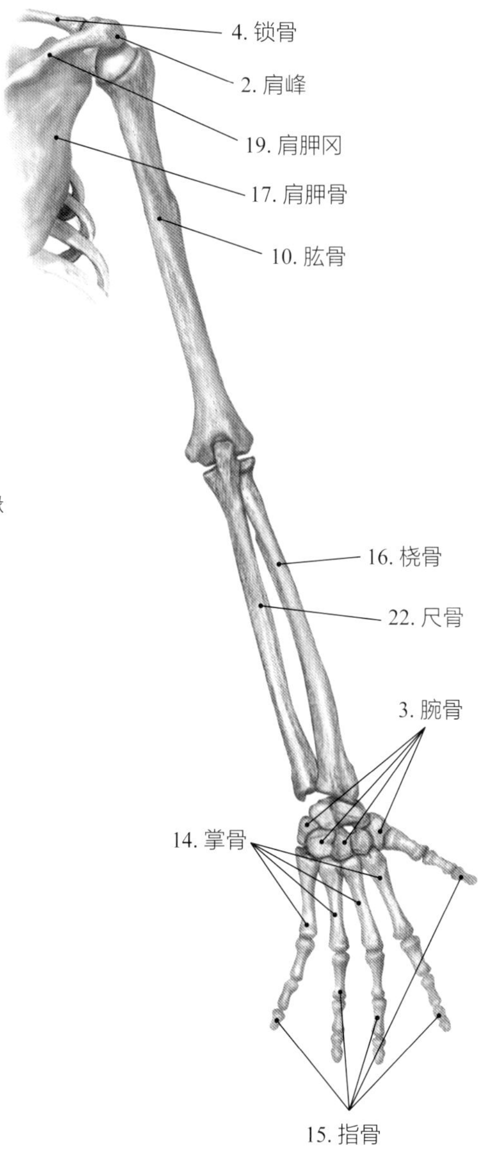
4. 锁骨
2. 肩峰
19. 肩胛冈
17. 肩胛骨
10. 肱骨
16. 桡骨
22. 尺骨
3. 腕骨
14. 掌骨
15. 指骨

图 3-27 右上肢——后面观

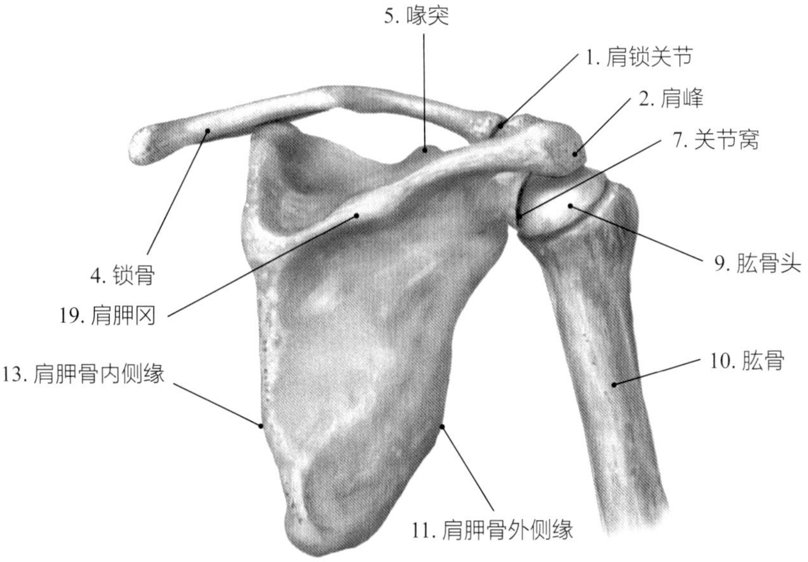
5. 喙突
1. 肩锁关节
2. 肩峰
7. 关节窝
9. 肱骨头
4. 锁骨
19. 肩胛冈
13. 肩胛骨内侧缘
10. 肱骨
11. 肩胛骨外侧缘

图 3-28 肩关节——后面观

肩部和上肢的骨骼

1. **肩锁关节** acromioclavicular joint 由肩胛骨肩峰与锁骨肩峰端的关节面构成，属于平面关节。关节表面覆盖的主要是纤维软骨。

2. **肩锁韧带** acromioclavicular ligament 稳定肩锁关节的韧带。

3. **肩峰** acromion 见 44—45 页。

4. **解剖颈** anatomical neck 位于肱骨头与肱骨结节之间的环状浅沟，为肩关节的关节囊提供附着处。

5. **关节软骨** articular cartilage 见 28—29 页。

6. **肱骨小头** capitulum of humerus 肱骨下端外侧的圆形隆起。关节表面覆盖透明软骨，与桡骨关节凹形成滑膜关节（肱桡关节）。

7. **锁骨** clavicle 锁骨成对存在，与肩胛骨共同组成肩胛带。以锁骨为支撑，肩胛骨可绕胸腔活动。

8. **喙肩韧带** coracoacromial ligament 位于肩胛骨喙突外侧缘与肩峰前缘之间的韧带。可以防止肱骨头向上脱位。

9. **喙锁韧带** coracoclavicular ligament 肩胛骨喙突与锁骨远端之间的一种坚韧的韧带，可分为斜方韧带及锥状韧带。

10. **喙肱韧带** coracohumeral ligament 肩关节囊上方宽阔而强韧的韧带，自喙突延伸至肱骨解剖颈前缘。

11. **喙突** coracoid process 见 44—45 页。

12. **冠突窝** coronoid fossa 肱骨下端前上方的小窝。当肘关节屈曲至最大程度时，尺骨的冠突嵌入其内。

13. **三角肌** deltoid 见 84—85 页。

14. **三角肌粗隆** deltoid tuberosity 肱骨中部外侧面的粗糙隆起，为三角肌的附着处。

15. **盂肱韧带** glenohumeral ligament 肩关节囊前部的一系列韧带，包括 3 种韧带。盂肱韧带自肩胛盂边缘延伸至肱骨解剖颈。

16. **肱骨大结节** greater tubercle of humerus 见 44—45 页。

17. **肱骨头** head of humerus 见 44—45 页。

18. **肱骨** humerus 见 44—45 页。

19. **结节间沟** intertubercular sulcus 肱骨大结节和小结节之间的纵沟，内有肱二头肌长头腱通过。

20. **关节囊** joint capsule 肩关节囊附着于关节盂的边缘，并延伸至肱骨的解剖颈。肩关节囊由喙肱韧带和盂肱韧带强化。

21. **肱骨外上髁** lateral epicondyle of humerus 肱骨下端外侧隆起。可以在肘部一侧触及，并为前臂伸肌、旋后肌和肘肌提供附着处。

22. **外侧髁上嵴** lateral supracondylar ridge 从肱骨外上髁向上延伸。外侧髁上嵴为桡侧腕长伸肌提供附着处。

23. **肱骨小结节** lesser tubercle of humerus 见 44—45 页。

24. **胸骨柄** manubrium of sternum 见 42—43 页。

25. **肱骨内上髁** medial epicondyle of humerus 见 48—49 页。

26. **内侧髁上嵴** medial supracondylar ridge 从肱骨内上髁向上延伸。内侧髁上嵴为旋前圆肌提供附着处。

27. **桡窝** radial fossa 位于肱骨小头前上方的小凹陷。当肘关节全屈时，桡骨小头的前缘与桡窝相接触。

28. **肩胛骨** scapula 见 44—45 页。

29. **胸锁关节** sternoclavicular joint 见 42—43 页。

30. **肩峰下囊** subacromial bursa 位于肱骨头与肩峰之间的滑膜囊，里面充满液体，可以最大限度地减少关节囊与韧带（喙突和肩峰之间的韧带）之间的摩擦。肩峰下囊在三角肌下方并向外侧延伸，囊内充满液体，故又称三角肌下囊。

31. **外科颈** surgical neck 肱骨上端与体交界处稍细的部分。为肱骨骨折易发处，腋神经在后侧穿过。

32. **滑膜** synovial membrane 滑膜关节囊内表面的膜。滑膜可以分泌滑液，减少关节之间的摩擦。

33. **大圆肌** teres major 见 78—79 页。

34. **肱横韧带** transverse humeral ligament 连于结节之间肱骨的固有韧带，有肱二头肌长头腱通过。

35. **肱三头肌** triceps brachii 见 80—81 页。

36. **肱骨滑车** trochlea of humerus 肱骨下端关节面，与尺骨滑车切迹相关节。滑车（trochlea）也指眶上的结构（见 70—71 页）。

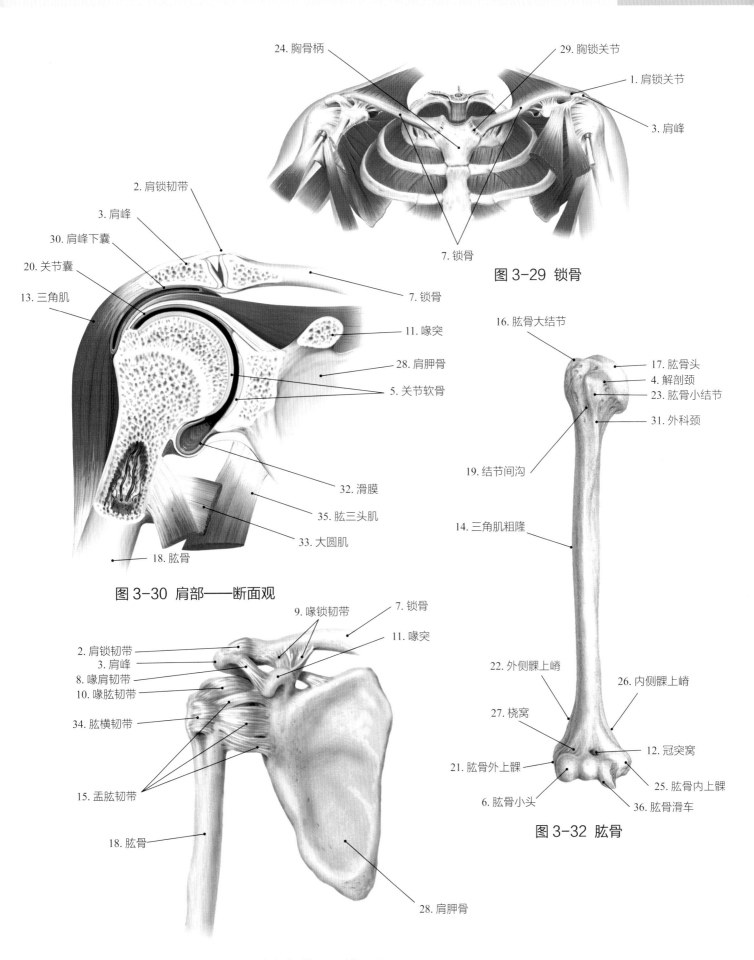

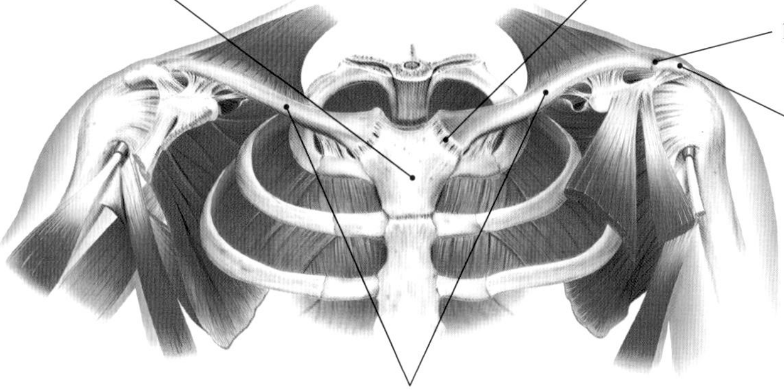
24. 胸骨柄
29. 胸锁关节
1. 肩锁关节
3. 肩峰
7. 锁骨

图 3-29 锁骨

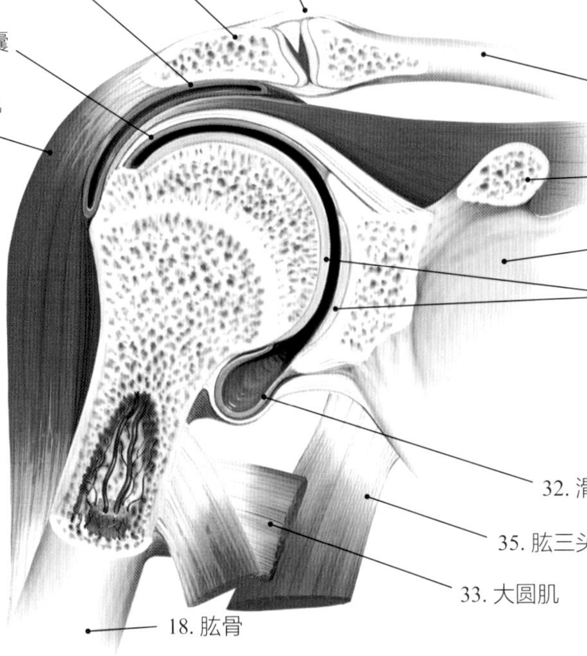
2. 肩锁韧带
3. 肩峰
30. 肩峰下囊
20. 关节囊
13. 三角肌
7. 锁骨
11. 喙突
28. 肩胛骨
5. 关节软骨
32. 滑膜
35. 肱三头肌
33. 大圆肌
18. 肱骨

图 3-30 肩部——断面观

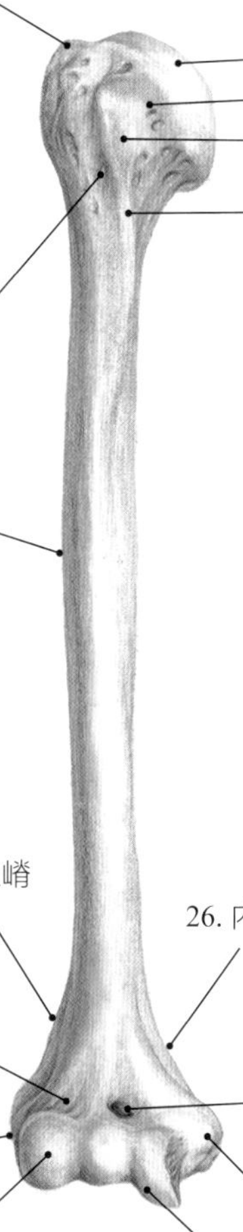
16. 肱骨大结节
17. 肱骨头
4. 解剖颈
23. 肱骨小结节
31. 外科颈
19. 结节间沟
14. 三角肌粗隆
22. 外侧髁上嵴
26. 内侧髁上嵴
27. 桡窝
12. 冠突窝
21. 肱骨外上髁
25. 肱骨内上髁
6. 肱骨小头
36. 肱骨滑车

图 3-32 肱骨

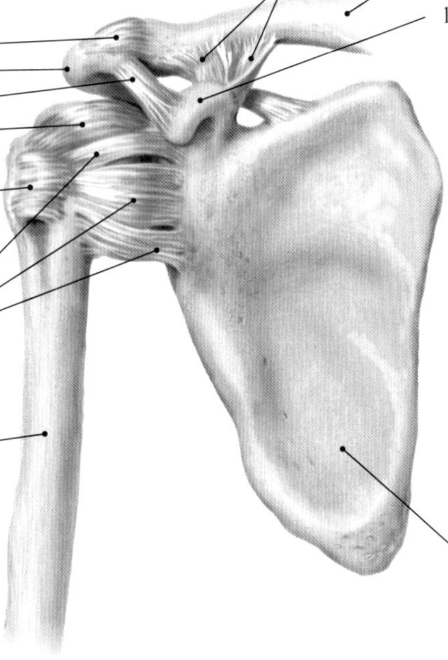
9. 喙锁韧带
7. 锁骨
11. 喙突
2. 肩锁韧带
3. 肩峰
8. 喙肩韧带
10. 喙肱韧带
34. 肱横韧带
15. 盂肱韧带
18. 肱骨
28. 肩胛骨

图 3-31 肩部韧带——前面观

前臂骨

1. **桡骨环状韧带** annular ligament of radius 位于桡骨上端的环状韧带，附着于尺骨桡切迹的前、后缘。

2. **尺骨前表面** anterior surface of ulna 尺骨的前表面，为指深屈肌提供附着处。

3. **尺骨冠突** coronoid process of ulna 尺骨前下方的突起。当肘部屈曲时，与肱骨的冠突窝相接，向下端延伸可以为肱肌提供附着处。

4. **桡尺远侧关节** distal radioulnar joint 位于桡骨远端，是连接尺骨头与桡骨远端头之间的车轴关节。

5. **肘关节** elbow joint 由肱骨下端与桡骨、尺骨上端构成的复关节，属于屈戌关节。

6. **桡骨头** head of radius 位于桡骨上端，呈圆盘状。桡骨头关节面的关节凹与肱骨头相关节，而周围的环状关节面与尺骨的桡切迹相关节。

7. **尺骨头** head of ulna 位于尺骨下端。尺骨头的关节面与腕骨相关节。

8. **肱骨** humerus 见 44—45 页。

9. **尺骨骨间缘** interosseous border of ulna 尺骨外缘的锐利边缘，为骨间膜提供附着处，在旋前和旋后运动中帮助稳定桡骨。

10. **肱骨内上髁** medial epicondyle of humerus 肱骨下端内侧的突起，可以在肘部内侧触及，为前臂的屈肌总腱提供附着处。尺神经经肱骨内上髁后方的尺神经沟进入前臂。

11. **桡骨颈** neck of radius 桡骨头下方略细的部分。

12. **斜索** oblique cord 连接尺骨粗隆外侧缘与桡骨粗隆稍下方的细长韧带。

13. **鹰嘴** olecranon 尺骨上端的骨性突起。与肘部的尖端一样可以明显触及。

14. **桡尺近侧关节** proximal radioulnar joint 桡骨和尺骨之间的两个滑膜关节之一。在前臂旋转时，可以使桡骨围绕尺骨旋转。

15. **尺骨桡切迹** radial notch of ulna 位于尺骨上端外侧面的一个小切迹，与桡骨头的环状关节面相连。

16. **桡骨粗隆** radial tuberosity 桡骨粗隆为肱二头肌腱提供附着处。

17. **桡骨** radius 见 44—45 页。

18. **桡骨茎突** styloid process of radius 位于桡骨最下端，为桡侧副韧带提供附着处，可以在手腕外侧触及。

19. **尺骨茎突** styloid process of ulna 尺骨下端的锥状突起。尺骨茎突和尺骨头之间的凹槽，为连接尺骨下端和桡骨的关节盘提供了附着处。

20. **肱骨滑车** trochlea of humerus 见 46—47 页。

21. **滑车切迹** trochlear notch 位于尺骨上端的关节面，与肱骨滑车相关节。由纵脊分为内侧面和外侧面两部分。

22. **尺骨** ulna 见 44—45 页。

23. **尺侧副韧带** ulnar collateral ligament 为连接肱骨内上髁与尺骨冠突和鹰嘴之间的韧带。

24. **尺骨结节（冠突上）** ulnar tubercle（on coronoid process）尺骨冠突提供了尺侧副韧带前束的附着处。

25. **尺骨粗隆（肱肌附着处）** ulnar tuberosity（for brachialis）尺骨上端的粗糙隆起，为肱肌肌腱提供附着处。

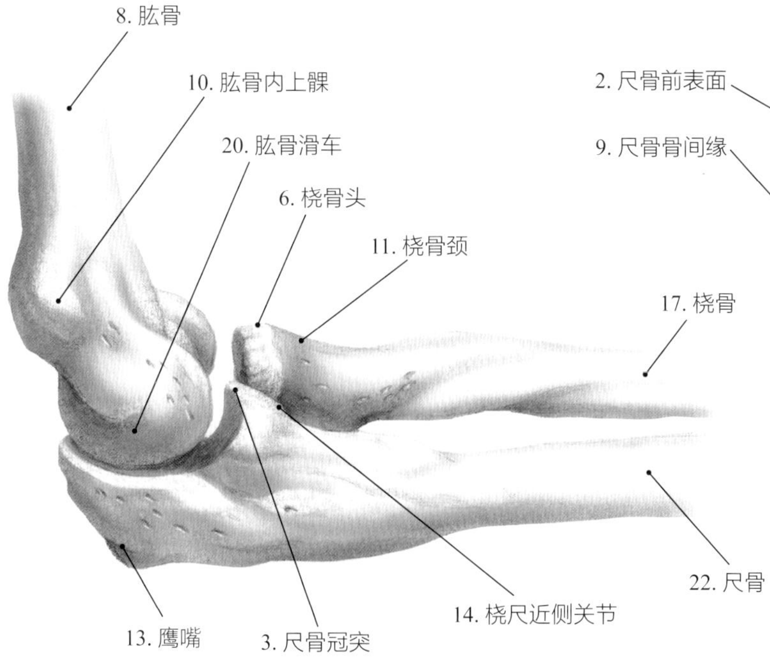
8. 肱骨
10. 肱骨内上髁
20. 肱骨滑车
6. 桡骨头
11. 桡骨颈
17. 桡骨
22. 尺骨
13. 鹰嘴
3. 尺骨冠突
14. 桡尺近侧关节

图 3-33 肘关节——内侧面观

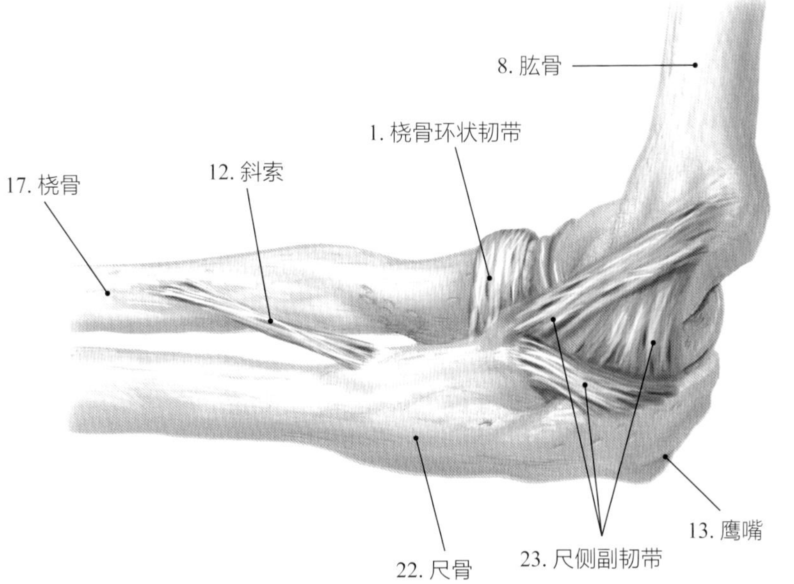
8. 肱骨
1. 桡骨环状韧带
17. 桡骨
12. 斜索
13. 鹰嘴
22. 尺骨
23. 尺侧副韧带

图 3-34 肘韧带——内侧面观

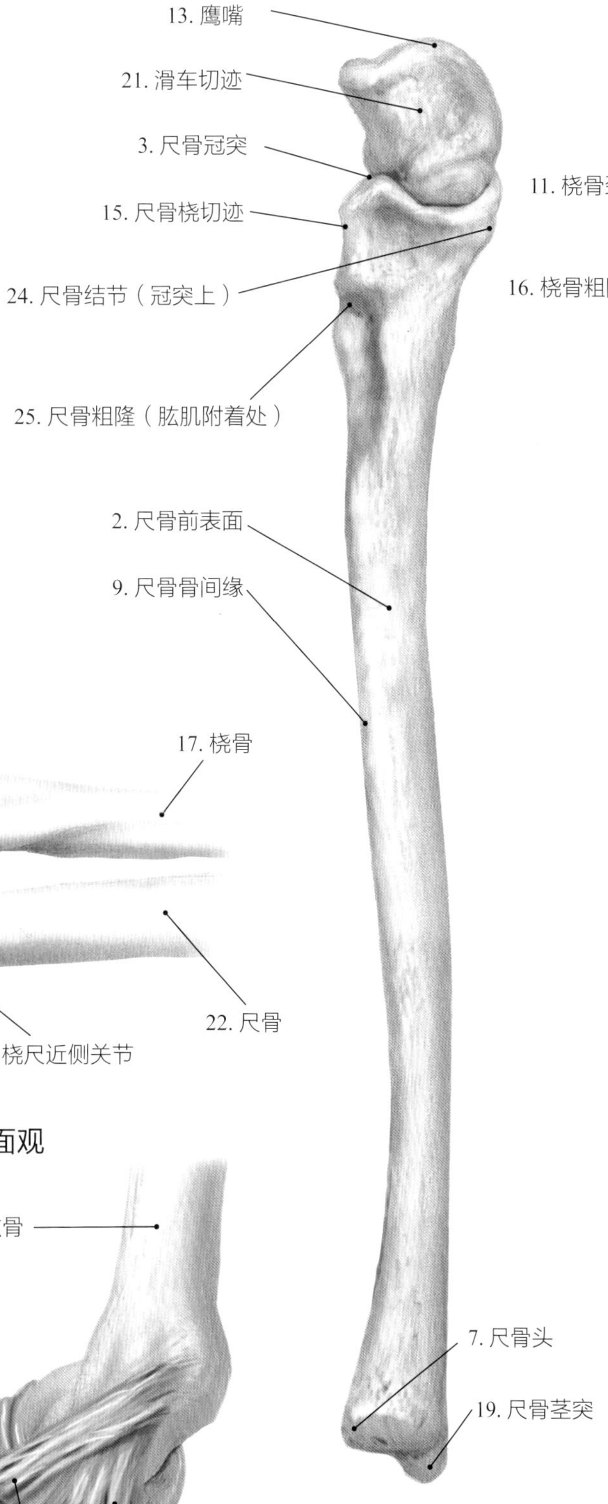
13. 鹰嘴
21. 滑车切迹
3. 尺骨冠突
15. 尺骨桡切迹
24. 尺骨结节（冠突上）
25. 尺骨粗隆（肱肌附着处）
2. 尺骨前表面
9. 尺骨骨间缘
7. 尺骨头
19. 尺骨茎突

图 3-35 尺骨

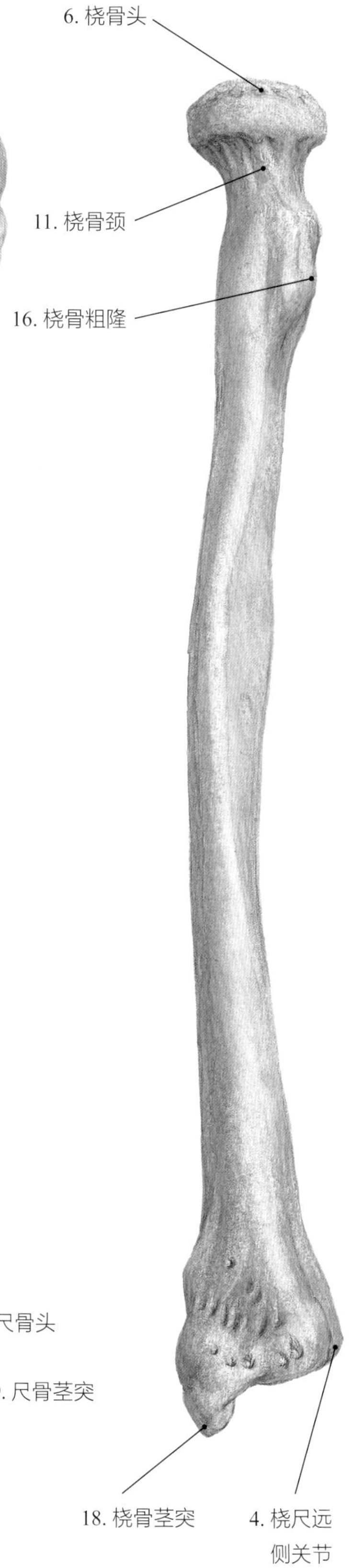
6. 桡骨头
11. 桡骨颈
16. 桡骨粗隆
18. 桡骨茎突
4. 桡尺远侧关节

图 3-36 桡骨

腕骨和手骨

1. **关节软骨** articular cartilage 见 28—29 页。
2. **头状骨** capitate bone 为腕骨中最大的骨。头状骨呈球形膨大，与手舟骨和月骨相关节。
3. **关节囊** articular capsule 滑膜关节周围由软组织构成的膜囊。关节囊由外层的纤维层和内层的滑膜层组成。滑膜层可以分泌滑液，减少摩擦，缓冲关节，有利于关节表面滑动。外层的纤维层增厚部分称关节囊韧带，为关节提供稳定性。
4. **腕骨** carpal bone 见 44—45 页。
5. **腕掌关节** carpometacarpal joint 远侧列腕骨与掌骨近端（底）之间的一组关节。
6. **远指间关节** distal interphalangeal joint 为中节指骨与远节指骨之间的屈戌关节（第 2 ~ 5 指）
7. **远节指骨** distal phalanx 手指远端的骨骼。在指垫掌面有粗糙区域（粗隆）。
8. **拇指远节指骨** distal phalanx of thumb 拇指远端的骨骼。骨骼短而宽，关节面较大，有助于其他手指对指运动施加压力。
9. **桡骨背侧结节** dorsal tubercle of radius 为桡骨下端背侧表面的隆起，容易触及。桡骨下端背侧有一个沟，指伸肌腱由此通过。
10. **钩骨** hamate bone 远侧列腕骨之一，呈钩状爪，体表容易触及，构成了腕部的外侧边界。
11. **骨间膜** interosseous membrane 连结于尺骨与桡骨骨间缘之间的纤维膜。在旋前和旋后运动中起到稳定桡骨的作用。
12. **月骨** lunate bone 位于腕部近侧列骨骼的中间。由于血液供应减少（缺血性坏死），骨脱位可能导致骨细胞坏死。
13. **掌骨** metacarpal bone 见 44—45 页。
14. **掌指关节** metacarpophalangeal joint 见 60—61 页。
15. **中节指骨** middle phalanx 第 2 ~ 5 指中间的骨骼。
16. **指甲** nail 见 22—23 页。
17. **掌侧韧带** palmar ligament 指间关节掌侧面加厚的纤维软骨样结构。
18. **豌豆骨** pisiform bone 近侧列腕骨之一，是腕骨中最小的骨，为尺侧腕屈肌和小指展肌提供附着处。
19. **近指间关节** proximal interphalangeal joint 为近节指骨与中节指骨之间的屈戌关节。
20. **近节指骨** proximal phalanx 手指近端的骨骼。
21. **桡骨** radius 见 44—45 页。
22. **手舟骨** scaphoid bone 近侧列腕骨中最长、最大的一块。人们在摔倒时若用手撑地，则可能导致手舟骨断裂。当手舟骨骨折时，近端可能会因血供减少而坏死（缺血性坏死）。
23. **桡骨茎突** styloid process of radius 见 48—49 页。
24. **尺骨茎突** styloid process of ulna 见 48—49 页。
25. **大多角骨** trapezium bone 远侧列腕骨中最外侧的骨，与第 1 掌骨底构成鞍状关节。
26. **小多角骨** trapezoid bone 与第 2 掌骨的底部相接。
27. **三角骨** triquetral bone 金字塔形的腕骨。与桡尺远侧关节的关节盘相连。
28. **尺骨** ulna 见 44—45 页。

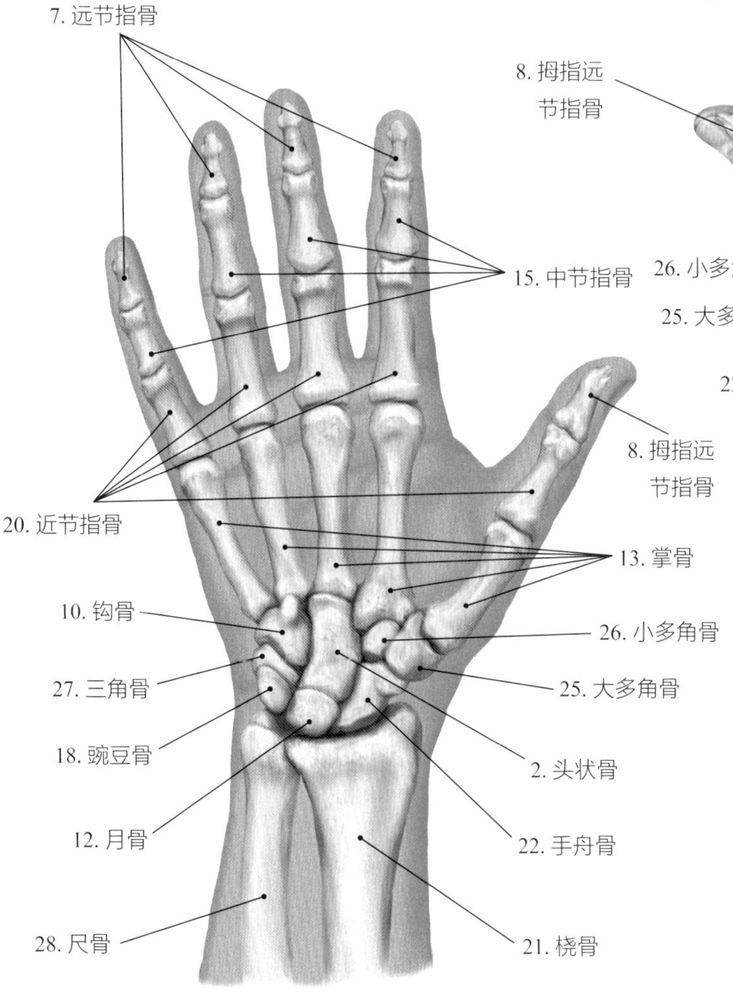
7. 远节指骨
15. 中节指骨
8. 拇指远
节指骨
20. 近节指骨
13. 掌骨
10. 钩骨
26. 小多角骨
27. 三角骨
25. 大多角骨
18. 豌豆骨
2. 头状骨
12. 月骨
22. 手舟骨
28. 尺骨
21. 桡骨

图 3-37 右手——掌侧面观（腹面观）

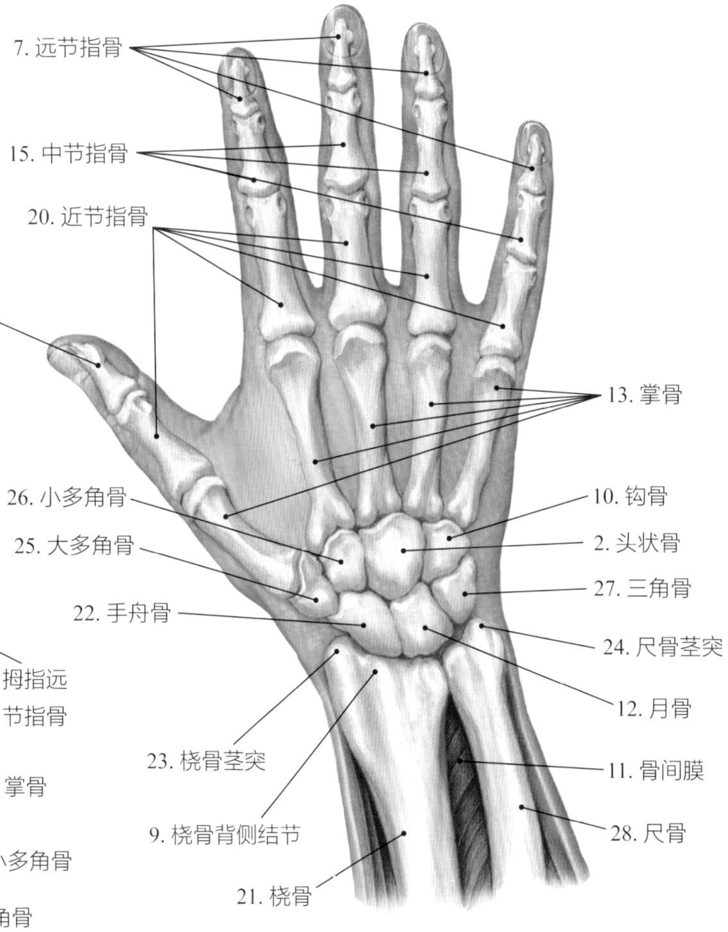
7. 远节指骨
15. 中节指骨
20. 近节指骨
8. 拇指远
节指骨
13. 掌骨
26. 小多角骨
10. 钩骨
25. 大多角骨
2. 头状骨
27. 三角骨
22. 手舟骨
24. 尺骨茎突
12. 月骨
23. 桡骨茎突
11. 骨间膜
9. 桡骨背侧结节
28. 尺骨
21. 桡骨

图 3-38 右手——背面观

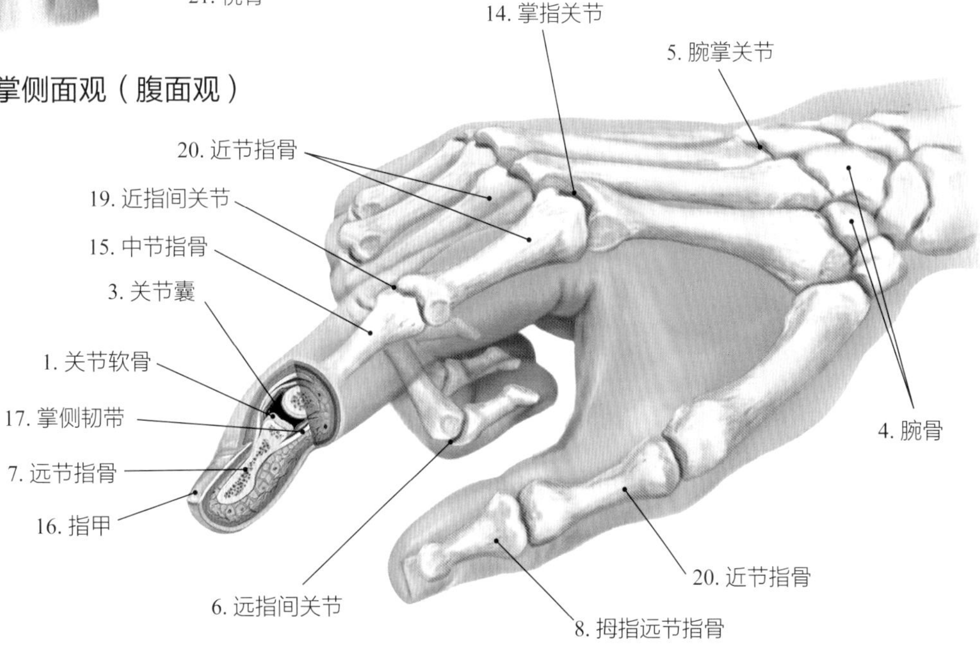
14. 掌指关节
5. 腕掌关节
20. 近节指骨
19. 近指间关节
15. 中节指骨
3. 关节囊
1. 关节软骨
17. 掌侧韧带
7. 远节指骨
16. 指甲
4. 腕骨
20. 近节指骨
6. 远指间关节
8. 拇指远节指骨

图 3-39 手指——内侧面观

骨盆的骨骼

1. **骶骨翼** alar part of sacrum 骶骨外侧延伸部分，包括构成骶髂关节的耳状面。
2. **髂前下棘** anterior inferior iliac spine 髂骨在髋臼上方的骨性隆起。髂前下棘是股直肌的起点。
3. **髂前上棘** anterior superior iliac spine 髂嵴前端上部的骨性突起，为腹股沟韧带的附着部。髂前上棘是临床上重要的体表标志，可用于测量下肢的长度（下肢长度是指髂前上棘到内髂关节尖端的距离）。
4. **髂骨弓状线** arcuate line of ilium 从耳状面延伸至髂耻隆起的髂嵴，为大、小骨盆的分界线。
5. **关节突** articular process 骶骨的上关节突，与第 5 腰椎下关节面构成滑膜关节。
6. **尾骨** coccyx 见 38—39 页。
7. **股骨** femur 见 54—55 页。
8. **髂嵴** iliac crest 见 78—79 页。
9. **髂窝** iliac fossa 髂骨前内侧的凹面。髂肌起源于髂窝。
10. **髂耻隆起** iliopectineal eminence 耻骨体与髂骨体的愈合处，骨面粗糙而隆起，又称为髂耻粗隆。
11. **髂骨** ilium 髋骨由三部分骨骼组成，髂骨为其中一部分。髂骨前部为宽大的髂骨翼，后部为窄小的髂骨体。
12. **耻骨下支** inferior pubic ramus 为耻骨体向后延伸的一根短骨，形成闭孔下缘。
13. **椎间盘** intervertebral disc 见 60—61 页。
14. **坐骨结节** ischial tuberosity 坐骨下的粗糙隆起，即通常在坐位时可触及的臀部下方的骨性突出，为腘绳肌群和大收肌提供附着处。
15. **坐骨** ischium 髋骨由三部分骨骼组成，坐骨为其中一部分。坐骨体后下为坐骨结节，坐骨体的后缘有坐骨棘。
16. **骶正中嵴** median sacral crest 见 38—39 页。
17. **闭孔** obturator foramen 髋骨上的一个开口。闭孔边界由耻骨支与坐骨支结合而围成。在活体中，除了前面和上面的闭孔管之外，大部分都被坚硬的闭孔膜所覆盖。
18. **耻骨肌线** pectineal line 耻骨上支一个尖锐的脊，有耻骨肌附着。
19. **骶前孔** pelvic sacral foramina 骨盆骶骨表面的开口，有第 1 ~ 4 骶神经前支通过。
20. **骨盆** pelvis 盆状骨骼，由两侧的髋骨、位于中间的骶骨以及尾骨组成。
21. **耻骨联合** pubic symphysis 两侧耻骨的联合面之间借纤维软骨连结的结构。耻骨联合借由两侧耻骨联合面之间的纤维软骨盘（耻骨间盘）连结而成，并由上、下韧带加强。
22. **耻骨结节** pubic tubercle 位于耻骨嵴外侧末端。耻骨结节是一个重要的临床标志，用以找到贯穿腹壁的开口（腹股沟管），也是腹股沟韧带的内侧附着处。
23. **骶岬** sacral promontory 第 1 骶椎体上表面的前缘。
24. **骶髂关节** sacroiliac joint 骶髂关节是一个滑膜关节，由骶骨的耳状面和髂骨的耳状面构成，并由骶骨和髂骨之间的韧带加强稳固性。
25. **骶骨** sacrum 见 40—41 页。
26. **耻骨上支** superior pubic ramus 耻骨体向外侧延伸的骨骼，参与形成耻骨、骨盆和闭孔表面。
27. **横突** transverse process 见 36—37 页。

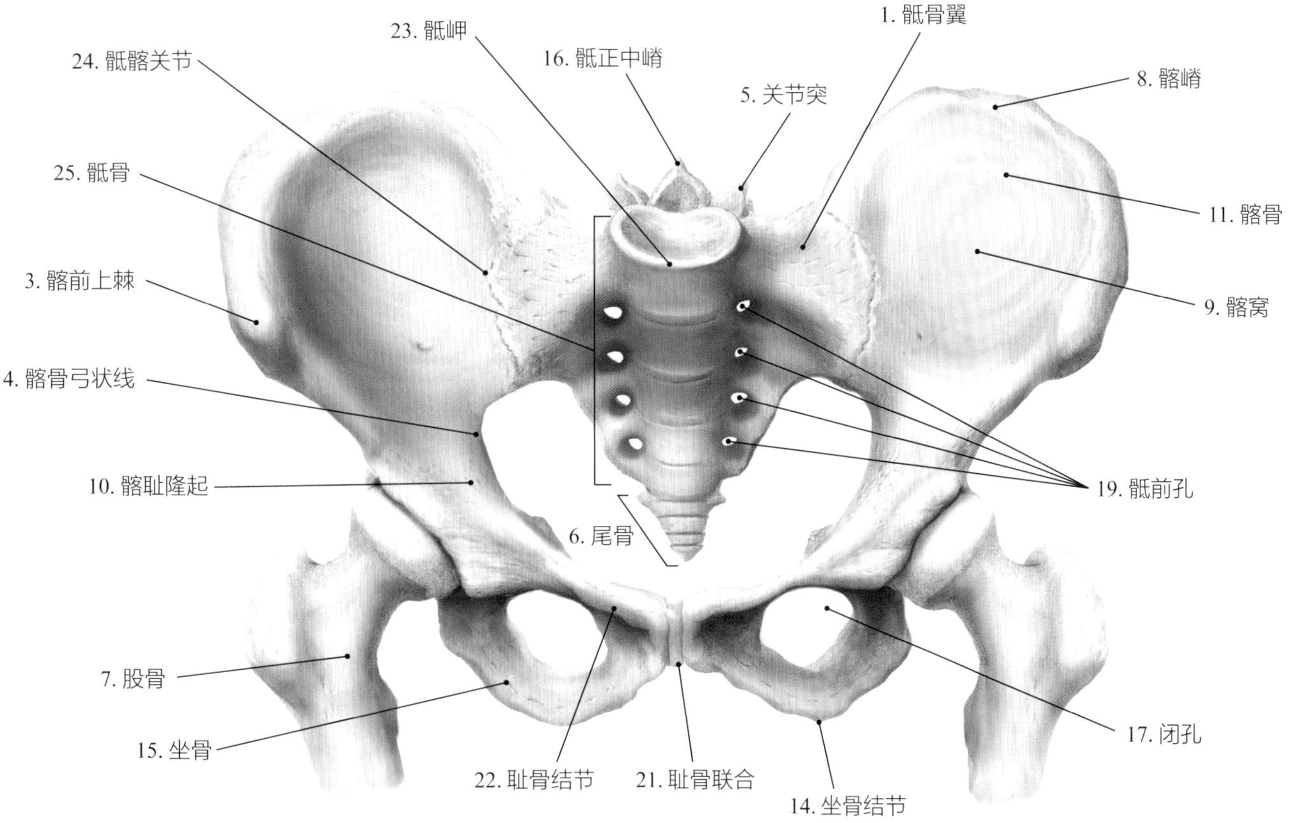
23. 骶岬
24. 骶髂关节
16. 骶正中嵴
1. 骶骨翼
5. 关节突
8. 髂嵴
25. 骶骨
11. 髂骨
3. 髂前上棘
9. 髂窝
4. 髂骨弓状线
10. 髂耻隆起
19. 骶前孔
6. 尾骨
7. 股骨
17. 闭孔
15. 坐骨
22. 耻骨结节
21. 耻骨联合
14. 坐骨结节

图 3-40 女性骨盆——前面观

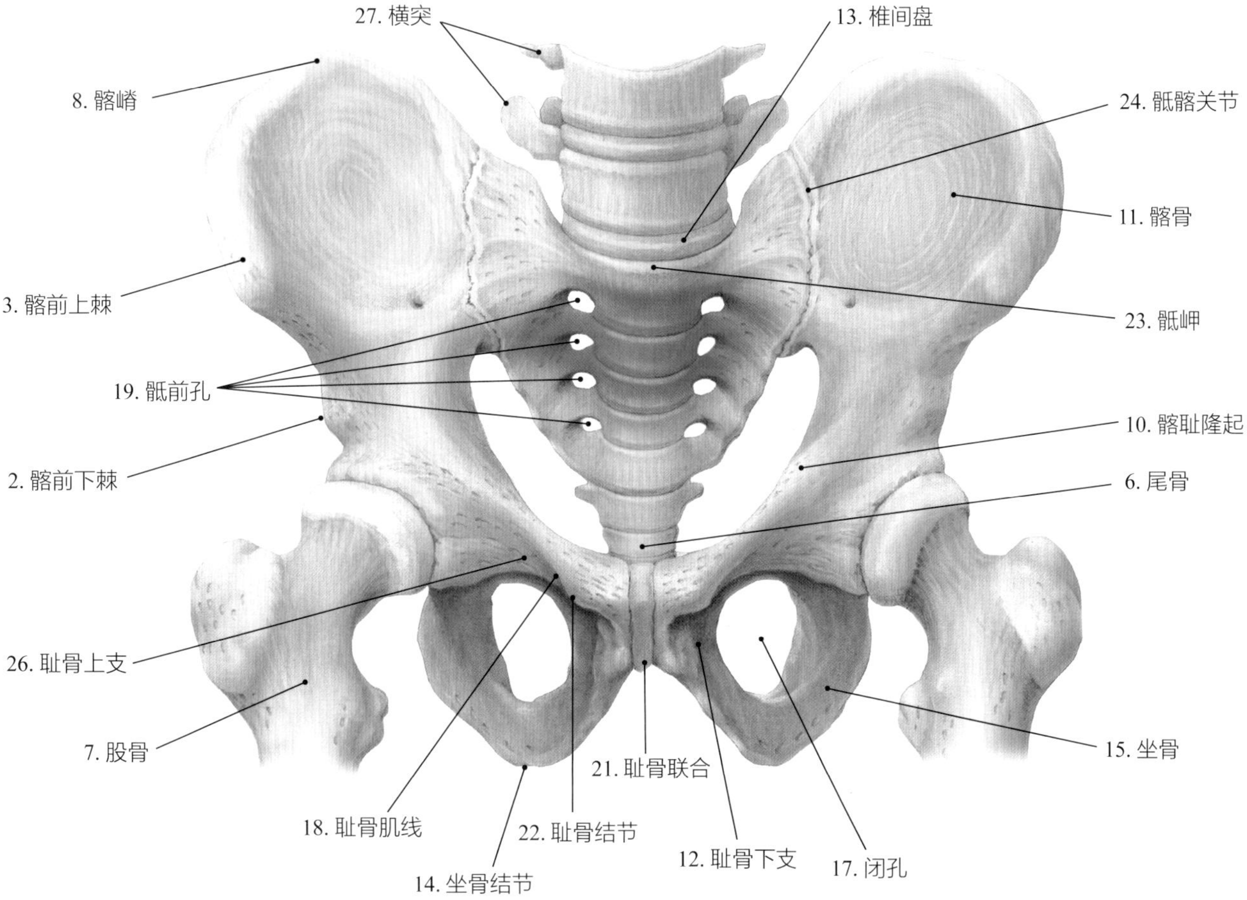
27. 横突
13. 椎间盘
8. 髂嵴
24. 骶髂关节
11. 髂骨
3. 髂前上棘
23. 骶岬
19. 骶前孔
10. 髂耻隆起
2. 髂前下棘
6. 尾骨
26. 耻骨上支
7. 股骨
15. 坐骨
21. 耻骨联合
18. 耻骨肌线
22. 耻骨结节
12. 耻骨下支
17. 闭孔
14. 坐骨结节

图 3-41 男性骨盆——前面观

下肢骨

1. **收肌结节** adductor tubercle 股骨内上髁后最上方的一个三角形的骨性突起，为大收肌提供附着处。
2. **前缘** anterior border 胫骨前侧的骨嵴，体表可以扪及。
3. **髁间前区** anterior intercondylar area 位于胫骨内外平台关节面之间。关节面以下稍向下弯曲。
4. **腓骨头尖** apex of fibula 腓骨的上端。在腓骨头尖有膝关节韧带（膝关节外侧副韧带）相连。
5. **距骨关节面** articular facet for talus 腓骨位于踝关节外侧。腓骨下端（外踝）与距骨滑车外侧表面相关节。
6. **内踝关节面** articular facet of medial malleolus 胫骨下端构成踝关节的内侧部分，并有关节软骨附着。
7. **腓关节面** fibular articular facet 腓关节面多呈扁平的圆形，位于胫骨外侧髁后外下方，与腓骨头相关节。
8. **跟骨** calcaneus 足跟处的骨骼，近似长方形，位于距骨下方。
9. **股骨** femur 位于大腿部的骨骼，特征结构包括球状股骨头、大转子和小转子、内侧髁和外侧髁。
10. **腓骨** fibula 位于小腿外侧细长的管状骨，非承重骨。腓骨与上方胫骨和下方距骨形成滑膜关节。
11. **腓切迹** fibular notch 胫骨下端外侧面的切迹，与腓骨相关节。
12. **股骨头凹** fovea capitis 股骨头中央的一个凹陷，为股骨头圆韧带提供附着处。
13. **大转子** greater trochanter 股骨上端的一个大隆起，有臀中肌和臀小肌附着。
14. **股骨头** head of femur 股骨上端的球形部分。与髋关节窝（髋臼）相关节，并由圆韧带、髂股韧带、坐股韧带和耻股韧带固定。
15. **腓骨头** head of fibula 腓骨上端膨大的部分。内侧面有关节面与胫骨相关节，为股二头肌提供附着处。
16. **下关节面** inferior articular surface 胫骨下端下面的关节面，与距骨滑车的上表面相关节。
17. **髁间隆起** intercondylar eminence 胫骨上关节面的隆起。膝关节内的交叉韧带和半月板有助于关节表面的整合，并直接附着在胫骨髁间隆起的前后。
18. **髁间窝** intercondylar fossa 股骨内侧髁与外侧髁之间的深窝，为前交叉韧带和后交叉韧带提供附着处。
19. **骨间缘** interosseous border 见 48—49 页。
20. **外侧髁** lateral condyle 胫骨上端向外侧的突出。与股骨外侧髁和腓骨头相关节。
21. **外上髁** lateral epicondyle 股骨外侧髁外表面的最突起处，为腓肠肌外侧头提供附着处。
22. **外踝** lateral malleolus 腓骨下端向外侧的膨大，形成踝关节的外踝。
23. **外侧面** lateral surface 胫骨外侧表面，为胫骨前肌提供附着处。
24. **小转子** lesser trochanter 股骨颈与股骨体连接处内下方的隆起，为腰大肌提供附着处。
25. **内侧髁** medial condyle 胫骨上端向内侧的骨突。与股骨内侧髁相关节。
26. **内上髁** medial epicondyle 股骨内侧髁内侧面的最突起处。
27. **内踝** medial malleolus 踝关节的内侧突起，胫骨下端内侧伸向下方的突起。内踝的后表面上有踝沟，胫骨后肌和趾长屈肌由此通过。
28. **跖骨** metatarsal bone 前足掌的 5 块骨头。
29. **股骨颈** neck of femur 股骨的一部分，位于股骨头和大转子之间。
30. **腓骨颈** neck of fibula 腓骨上部的狭窄部分，紧邻腓骨头。
31. **髌骨** patella 膝关节处的骨骼。人体内最大的籽骨，呈三角形，包埋于膝关节前方的股四头肌腱内。
32. **髌面** patellar surface 股骨内侧踝和外侧踝前方的关节面彼此相连形成的面。
33. **趾骨** phalange of toe 脚趾的骨骼。
34. **股骨体** shaft（diaphysis）of femur 股骨的主要管状结构。
35. **上关节面（内侧面和外侧面的）** superior articular surfaces（medial and lateral facets）胫骨上部成对的关节面，与各自的股骨髁相关节。
36. **距骨** talus 跗骨最上方的一块，分为头、颈和体三部分。距骨的上关节面又称为距骨滑车，与胫骨和腓骨的下端相关节；距骨的下关节面与足舟骨和跟骨相关节。
37. **跗骨** tarsal bone 包括距骨、跟骨、足舟骨、骰骨和 3 块楔骨。
38. **胫骨** tibia 腿部较大的承重骨。
39. **胫骨粗隆** tibial tuberosity 胫骨上端前面的骨性隆起，为髌韧带提供附着处（股四头肌止点）。

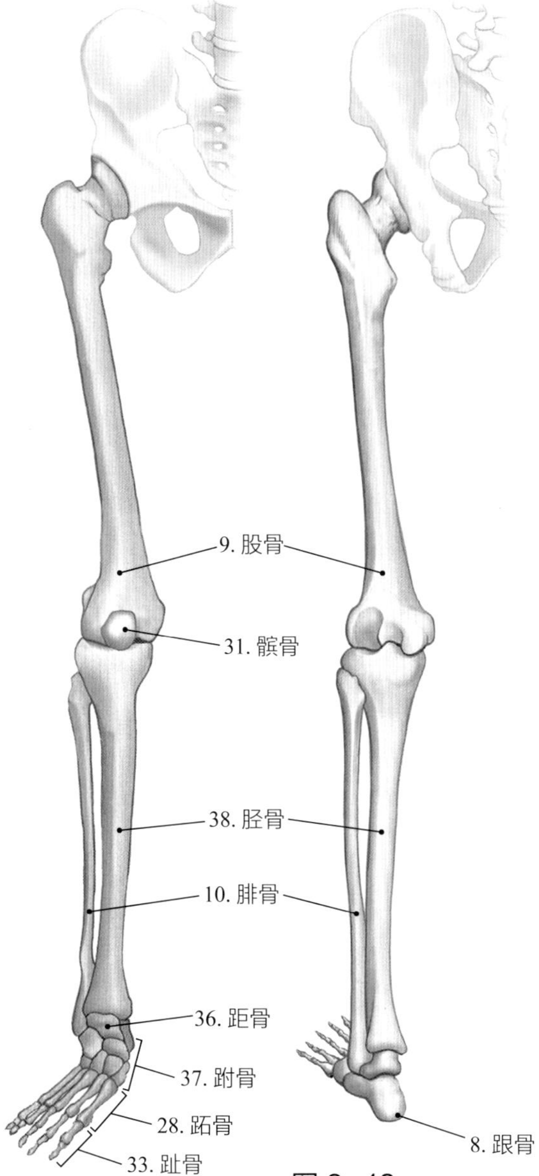
9. 股骨
31. 髌骨
38. 胫骨
10. 腓骨
36. 距骨
37. 跗骨
28. 跖骨
33. 趾骨
8. 跟骨

图 3-42
右下肢——前面观

图 3-43
左下肢——后面观

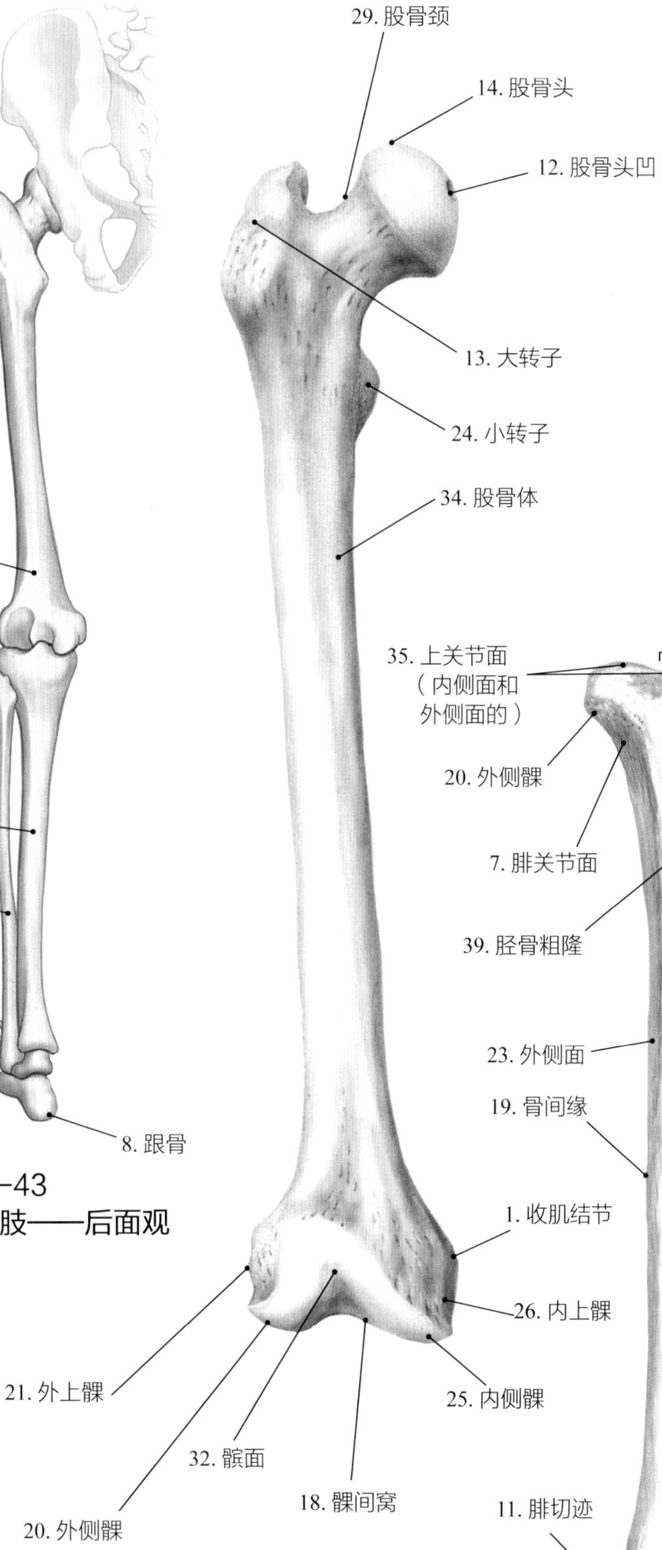
29. 股骨颈
14. 股骨头
12. 股骨头凹
13. 大转子
24. 小转子
34. 股骨体
1. 收肌结节
26. 内上髁
25. 内侧髁
21. 外上髁
32. 髌面
18. 髁间窝
20. 外侧髁

图 3-44 股骨

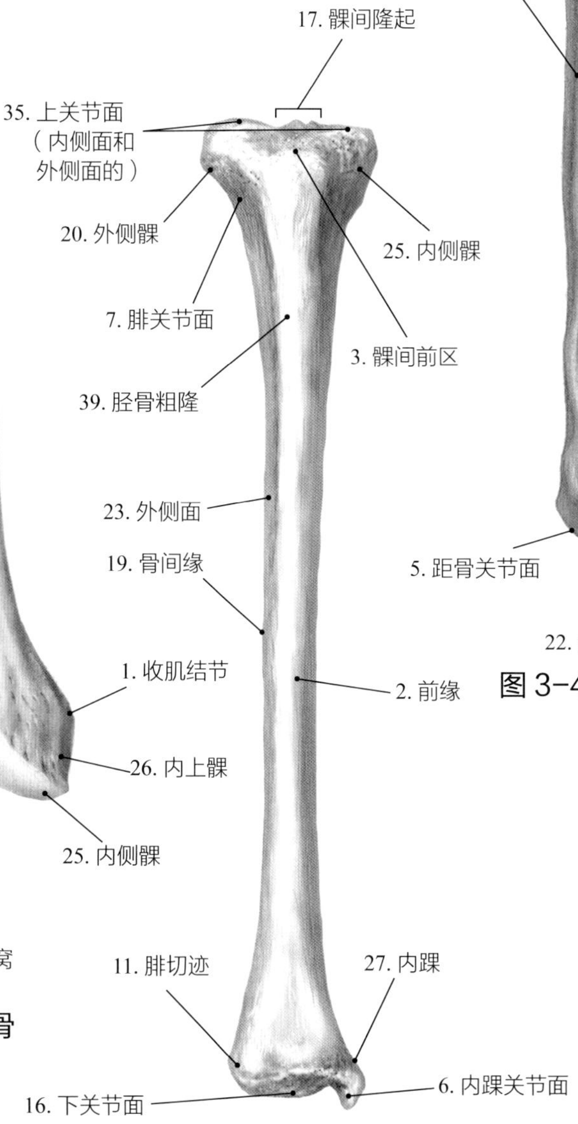
17. 髁间隆起
35. 上关节面
（内侧面和
外侧面的）
20. 外侧髁
25. 内侧髁
7. 腓关节面
3. 髁间前区
39. 胫骨粗隆
23. 外侧面
19. 骨间缘
2. 前缘
11. 腓切迹
27. 内踝
16. 下关节面
6. 内踝关节面

图 3-45 胫骨

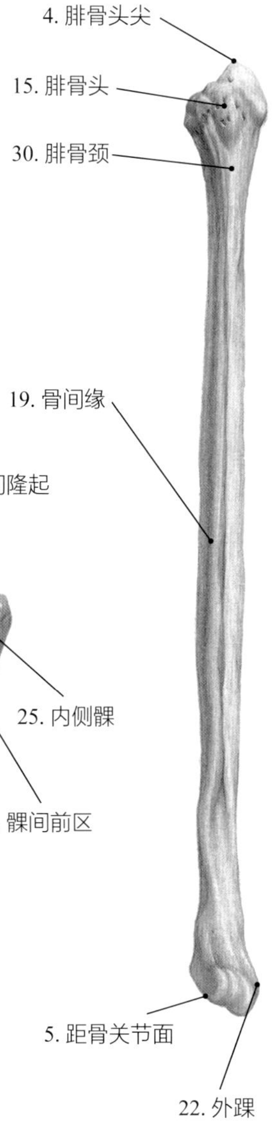
4. 腓骨头尖
15. 腓骨头
30. 腓骨颈
19. 骨间缘
5. 距骨关节面
22. 外踝

图 3-46 腓骨

膝关节

1. **前交叉韧带** anterior cruciate ligament 膝关节腔内的两条关节内韧带之一。前交叉韧带帮助稳定膝关节，可阻止胫骨前移和膝过伸。

2. **关节软骨** articular cartilage 见 28—29 页。

3. **关节腔** articular cavity 膝关节的滑膜间隙。膝关节腔是人体最大的滑膜腔，与髌上囊相通。

4. **髌下深囊** deep infrapatellar bursa 膝关节周围的滑膜囊之一。髌下深囊减少了髌韧带与胫骨前部之间的摩擦。

5. **股骨** femur 见 54—55 页。

6. **腓骨** fibula 见 54—55 页。

7. **腓侧（外侧）副韧带** fibular（lateral）collateral ligament 为膝关节外侧的一条韧带。具有加固膝关节的作用，通过抵抗扩大膝关节外侧腔的力来实现。膝关节完全伸直时则拉紧。

8. **膝关节** knee joint 膝关节是人体最大最复杂的关节，由股骨下端、胫骨上端以及髌骨构成。关节囊广阔松弛，各部厚薄不一，附着于各关节面的周缘，关节内还存在半月板和韧带等用于加固的辅助结构。

9. **股骨外侧髁** lateral condyle of femur 股骨体下端向外侧膨大的隆起，与胫骨平台外表面和外侧半月板相接。

10. **外侧半月板** lateral meniscus 胫骨上端的关节面上半月形的两个纤维软骨之一。半月板加深胫骨髁的凹度，以适应股骨外侧髁的凹度。

11. **股骨内侧髁** medial condyle of femur 股骨下端的内侧关节面。内上髁有明显的内收肌结节，为大收肌肌腱提供附着点。

12. **内侧半月板** medial meniscus 胫骨上端关节面上月牙形的两个纤维软骨之一。半月板加深胫骨髁的凹度，以适应股骨内侧髁的凹度。

13. **髌骨** patella 见 54—55 页。

14. **髌韧带** patellar ligament 连结髌骨和胫骨粗隆的韧带。事实上，髌韧带为股四头肌腱的延续部分。

15. **后交叉韧带** posterior cruciate ligament 膝关节腔内的两条关节内韧带之一。后交叉韧带帮助稳定膝关节，屈膝时紧张，可阻止胫骨后移。

16. **髌前囊** prepatellar bursa 膝关节周围的滑膜囊之一。髌前囊最大限度地减少了髌骨和覆盖的皮肤之间的摩擦。

17. **股四头肌腱** quadriceps femoris tendon 位于大腿部的最大的肌腱，有 4 个头，分别为股直肌、股中间肌、股外侧肌和股内侧肌，作用为屈髋伸膝。

18. **股骨体** shaft（diaphysis）of femur 见 54—55 页。

19. **髌下浅囊** superficial infrapatellar bursa 膝关节周围的滑膜囊之一。髌下浅囊减少了髌韧带与覆盖的皮肤之间的摩擦。

20. **髌上囊** suprapatellar bursa 膝关节周围的滑膜囊之一。与膝关节腔相通，使髌骨与前方的股四头肌和后方的股骨之间的摩擦最小化。

21. **胫骨** tibia 见 54—55 页。

22. **胫侧（内侧）副韧带** tibial（medial）collateral ligament 起自股骨内上髁，向下附于胫骨内侧髁及相邻骨体。与半膜肌腱一起支撑膝关节内侧。

23. **胫骨平台** tibial plateau 胫骨上表面，有内侧髁和外侧髁，由髁间隆起和髁间区分隔。

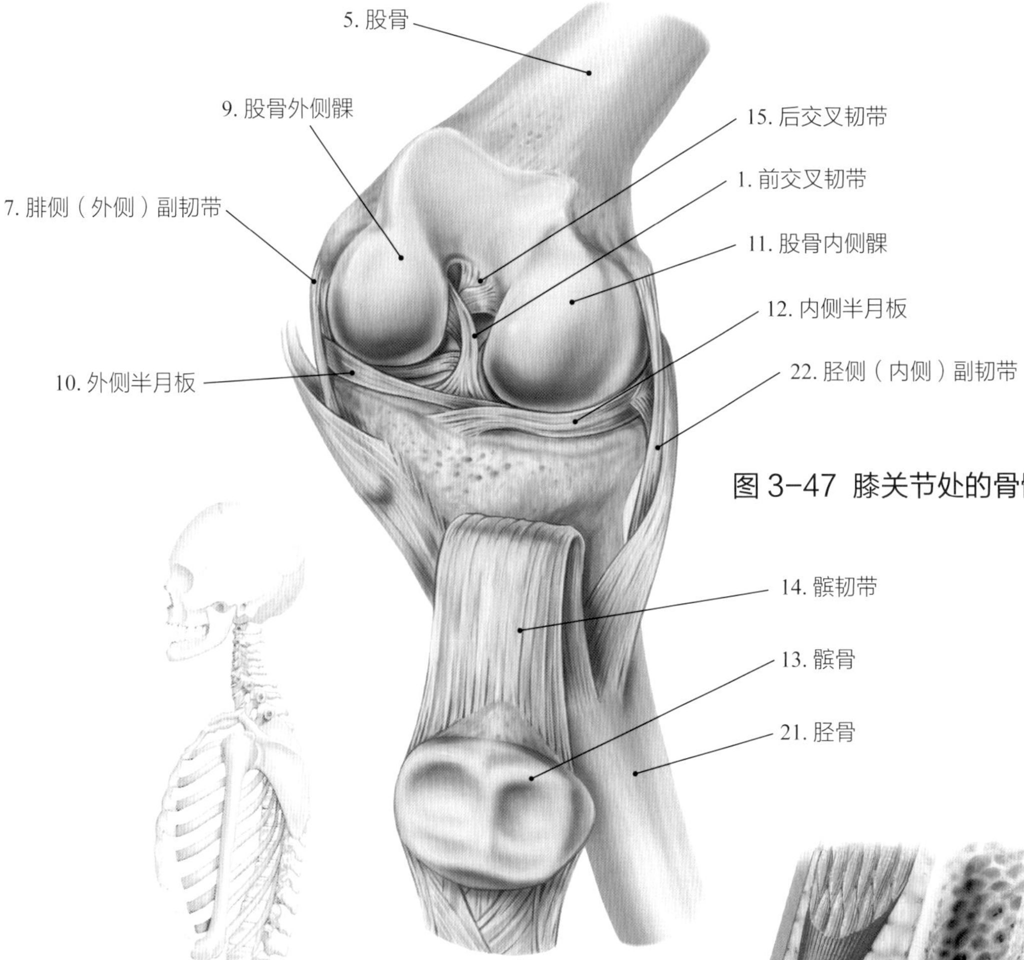
5. 股骨
9. 股骨外侧髁
15. 后交叉韧带
1. 前交叉韧带
7. 腓侧（外侧）副韧带
11. 股骨内侧髁
12. 内侧半月板
10. 外侧半月板
22. 胫侧（内侧）副韧带
14. 髌韧带
13. 髌骨
21. 胫骨

图 3-47 膝关节处的骨骼和韧带——前面观

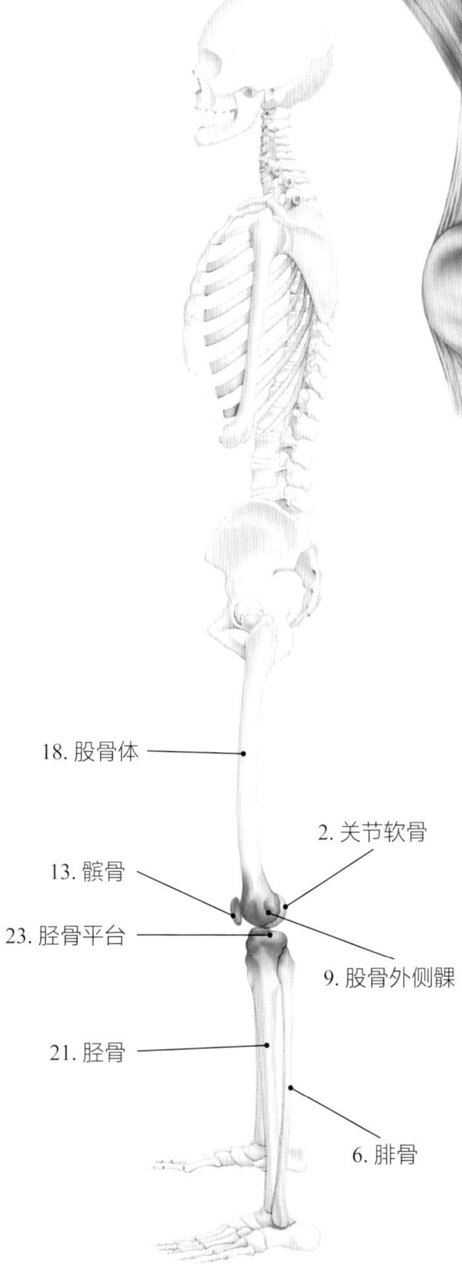
18. 股骨体
2. 关节软骨
13. 髌骨
23. 胫骨平台
9. 股骨外侧髁
21. 胫骨
6. 腓骨

图 3-48 膝关节的解剖位置

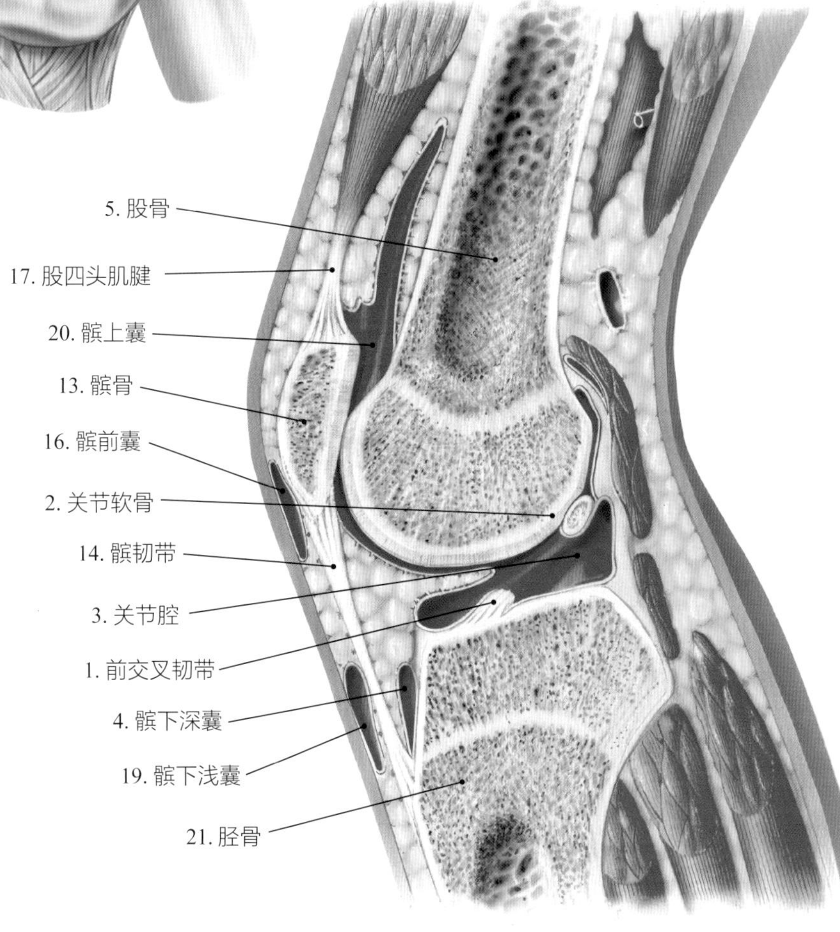
5. 股骨
17. 股四头肌腱
20. 髌上囊
13. 髌骨
16. 髌前囊
2. 关节软骨
14. 髌韧带
3. 关节腔
1. 前交叉韧带
4. 髌下深囊
19. 髌下浅囊
21. 胫骨

图 3-49 膝关节——矢状面视图

踝和足部的骨骼

1. **踝** ankle 见 6—7 页。
2. **距腓前韧带** anterior talofibular ligament 位于踝关节外侧的韧带，起自腓骨外踝前缘，止于距骨颈。
3. **胫腓前韧带** anterior tibiofibular ligament 一条强韧的韧带，可以稳定胫骨和腓骨之间的纤维连结（胫腓连结）。在负重时，防止出现胫骨和腓骨分离。
4. **分歧韧带** bifurcated ligament 一条强韧的韧带，起自跟骨背面，分叉后一端止于足舟骨，另一端止于骰骨。
5. **跟腓韧带** calcaneofibular ligament 起自腓骨下端外踝尖，止于跟骨外侧面中部的韧带。
6. **跟骨** calcaneus 见 54—55 页。
7. **骰骨** cuboid bone 呈不规则立方形，位于足外侧，属于跗骨。近侧与跟骨、远侧与第 4 和第 5 跖骨相关节。
8. **楔骨** cuneiform bone 位于足舟骨和第 1 ~ 3 跖骨之间 3 块呈楔形的骨。
9. **内侧韧带** medial ligament 又称三角韧带（deltoid ligament），位于踝关节内侧的增厚关节囊。起自内踝尖，止于足舟骨、距骨和跟骨。
10. **远节趾骨** distal phalanx 足趾远端的骨骼。
11. **跟骰背侧韧带** dorsal calcaneocuboid ligament 连结跟骨和骰骨的韧带。
12. **骰舟背侧韧带** dorsal cuboideonavicular ligament 连结骰骨和足舟骨的韧带。
13. **楔骰背侧韧带** dorsal cuneocuboid ligament 连接外侧楔骨的上面与骰骨背侧缘之间的纤维束。
14. **楔舟背侧韧带** dorsal cuneonavicular ligament 连结足舟骨和楔骨的 3 条韧带。
15. **楔间背侧韧带** dorsal intercuneiform ligament 两条连于外侧和中间楔骨背侧面的韧带。
16. **跖骨背侧韧带** dorsal metatarsal ligament 位于足背侧连结各跖骨的韧带。
17. **跗跖背侧韧带** dorsal tarsometatarsal ligament 连结跗骨远侧列（楔骨和骰骨）和跖骨基底部的韧带。
18. **腓骨** fibula 见 54—55 页。
19. **骨间膜** interosseous membrane 见 50—51 页。
20. **外踝** lateral malleolus 见 54—55 页。
21. **韧带** ligament 连于相邻两骨之间的致密纤维结缔组织束。
22. **内踝** medial malleolus 见 54—55 页。
23. **跖骨** metatarsal bone 见 54—55 页。
24. **中节趾骨** middle phalanx 第 2 ~ 5 趾中间的一节趾骨。
25. **足舟骨** navicular bone 位于足内侧的一块小骨头，其状如舟。与距骨头和 3 块楔骨相关节。
26. **距跟后韧带** posterior talocalcaneal ligament 距骨和跟骨之间（距下关节）的韧带。
27. **距腓后韧带** posterior talofibular ligament 连结距骨后结节和内侧腓骨的强韧韧带。
28. **胫腓后韧带** posterior tibiofibular ligament 维持胫腓连结（纤维关节）稳定的强韧韧带之一。在负重时，可以防止胫骨和腓骨分离。
29. **近节趾骨** proximal phalanx 足趾近端的骨骼。
30. **距跟骨间韧带** interosseous talocalcaneal ligament 维持距下关节外侧部分稳定的韧带。
31. **距骨** talus 见 54—55 页。
32. **胫骨** tibia 见 54—55 页。

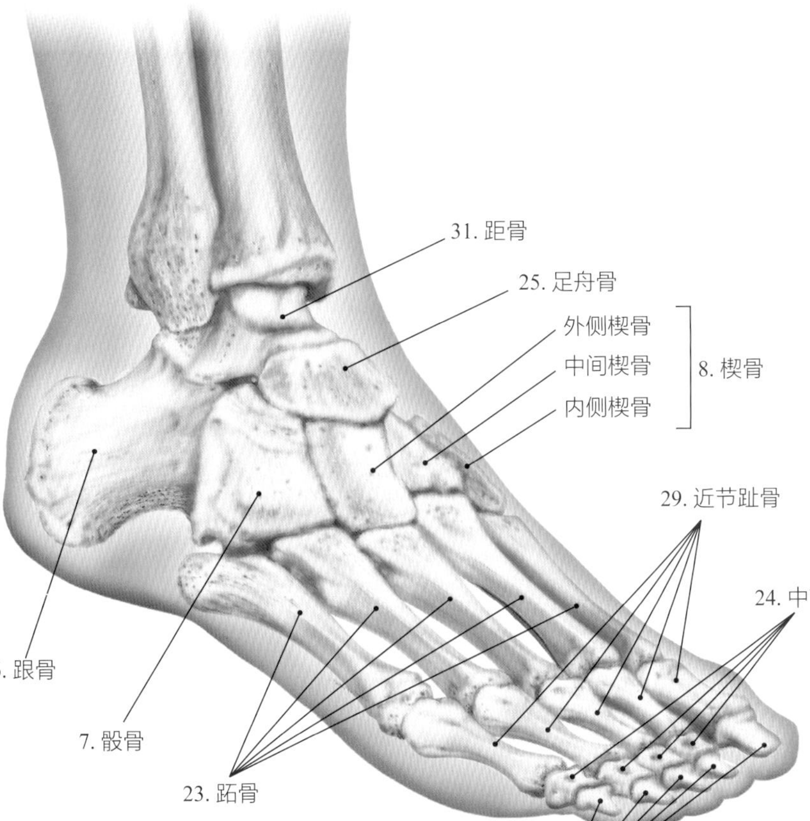
31. 距骨
25. 足舟骨
外侧楔骨
中间楔骨
内侧楔骨
8. 楔骨
29. 近节趾骨
24. 中节趾骨
6. 跟骨
7. 骰骨
23. 跖骨
10. 远节趾骨

图 3-50 足部骨骼——侧面观

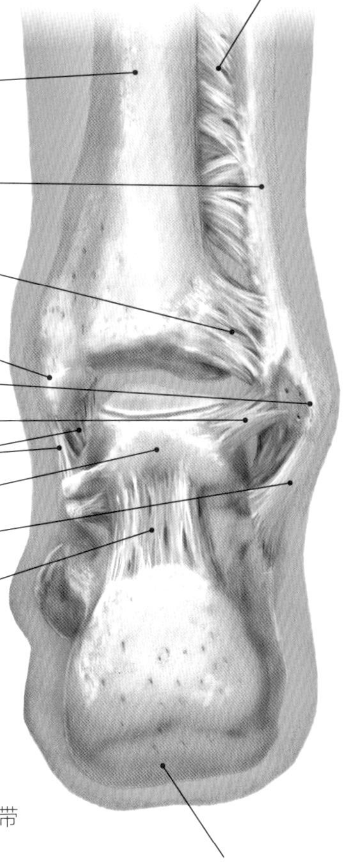
19. 骨间膜
32. 胫骨
18. 腓骨
28. 胫腓后韧带
22. 内踝
20. 外踝
27. 距腓后韧带
9. 内侧韧带
31. 距骨
5. 跟腓韧带
26. 距跟后韧带
6. 跟骨

图 3-52 踝部——后面观

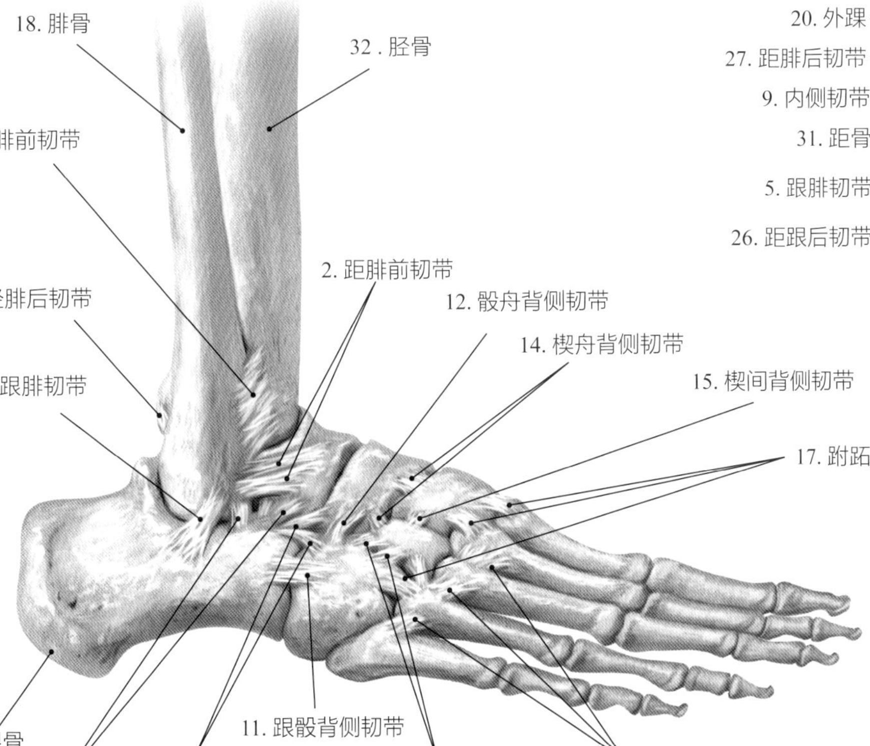
18. 腓骨
32 . 胫骨
3. 胫腓前韧带
2. 距腓前韧带
12. 骰舟背侧韧带
28. 胫腓后韧带
14. 楔舟背侧韧带
5. 跟腓韧带
15. 楔间背侧韧带
17. 跗跖背侧韧带
6. 跟骨
11. 跟骰背侧韧带
4. 分歧韧带
13. 楔骰背侧韧带
16. 跖骨背侧韧带
30. 距跟骨间韧带

图 3-51 踝和足部的韧带——侧面观

关节

1. **髋臼窝** acetabular fossa 髋臼中央深而粗糙的部分，延至髋臼切迹。股骨头韧带连于髋臼窝上。
2. **寰椎**（C_1）atlas（C_1）见 36—37 页。
3. **枢椎**（C_2）axis（C_2）见 36—37 页。
4. **球窝关节** ball and socket joint 一种滑膜关节，可绕 3 个轴自由运动，做屈、伸、展、收、旋内、旋外动作，如肩关节和髋关节。
5. **腕骨** carpal bone 见 44—45 页。
6. **髁状关节** condylar joint 一种滑膜关节，具有椭圆形末端的关节头与相应关节窝相对。踝状关节可做屈、伸、展、收和有限转动。
7. **冠状缝** coronal suture 见 30—31 页。
8. **椭圆关节** ellipsoidal joint 一种滑膜关节，其关节表面是一个长椭球体（卵形）的一部分，可做屈、伸、展、收运动，并可做环转运动。桡腕关节是一个典型的例子。
9. **纤维软骨联合** fibrocartilaginous joint 两骨之间借纤维软骨连结，如耻骨联合和椎间盘。
10. **纤维连结** fibrous joint 两骨之间以纤维结缔组织相连结。例如，颅骨缝、胫骨和腓骨的韧带连结，其中胫骨与腓骨之间有相当大的距离，由纤维膜连结。
11. **额骨** frontal bone 见 30—31 页。
12. **滑动关节（平面关节）**gliding（plane）joint 滑动关节或平面关节的关节面曲度很小，接近平面，只能在一个平面内运动。腕骨间关节是一个典型的例子。
13. **股骨头** head of femur 见 54—55 页。
14. **屈戌关节** hinge joint 一种滑膜关节，只允许绕一个轴运动，可以做屈、伸运动。肘关节和指间关节是典型的例子。
15. **肱骨** humerus 见 44—45 页。
16. **椎下切迹** inferior vertebral notch 位于椎弓根下方的切迹。
17. **椎间盘** intervertebral disc 连结相邻 2 个椎体的纤维软骨盘。椎间盘使脊柱具有弯曲和伸展的灵活性，胸椎处可以稍微旋转。
18. **股骨头韧带** ligament of head of femur 连于股骨头凹（窝）和髋关节腔切迹（髋臼切迹）之间，内有营养股骨头的血管。
19. **掌骨** metacarpal bone 见 44—45 页。
20. **掌指关节** metacarpophalangeal joint 在远端掌骨和近节指骨之间的髁状关节，可做屈、伸、展、收运动，并可在对掌运动中进行有限的环转运动。
21. **枕骨** occipital bone 见 34—35 页。
22. **鹰嘴** olecranon 见 48—49 页。
23. **顶骨** parietal bone 见 30—31 页。
24. **车轴关节** pivot joint（trochoid joint）一种滑膜关节，只可绕一个运动轴旋转。例如，寰椎与枢椎之间的关节（寰枢正中关节）和桡骨与尺骨之间的关节（桡尺近侧关节）。
25. **近节指骨** proximal phalanx 见 50—51 页。
26. **桡骨** radius 见 44—45 页。
27. **鞍状关节** saddle joint（sellar joint）一种滑膜关节，相对两骨的关节面均呈鞍状。最典型的例子是拇指腕掌关节。鞍状关节可做屈、伸、展、收和环转运动。
28. **矢状缝** sagittal suture 见 32—33 页。
29. **手舟骨** scaphoid bone 见 50—51 页。
30. **滑膜关节** synovial joint 一种关节类型，相对骨面之间有间隙，间隙内充满黏性流体（滑液）。在关节内，关节面表面通常覆盖透明软骨，关节周围由纤维囊包覆，增强关节的稳固。滑液有助于减少关节表面之间的摩擦。
31. **大多角骨** trapezium bone 见 50—51 页。
32. **肱骨滑车** trochlea of humerus 见 46—47 页。
33. **尺骨** ulna 见 44—45 页。

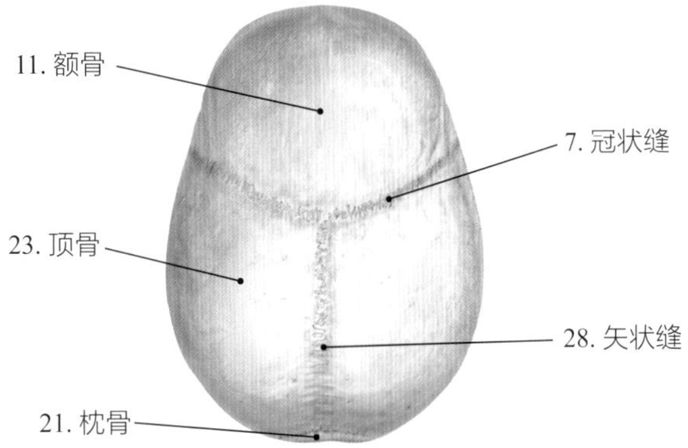
11. 额骨
7. 冠状缝
23. 顶骨
28. 矢状缝
21. 枕骨

图 3-53 纤维连结

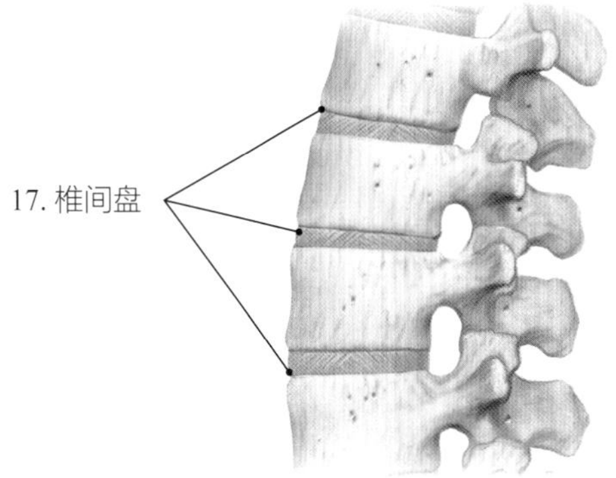
17. 椎间盘

图 3-54 纤维软骨联合

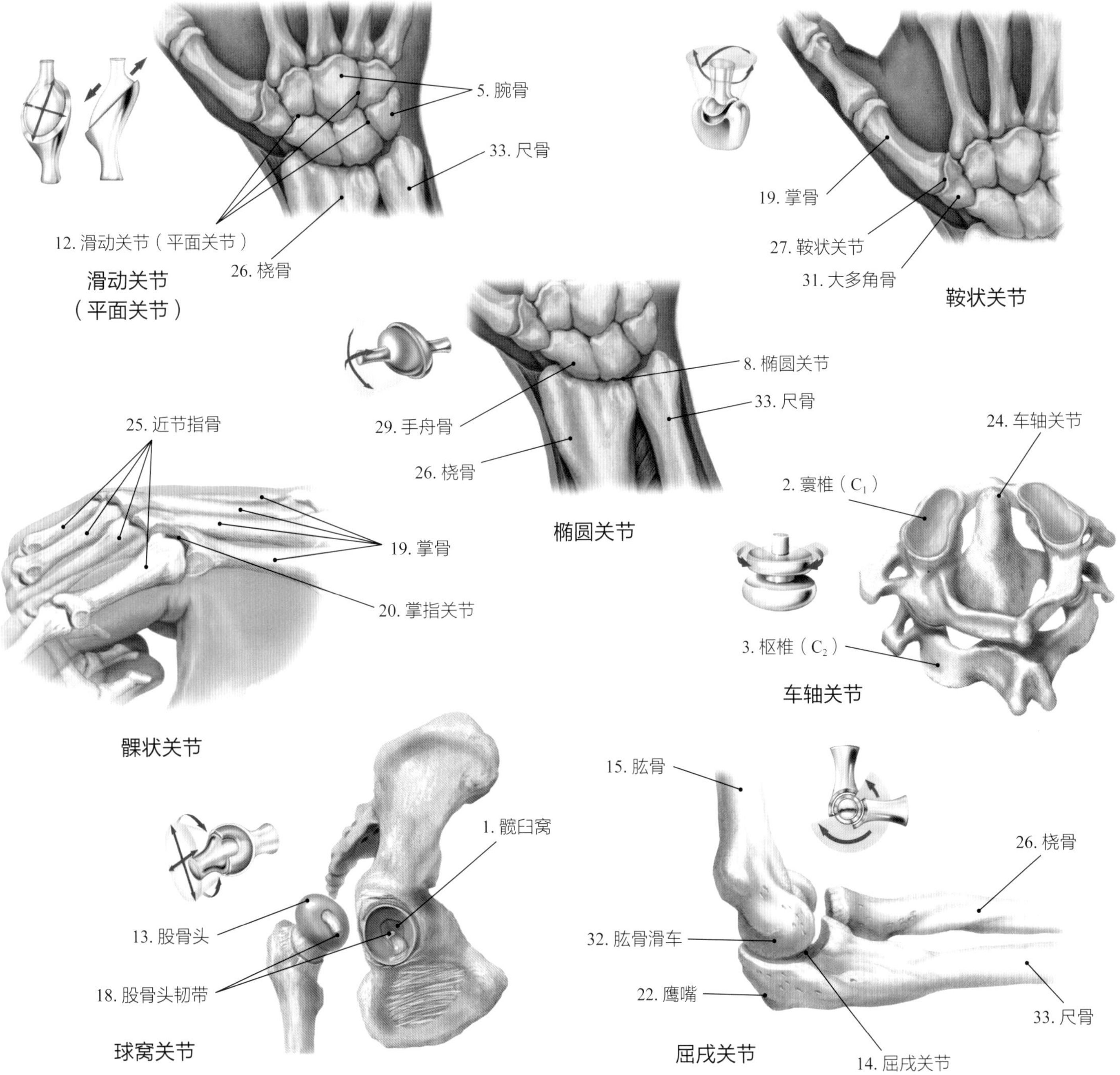
5. 腕骨
33. 尺骨
12. 滑动关节（平面关节）
26. 桡骨
滑动关节
（平面关节）
19. 掌骨
27. 鞍状关节
31. 大多角骨
鞍状关节
8. 椭圆关节
33. 尺骨
29. 手舟骨
26. 桡骨
椭圆关节
25. 近节指骨
19. 掌骨
20. 掌指关节
髁状关节
24. 车轴关节
2. 寰椎（C_1）
3. 枢椎（C_2）
车轴关节
1. 髋臼窝
13. 股骨头
18. 股骨头韧带
球窝关节
15. 肱骨
26. 桡骨
32. 肱骨滑车
22. 鹰嘴
33. 尺骨
14. 屈戌关节
屈戌关节

图 3-55 滑膜关节

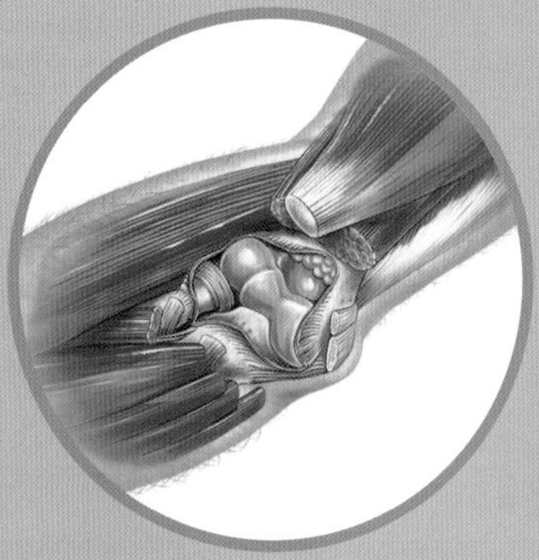
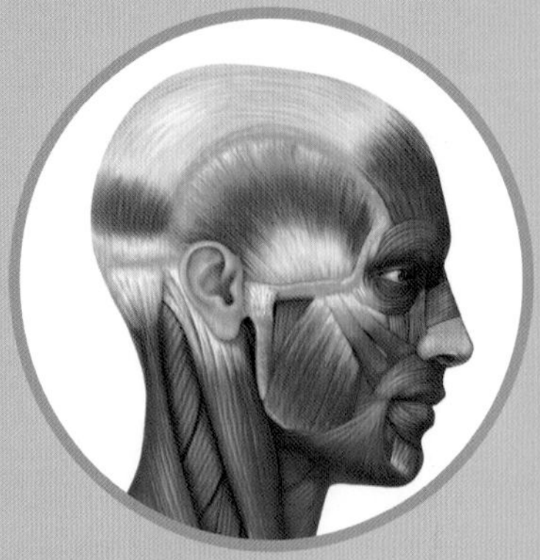
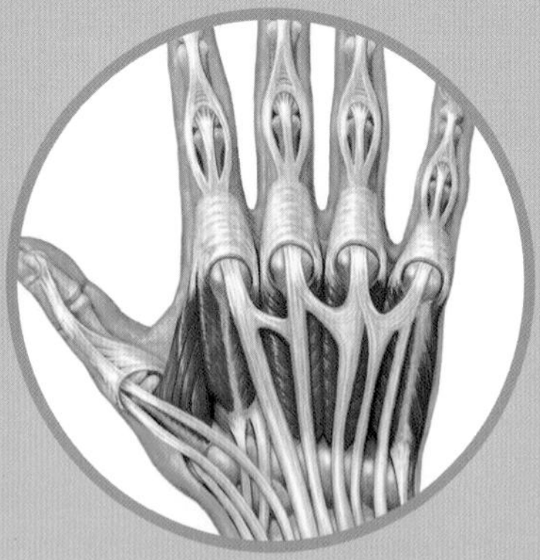

第四章

肌肉系统

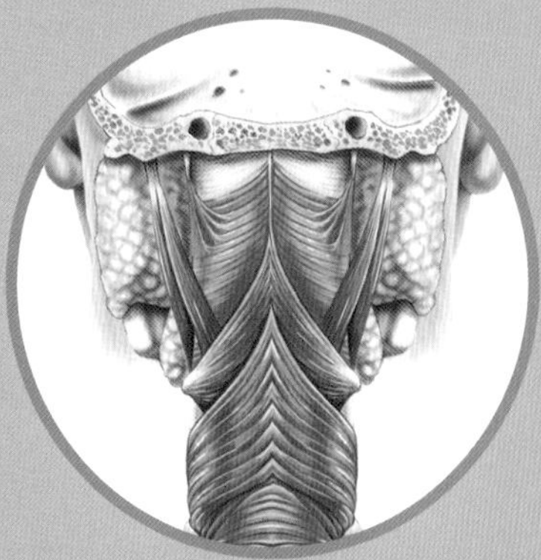

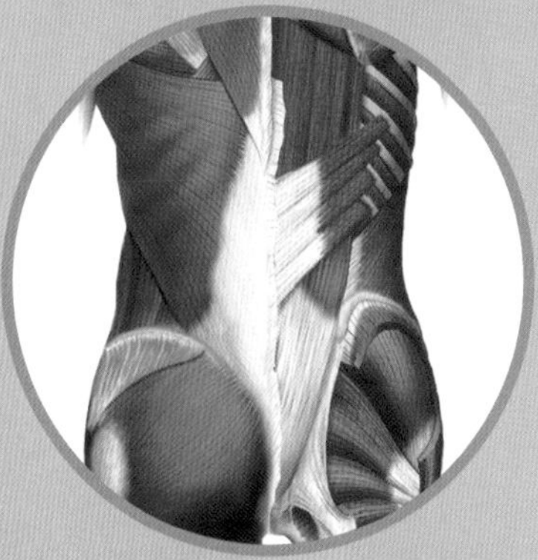

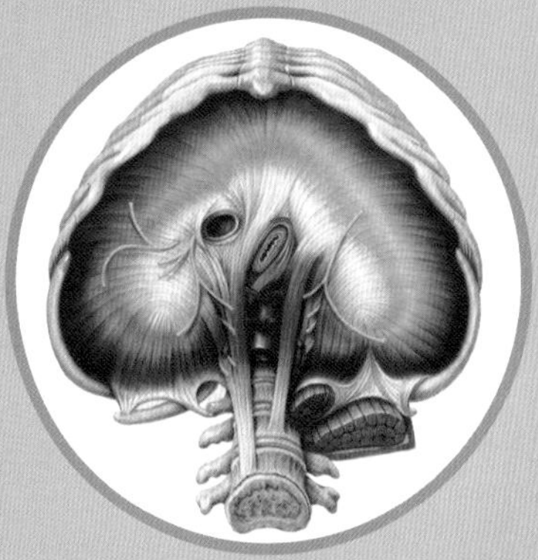

人体肌肉

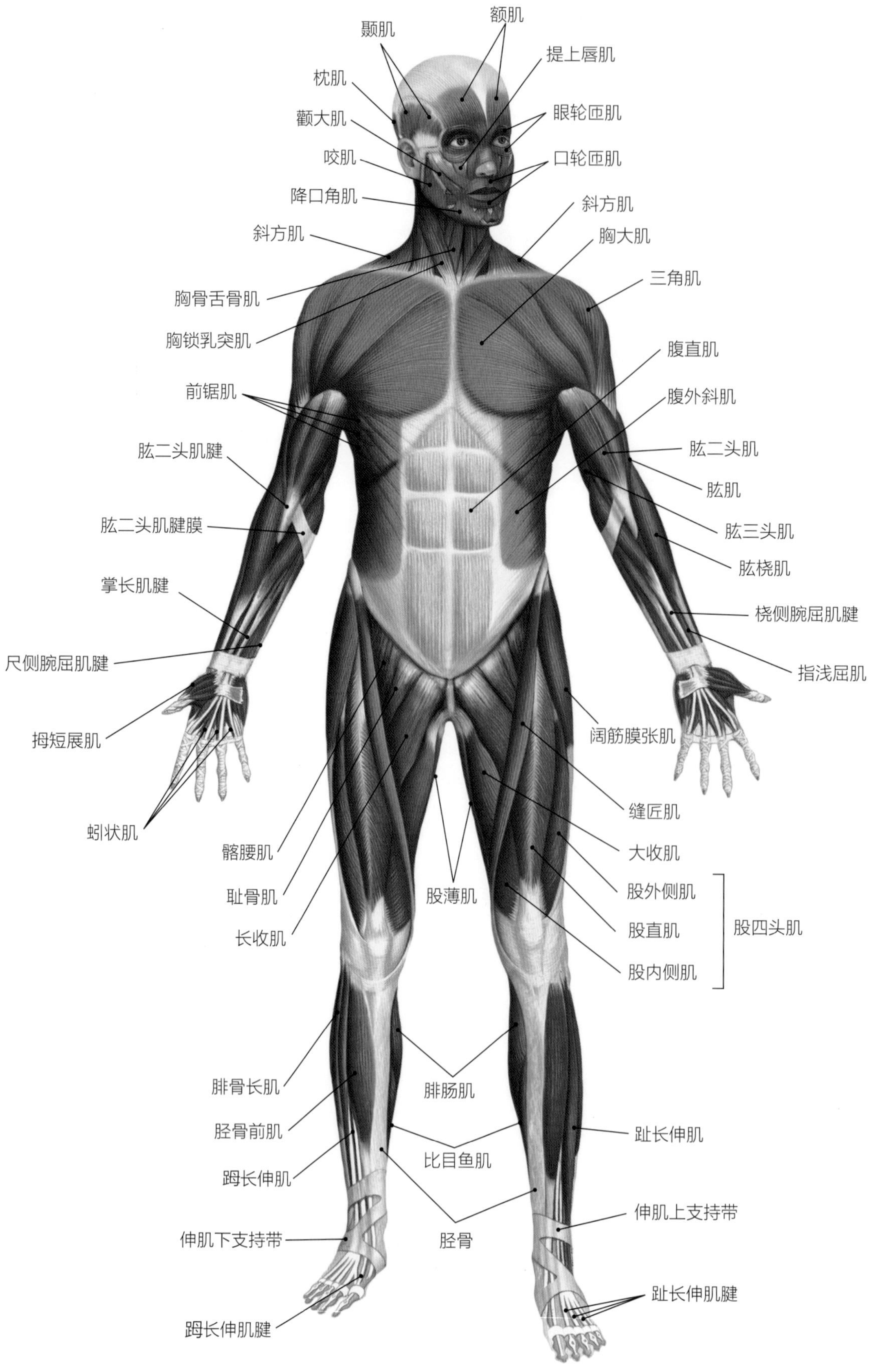
额肌
颞肌
提上唇肌
枕肌
眼轮匝肌
颧大肌
咬肌
口轮匝肌
降口角肌
斜方肌
斜方肌
胸大肌
三角肌
胸骨舌骨肌
胸锁乳突肌
腹直肌
前锯肌
腹外斜肌
肱二头肌腱
肱二头肌
肱肌
肱二头肌腱膜
肱三头肌
肱桡肌
掌长肌腱
桡侧腕屈肌腱
尺侧腕屈肌腱
指浅屈肌
拇短展肌
阔筋膜张肌
缝匠肌
蚓状肌
大收肌
髂腰肌
股外侧肌
耻骨肌
股薄肌
股直肌
股四头肌
长收肌
股内侧肌
腓骨长肌
腓肠肌
胫骨前肌
趾长伸肌
比目鱼肌
踇长伸肌
伸肌上支持带
伸肌下支持带
胫骨
趾长伸肌腱
踇长伸肌腱

图 4-1 人体肌肉——前面观

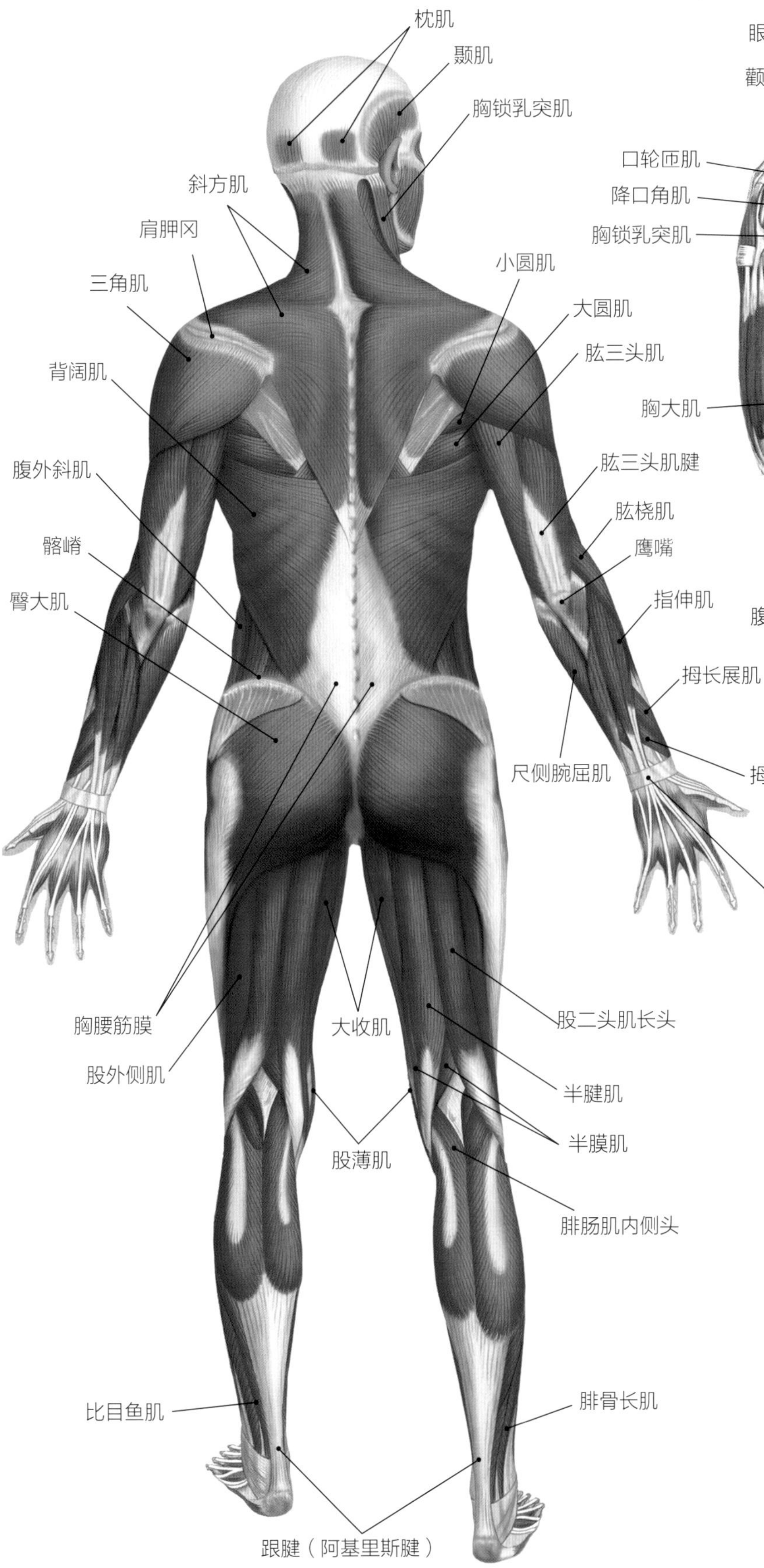
枕肌
颞肌
胸锁乳突肌
斜方肌
肩胛冈
三角肌
小圆肌
大圆肌
肱三头肌
背阔肌
肱三头肌腱
腹外斜肌
肱桡肌
髂嵴
鹰嘴
臀大肌
指伸肌
拇长展肌
尺侧腕屈肌
拇短伸肌
伸肌支持带
胸腰筋膜
大收肌
股二头肌长头
股外侧肌
半腱肌
半膜肌
股薄肌
腓肠肌内侧头
比目鱼肌
腓骨长肌
跟腱（阿基里斯腱）

图 4-2 人体肌肉——后面观

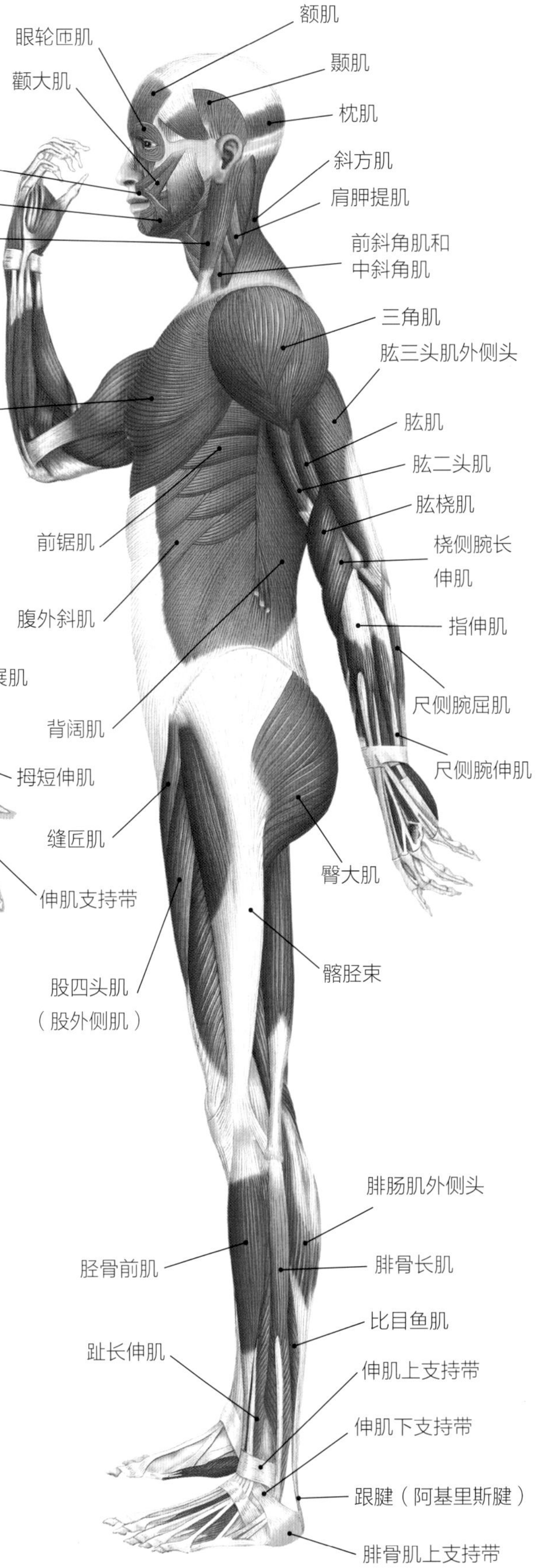
额肌
眼轮匝肌
颞肌
颧大肌
枕肌
口轮匝肌
斜方肌
降口角肌
肩胛提肌
胸锁乳突肌
前斜角肌和
中斜角肌
三角肌
肱三头肌外侧头
胸大肌
肱肌
肱二头肌
肱桡肌
前锯肌
桡侧腕长
伸肌
腹外斜肌
指伸肌
尺侧腕屈肌
背阔肌
尺侧腕伸肌
缝匠肌
臀大肌
髂胫束
股四头肌
（股外侧肌）
腓肠肌外侧头
胫骨前肌
腓骨长肌
比目鱼肌
趾长伸肌
伸肌上支持带
伸肌下支持带
跟腱（阿基里斯腱）
腓骨肌上支持带

图 4-3 人体肌肉——侧面观

肌肉类型

1. **肌动蛋白** actin 肌细胞内的一种收缩蛋白质。肌肉收缩是由一种肌球轻链蛋白（F-actin，纤维状肌动蛋白）与肌球重链蛋白在酶中利用 ATP 相互作用产生的。

2. **二头肌** biceps muscle 起端有 2 个头的肌。如果肌肉有 2 个起端的话，在它们的名字中就会有“biceps”（二头肌）这个词[如肱二头肌（biceps brachii）、股二头肌（biceps femoris）]。

3. **羽肌** bipennate muscle 形如羽毛的肌。肌束斜行于腱的两侧（如股直肌、骨间背侧肌）。

4. **交叉肌** cruciate muscle 两层或两层以上的肌肉纤维呈交叉排列的肌（如大收肌）。

5. **二腹肌** digastric 有前、后二腹，两者以中间腱相连。

6. **梭形肌** fusiform muscle 肌束排列方向与腱的方向一致或基本一致，外形呈梭状的肌（如蚓状肌）。

7. **多尾状肌** caudate more muscle 有一个起端，但有多个肌腱（“尾”）的肌（如指浅屈肌）。

8. **多羽肌** multipennate muscle 呈多羽状的肌。三角肌是一个典型的例子，因为它的 3 个不同部分（“羽毛”）可以被单独激活。

9. **肌肉** muscle 在神经或激素的刺激下能够收缩的一种组织形式，包括骨骼肌、心肌和平滑肌。

10. **肌原纤维** myofibril 肌细胞内的纤维状蛋白结构，由粗肌丝和细肌丝规则排列构成，其中粗肌丝的成分是肌球蛋白，细肌丝的主要成分是肌动蛋白。

11. **肌球蛋白** myosin 肌原纤维粗肌丝的结构蛋白。可以分解 ATP 释放能量，并与纤维状肌动蛋白可逆性结合。

12. **肌球蛋白杆部** myosin crossbridge 肌球蛋白头部和尾部之间的连接。

13. **肌球蛋白头部** myosin head 由肌球蛋白重链的末端形成的球状头部，具有 ATP 酶活性，并有与纤维状肌动蛋白结合的位点。

14. **肌球蛋白尾部** myosin tail 肌球蛋白分子的狭窄部分，由肌球蛋白轻链交织而成。

15. **核** nuclei 肌肉细胞的细胞核排列在纤维外围。

16. **轮匝肌** orbicular muscle 环绕于孔裂周围的环形肌纤维，收缩时可关闭孔裂（如眼轮匝肌、口轮匝肌）。

17. **四头肌** quadriceps muscle 起端有 4 个头的肌。股四头肌位于大腿前侧，由股直肌、股内侧肌、股中间肌和股外侧肌 4 个部分组成。

18. **四边形肌** quadrilateral muscle 呈四边形的肌。第 12 肋骨和髂嵴之间的肌肉（腰方肌）是四边形肌，具有稳定人体姿态的重要作用。

19. **辐射状肌** radial muscle 一种羽状肌，一端汇集于一条肌腱，另一端分布于较广的带状腱膜区域。

20. **肌节** sarcomere 骨骼肌收缩的基本结构和功能单位。肌节由粗肌丝和细肌丝交错组成，在显微镜下呈现出横纹状外观。

21. **肌质网** sarcoplasmic reticulum 横纹肌肌纤维中的特化内质网膜囊网络，膜上有钙泵和钙通道，钙离子的释放可引起肌肉兴奋和收缩。

22. **螺旋肌** spiral muscle 一种缠绕在骨骼周围的肌，如前臂的旋后肌。

23. **带状肌** strap muscle 薄薄的肌肉带（如颈部舌骨上、下的带状肌）。

24. **带状肌（有腱划）** strap（with tendinous intersections）由横向腱划连接的带状肌（如腹直肌）。

25. **横小管** transverse tubule（t-tubule）由肌细胞的表面膜（肌膜）内陷形成的指状突起，与肌质网相邻。

26. **三角形肌** triangular muscle 外形呈三角形的肌，肌纤维排列成三角形，一个顶点与肌腱相连，肌束呈扇形反方向会聚并与骨骼相连（如颞肌）。

27. **三头肌** triceps muscle 起端有 3 个头的肌（如肱三头肌）。

28. **半羽肌** unipennate muscle 形如半侧鸟羽毛的肌。肌束斜行排于腱的一侧，只由肌腱单侧延伸（如拇长屈肌）。

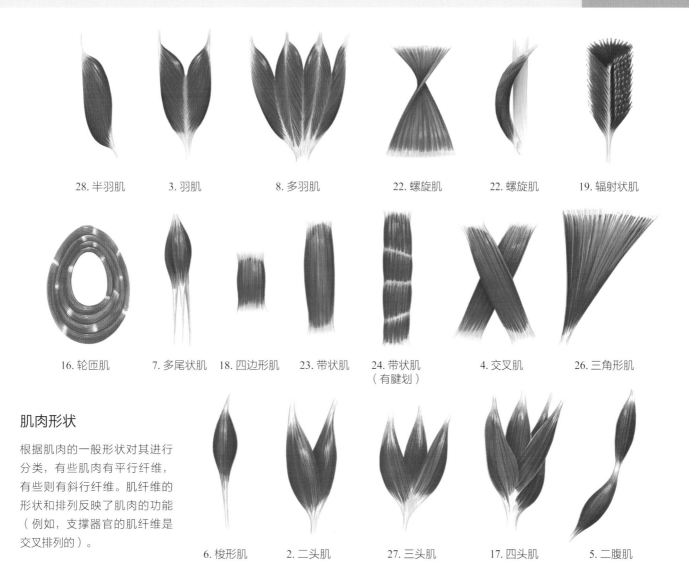

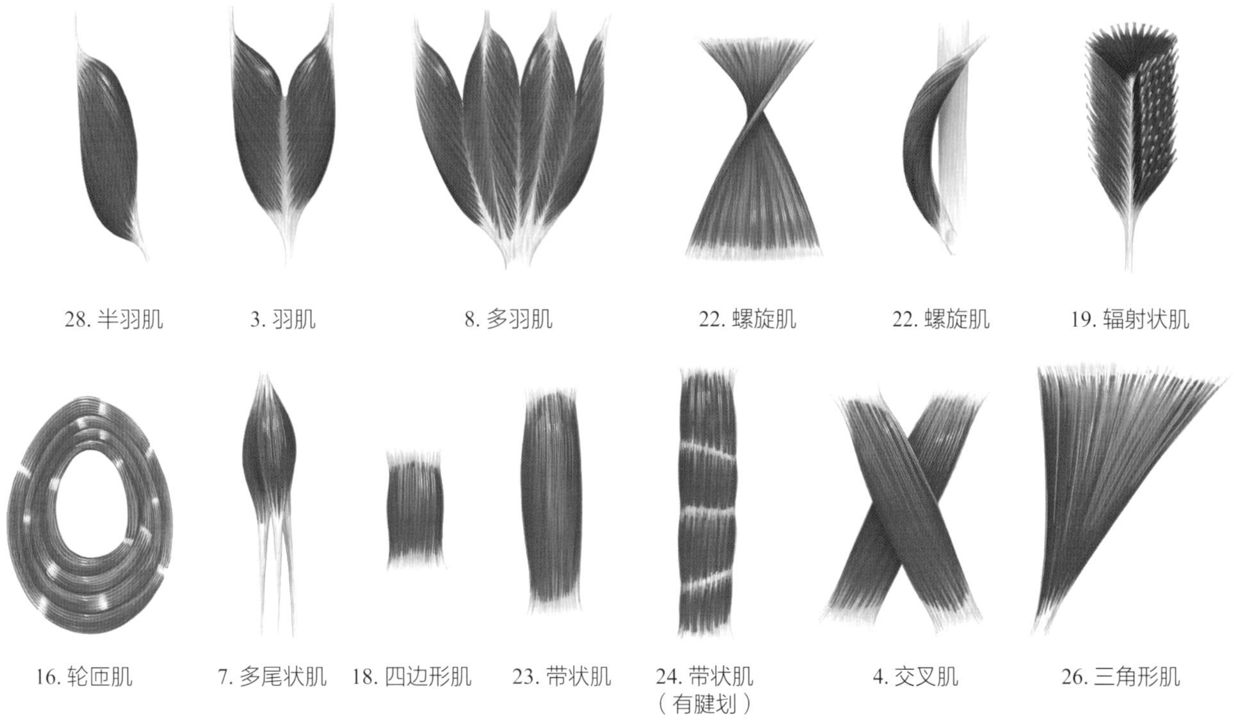
28. 半羽肌
3. 羽肌
8. 多羽肌
22. 螺旋肌
22. 螺旋肌
19. 辐射状肌
16. 轮匝肌
7. 多尾状肌
18. 四边形肌
23. 带状肌
24. 带状肌
（有腱划）
4. 交叉肌
26. 三角形肌

肌肉形状

根据肌肉的一般形状对其进行分类，有些肌肉有平行纤维，有些则有斜行纤维。肌纤维的形状和排列反映了肌肉的功能（例如，支撑器官的肌纤维是交叉排列的）。

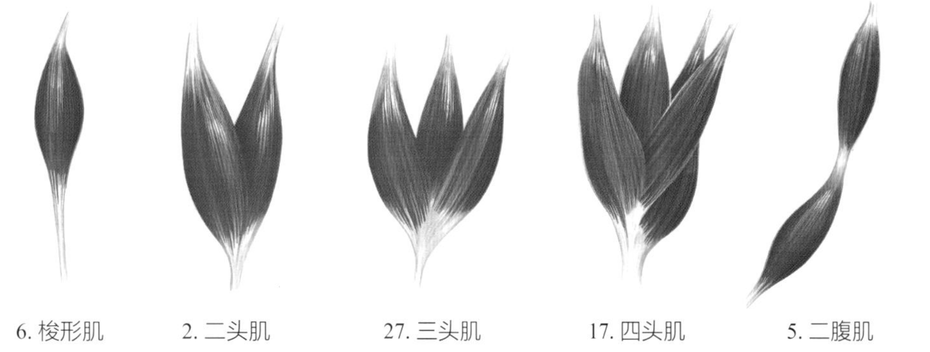
6. 梭形肌
2. 二头肌
27. 三头肌
17. 四头肌
5. 二腹肌

图 4-4 肌肉形状图

肌肉纤维——微观结构

肌纤维或肌细胞由肌原纤维（一种收缩蛋白质）组成，每个肌纤维外有一层细胞膜（肌膜），细胞核排列在靠近细胞边缘的位置，细胞内空间有肌原纤维通过。

肌肉收缩是由肌球蛋白头部和肌动蛋白之间的相互作用产生的。

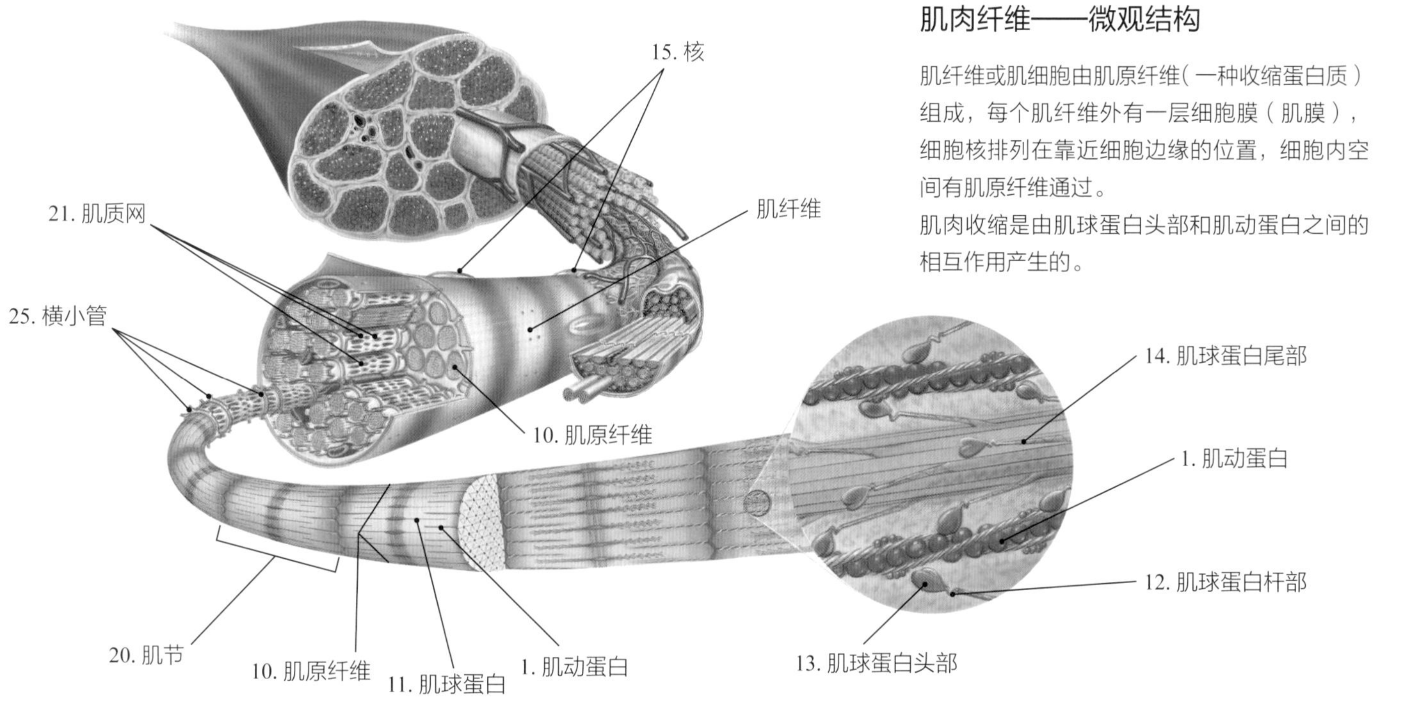
15. 核
肌纤维
21. 肌质网
25. 横小管
10. 肌原纤维
20. 肌节
10. 肌原纤维
11. 肌球蛋白
1. 肌动蛋白
13. 肌球蛋白头部
14. 肌球蛋白尾部
1. 肌动蛋白
12. 肌球蛋白杆部

图 4-5 肌肉纤维——微观结构

头肌

1. **颊肌** buccinator 形成口腔侧壁的肌，肌纤维缠绕口轮匝肌。在咀嚼时，颊肌有助于将食物转移至磨牙之间的空间。

2. **颈椎** cervical vertebrae 颈部的脊柱。

3. **降口角肌** depressor anguli oris 起自下颌骨，止于口角的肌。作用是牵拉口角向下。

4. **降下唇肌** depressor labii inferioris 口周肌肉的一种，起自下唇下方的下颌骨斜线，汇入下唇，作用是下拉下唇。

5. **额肌** frontal muscle 前额上的片状肌肉，起于帽状腱膜的前端，通过与枕肌的共同作用，使头皮可以前、后移动。

6. **帽状腱膜** galea aponeurotica 额肌与枕肌之间坚韧的致密腱膜，与颅顶皮肤紧密结合。

7. **提上唇肌** levator labii superioris 口周肌肉的一种，起自眶下缘，止于上唇中线处，作用是使上唇上提和外翻。

8. **提上唇鼻翼肌** levator labii superioris alaeque nasi 起自上颌骨额突，向下外斜行，附着于鼻翼的肌。

9. **肩胛提肌** levator scapulae 带状长肌，起自上 4 块颈椎，止于肩胛骨内侧角，作用是上提肩胛骨。

10. **咬肌** masseter 咀嚼肌的一种，为四边形肌，起自颧弓，止于下颌支，作用是上提下颌骨。

11. **鼻肌** nasalis 鼻孔周围面部肌肉的总称，有开大或缩小鼻孔的作用。

12. **枕肌** occipital muscle 枕额肌后部的肌腹，止于帽状腱膜。当枕肌收缩时，会将头皮向后拉。

13. **眼轮匝肌** orbicularis oculi 面部表情肌之一，位于眼裂周围。当眼轮匝肌与眶部纤维共同收缩时，眼裂完全闭合。

14. **口轮匝肌** orbicularis oris 面部表情肌之一，为环绕口裂的环形肌。口轮匝肌收缩时闭口，并使上、下唇与牙贴紧。

15. **降眉间肌** procerus 从前额到鼻上部的细长带状肌肉。

16. **前斜角肌** scalenus anterior 起自下部颈椎（第 3 ~ 6 颈椎）横突，并向下止于第 1 肋上面的肌。斜角肌可使颈前屈或侧屈，并具有辅助通气的作用。

17. **中斜角肌** scalenus medius 起自第 1 ~ 7 颈椎横突，并向下止于第 1 肋骨的肌。

18. **后斜角肌** scalenus posterior 起自下部颈椎（第 4 ~ 6 颈椎）横突，并向下止于第 2 肋骨的肌。

19. **头夹肌** splenius capitis 起自项韧带和下部颈椎，止于颞骨乳突后缘及枕骨上项线的肌。作用是使颈侧屈。

20. **胸锁乳突肌** sternocleidomastoid 起自胸锁关节，止于颞骨乳突。两侧胸锁乳突肌同时收缩时，会使头后仰；一侧胸锁乳突肌收缩时，使头颈向同侧屈，脸转向对侧。

21. **胸骨舌骨肌** sternohyoid 为薄片带状肌，起自锁骨内侧端和胸骨柄，止于舌骨体，具有下降舌骨、喉和口腔底部的作用。

22. **颞肌** temporalis 咀嚼肌的一种，起自颞窝，止于下颌骨冠突和下颌支前缘，作用是使下颌骨上提和向后。

23. **斜方肌** trapezius 起自枕骨、第 7 颈椎和胸椎上部，止于锁骨外侧、肩胛冈和肩峰的肌。作用为牵拉肩胛骨向中线靠拢。

24. **颧大肌** zygomaticus major 起自颧骨，止于口角轴的肌。作用是将口角向外上牵拉。

25. **颧小肌** zygomaticus minor 起自颧骨，止于上唇的肌。作用是将上唇向外牵拉。

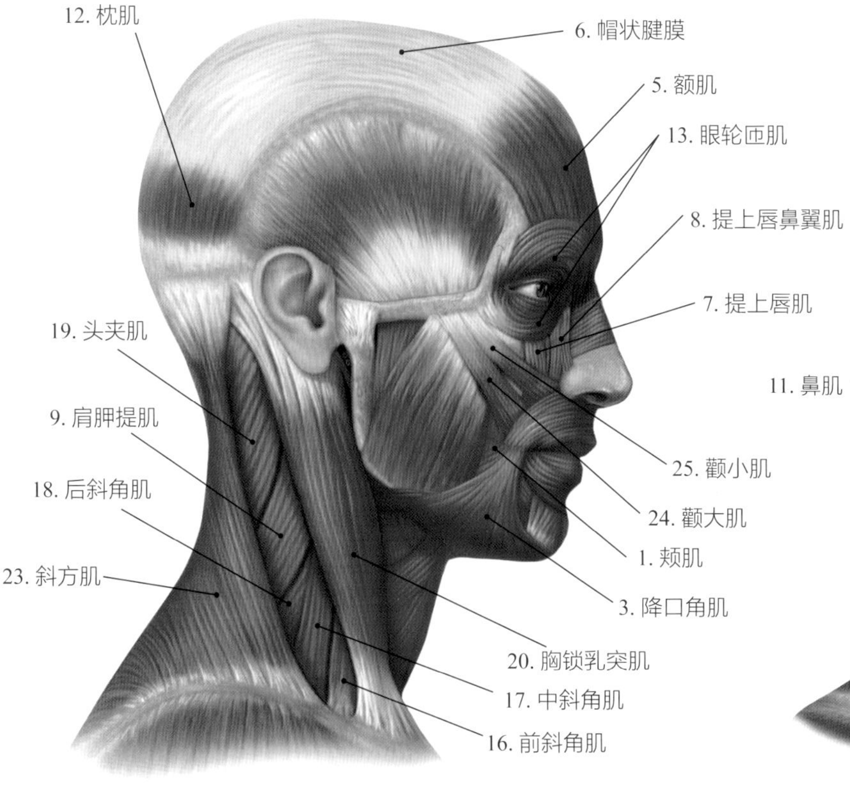
12. 枕肌
6. 帽状腱膜
5. 额肌
13. 眼轮匝肌
8. 提上唇鼻翼肌
7. 提上唇肌
19. 头夹肌
9. 肩胛提肌
25. 颧小肌
18. 后斜角肌
24. 颧大肌
1. 颊肌
23. 斜方肌
3. 降口角肌
20. 胸锁乳突肌
17. 中斜角肌
16. 前斜角肌

图 4-6 头肌——侧面观

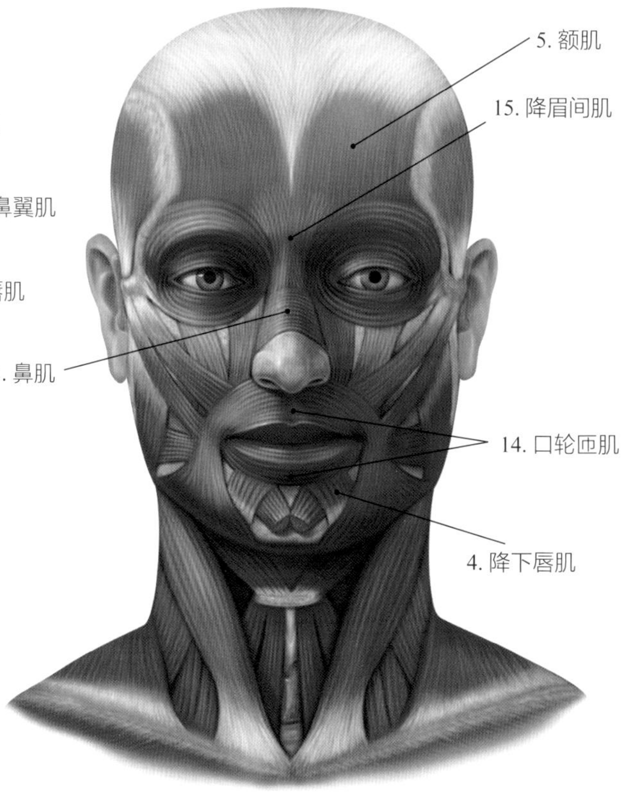
5. 额肌
15. 降眉间肌
11. 鼻肌
14. 口轮匝肌
4. 降下唇肌

图 4-7 面部表情肌——前面观

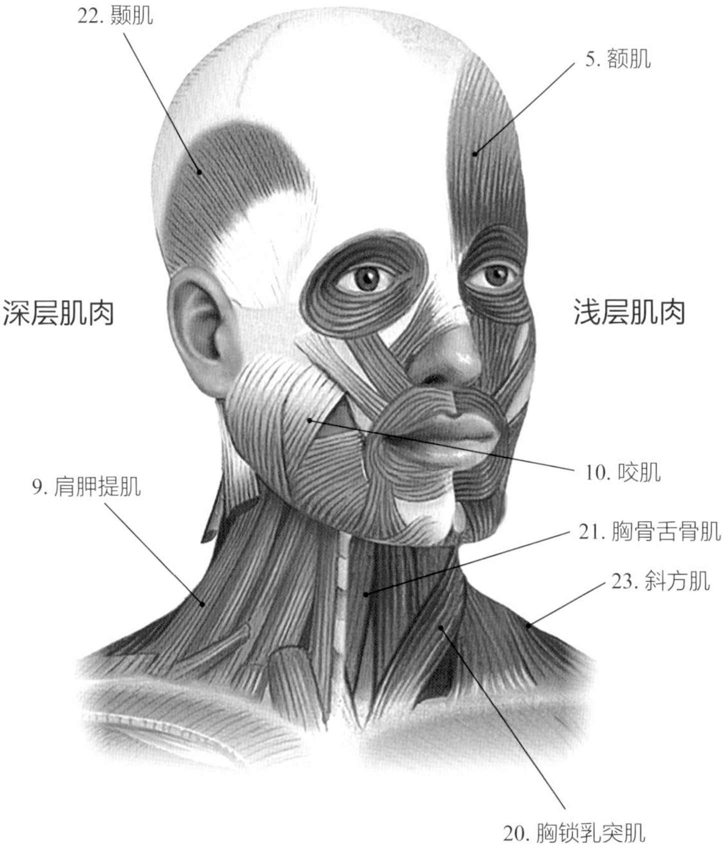
22. 颞肌
5. 额肌
深层肌肉
浅层肌肉
10. 咬肌
9. 肩胛提肌
21. 胸骨舌骨肌
23. 斜方肌
20. 胸锁乳突肌

图 4-8 深层和浅层肌肉——前面观

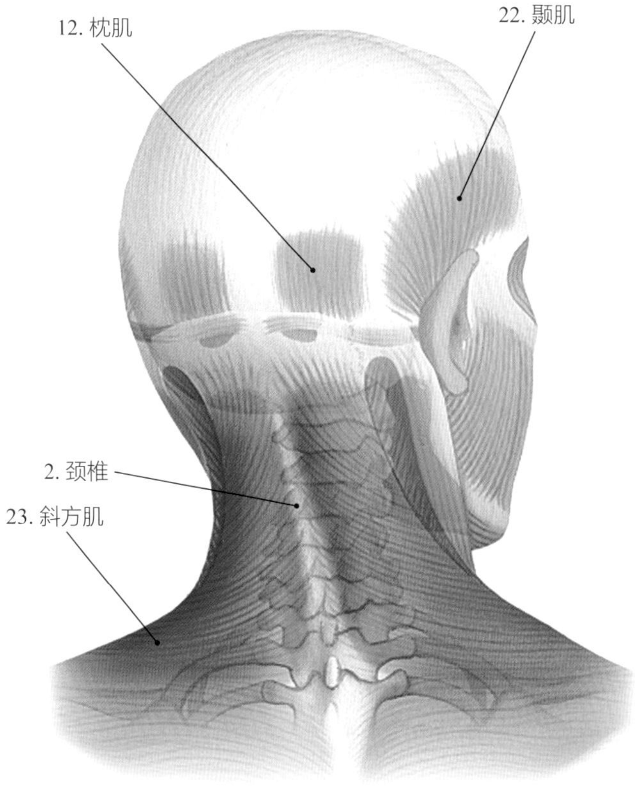
12. 枕肌
22. 颞肌
2. 颈椎
23. 斜方肌

图 4-9 深层和浅层肌肉——后面观

眼部和颈部的肌肉

1. **臂丛** brachial plexus 见 98—99 页。

2. **颈总动脉** common carotid artery 见 144—145 页。

3. **环状软骨** cricoid cartilage 喉部的软骨环，是呼吸道软骨中的一环，为杓状软骨的定位提供了基础。

4. **环甲肌** cricothyroid muscle 环甲肌可以使甲状软骨向下倾斜，还可以使环状软骨向上倾斜，这取决于其他相关肌肉。作用是紧张并拉长声带。

5. **硬膜外脂肪** epidural fat 硬脑膜周围的脂肪。硬膜外脂肪中有血管和脊神经。

6. **食管** esophagus 为前、后扁平的肌性管状器官，连接咽与胃。

7. **甲状软骨下角** inferior cornu of thyroid cartilage 甲状软骨后缘向下的突出。甲状软骨下角与环状软骨形成环甲关节，为滑膜关节。

8. **下斜肌** inferior obliquus 为眼外肌，起自上颌骨，止于眼球后外侧。下斜肌使眼球围绕视轴旋转，这样眼球可向外侧移动（外旋），并在向鼻侧转动时抬高。

9. **下直肌** inferior rectus 为眼外肌，起自眶上裂内侧的总腱环，止于眼球下方。作用是使眼球向下转。

10. **颈内静脉** internal jugular vein 颅内的大静脉，大部分为胸锁乳突肌所掩盖，与颈总动脉和迷走神经伴行。

11. **泪腺** lacrimal gland 眼眶内的一个腺体。泪液由泪腺分泌，存在于结膜囊内。

12. **外直肌** lateral rectus 起自眶上裂内侧的总腱环，止于眼球外侧的肌。可以使眼球向外侧转动（外展）。

13. **上睑提肌** levator palpebrae superioris 小的随意肌，起自蝶骨的小翼，并止于上睑，作用是提上睑和开大睑裂。

14. **肩胛提肌** levator scapulae 见 68—69 页。

15. **颈长肌** longus colli 在脊椎颈部和上 3 个胸椎体的前方呈纵向排列的肌肉，作用是使颈前屈或侧屈。

16. **内直肌** medial rectus 为眼外肌，起自眶上裂内侧的总腱环，止于眼球内侧，作用是使眼球向内侧转动（内收）。

17. **视神经** optic nerve 为感觉性脑神经，将视网膜采集的信息沿神经元轴突传递到大脑，产生视觉和视觉反射。

18. **前斜角肌** scalenus anterior 见 68—69 页。

19. **中斜角肌** scalenus medius 见 68—69 页。

20. **脊髓** spinal cord 见 100—101 页。

21. **胸锁乳突肌** sternocleidomastoid 见 68—69 页。

22. **颈部带状肌** strap muscles of neck 颈前带状肌群的总称，包括甲状舌骨肌和其他附在舌骨和甲状软骨上的肌肉。

23. **上斜肌** superior obliquus 为眼外肌，起自蝶骨体，沿着眶内侧壁向前延伸，通过滑车，转向外侧，止于眼球中纬线的后外方，收缩时使瞳孔转向下外方。

24. **上直肌** superior rectus 为眼外肌，起自眶上裂内侧的总腱环，止于眼球的上侧面，作用是使眼球向上转动（上转）。

25. **甲状腺** thyroid gland 见 214—215 页。

26. **斜方肌** trapezius 见 68—69 页。

27. **滑车** trochlea 改变上斜肌的牵拉方向，呈吊索或滑轮状。滑车也指肱骨上的结构（见 46—47 页）。

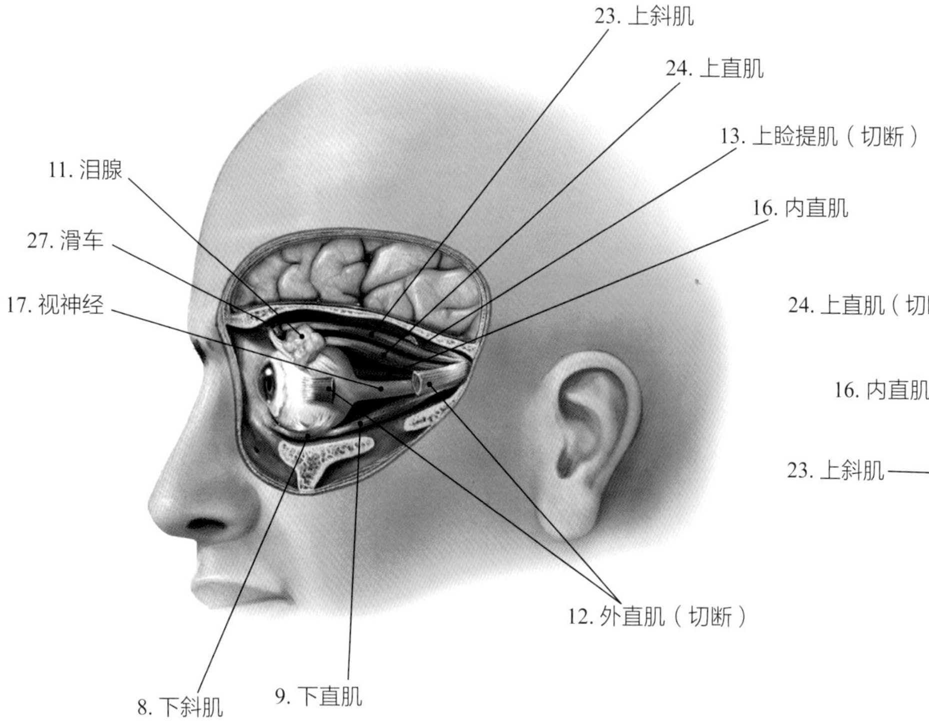
23. 上斜肌
24. 上直肌
13. 上睑提肌（切断）
11. 泪腺
16. 内直肌
27. 滑车
17. 视神经
12. 外直肌（切断）
8. 下斜肌
9. 下直肌

图 4-10 眼部肌肉——侧面观

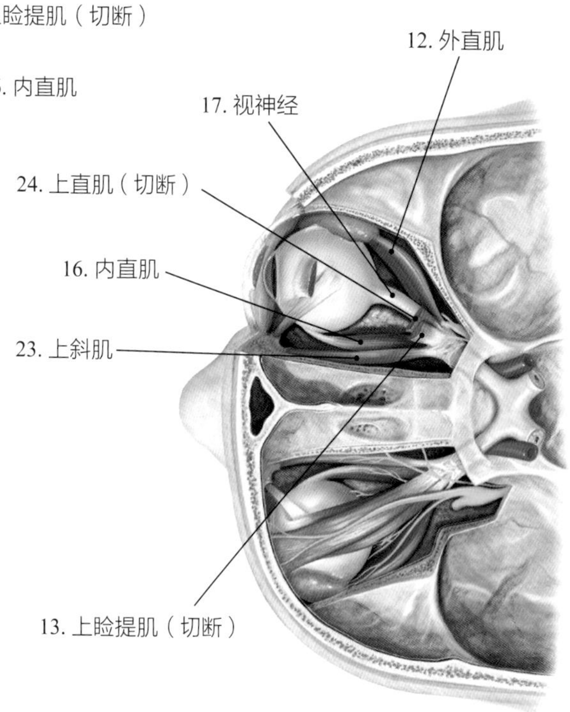
12. 外直肌
17. 视神经
24. 上直肌（切断）
16. 内直肌
23. 上斜肌
13. 上睑提肌（切断）

图 4-11 眼部肌肉——上面观

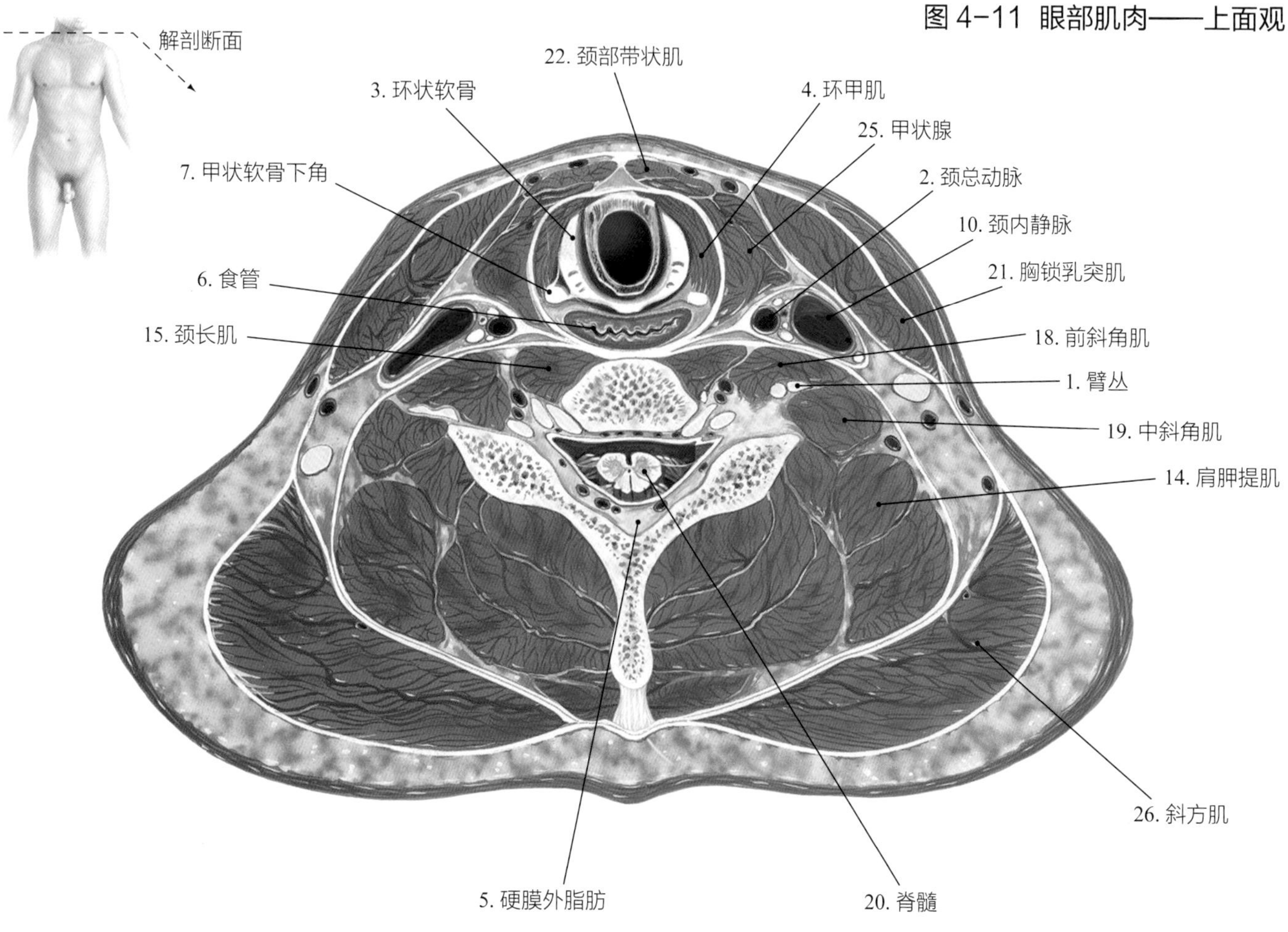
解剖断面
22. 颈部带状肌
3. 环状软骨
4. 环甲肌
25. 甲状腺
7. 甲状软骨下角
2. 颈总动脉
10. 颈内静脉
21. 胸锁乳突肌
6. 食管
15. 颈长肌
18. 前斜角肌
1. 臂丛
19. 中斜角肌
14. 肩胛提肌
26. 斜方肌
5. 硬膜外脂肪
20. 脊髓

图 4-12 颈部肌肉——横断面观

下颌和喉部的肌肉

1. **食管环肌** circular muscle layer of esophagus 食管周围的骨骼肌，收缩时会挤压食管内容物。

2. **咽下缩肌** inferior constrictor of pharynx 咽部收缩肌之一，收缩时与咽上缩肌和咽中缩肌共同缩小咽腔，将食物推入食管。

3. **下颞线** inferior temporal line 一种骨性标志，为颞肌附着部的上界。

4. **翼外肌** lateral pterygoid 为咀嚼肌，有上、下两头，起自蝶骨大翼下面和翼突外侧，止于下颌颈两侧。下颌骨为翼外肌提供附着处。

5. **食管纵肌** longitudinal muscle layer of esophagus 食管的外层肌层。食管的肌层上部为横纹肌，下部为平滑肌。

6. **下颌骨髁突** mandibular condyle 下颌骨下颌支末端的 2 个突起，由下颌头和下颌颈的关节面组成。

7. **咬肌** masseter 见 68—69 页。

8. **翼内肌** medial pterygoid 为咀嚼肌，有深、浅两头，起自腭骨、上颌骨、蝶骨，止于下颌角内侧面，作用是上提下颌骨，将下颌前伸。

9. **咽中缩肌** middle constrictor of pharynx 咽部收缩肌之一。收缩时与咽上缩肌和咽下缩肌共同缩小咽腔，将食物推入食管。

10. **茎突咽肌** stylopharyngeus 起自颅底茎突根部，止于咽壁的肌。作用是在吞咽时上提咽。

11. **咽上缩肌** superior constrictor of pharynx 咽部收缩肌之一。在吞咽时，咽上缩肌挤压鼻咽以关闭鼻腔。

12. **颞肌** temporalis 见 68—69 页。

13. **颞下颌关节** temporomandibular joint 由下颌骨的下颌头与颞骨下颌窝及关节结节组成的滑膜关节。有一个关节盘，上、下两面附有滑膜腔。

14. **颧弓** zygomatic arch 见 34—35 页。

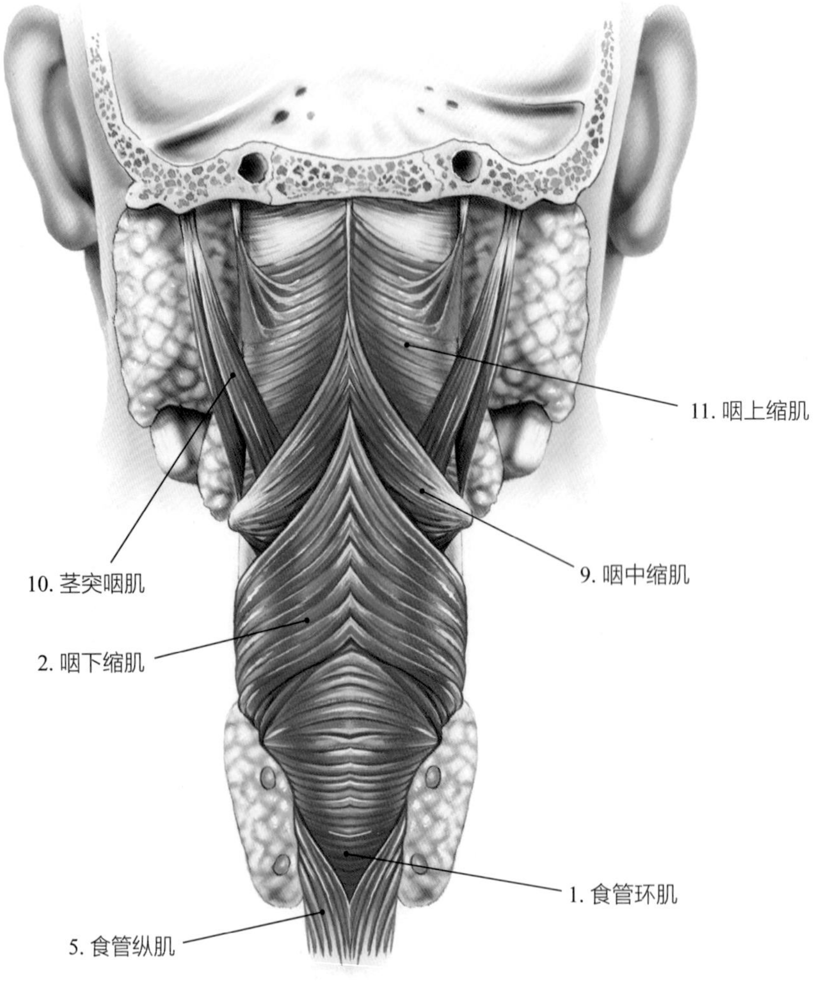

11. 咽上缩肌
10. 茎突咽肌
9. 咽中缩肌
2. 咽下缩肌
1. 食管环肌
5. 食管纵肌

图 4-13 咽喉肌肉——后面观

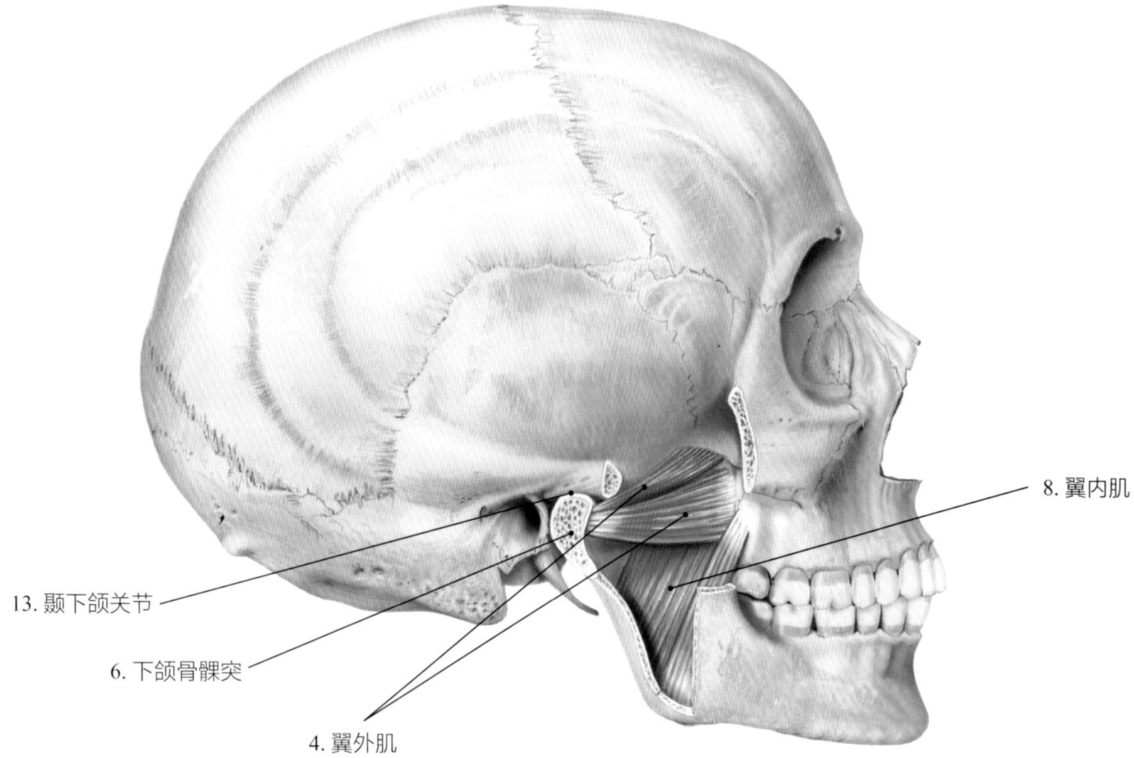
8. 翼内肌
13. 颞下颌关节
6. 下颌骨髁突
4. 翼外肌

图 4-14 下颌深层肌肉——侧面观

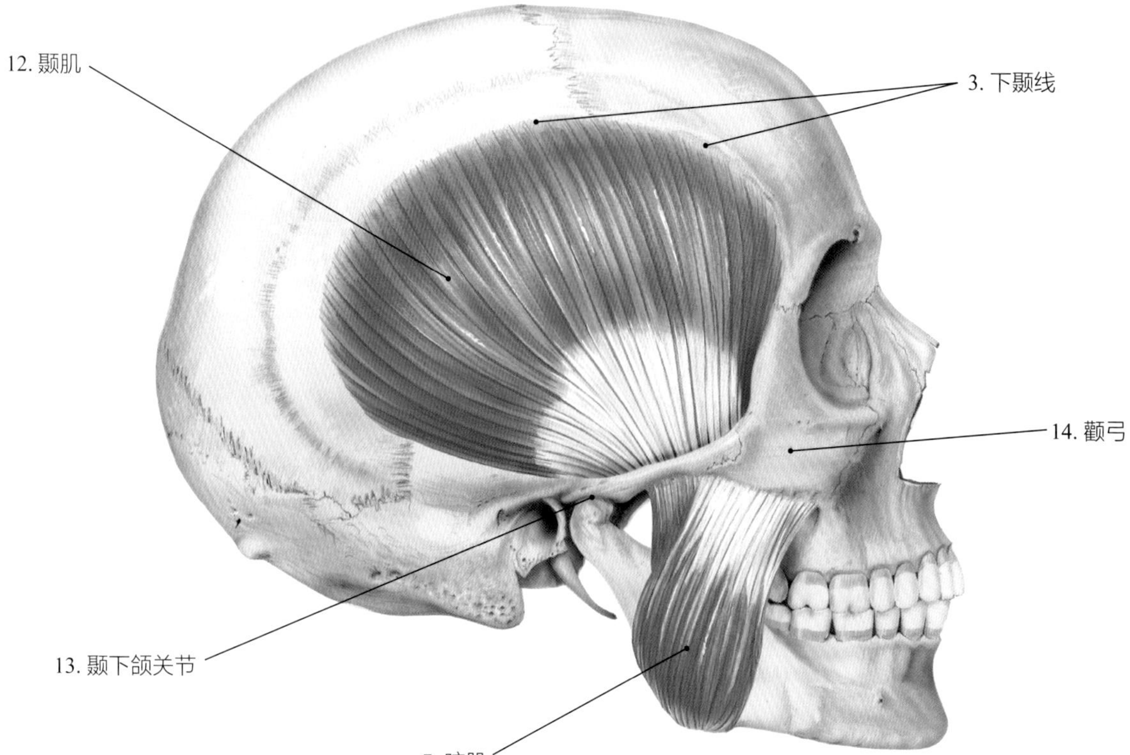
12. 颞肌
3. 下颞线
14. 颧弓
13. 颞下颌关节
7. 咬肌

图 4-15 下颌浅层肌肉——侧面观

胸部和腹部的肌肉

1. **腹主动脉** abdominal aorta 主动脉腹段，通过膈的主动脉裂孔。

2. **肝总动脉** common hepatic artery 见 192—193 页。

3. **膈** diaphragm 见 8—9 页。

4. **食管** esophagus 见 70—71 页。

5. **肋间外肌** intercostales externi 位于各肋间隙浅层的肌，起自上位肋骨下缘，肌束斜向前下，止于下位肋骨上缘，作用为提肋。

6. **下腔静脉** inferior vena cava 腹部最大的静脉，负责下肢、盆部和腹部血液回流。下腔静脉穿过膈肌后注入右心房。

7. **肋间内肌** intercostales interni 位于肋间外肌深面的肌，起自下位肋骨上缘，肌束斜向前上，止于上位肋骨下缘，收缩时使肋骨下降。

8. **膈肌左脚** left crus of diaphragm 附着于腰椎左侧的骨骼肌束。

9. **胃左动脉** left gastric artery 见 190—191 页。

10. **胸小肌** pectoralis minor 起自第 3 ~ 5 肋骨的外表面，止于肩胛骨喙突的肌。作用为牵拉肩胛骨向前下方。

11. **膈神经** phrenic nerve 由第 3 ~ 5 对颈神经前支组成的神经丛。膈神经的运动纤维穿过胸腔并支配膈肌；感觉纤维分布于胸膜、心包及膈下面的部分腹膜。

12. **腰方肌** quadratus lumborum 第 12 肋骨和髂嵴之间的长方形肌肉，有保持人体姿势和侧屈脊柱的作用。

13. **膈肌右脚** right crus of diaphragm 附着于腰椎右侧的骨骼肌束。

14. **脾动脉** splenic artery 见 190—191 页。

15. **胸骨** sternum 见 42—43 页。

16. **脊柱** vertebral column 见 36—37 页。

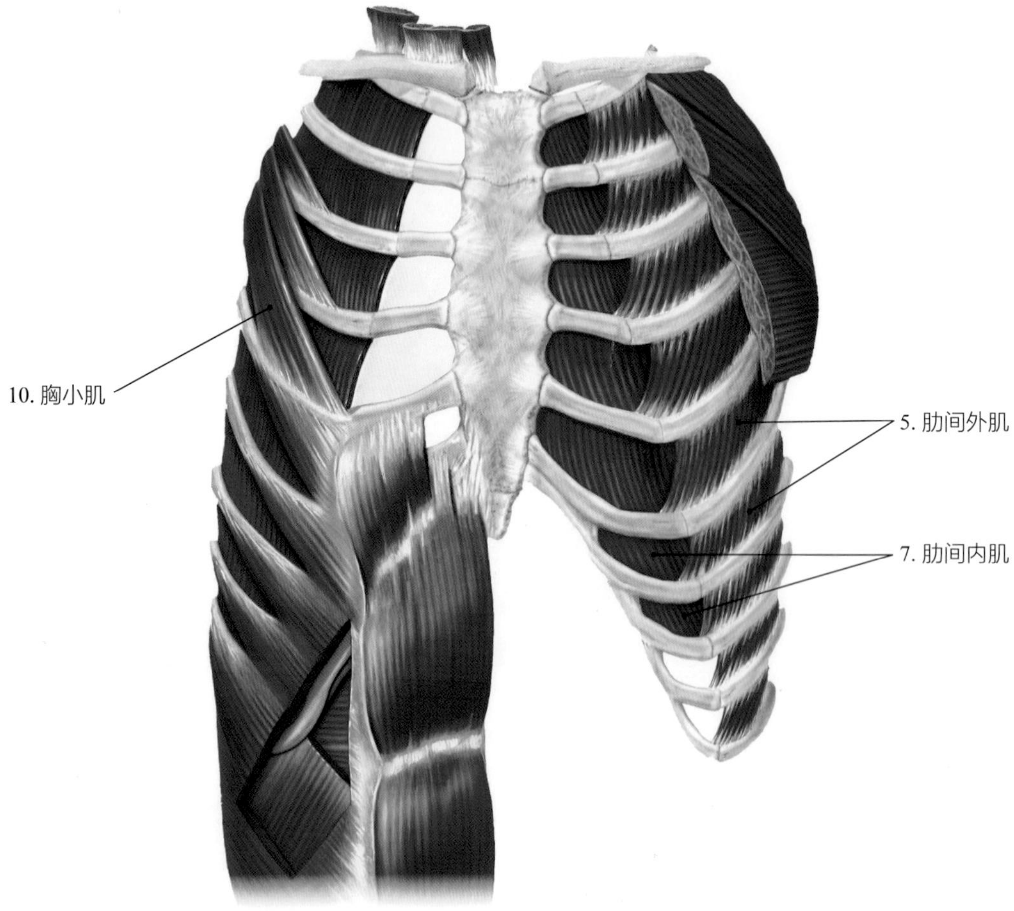
10. 胸小肌
5. 肋间外肌
7. 肋间内肌

图 4-16 胸部和腹壁的肌肉——前面观

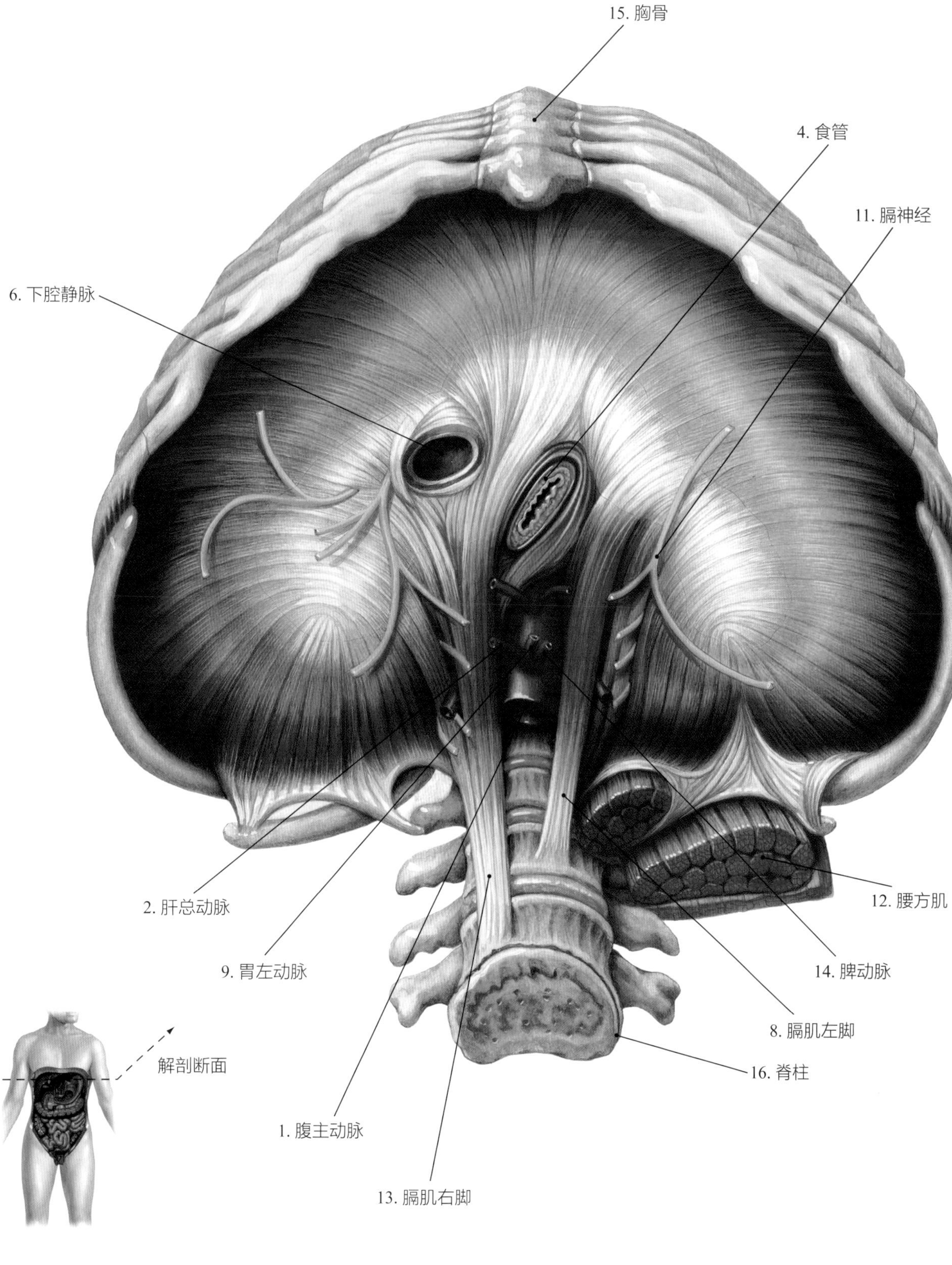
15. 胸骨
4. 食管
11. 膈神经
6. 下腔静脉
2. 肝总动脉
12. 腰方肌
9. 胃左动脉
14. 脾动脉
8. 膈肌左脚
解剖断面
16. 脊柱
1. 腹主动脉
13. 膈肌右脚

图 4-17 膈肌——下面观

腹部和骨盆的肌肉

1. **长收肌** adductor longus 起自耻骨支、坐骨支前面，止于股骨粗线的肌。在下肢屈伸时，使大腿内收并增加稳定性。

2. **骶尾前韧带** anterior sacrococcygeal ligament 为肛提肌群提供连接的韧带。

3. **膀胱** bladder 见 210—211 页。

4. **髂肌** iliacus 髂腰肌的一部分，起自髂窝，与腰大肌向下会合，止于股骨小转子。髂肌可以使髋关节弯曲和抬大腿。

5. **髂尾肌** iliococcygeus 为肛提肌最外侧的部分，起自肛提肌腱弓，止于尾骨侧缘和肛尾韧带。

6. **髂腰肌** iliopsoas 由髂肌与腰大肌组成。腰大肌与髂肌的肌腱相结合，止于股骨小转子。髂腰肌可以使髋关节前屈与外旋。

7. **腹股沟韧带** inguinal ligament 连于髂前上棘和耻骨结节之间的韧带，形成腹股沟管的底部。输精管从附睾管开始通过阴囊进入腹股沟管。

8. **坐骨尾骨肌（尾骨肌）** ischiococcygeus (coccygeus) 盆膈的组成部分之一。起自坐骨棘盆面，止于尾骨和骶骨下部侧缘的肌。

9. **腔隙韧带** lacunar ligament 位于腹股沟韧带内侧端的一小束腱纤维，在耻骨结节处行向下后方，并返折至耻骨梳。

10. **肛提肌** levator ani muscle 由 3 组肌肉（耻骨直肠肌、耻骨尾骨肌、髂骨尾骨肌）组成，对盆腔器官起承托作用。耻骨直肠肌特别重要，为最内侧的肌肉，能够控制排尿过程。

11. **腹外斜肌** obliquus externus abdominis 见 78—79 页。

12. **闭孔** obturator foramen 见 52—53 页。

13. **闭孔内肌** obturator internus 起自闭孔膜内面及其周围骨面，止于股骨大转子的内侧表面。闭孔内肌可以使大腿外旋，有助于股骨外展。

14. **耻骨肌** pectineus 起自耻骨支、坐骨支前面，止于股骨耻骨肌线。耻骨肌可以使大腿内收。

15. **梨状肌** piriformis 见 78—79 页。

16. **腰大肌** psoas major 起自腰椎体侧面和横突，肌束与髂肌向下会合，止于股骨小转子的肌。腰大肌可以使大腿在髋关节处弯曲。

17. **腰小肌** psoas minor 起自第 12 胸椎体和第 1 腰椎体侧面，止于髂耻隆起的肌。具有协助腰大肌的作用。

18. **耻骨联合** pubic symphysis 见 52—53 页。

19. **耻骨结节** pubic tubercle 见 52—53 页。

20. **耻尾肌** pubococcygeus 为肛提肌的内侧部分，起自耻骨背面，止于会阴中心腱以及肛尾韧带（肛门和尾骨之间的韧带）。

21. **耻骨直肠肌** puborectalis 为肛提肌的下侧部分，起自耻骨盆面和肛提肌腱弓前部，行向背侧绕过直肠和肛管的后方与对侧的肌纤维交织并参与肛尾韧带的组成，两侧肌束构成“U”形袢。

22. **直肠** rectum 见 190—191 页。

23. **腹直肌** rectus abdominis 长而薄的片状肌肉，起自耻骨联合和耻骨嵴，肌束向上止于胸骨剑突和第 5 ~ 7 肋软骨前面。两侧腹直肌收缩可以使脊柱前屈。

24. **骶岬** sacral promontory 见 52—53 页。

25. **骶骨腹侧神经根** sacral ventral nerve root 构成骶丛的神经根。

26. **前锯肌** serratus anterior 起自第 8、9 肋骨的外侧面，止于肩胛骨脊柱缘的肌。前锯肌可以使肩胛骨内侧向前拉（前伸）。

27. **肛提肌腱弓** tendinous arch of levator ani 闭孔内肌上表面的结缔组织带，从耻骨体延伸至坐骨棘，为髂尾肌提供附着处。

28. **腱划** tendinous intersection 腹直肌上的结缔组织，把腹直肌分成几个肌腹，通常有 1 条腱划通过脐部，之上有 2 条。

29. **阴道** vagina 见 228—229 页。

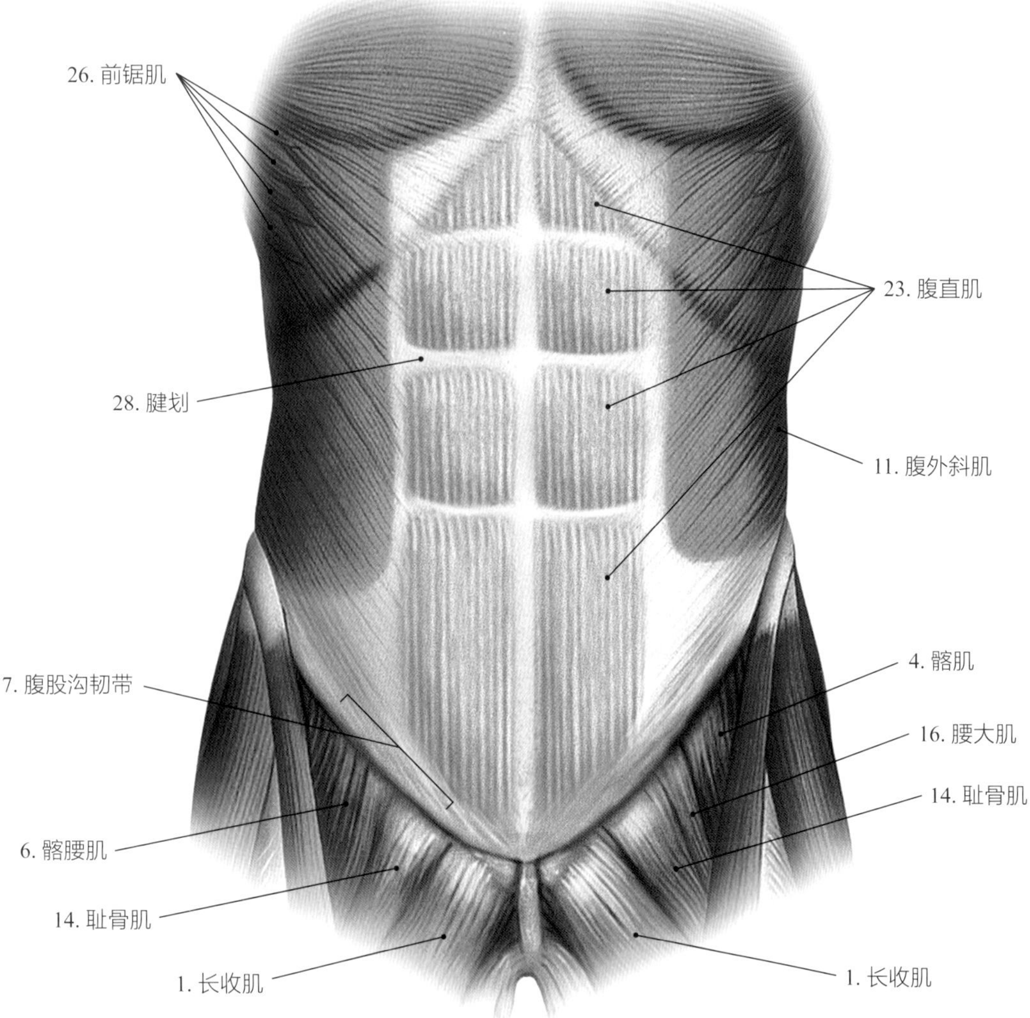
26. 前锯肌
23. 腹直肌
28. 腱划
11. 腹外斜肌
7. 腹股沟韧带
4. 髂肌
16. 腰大肌
14. 耻骨肌
6. 髂腰肌
14. 耻骨肌
1. 长收肌
1. 长收肌

图 4-18 腹部肌肉——前面观

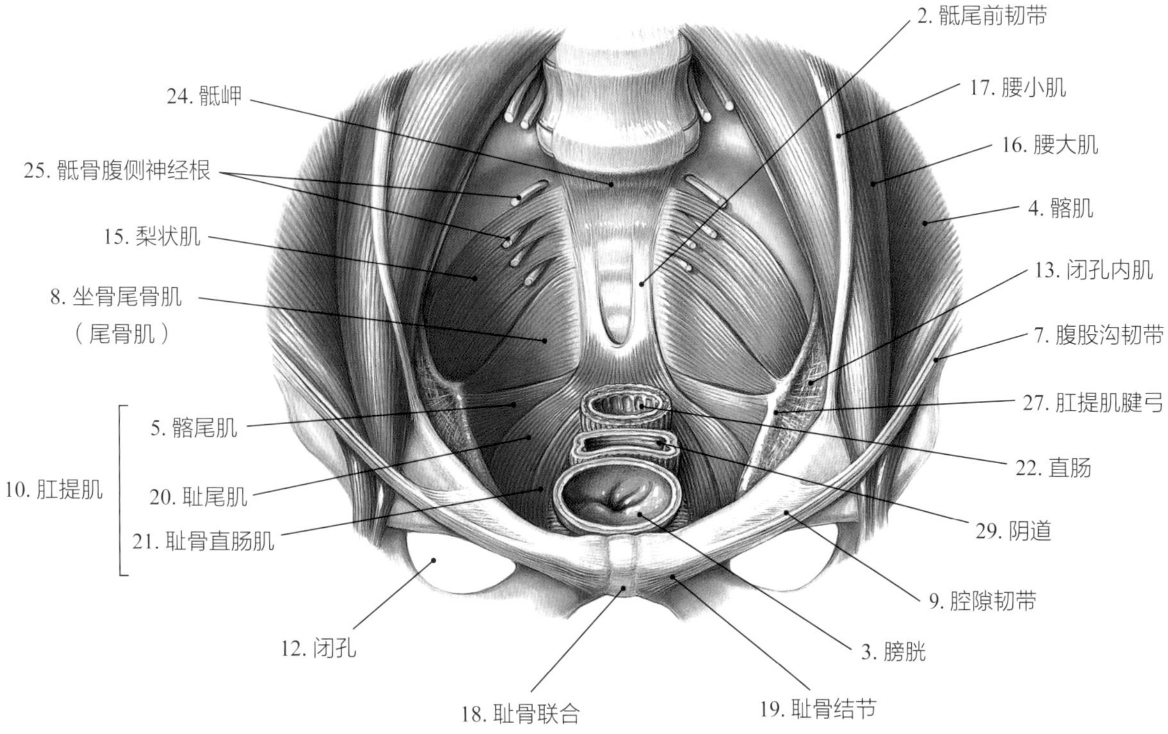
2. 骶尾前韧带
24. 骶岬
17. 腰小肌
16. 腰大肌
25. 骶骨腹侧神经根
4. 髂肌
15. 梨状肌
13. 闭孔内肌
8. 坐骨尾骨肌
（尾骨肌）
7. 腹股沟韧带
27. 肛提肌腱弓
5. 髂尾肌
22. 直肠
10. 肛提肌
20. 耻尾肌
29. 阴道
21. 耻骨直肠肌
9. 腔隙韧带
12. 闭孔
3. 膀胱
18. 耻骨联合
19. 耻骨结节

图 4-19 盆底肌肉（女性）——前面观

背肌

1. **三角肌** deltoid 见 84—85 页。
2. **竖脊肌** erector spinae 背部的 3 组肌肉，从骶骨一直延伸至枕骨，为一对强大的伸脊柱肌。
3. **臀大肌** gluteus maximus 见 90—91 页。
4. **臀中肌** gluteus medius 起自髂骨翼外面（后外侧），止于股骨大转子的肌。臀中肌前部肌束收缩可以使髋关节外展、内旋，后部肌束收缩可以使髋关节外旋，并在站立、步行时起到支撑骨盆的作用。
5. **臀小肌** gluteus minimus 起自髂骨翼外面（后外侧），止于股骨大转子前缘的肌。臀小肌前部肌束使髋关节外展、内旋，后部肌束使髋关节外旋，并在站立、步行时起到支撑骨盆的作用。
6. **髂嵴** iliac crest 髂骨翼的上缘，为侧腹壁肌群和腰方肌提供附着处。
7. **斜方肌下部肌束** inferior fibers of trapezius 斜方肌的下部肌束，能下降肩胛骨，稳定并收缩肩部。
8. **下孖肌** gemellus inferior 起自坐骨棘和坐骨结节，止于转子窝的肌。作用为维持髋关节稳定，使髋关节外旋。
9. **冈下肌** infraspinatus 见 84—85 页。
10. **肋间外肌** intercostales externi 见 74—75 页。
11. **背阔肌** latissimus dorsi 为全身最大的扁肌，起自 6 个胸椎棘突、全部腰椎棘突、骶正中嵴及髂嵴后部，止于肱骨小结节嵴。在游泳和攀登时，背阔肌是肱部强有力的内收肌和伸肌。
12. **肩胛提肌** levator scapulae 见 68—69 页。
13. **斜方肌中部肌束** middle fibers of trapezius 斜方肌的中间肌束，能后拉肩胛骨。
14. **多裂肌** multifidi 自下节椎骨的乳突和横突伸出，上升并会合止于上节椎骨棘突的肌。
15. **头下斜肌** obliquus capitis inferior 起自枢椎棘突，横向延伸，止于寰椎横突的肌。
16. **头上斜肌** obliquus capitis superior 起自寰椎横突，止于枕骨上、下项线之间外侧区域的肌。
17. **腹外斜肌** obliquus externus abdominis 位于腹前外侧部的浅层的宽阔扁肌。当双侧腹外斜肌都收缩时，可以增加腹压。
18. **腹内斜肌** obliquus internus abdominis 位于腹外斜肌深面。当一侧腹内斜肌与对侧腹外斜肌同时收缩时，可以使躯干向腹内斜肌一侧旋转。
19. **梨状肌** piriformis 起自骶骨前面，跨越坐骨大切迹，止于股骨大转子尖端的肌。作用为外旋、外展髋关节。
20. **髂后上棘** posterior superior iliac spine 髂嵴后端突向后下方的棘。
21. **股方肌** quadratus femoris 一条短而粗的肌肉，起自坐骨结节，止于转子间嵴，可以外旋髋关节。
22. **腰方肌** quadratus lumborum 见 74—75 页。
23. **头后大直肌** rectus capitis posterior major 起自枢椎棘突，止于枕骨上项线外侧的肌。
24. **头后小直肌** rectus capitis posterior minor 起自寰椎后结节，止于枕骨下项线内侧的肌。
25. **大菱形肌** rhomboideus major 起自第 2 ~ 5 胸椎的棘突，止于肩胛骨内侧缘的肌。大菱形肌可以使肩胛骨内收、内旋和固定。
26. **小菱形肌** rhomboideus minor 起自下位 2 个颈椎的棘突，向下止于肩胛骨内侧缘的肌。小菱形肌可以使肩胛骨内收、内旋。
27. **骶结节韧带** sacrotuberous ligament 连于坐骨结节与骶骨之间的韧带，可以阻止骶髂关节的旋转。
28. **后斜角肌** scalenus posterior 起自下部颈椎，止于第 2 肋的肌性部分的肌。在深呼吸时，后斜角肌可协助上提第 2 肋。
29. **头半棘肌** semispinalis capitis 起自下部颈椎和上部胸椎，止于枕骨的上、下项线之间的肌。作用为延伸头部。
30. **颈半棘肌** semispinalis cervicis 为成束的肌肉，从上部胸椎横突延伸至颈椎棘突。
31. **胸半棘肌** semispinalis thoracis 从下部胸椎横突延伸至上部胸椎棘突和下部颈椎棘突的肌。
32. **下后锯肌** serratus posterior inferior 位于背阔肌中部深面的肌，作用是下拉肋骨向后。
33. **肩胛冈** spine of scapula 肩胛骨后面上部的横嵴。肩胛骨以肩胛冈为分界，分为冈上窝和冈下窝。
34. **斜方肌上部肌束** superior fibers of trapezius 斜方肌的上部肌束，可以使肩胛骨上提和后缩。
35. **上孖肌** gemellus superior 起自坐骨棘及坐骨结节，止于转子窝的肌。作用为维持髋关节稳定，使髋关节外旋。
36. **冈上肌** supraspinatus 见 84—85 页。
37. **半腱肌肌腱** tendon of semitendinosus 起自坐骨结节，止于胫骨上端内侧面的肌腱。
38. **大圆肌** teres major 起自肩胛骨下角背面，止于肱骨小结节嵴的肌。大圆肌可以使上臂内旋、内收和伸。
39. **小圆肌** teres minor 见 84—85 页。
40. **胸腰筋膜** thoracolumbar fascia 背部宽大的深筋膜，从下部胸椎、腰椎区域延伸至髂嵴和骶骨。

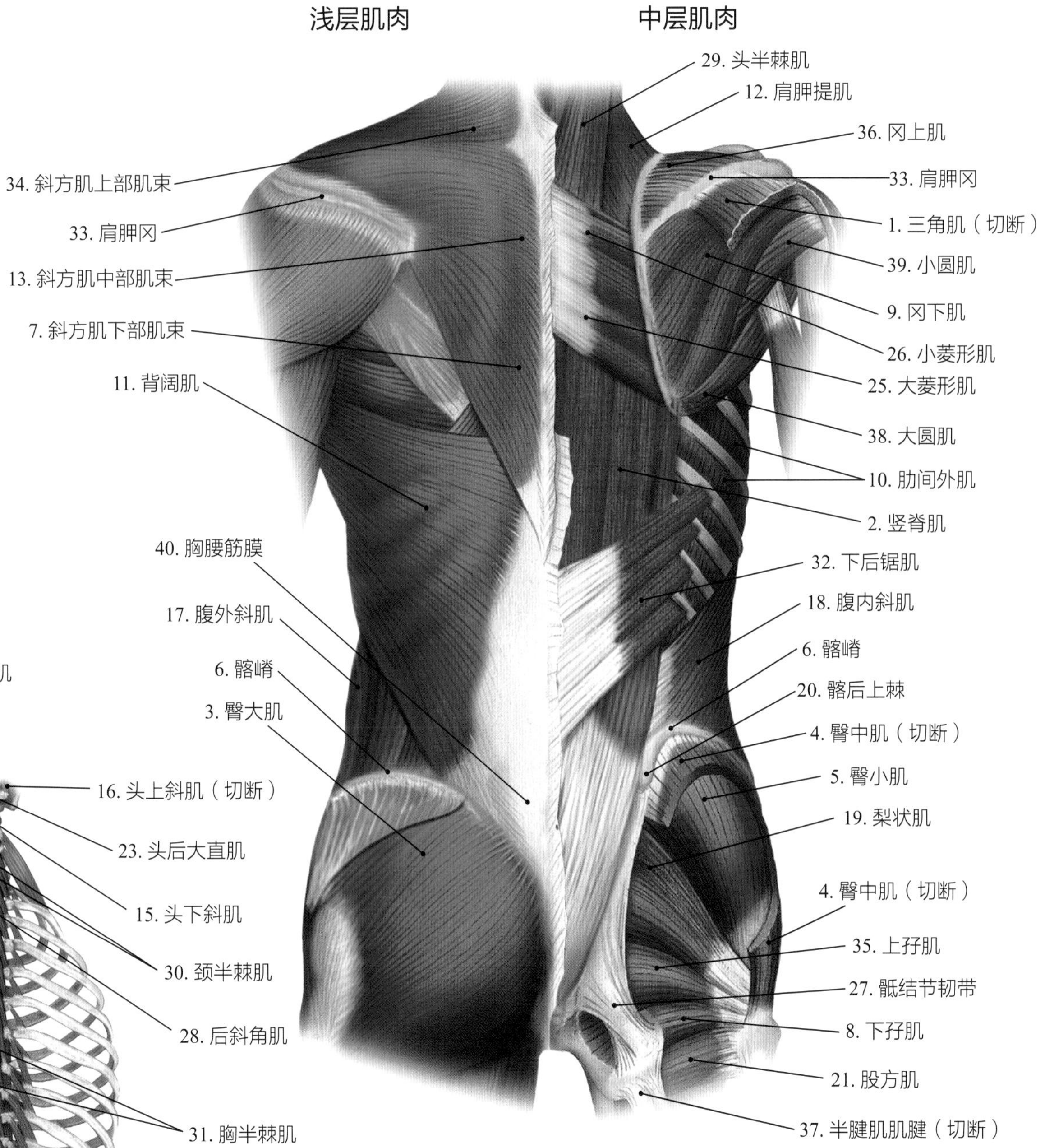
浅层肌肉
中层肌肉
29. 头半棘肌
12. 肩胛提肌
36. 冈上肌
33. 肩胛冈
1. 三角肌（切断）
39. 小圆肌
9. 冈下肌
26. 小菱形肌
25. 大菱形肌
38. 大圆肌
10. 肋间外肌
2. 竖脊肌
32. 下后锯肌
18. 腹内斜肌
6. 髂嵴
20. 髂后上棘
4. 臀中肌（切断）
5. 臀小肌
19. 梨状肌
4. 臀中肌（切断）
35. 上孖肌
27. 骶结节韧带
8. 下孖肌
21. 股方肌
37. 半腱肌肌腱（切断）
34. 斜方肌上部肌束
33. 肩胛冈
13. 斜方肌中部肌束
7. 斜方肌下部肌束
11. 背阔肌
40. 胸腰筋膜
17. 腹外斜肌
6. 髂嵴
3. 臀大肌

图 4-20 背肌——后面观

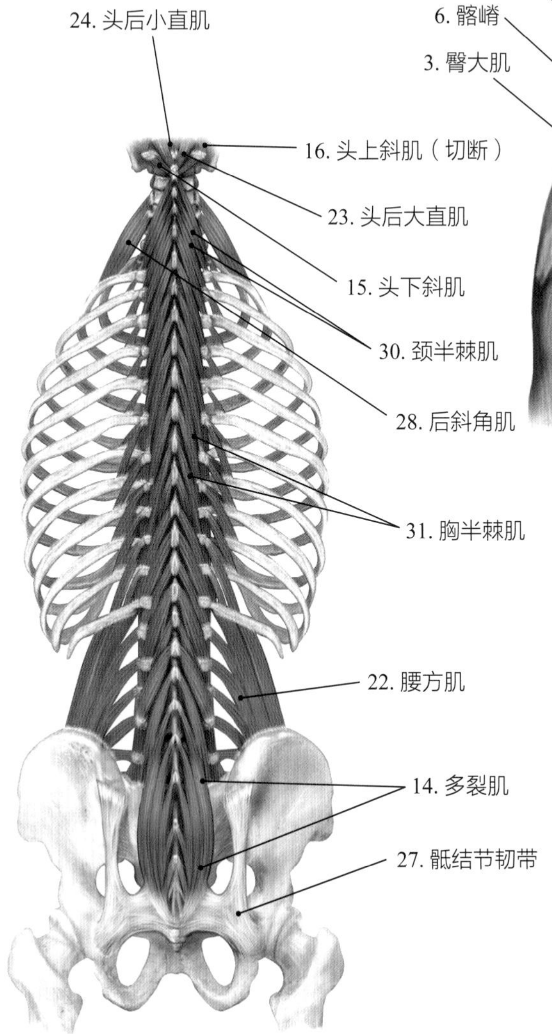
24. 头后小直肌
16. 头上斜肌（切断）
23. 头后大直肌
15. 头下斜肌
30. 颈半棘肌
28. 后斜角肌
31. 胸半棘肌
22. 腰方肌
14. 多裂肌
27. 骶结节韧带

图 4-21 背部深层肌肉——后面观

上肢肌（一）

1. **小指展肌** abductor digiti minimi 小鱼际处的肌，作用是使小指外展。

2. **拇短展肌** abductor pollicis brevis 位于手掌鱼际处的肌，作用是使拇指外展。

3. **拇收肌** adductor pollicis 手掌深层肌肉，起自第 3 掌骨、屈肌支持带、头状骨，止于拇指近节指骨底的尺侧，作用是内收拇指、屈拇指近节指骨。

4. **肱二头肌** biceps brachii 起端有 2 个头，长头起自肩胛骨盂上结节，短头起自肩胛骨喙突，两头在臂的下部合并成一个肌腹，止于桡骨粗隆和肱二头肌腱膜。作用为屈肘关节，当前臂在旋前位时能使其旋后，此外还能协助屈肩关节。

5. **肱肌** brachialis 起自肱骨体下半的前面，止于尺骨粗隆和冠突的肌。作用为屈肘关节。

6. **肱桡肌** brachioradialis 见 84—85 页。

7. **三角肌** deltoid 见 84—85 页。

8. **桡侧腕长伸肌** extensor carpi radialis longus 起自肱骨外上髁以及邻近的深筋膜，向下止于第 3 掌骨底的肌。主要作用为伸腕，还可使腕外展。

9. **屈肌纤维腱鞘** fibrous flexor sheath 包绕指浅屈肌腱和指深屈肌腱的腱鞘。在腱鞘内，肌腱外侧有滑膜包围，以减少摩擦。

10. **小指短屈肌** flexor digiti minimi brevis 小指底部的一块肌（位于小鱼际处），作用为屈小指。

11. **指深屈肌** flexor digitorum profundus 为前臂的深层肌肉，起自尺骨，止于第 2 ~ 5 指远节指骨底掌面，作用是屈第 2 ~ 5 指远侧、近侧指骨间关节和掌指关节，并屈腕关节。

12. **指浅屈肌** flexor digitorum superficialis 为前臂的浅层肌肉，起自肱骨内上髁、尺骨和桡骨前面，止于第 2 ~ 5 指中节指骨体两侧，作用是屈第 2 ~ 5 指近侧指骨间关节和掌指关节，并屈腕和屈肘。

13. **拇短屈肌** flexor pollicis brevis 为鱼际处的四肌之一，作用为屈拇指近节指骨。

14. **拇长屈肌** flexor pollicis longus 为前臂深层屈肌之一，起自桡骨，止于拇指远节指骨底掌面，作用为屈拇指指间关节和掌指关节。

15. **屈肌支持带** flexor retinaculum 前臂深筋膜在腕前区的延续，腕前深筋膜加厚形成的扁带。腕掌侧韧带与屈肌支持带构成了尺侧腕管。屈肌支持带对屈肌腱起着强大的支持作用，腕关节屈曲时尤为明显。

16. **小鱼际肌** hypothenar muscle 在手掌小指侧形成的肌肉隆起，作用是使小指完成前屈、外展、对掌运动。

17. **肱二头肌长头** long head of biceps brachii 肱二头肌起始端的一束长肌，起自肩胛骨盂上结节。

18. **蚓状肌** lumbrical 4 条细束状小肌，起自指深屈肌腱，分别移行止于第 2 ~ 5 指的指背腱膜，作用为屈第 2 ~ 5 指掌指关节、伸指间关节。

19. **小指对掌肌** opponens digiti minimi 小鱼际处的肌，作用是使小指对掌。

20. **拇对掌肌** opponens pollicis 鱼际处的肌，作用是可以使拇指对掌。

21. **骨间掌侧肌** palmar interossei 相邻的掌骨间隙中的肌。作用为内收第 2、第 4、第 5 指，屈掌指关节，伸指骨间关节。

22. **掌短肌** palmaris brevis 小鱼际近侧部浅筋膜内的横行肌纤维，可以保护尺动脉和尺神经。掌短肌收缩时，加深掌心凹陷。

23. **胸大肌** pectoralis major 见 176—177 页。

24. **旋前圆肌** pronator teres 起自肱骨内上髁前面、前臂深筋膜，向下止于桡骨外侧面的肌。作用是使前臂旋前、屈肘关节。

25. **肱二头肌短头** short head of biceps brachii 肱二头肌另一起始端，起自肩胛骨喙突，与喙肱肌并行。

26. **旋后肌** supinator 见 82—83 页。

27. **桡侧腕屈肌腱** tendon of flexor carpi radialis 起自肱骨内上髁和前臂深筋膜，止于第 2 掌骨底的肌腱。作用为屈腕，使腕外展。

28. **尺侧腕屈肌腱** tendon of flexor carpi ulnaris 附着于豌豆骨的肌腱，通过豌豆骨与钩骨和第 5 掌骨之间的韧带将力施加给其他掌骨。作用为屈腕和使腕内收。

29. **指深屈肌腱** tendon of flexor digitorum profundus 走行于指浅屈肌腱的深面，经腕管入掌，止于远节指骨基底掌面两侧的肌腱。

30. **指浅屈肌腱** tendon of flexor digitorum superficialis 通过腕管的 4 条肌腱之一，经过腕管的浅面，在掌骨头平面分别进入第 2 ~ 5 指的腱鞘，在近节指骨处分为 2 条，止于中节指骨底掌面的两侧。

31. **掌长肌腱** tendon of palmaris longus 附着于屈肌支持带和掌腱膜，可以在掌腱膜处产生张力。

32. **鱼际肌** thenar muscle 在手掌拇指侧形成的肌肉隆起，作用是使拇指弯曲、外展、对掌。

33. **肱三头肌** triceps brachii 上臂后群的三头肌，分别起自肩胛骨盂下结节、桡神经沟的外上方和内下方骨面，止于尺骨鹰嘴，作用为伸肘关节，长头尚可使肩关节后伸和内收。

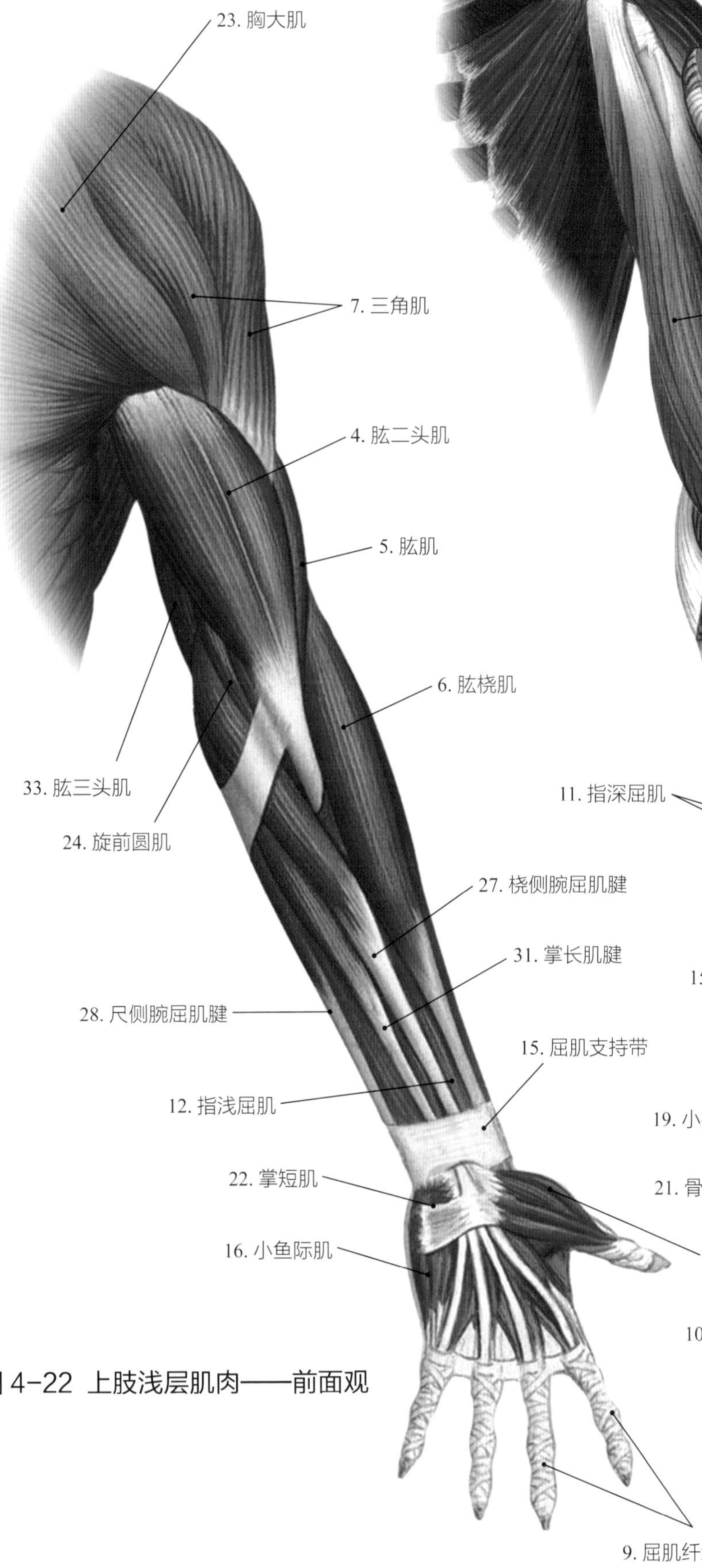
23. 胸大肌
7. 三角肌
4. 肱二头肌
5. 肱肌
6. 肱桡肌
33. 肱三头肌
24. 旋前圆肌
27. 桡侧腕屈肌腱
31. 掌长肌腱
28. 尺侧腕屈肌腱
15. 屈肌支持带
12. 指浅屈肌
22. 掌短肌
32. 鱼际肌
16. 小鱼际肌
9. 屈肌纤维腱鞘

图 4-22 上肢浅层肌肉——前面观

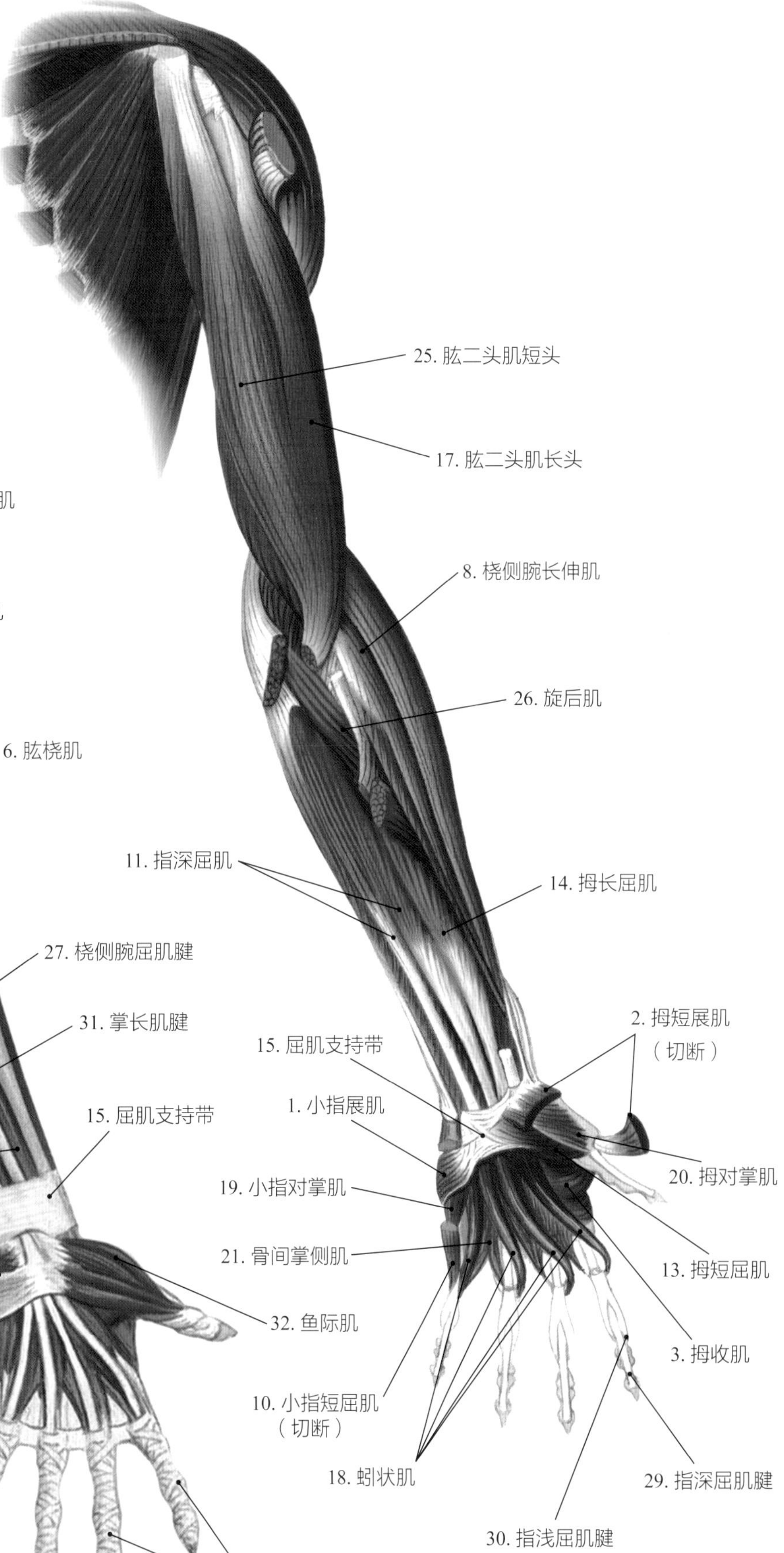
25. 肱二头肌短头
17. 肱二头肌长头
8. 桡侧腕长伸肌
26. 旋后肌
11. 指深屈肌
14. 拇长屈肌
2. 拇短展肌
（切断）
15. 屈肌支持带
1. 小指展肌
20. 拇对掌肌
19. 小指对掌肌
21. 骨间掌侧肌
13. 拇短屈肌
3. 拇收肌
10. 小指短屈肌
（切断）
18. 蚓状肌
29. 指深屈肌腱
30. 指浅屈肌腱

图 4-23 上肢深层肌肉——前面观

上肢肌（二）

1. **拇长展肌** abductor pollicis longus 前臂肌肉，有一长肌腱延伸至第 1 掌骨，可以使拇指外展。

2. **肘肌** anconeus 起自肱骨外上髁，止于尺骨上端背面的肌。主要作用为发起伸肘关节的动作。

3. **骨骼** bone 见 28—29 页。

4. **肱桡肌** brachioradialis 见 84—85 页。

5. **三角肌** deltoid 见 84—85 页。

6. **小指伸肌** extensor digiti minimi 起自肱骨外上髁以及邻近的深筋膜，止于小指中节和远节指骨底的肌。作用为使小指单独伸展（例如，完成饮茶时伸小指的动作）。

7. **指伸肌** extensor digitorum 以伸肌总腱起自肱骨外上髁以及邻近的深筋膜，肌腹向下移行为 4 条肌腱，止于第 2 ~ 5 指中节和远节指骨底的肌。作用为伸指和伸腕。

8. **拇短伸肌** extensor pollicis brevis 起自桡骨、尺骨和骨间膜背面，止于拇指近节指骨底的肌。作用为伸拇指。

9. **拇长伸肌** extensor pollicis longus 起自桡骨、尺骨和骨间膜的背面，止于拇指远节指骨底的肌。作用为伸拇指远节指骨。

10. **伸肌支持带** extensor retinaculum 由前臂及手背面的深筋膜在腕背侧增厚形成的韧带。在激活伸肌的过程中，伸肌支持带将伸肌腱固定在手腕上。

11. **尺侧腕屈肌** flexor carpi ulnaris 见 84—85 页。

12. **冈下肌** infraspinatus 见 84—85 页。

13. **肱三头肌外侧头** lateral head of triceps brachii 起自上肱骨后面的一束肌。

14. **肱三头肌长头** long head of triceps brachii 肱三头肌起始端的一束长肌，起自肩胛骨的盂下结节。

15. **鹰嘴** olecranon 见 48—49 页。

16. **肩胛冈** spine of scapula 见 78—79 页。

17. **旋后肌** supinator 起自肱骨外上髁和尺骨近侧，肌纤维斜向下外并向前包绕桡骨的肌。作用为使前臂旋后。

18. **冈上肌** supraspinatus 见 84—85 页。

19. **示指伸肌腱** tendon of extensor indicis 示指专用伸肌腱，可以使示指独立伸展。

20. **肱三头肌腱** tendon of triceps brachii 止于尺骨鹰嘴的肌腱，可以使前臂伸展。

21. **指伸肌腱** tendon of extensor digitorum 附着在每个手指背侧的伸肌腱帽上，并止于远节指骨上的肌腱。

22. **大圆肌** teres major 见 78—79 页。

运动的解剖术语

屈 flexion **和伸** extension 指关节绕冠状轴进行的运动。运动时，相关节的两骨之间的角度变小为屈，反之，角度增大为伸。

内收 adduction **和外展** abduction 是关节绕矢状轴进行的运动。运动时，骨向正中矢状面靠拢为内收，反之，远离正中矢状面为外展。

（躯干）旋转 rotation（of the trunk）是躯干沿垂直轴进行的运动。主要涉及胸椎之间的运动。

（躯干）侧屈 lateral flexion（of the trunk）向一边倾斜躯干的运动。

（前臂）旋前 pronation（of the forearm）**和（前臂）旋后** supination（of the forearm）前臂桡骨对尺骨的旋前、旋后运动，是围绕桡骨头中心到尺骨茎突基底部的轴线旋转，其中将手背转向前方的运动为旋前，而将手掌恢复到向前而手背转向后方的运动称旋后。

环转 circumduction 运动骨的一端在原位转动，另一端则做圆周运动。环转运动结合了伸、展、屈和收的连续动作。

（足）外翻 eversion（of the foot）足向外旋转，足底倾向于面对外侧的运动。

（足）内翻 inversion（of the foot）足向内旋转，足底倾向于面对内侧的运动。

背屈 dorsiflexion 倾斜足，足趾向上。

跖屈 plantarflexion 倾斜足，足趾向下。

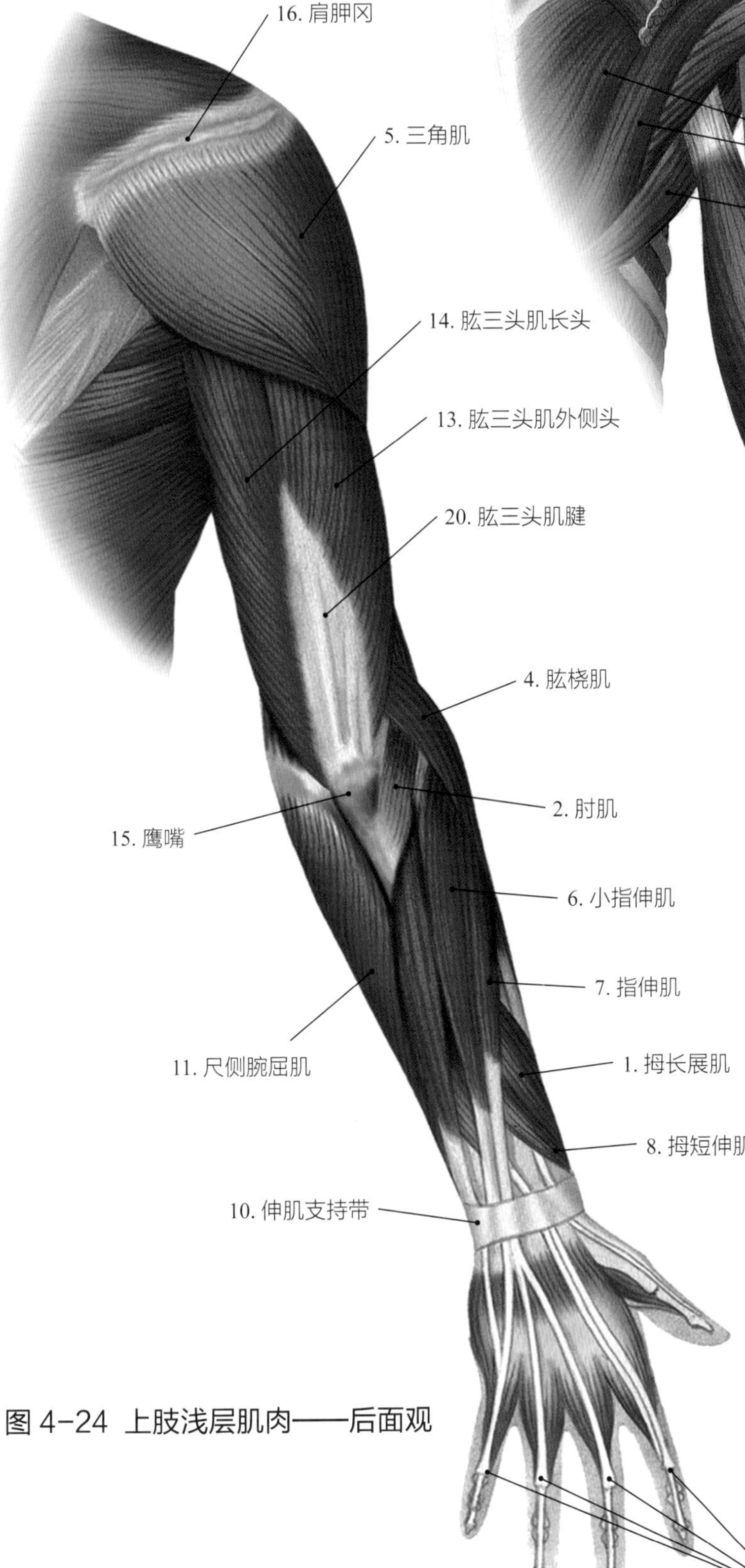
16. 肩胛冈
5. 三角肌
14. 肱三头肌长头
13. 肱三头肌外侧头
20. 肱三头肌腱
4. 肱桡肌
2. 肘肌
15. 鹰嘴
6. 小指伸肌
7. 指伸肌
11. 尺侧腕屈肌
1. 拇长展肌
8. 拇短伸肌
10. 伸肌支持带
21. 指伸肌腱

图 4-24 上肢浅层肌肉——后面观

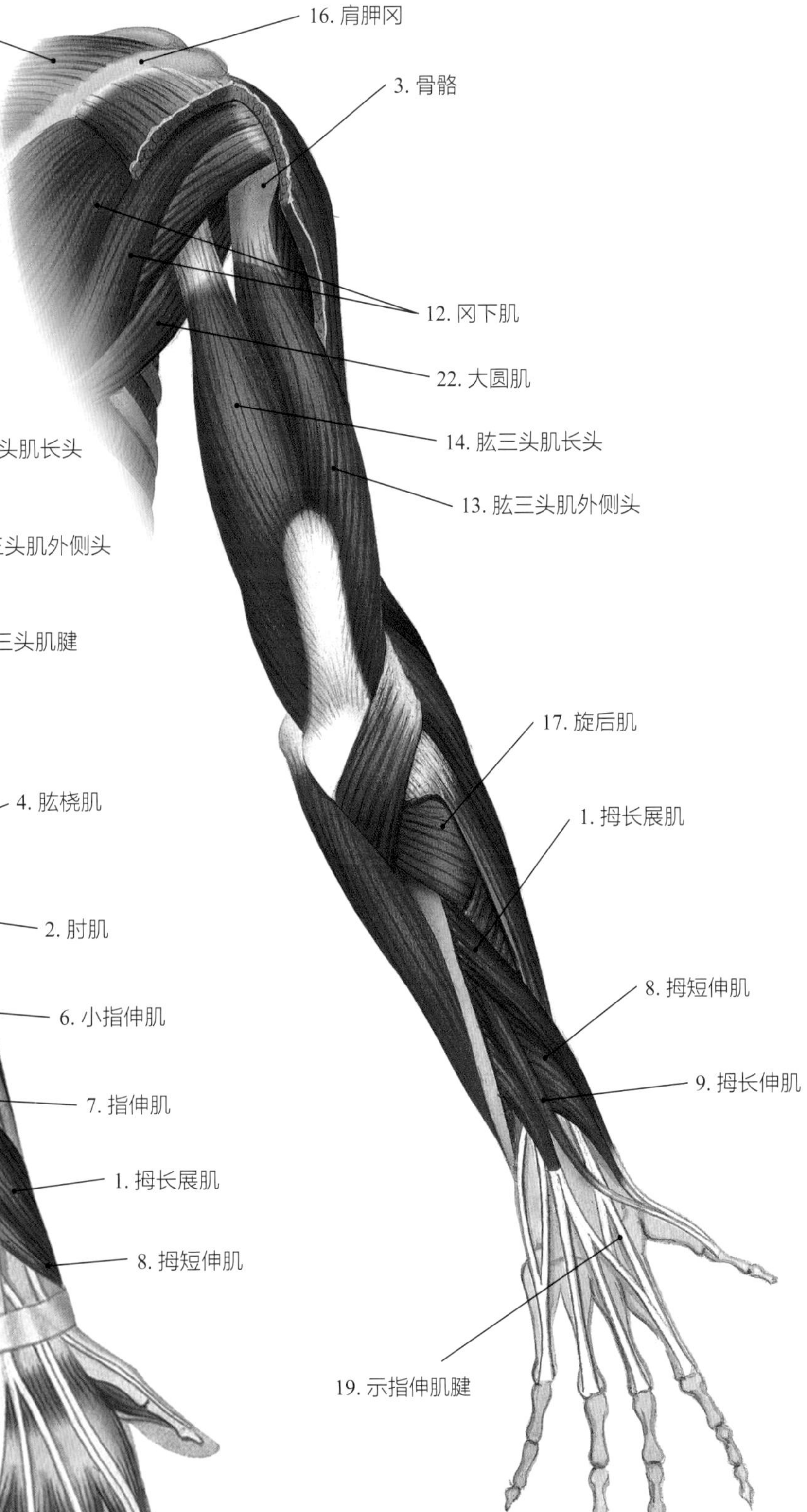
18. 冈上肌
16. 肩胛冈
3. 骨骼
12. 冈下肌
22. 大圆肌
14. 肱三头肌长头
13. 肱三头肌外侧头
17. 旋后肌
1. 拇长展肌
8. 拇短伸肌
9. 拇长伸肌
19. 示指伸肌腱

图 4-25 上肢深层肌肉——后面观

肩部和上肢的肌肉

1. 肩锁韧带 acromioclavicular ligament 见 46—47 页。
2. 肩峰 acromion 见 44—45 页。
3. 关节软骨 articular cartilage 见 28—29 页。
4. 贵要静脉 basilic vein 见 146—147 页。
5. 肱二头肌 biceps brachii 见 80—81 页。
6. 肱动脉 brachial artery 见 144—145 页。
7. 肱静脉 brachial vein 见 146—147 页。
8. 肱肌 brachialis 见 80—81 页。
9. 肱桡肌 brachioradialis 起自肱骨外上髁上方，止于桡骨茎突的肌。作用为辅助屈前臂。
10. 头静脉 cephalic vein 见 146—147 页。
11. 锁骨 clavicle 见 46—47 页。
12. 喙突 coracoid process 见 44—45 页。
13. 三角肌 deltoid 形似三角形的多羽肌，三部分肌束分别起自锁骨外侧段、肩峰和肩胛冈，止于肱骨体外侧的三角肌粗隆。不同的肌束收缩时，可以使手臂展、屈或伸。
14. 桡侧腕长伸肌 extensor carpi radialis longus 见 80—81 页。
15. 尺侧腕伸肌 extensor carpi ulnaris 起自肱骨外上髁以及邻近的深筋膜，止于第 5 掌骨底的肌。尺侧腕伸肌收缩可以伸腕，使腕内收。
16. 指伸肌 extensor digitorum 见 82—83 页。
17. 尺侧腕屈肌 flexor carpi ulnaris 起自肱骨内上髁前面及尺骨上端后缘，止于豌豆骨的肌。作用为屈和内收腕。
18. 肱骨 humerus 见 44—45 页。
19. 冈下肌 infraspinatus 肩袖的组成肌之一，起自冈下窝，止于肱骨大结节，可以维持肩关节稳定，使肩关节旋外。
20. 关节囊 joint capsule 见 46—47 页。
21. 肱三头肌外侧头 lateral head of triceps brachii 见 82—83 页。
22. 肱三头肌长头 long head of triceps brachii 见 82—83 页。
23. 肱三头肌内侧头 medial head of triceps brachii 起自肱骨后面远端的一束肌。
24. 桡神经 radial nerve 见 98—99 页。
25. 肩袖 rotator cuff 肩袖肌群包括冈上肌、冈下肌、小圆肌和肩胛下肌，其肌腱与肩关节的关节囊紧贴。肩袖有助于稳定肩关节并进行旋内、旋外和外展运动。
26. 肩胛骨 scapula 见 44—45 页。
27. 肩胛冈 spine of scapula 见 78—79 页。
28. 肩峰下囊 subacromial bursa 见 46—47 页。
29. 冈上肌 supraspinatus 起自肩胛骨冈上窝，止于肱骨大结节上部的肌。为肩袖的组成肌之一，可以使肩关节外展。
30. 滑膜 synovial membrane 见 46—47 页。
31. 大圆肌 teres major 见 78—79 页。
32. 小圆肌 teres minor 肩袖的组成肌之一，起自肩胛骨的背侧面，止于肱骨大结节，可以使肩关节外旋。
33. 肱三头肌 triceps brachii 见 80—81 页。

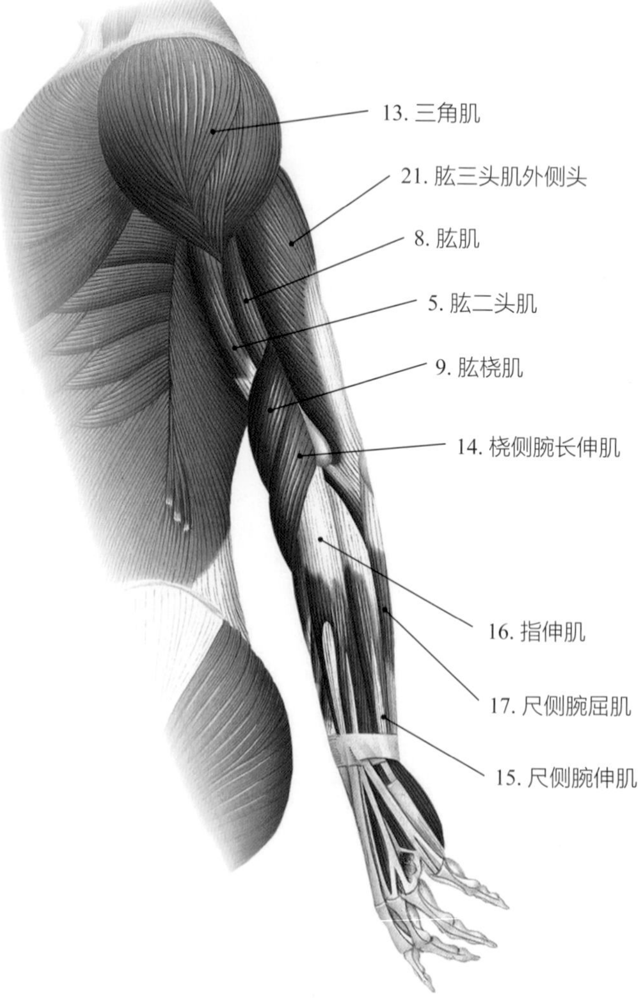
13. 三角肌
21. 肱三头肌外侧头
8. 肱肌
5. 肱二头肌
9. 肱桡肌
14. 桡侧腕长伸肌
16. 指伸肌
17. 尺侧腕屈肌
15. 尺侧腕伸肌

图 4-26 上肢肌——前面观

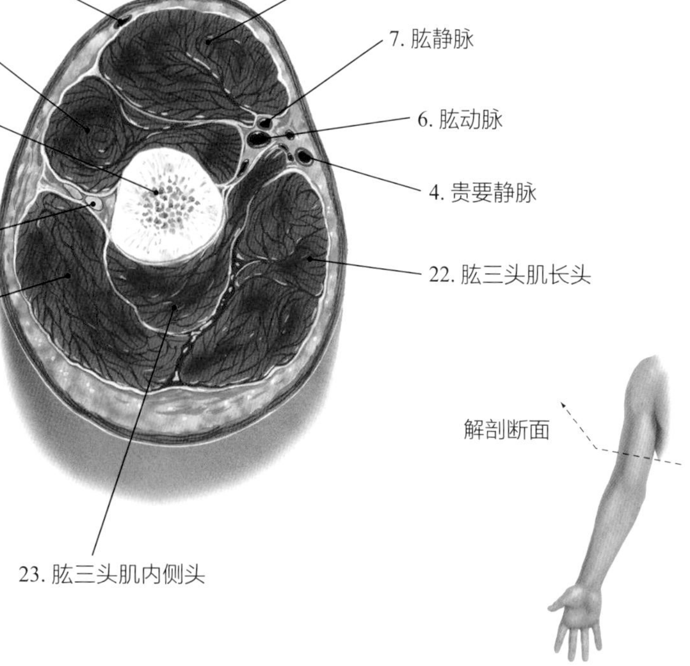
10. 头静脉
5. 肱二头肌
8. 肱肌
7. 肱静脉
18. 肱骨
6. 肱动脉
4. 贵要静脉
24. 桡神经
22. 肱三头肌长头
21. 肱三头肌外侧头
解剖断面
23. 肱三头肌内侧头

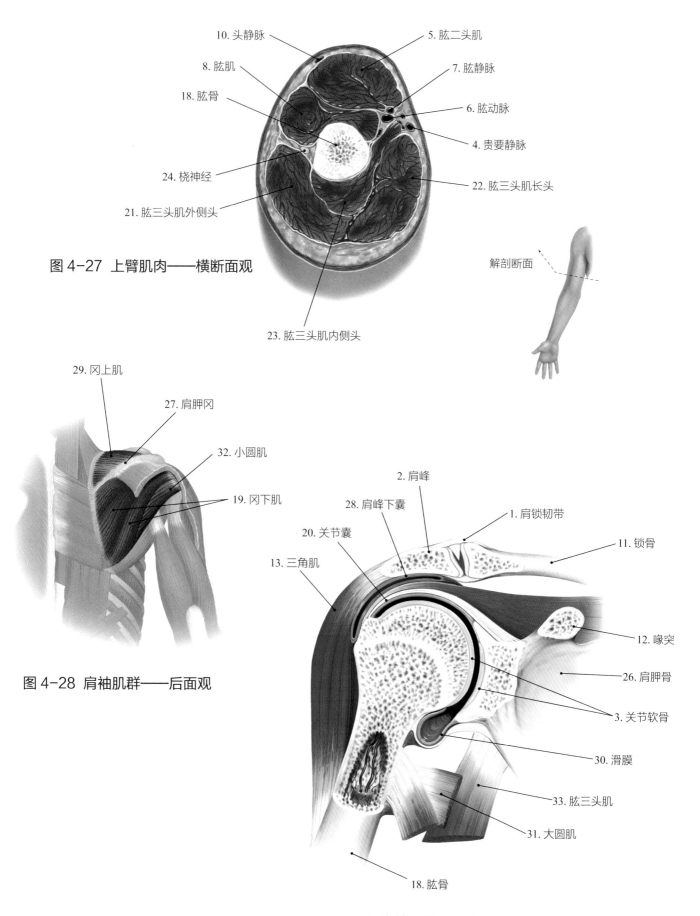

图 4-27 上臂肌肉——横断面观

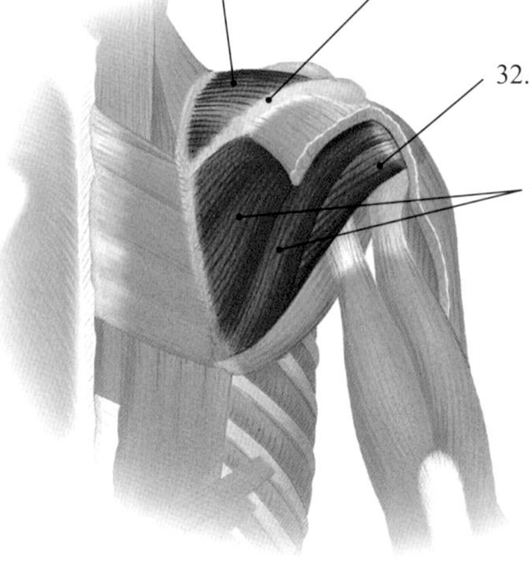
29. 冈上肌
27. 肩胛冈
32. 小圆肌
19. 冈下肌

图 4-28 肩袖肌群——后面观

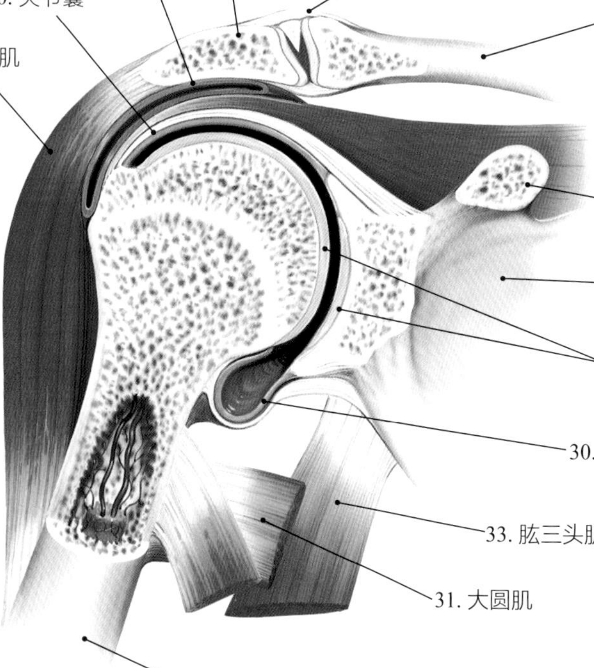
2. 肩峰
28. 肩峰下囊
1. 肩锁韧带
20. 关节囊
11. 锁骨
13. 三角肌
12. 喙突
26. 肩胛骨
3. 关节软骨
30. 滑膜
33. 肱三头肌
31. 大圆肌
18. 肱骨

图 4-29 肩袖肌群——矢状面视图

肘部和手部的肌肉

1. **拇长展肌** abductor pollicis longus 见 82—83 页。
2. **桡骨环状韧带** annular ligament of radius 见 48—49 页。
3. **关节软骨** articular cartilage 见 28—29 页。
4. **肱二头肌** biceps brachii 见 80—81 页。
5. **肱二头肌腱** biceps brachii tendon 止于桡骨粗隆。
6. **肱肌** brachialis 见 80—81 页。
7. **肱肌肌腱** brachialis tendon 止于冠突和尺骨粗隆。
8. **肱桡肌** brachioradialis 见 84—85 页。
9. **肱骨小头** capitulum of humerus 见 46—47 页。
10. **伸肌总腱** common extensor tendon 前臂的许多伸肌（如指伸肌、小指伸肌、尺侧腕伸肌）通过一条共同的肌腱连于肱骨外上髁。
11. **屈肌总腱** common flexor tendon 前臂的许多屈肌（如桡侧腕屈肌、尺侧腕屈肌、指浅屈肌）通过一条共同的肌腱连于肱骨内上髁。
12. **尺骨冠突** coronoid process of ulna 见 48—49 页。
13. **三角肌** deltoid 见 84—85 页。
14. **骨间背侧肌** dorsal interossei 位于掌骨间隙之间的肌。作用为外展第 2、第 4 指，屈掌指关节，伸指骨间关节。
15. **桡侧腕短伸肌** extensor carpi radialis brevis 起自肱骨外上髁，止于第 3 掌骨底的肌。作用为伸腕，使腕外展。
16. **桡侧腕长伸肌** extensor carpi radialis longus 见 80—81 页。
17. **尺侧腕伸肌** extensor carpi ulnaris 见 84—85 页。
18. **小指伸肌** extensor digiti minimi 见 82—83 页。
19. **指伸肌** extensor digitorum 见 82—83 页。
20. **示指伸肌** extensor indicis 起自桡骨、尺骨和骨间膜背面，止于示指指背腱膜的肌。具有伸示指的作用。
21. **拇短伸肌** extensor pollicis brevis 见 82—83 页。
22. **拇长伸肌** extensor pollicis longus 见 82—83 页。
23. **脂肪垫** fat pad 填充肱尺关节腔周围空间的脂肪组织垫。
24. **桡侧腕屈肌** flexor carpi radialis 起自肱骨内上髁，止于第 2 掌骨底掌面的肌。有屈肘、屈腕和使腕外展的作用。
25. **尺侧腕屈肌** flexor carpi ulnaris 见 84—85 页。
26. **指浅屈肌** flexor digitorum superficialis 见 80—81 页。
27. **肱骨** humerus 见 44—45 页。
28. **骨间膜** interosseous membrane 见 50—51 页。
29. **关节囊** joint capsule 见 46—47 页。
30. **外上髁** lateral epicondyle 见 46—47 页。
31. **内上髁** medial epicondyle 见 48—49 页。
32. **鹰嘴** olecranon 见 48—49 页。
33. **鹰嘴滑囊** olecranon bursa 在鹰嘴部充满液体的囊。在前臂屈伸时，其有助于肘部皮肤在鹰嘴部的运动。
34. **掌长肌** palmaris longus 起自肱骨内上髁，止于屈肌支持带和掌腱膜的肌。
35. **骨间后血管** posterior interosseous vessels 尺动脉和尺静脉的分支，向下延伸穿过骨间膜的背侧。
36. **旋前圆肌** pronator teres 见 80—81 页。
37. **桡骨小头和环状韧带** radial head and annular ligament 桡骨近端由附着于尺骨的环状韧带包围。这使得在前臂旋转时，桡骨可以围绕尺骨旋转。
38. **桡骨** radius 见 44—45 页。
39. **肱三头肌腱** tendon of triceps brachii 见 82—83 页。
40. **伸肌扩张部横韧带（腱帽）**transverse fibers of extensor expansions（hoods）掌指关节上的一层帽状结缔组织，为蚓状肌和骨间肌提供插入点，并允许上述肌肉使指间关节伸展以及屈掌指关节。
41. **肱三头肌** triceps brachii 见 80—81 页。
42. **肱骨滑车** trochlea of humerus 见 46—47 页。
43. **尺骨** ulna 见 44—45 页。

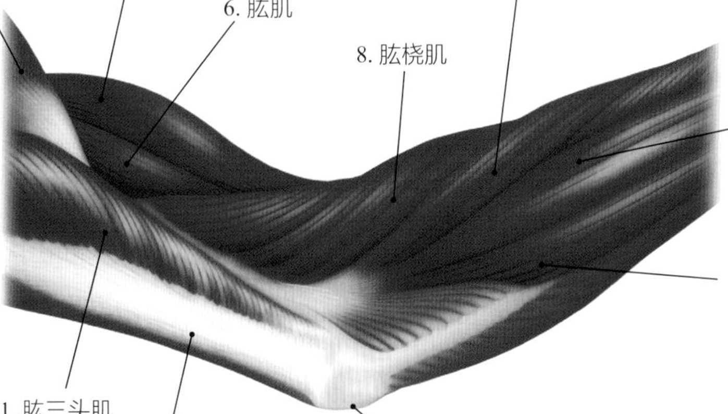
13. 三角肌
4. 肱二头肌
16. 桡侧腕长伸肌
6. 肱肌
8. 肱桡肌
19. 指伸肌
17. 尺侧腕伸肌
41. 肱三头肌
39. 肱三头肌腱
32. 鹰嘴

图 4-30 肘部肌肉——侧面观

图 4-31 肘部——前面观

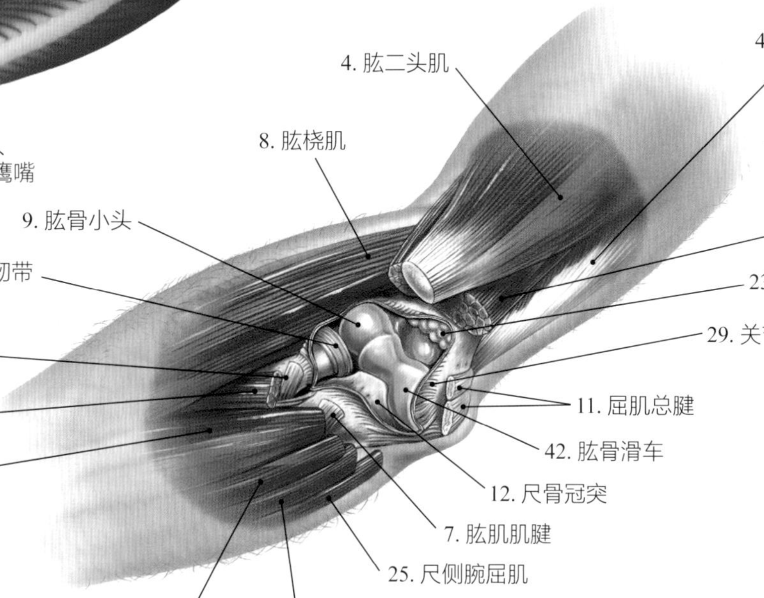
4. 肱二头肌
41. 肱三头肌
8. 肱桡肌
9. 肱骨小头
6. 肱肌
2. 桡骨环状韧带
23. 脂肪垫
29. 关节囊
5. 肱二头肌腱
11. 屈肌总腱
36. 旋前圆肌
42. 肱骨滑车
24. 桡侧腕屈肌
12. 尺骨冠突
7. 肱肌肌腱
25. 尺侧腕屈肌
34. 掌长肌
26. 指浅屈肌

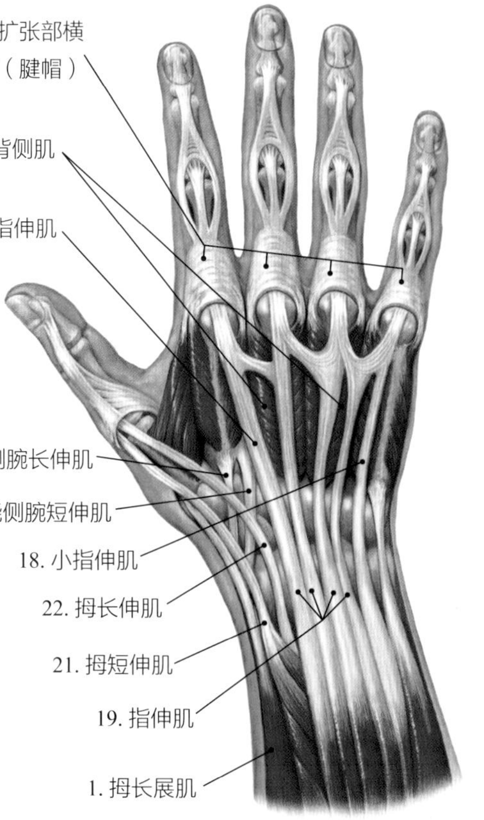
40. 伸肌扩张部横
韧带（腱帽）
14. 骨间背侧肌
20. 示指伸肌
16. 桡侧腕长伸肌
15. 桡侧腕短伸肌
18. 小指伸肌
22. 拇长伸肌
21. 拇短伸肌
19. 指伸肌
1. 拇长展肌

图 4-32 手部肌肉和肌腱——背面观

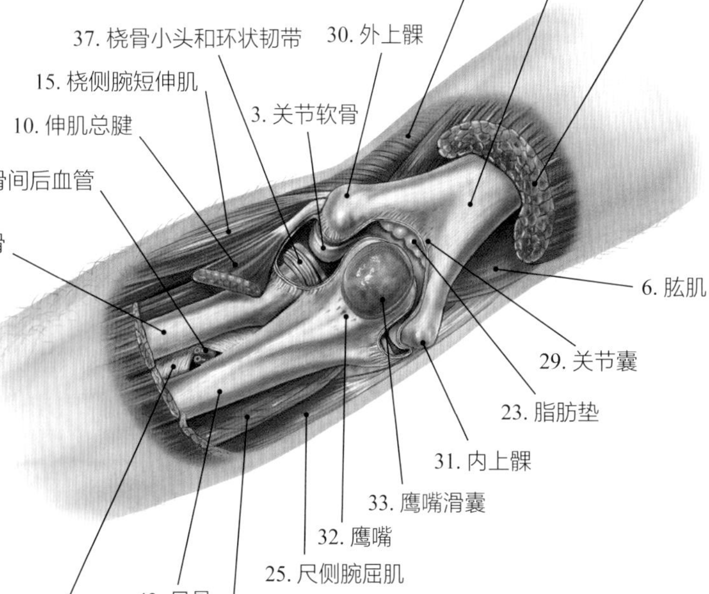
27. 肱骨
8. 肱桡肌
41. 肱三头肌
37. 桡骨小头和环状韧带
30. 外上髁
15. 桡侧腕短伸肌
3. 关节软骨
10. 伸肌总腱
35. 骨间后血管
38. 桡骨
6. 肱肌
29. 关节囊
23. 脂肪垫
31. 内上髁
33. 鹰嘴滑囊
32. 鹰嘴
25. 尺侧腕屈肌
43. 尺骨
28. 骨间膜
26. 指浅屈肌

图 4-33 肘部——后面观

下肢肌（一）

1. **短收肌** adductor brevis 起自耻骨体和耻骨下支，止于股骨粗线的肌。作用为内收、外旋髋关节。

2. **长收肌** adductor longus 见 76—77 页。

3. **大收肌** adductor magnus 可分为两个部分：收肌部分（从坐骨支、耻骨支到股骨）和伸肌部分（从坐骨结节到股骨收肌结节）。

4. **趾长伸肌** extensor digitorum longus 起自腓骨前面、胫骨上端和小腿骨间膜，向下经踝关节处的伸肌支持带深面至足背，分为 4 条腱至第 2 ~ 5 趾背，形成趾背腱膜。作用为伸踝关节和伸趾（第 2 ~ 5 趾）。

5. **踇长伸肌** extensor hallucis longus 起自胫骨、腓骨和骨间膜，止于拇趾远节趾骨底背面的肌。作用为伸拇趾。

6. **腓骨长肌** peroneus longus 起自腓骨外侧面，肌腱通过腓骨肌上、下支持带深面，止于内侧楔骨和第 1 跖骨底的肌。此肌收缩，可使足外翻和屈踝关节，即跖屈。

7. **腓肠肌** gastrocnemius 腓肠肌有内、外侧两个头，分别起自股骨内、外上髁后面，两头会合并移行为腱性结构，与比目鱼肌腱融合。作用是屈踝关节和膝关节。

8. **股薄肌** gracilis 为扁薄的带状长肌，起自耻骨支、坐骨支前面，止于胫骨上端内侧面，可以使髋关节内收和外旋。

9. **髂腰肌** iliopsoas 见 76—77 页。

10. **髂胫束** iliotibial tract 由致密而坚韧的结缔组织构成，起自髂嵴，止于附着于髌骨侧面的致密结缔组织（外侧韧带）。髂胫束包裹阔筋膜张肌，是阔筋膜外侧增厚的部分。

11. **伸肌下支持带** inferior extensor retinaculum 支撑伸肌腱的两个伸肌支持带之一。其外侧端附于跟骨上面，内侧端以上、下两束分别附着于内踝和足内侧缘，并与足底深筋膜融合。

12. **腹股沟韧带** inguinal ligament 见 76—77 页。

13. **耻骨肌** pectineus 见 76—77 页。

14. **股直肌** rectus femoris 见 92—93 页。

15. **比目鱼肌** soleus 起自腓骨后面和后肌间隔，肌束向下移行于一腱，与腓肠肌的腱共同形成厚而结实的跟腱，止于跟骨。比目鱼肌可使足外翻和屈踝关节，即跖屈。

16. **伸肌上支持带** superior extensor retinaculum 支撑伸肌腱的两个伸肌支持带之一。附着于胫、腓骨体下段的韧带，有助于将伸肌腱固定在适当的位置。

17. **趾长伸肌腱** tendons of extensor digitorum longus 趾长伸肌腱向下经过伸肌上、下支持带，止于中节、远节趾骨。

18. **胫骨前肌** tibialis anterior 起自胫骨外侧髁和骨间膜，止于内侧楔骨内侧面和第 1 跖骨底的肌。作用是伸踝关节即背屈，使足内翻。

19. **股中间肌** vastus intermedius 起自股骨前侧和外侧，与股外侧肌融合。与股直肌、股外侧肌和股内侧肌向下形成一腱（股四头肌腱）。

20. **股外侧肌** vastus lateralis 股四头肌之一，起自股骨的前外侧，与股内侧肌、股中间肌和股直肌向下形成一腱（股四头肌腱）。

21. **股内侧肌** vastus medialis 股四头肌的内侧部分。起自股骨的内侧面，与股中间肌、股外侧肌和股直肌向下形成一腱（股四头肌腱）。

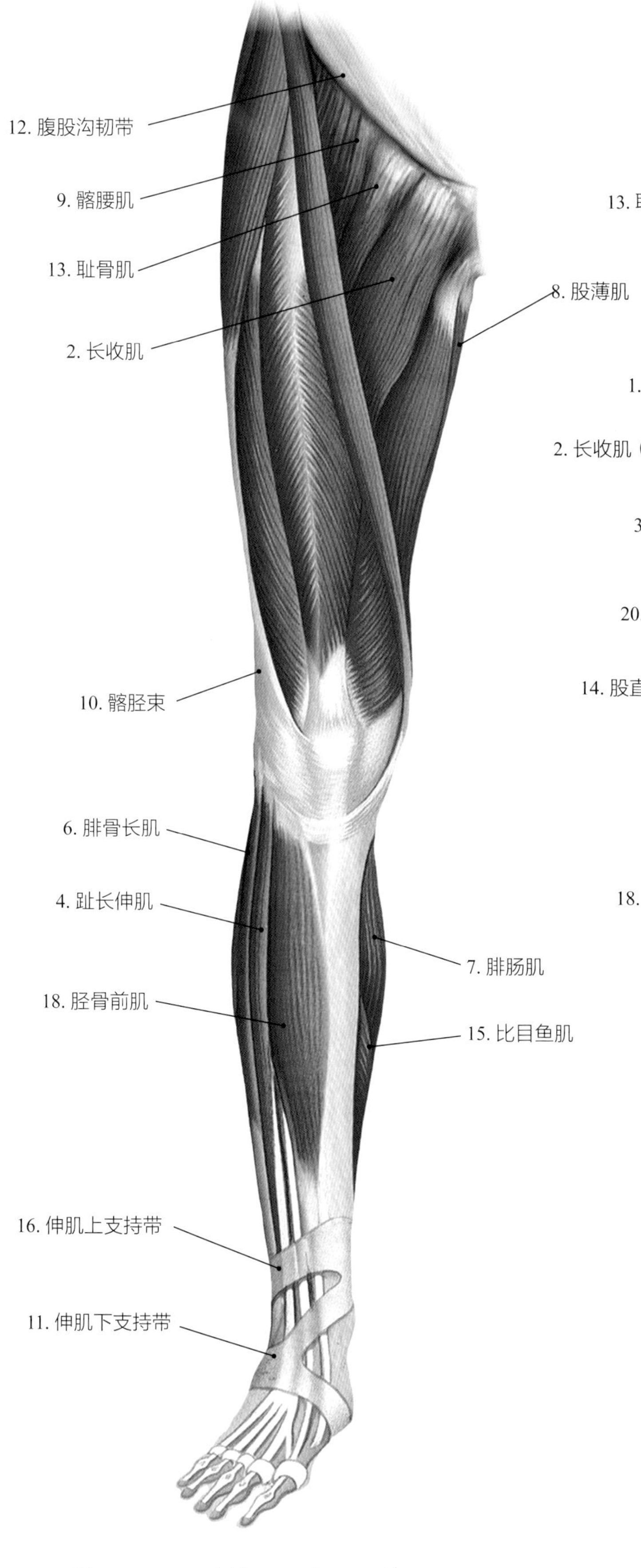
12. 腹股沟韧带
9. 髂腰肌
13. 耻骨肌
2. 长收肌
8. 股薄肌
10. 髂胫束
6. 腓骨长肌
4. 趾长伸肌
7. 腓肠肌
18. 胫骨前肌
15. 比目鱼肌
16. 伸肌上支持带
11. 伸肌下支持带

图 4-34 下肢浅层肌肉——前面观

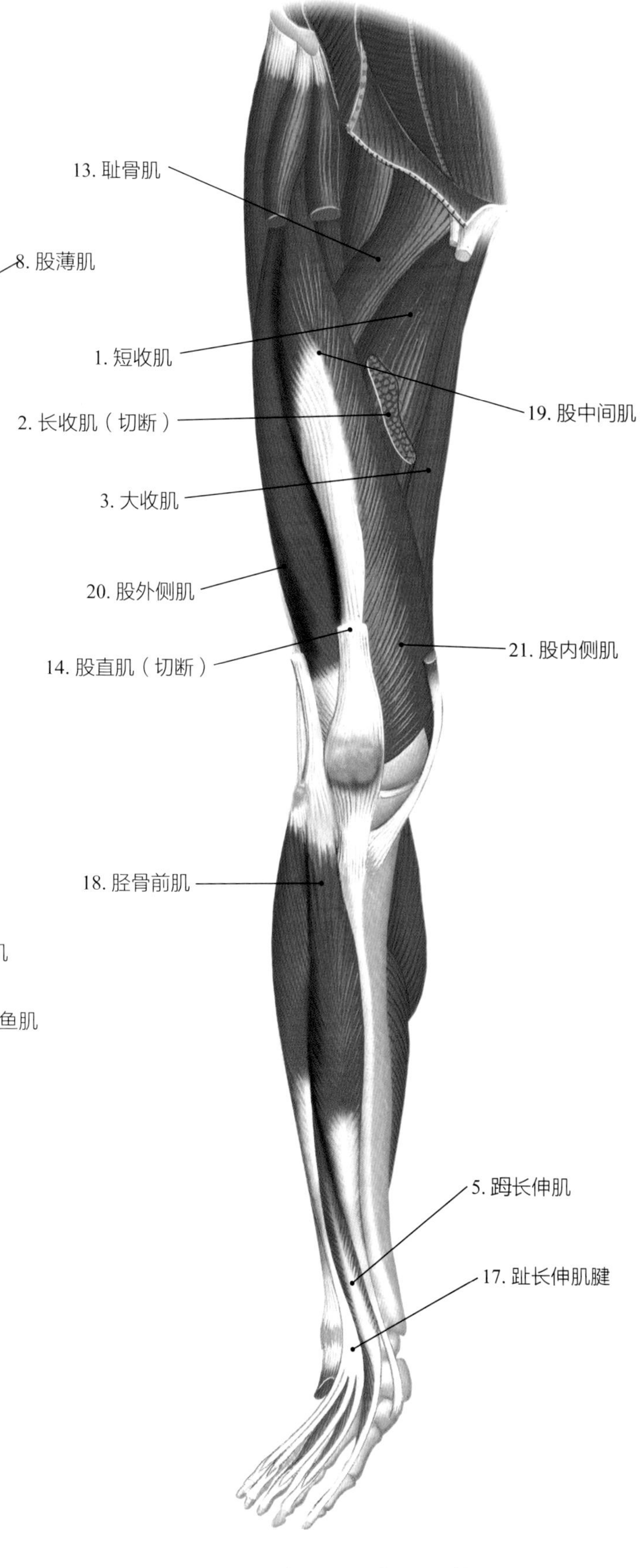
13. 耻骨肌
1. 短收肌
2. 长收肌（切断）
19. 股中间肌
3. 大收肌
20. 股外侧肌
14. 股直肌（切断）
21. 股内侧肌
18. 胫骨前肌
5. 踇长伸肌
17. 趾长伸肌腱

图 4-35 下肢深层肌肉——前面观

下肢肌（二）

1. **大收肌** adductor magnus 见 88—89 页。
2. **大收肌的收肌部分** adductor part of adductor magnus 起自坐骨支和耻骨支，止于股骨，为大收肌的收肌部分。
3. **股二头肌** biceps femoris 为大腿后群肌之一，有长、短两个头，长头起自坐骨结节，短头起自股骨粗线，止于腓骨头。股二头肌两头会合形成一长腱，构成膝盖后方凹陷（腘窝）的外侧边界。
4. **腓骨长肌** peroneus longus 见 88—89 页。
5. **趾长屈肌** flexor digitorum longus 位于胫侧，肌腱行向足底，止于第 2 ~ 5 趾远节趾骨底的肌。
6. **跗长屈肌** flexor hallucis longus 起自胫骨、腓骨上端和腓骨与胫骨之间的骨间膜，肌腱经内踝后方至足底，止于拇趾远节趾骨底的肌。作用为屈趾，使足跖屈和内翻。
7. **臀大肌** gluteus maximus 位于臀部浅层、大而肥厚的肌，起自髂骨翼外面和骶骨背面，止于股骨后部和阔筋膜的髂胫束。
8. **臀中肌** gluteus medius 见 78—79 页。
9. **臀小肌** gluteus minimus 见 78—79 页。
10. **股薄肌** gracilis 见 88—89 页。
11. **大收肌的肌腱部分** hamstring part of adductor magnus 也被称为大收肌的伸肌部分，起自坐骨结节，止于股骨收肌结节。
12. **髂胫束** iliotibial tract 见 88—89 页。
13. **下孖肌** gemellus inferior 见 78—79 页。
14. **腓肠肌外侧头** lateral head of gastrocnemius 腓肠肌的一个头，起自股骨外上髁的外侧面，内有名为腓肠豆的籽骨。
15. **腓肠肌内侧头** medial head of gastrocnemius 腓肠肌的一个头，起自股骨腘面和股骨内侧髁上部。
16. **腘斜韧带** oblique popliteal ligament 半膜肌腱的延续部分，加固了膝关节后侧囊。
17. **梨状肌** piriformis 见 78—79 页。
18. **跖肌** plantaris 并非所有人都有跖肌。跖肌肌腱细长，起自腓肠肌上方的股骨，止于跟腱内侧缘。
19. **腘肌** popliteus 斜位于膝后区的腘窝底的肌，作用为屈膝关节并使小腿内旋。
20. **股方肌** quadratus femoris 见 78—79 页。
21. **骶结节韧带** sacrotuberous ligament 见 78—79 页。
22. **半膜肌** semimembranosus 上部是扁薄的腱膜，起自坐骨结节（因此得名），止于胫骨内侧髁的肌。作用为屈膝伸髋，屈膝时使小腿内旋。
23. **半腱肌** semitendinosus 与股二头肌长头均起自坐骨结节，肌束向下逐渐与二头肌分离而移行于一长腱，并止于胫骨上端内侧面的肌。作用为屈膝伸髋。
24. **股二头肌短头** short head of biceps femoris 起自股骨外侧，与股二头肌外侧头相连，形成膝盖后方凹陷（腘窝）的外上界。
25. **比目鱼肌** soleus 见 88—89 页。
26. **上孖肌** gemellus superior 见 78—79 页。
27. **跟腱（阿基里斯腱）** tendo calcaneus（Achilles tendon）为小腿三头肌（即腓肠肌和比目鱼肌）的肌腹下端移行的腱性结构。
28. **股二头肌长头肌腱** tendon of long head of biceps femoris 股二头肌中起自坐骨结节内侧面的长头肌腱。
29. **半腱肌肌腱** tendon of semitendinosus 见 78—79 页。
30. **胫骨后肌** tibialis posterior 起自小腿骨间膜和胫骨、腓骨的后面，长腱经内踝之后、屈肌支持带深面至足底内侧，止于足舟骨、楔骨和骰骨的肌。作用为屈踝关节和使足内翻。
31. **股外侧肌** vastus lateralis 见 88—89 页。

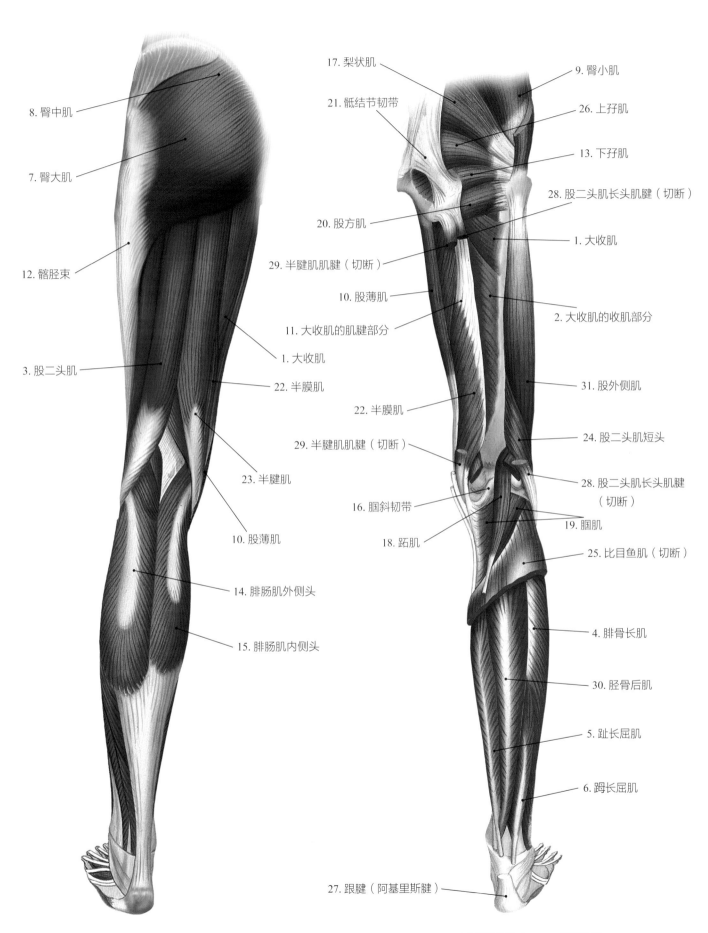

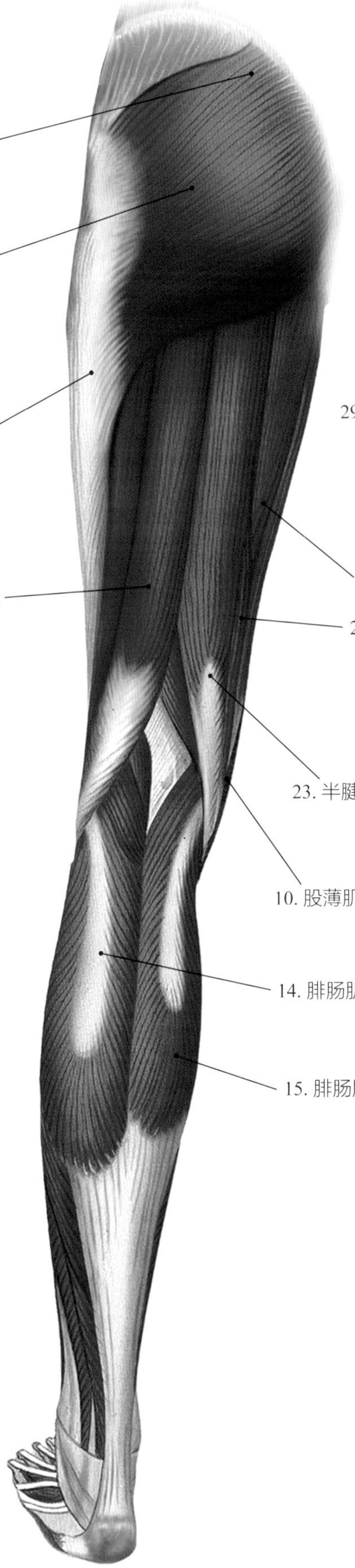
8. 臀中肌
7. 臀大肌
12. 髂胫束
3. 股二头肌
1. 大收肌
22. 半膜肌
23. 半腱肌
10. 股薄肌
14. 腓肠肌外侧头
15. 腓肠肌内侧头

图 4-36 下肢浅层肌肉——后面观

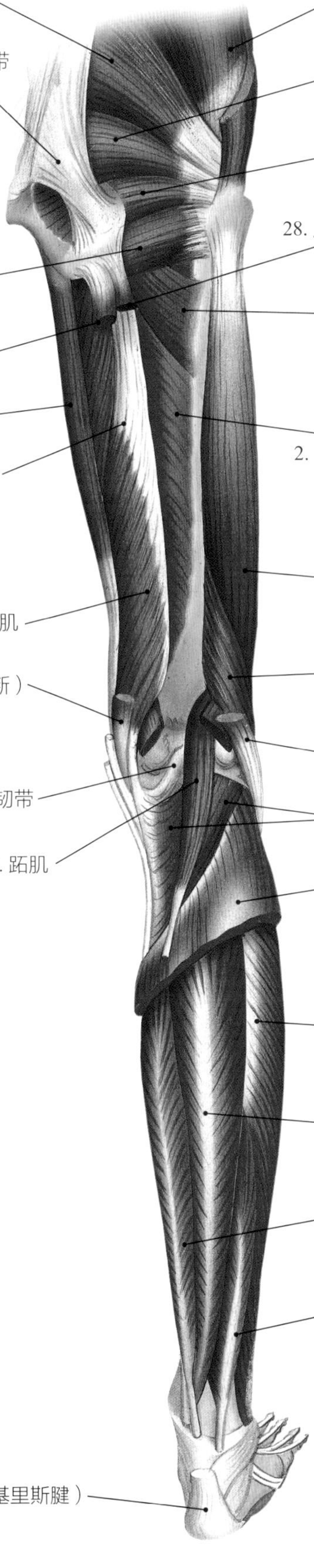
17. 梨状肌
21. 骶结节韧带
20. 股方肌
29. 半腱肌肌腱（切断）
10. 股薄肌
11. 大收肌的肌腱部分
22. 半膜肌
29. 半腱肌肌腱（切断）
16. 腘斜韧带
18. 跖肌
27. 跟腱（阿基里斯腱）
9. 臀小肌
26. 上孖肌
13. 下孖肌
28. 股二头肌长头肌腱（切断）
1. 大收肌
2. 大收肌的收肌部分
31. 股外侧肌
24. 股二头肌短头
28. 股二头肌长头肌腱
（切断）
19. 腘肌
25. 比目鱼肌（切断）
4. 腓骨长肌
30. 胫骨后肌
5. 趾长屈肌
6. 跗长屈肌

图 4-37 下肢深层肌肉——后面观

下肢肌（三）

1. **长收肌** adductor longus 见 76—77 页。
2. **大收肌** adductor magnus 见 88—89 页。
3. **股二头肌（长头）**biceps femoris（long head）见 90—91 页。
4. **股二头肌（短头）**biceps femoris（short head）见 90—91 页。
5. **股深动脉** deep femoral artery 见 164—165 页。
6. **股深静脉** deep femoral vein 股静脉的分支，走行于大收肌和股内侧肌之间的结缔组织面上。
7. **趾长伸肌** extensor digitorum longus 见 88—89 页。
8. **股动脉** femoral artery 见 144—145 页。
9. **股静脉** femoral vein 见 146—147 页。
10. **腓骨长肌** peroneus longus 见 88—89 页。
11. **臀大肌** gluteus maximus 见 90—91 页。
12. **股薄肌** gracilis 见 88—89 页。
13. **大隐静脉** great saphenous vein 全身最长的浅静脉，起自足背静脉弓内侧，经足内踝前方，沿小腿及大腿内侧上行，至腹股沟下方注入股静脉。
14. **腘绳肌群** hamstring muscles 为半腱肌、半膜肌和股二头肌长头的统称。作为一个肌群，其作用是屈膝伸髋。一些解剖学家也认为大收肌的伸肌部分是腘绳肌群的一部分。
15. **髂胫束** iliotibial tract 见 88—89 页。
16. **伸肌下支持带** inferior extensor retinaculum 见 88—89 页。
17. **腓肠肌外侧头** lateral head of gastrocnemius 见 90—91 页。
18. **闭孔神经** obturator nerve 见 98—99 页。
19. **股四头肌** quadriceps femoris 位于大腿前方的肌肉，由股直肌、股内侧肌、股外侧肌和股中间肌构成。其中 3 股肌肉（股内侧肌、股外侧肌和股中间肌）横跨膝关节，可以伸膝关节；而第 4 股（股直肌）横跨膝关节和髋关节，不仅可伸膝关节，还可屈髋关节。
20. **股直肌** rectus femoris 股四头肌之一，起自髋关节上方的髂前下棘，并连接股骨肌，是膝关节有力的伸肌。
21. **缝匠肌** sartorius 起自髂前上棘，经髋关节和膝关节，止于胫骨粗隆内侧部的肌。缝匠肌能使髋关节完成外旋、外展和前屈，并使膝关节完成屈曲和内旋。
22. **半膜肌** semimembranosus 见 90—91 页。
23. **半腱肌** semitendinosus 见 90—91 页。
24. **比目鱼肌** soleus 见 88—89 页。
25. **伸肌上支持带** superior extensor retinaculum 见 88—89 页。
26. **腓骨肌上支持带** superior peroneal retinaculum 见 94—95 页。
27. **跟腱（阿基里斯腱）**tendo calcaneus（Achilles tendon）见 90—91 页。
28. **胫骨前肌** tibialis anterior 见 88—89 页。
29. **股中间肌** vastus intermedius 见 88—89 页。
30. **股外侧肌** vastus lateralis 见 88—89 页。
31. **股内侧肌** vastus medialis 见 88—89 页。

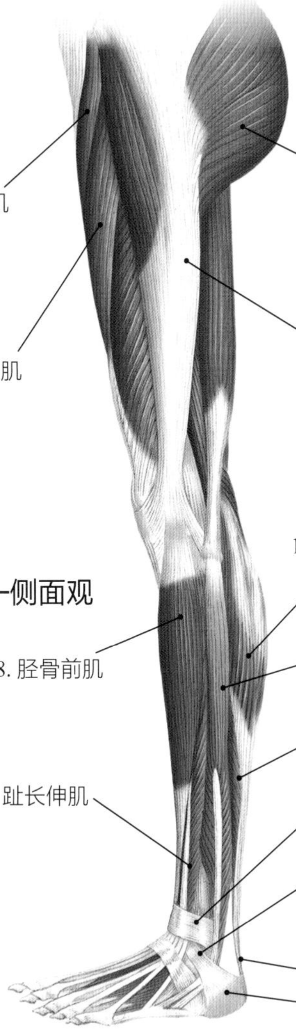
21. 缝匠肌
11. 臀大肌
15. 髂胫束
30. 股外侧肌
17. 腓肠肌外侧头
28. 胫骨前肌
10. 腓骨长肌
24. 比目鱼肌
7. 趾长伸肌
25. 伸肌上支持带
16. 伸肌下支持带
27. 跟腱（阿基里斯腱）
26. 腓骨肌上支持带

图 4-38 下肢浅层肌肉——侧面观

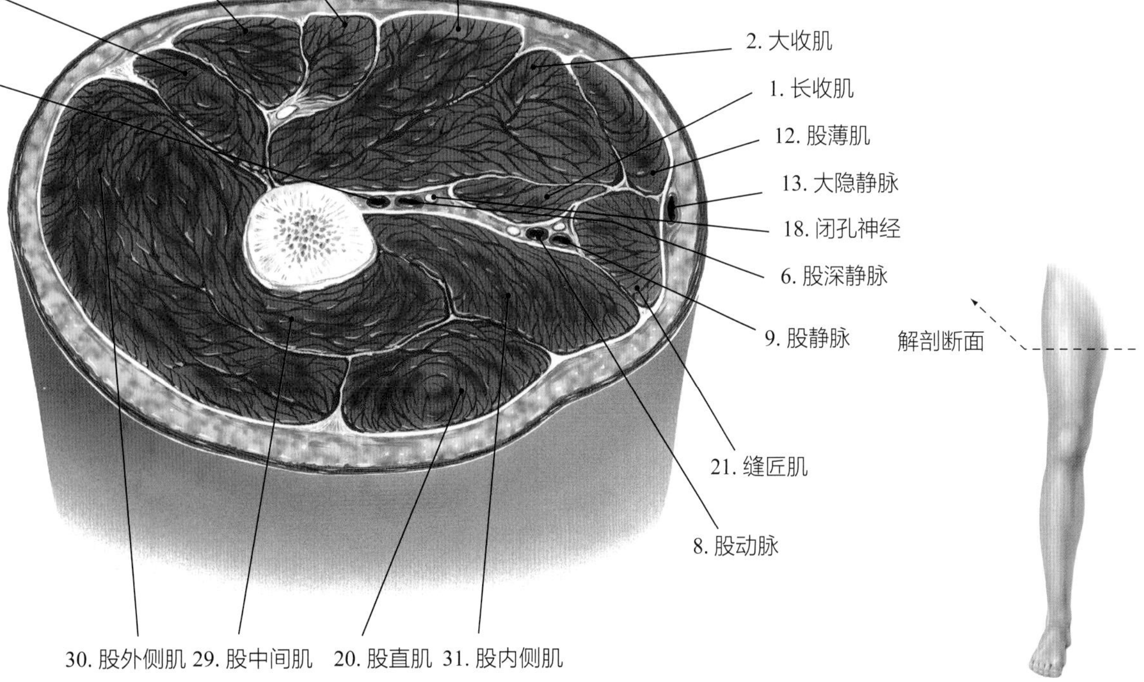
14. 腘绳肌群
3. 股二头肌（长头） 23. 半腱肌 22. 半膜肌
4. 股二头肌（短头）
5. 股深动脉
2. 大收肌
1. 长收肌
12. 股薄肌
13. 大隐静脉
18. 闭孔神经
6. 股深静脉
9. 股静脉
解剖断面
21. 缝匠肌
8. 股动脉
30. 股外侧肌 29. 股中间肌 20. 股直肌 31. 股内侧肌
19. 股四头肌

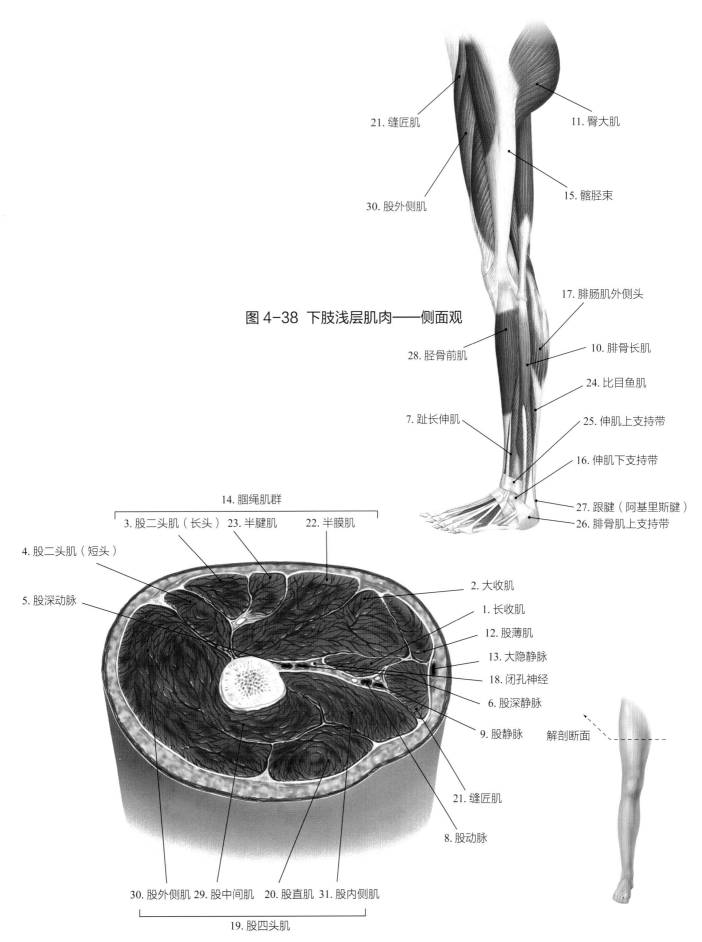

图 4-39 大腿肌肉——横断面观

足肌

1. **跟骨结节** calcaneal tuberosity 跟骨体后端的隆突部分。跟骨结节被脂肪垫覆盖，为趾短屈肌、踇展肌和小趾展肌以及支撑足弓的足底长韧带提供附着点。

2. **跟骨** calcaneus 见 54—55 页。

3. **趾短伸肌** extensor digitorum brevis 足背上唯一的肌肉，起自跗骨后和伸肌支持带，止于第 2 ~ 5 趾近节趾骨底。

4. **趾短伸肌腱** extensor digitorum brevis tendons 趾短伸肌腱与趾长伸肌相连。

5. **趾长伸肌** extensor digitorum longus 见 88—89 页。

6. **趾长伸肌腱** extensor digitorum longus tendons 每个肌腱在插入中节趾骨、远节趾骨前，于跖趾关节处，都有趾短伸肌腱与其会合，形成趾背腱膜。

7. **踇长伸肌** extensor hallucis longus 见 88—89 页。

8. **踇长伸肌腱** extensor hallucis longus tendon 止于拇趾远节趾骨底。

9. **腓骨** fibula 见 54—55 页。

10. **腓骨短肌** peroneus brevis 起自腓骨外侧面下方，止于第 5 跖骨粗隆的肌。作用为使足外翻。

11. **腓骨短肌腱** peroneus brevis tendon 插入第 5 跖骨粗隆的肌腱，可以使足外翻。

12. **腓骨长肌腱** peroneus longus tendon 止于内侧楔骨和第 1 跖骨基底部的肌腱。腓骨长肌收缩，可以使足外翻和屈踝关节。

13. **第 3 腓骨肌** peroneus tertius 是趾长伸肌的下部分，止于第 5 跖骨基底部，可以使足外翻。

14. **第 1 跖骨** first metatarsal 前足掌最内侧的跖骨。

15. **趾长屈肌** flexor digitorum longus 见 90—91 页。

16. **趾长屈肌腱** flexor digitorum longus tendon 趾长屈肌的每个肌腱都包裹于纤维鞘内，经足底止于第 2 ~ 5 趾远端趾骨底。

17. **踇长屈肌** flexor hallucis longus 见 90—91 页。

18. **踇长屈肌腱** flexor hallucis longus tendon 止于拇趾远节趾骨底的掌侧面的肌腱。

19. **屈肌支持带** flexor retinaculum 见 80—81 页。

20. **伸肌下支持带** inferior extensor retinaculum 见 88—89 页。

21. **腓骨肌下支持带** inferior peroneal retinaculum 位于小腿外侧的纤维带，能够固定腓骨肌的长肌腱和短肌腱。

22. **跖趾关节** metatarsophalangeal joint 由 5 个跖骨头与其近节趾骨底构成的关节。

23. **胫后动脉** posterior tibial artery 腘动脉的分支，可以营养小腿后群肌，并经内踝后方转至足底，营养足底肌。

24. **伸肌上支持带** superior extensor retinaculum 见 88—89 页。

25. **腓骨肌上支持带** superior peroneal retinaculum 位于小腿外侧的韧带，能够固定腓骨肌长肌腱和短肌腱。

26. **跟腱（阿基里斯腱）** tendo calcaneus（Achilles tendon）见 90—91 页。

27. **腱鞘** tendinous sheath 包围肌腱表面充满滑液的鞘管。腱鞘可以最大限度地减少肌腱和其他组织之间的摩擦。

28. **胫骨** tibia 见 54—55 页。

29. **胫神经** tibial nerve 坐骨神经的两个终支之一。穿过腘窝，胫神经肌支支配比目鱼肌、胫骨后肌、踇长屈肌和趾长屈肌，胫神经皮支分布于足跟、足底皮肤。

30. **胫骨前肌** tibialis anterior 见 88—89 页。

31. **胫骨后肌** tibialis posterior 见 90—91 页。

32. **胫骨后肌腱** tibialis posterior tendon 插入到足舟骨及其分支，止于楔骨、骰骨和第 2 ~ 4 跖骨的基底部。

33. **第 5 跖骨粗隆** tuberosity of fifth metatarsal 为腓骨短肌腱提供附着处。

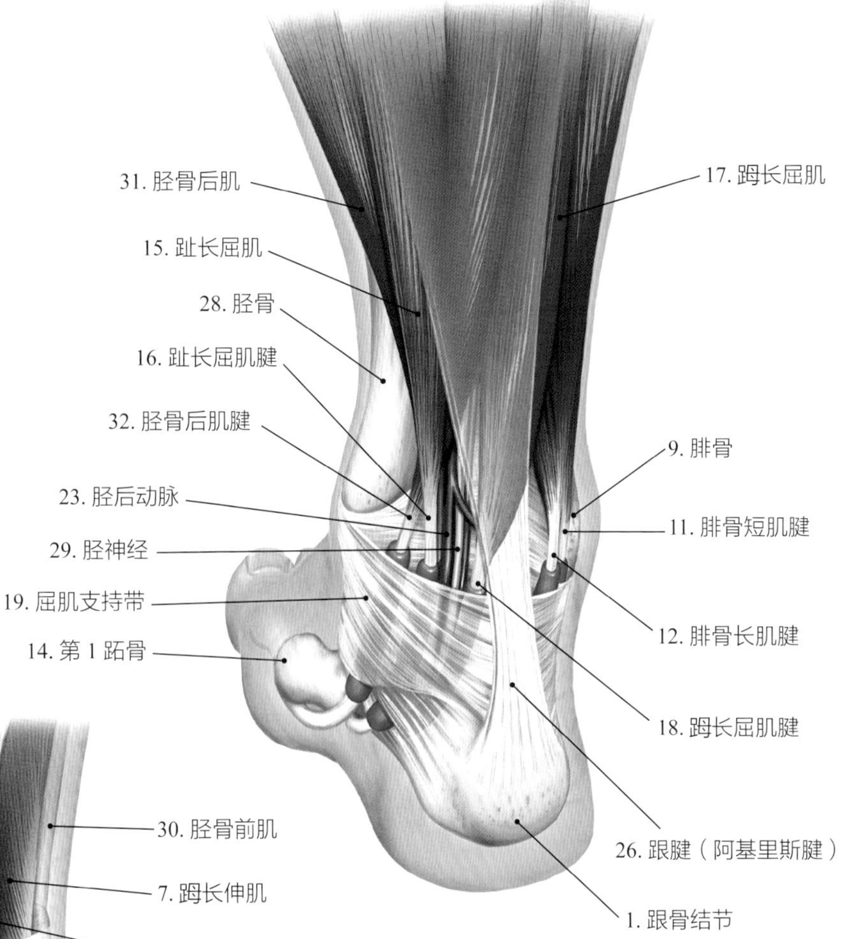
31. 胫骨后肌
15. 趾长屈肌
28. 胫骨
16. 趾长屈肌腱
32. 胫骨后肌腱
23. 胫后动脉
29. 胫神经
19. 屈肌支持带
14. 第 1 跖骨
17. 踇长屈肌
9. 腓骨
11. 腓骨短肌腱
12. 腓骨长肌腱
18. 踇长屈肌腱
26. 跟腱（阿基里斯腱）
1. 跟骨结节

图 4-40 足肌——后内侧观

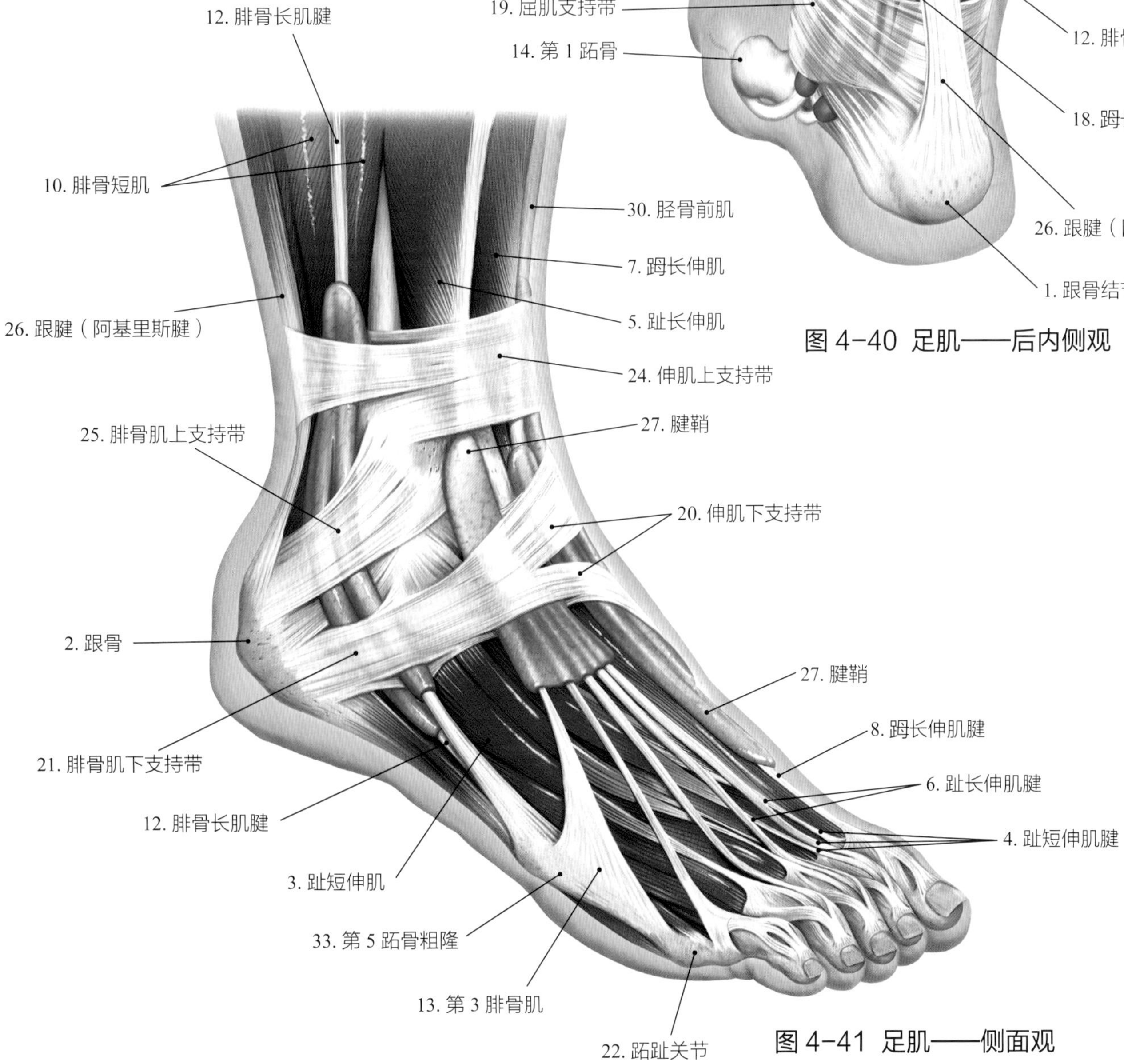
12. 腓骨长肌腱
10. 腓骨短肌
26. 跟腱（阿基里斯腱）
25. 腓骨肌上支持带
2. 跟骨
21. 腓骨肌下支持带
12. 腓骨长肌腱
3. 趾短伸肌
33. 第 5 跖骨粗隆
13. 第 3 腓骨肌
22. 跖趾关节
30. 胫骨前肌
7. 踇长伸肌
5. 趾长伸肌
24. 伸肌上支持带
27. 腱鞘
20. 伸肌下支持带
27. 腱鞘
8. 踇长伸肌腱
6. 趾长伸肌腱
4. 趾短伸肌腱

图 4-41 足肌——侧面观

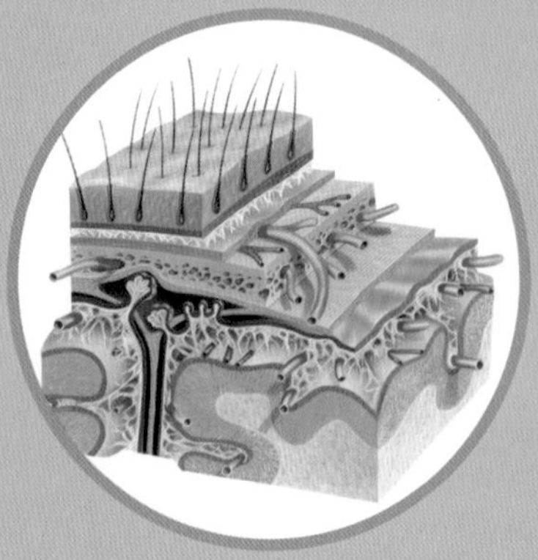
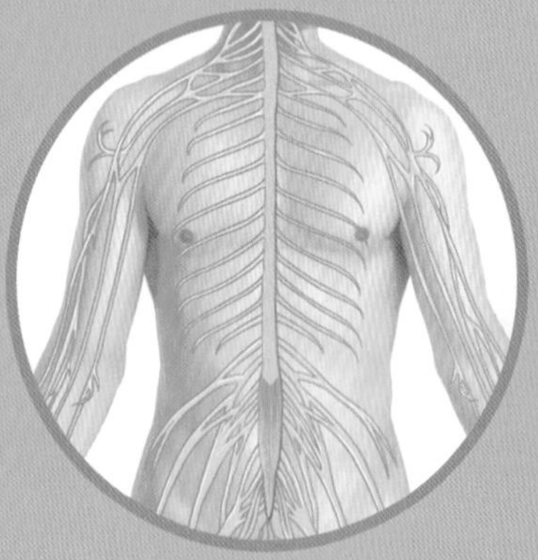
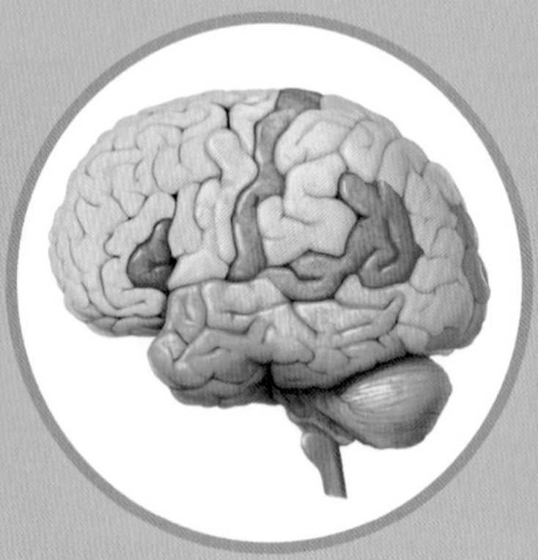

第五章

神经系统

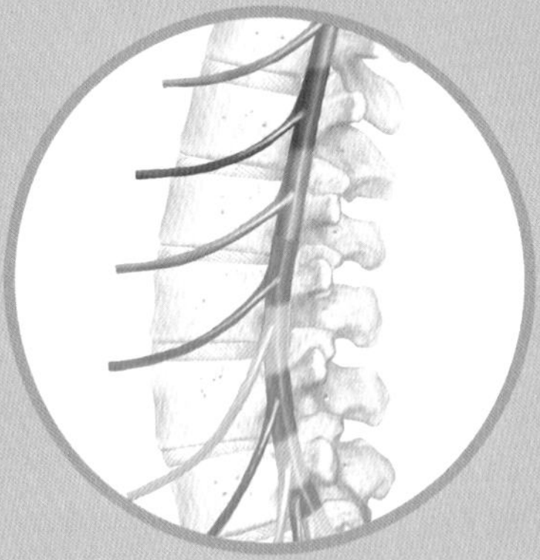

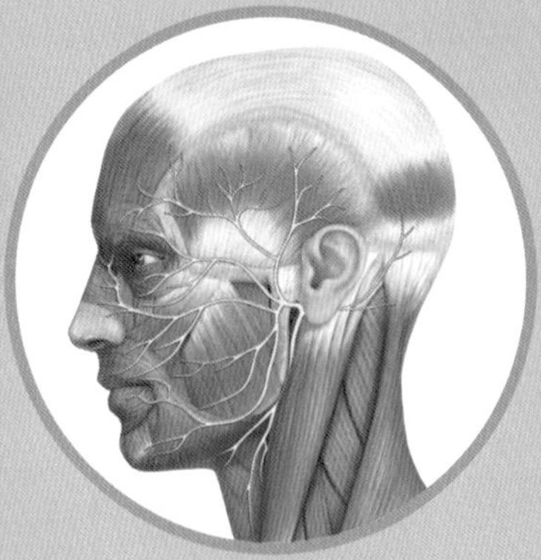

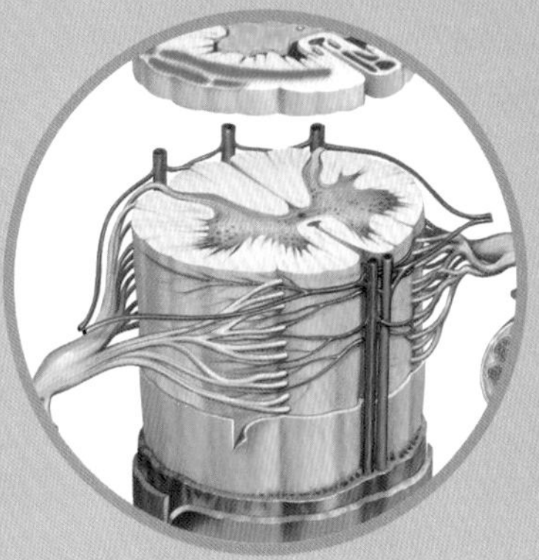

神经系统（一）

1. **腋神经** axillary nerve 臂丛后束的分支，分布于三角肌、小圆肌及肩部和臂外侧区上部的皮肤。

2. **臂丛** brachial plexus 由第 5 ~ 8 颈神经前支和第 1 胸神经前支的大部分纤维组成的神经丛，其分支主要分布于上肢，主要的分支包括桡神经、尺神经、正中神经、腋神经和肌皮神经。

3. **马尾** cauda equina 腰、骶、尾段的脊神经根在椎管内下行，于椎管内围绕终丝聚集成束，形成马尾。因其形似马尾而得名。

4. **大脑半球** cerebral hemisphere 前脑的一半。大脑半球的表层是大脑皮质，大脑皮质表面有许多褶皱。大脑皮质约占据了脑容量的 2/3。

5. **颈膨大** cervical enlargement 位于脊髓第 4 颈节至第 1 胸节之间的梭形膨大，容纳上肢的感觉神经元和支配上肢肌运动的运动神经元。

6. **颈神经** cervical nerve 颈丛的分支，支配颈部肌肉和颈部及后脑部的皮肤。

7. **腓总神经** common peroneal nerve 坐骨神经的两大终支之一，自坐骨神经分出后，通过腘窝向下绕过腓骨颈行向小腿前外侧区，分为腓浅神经和腓深神经。

8. **腓深神经** deep peroneal nerve 腓总神经的终支之一，支配胫骨前肌、趾长伸肌、䠀长伸肌和第 3 腓骨肌，沿途发出的分支分布于小腿前肌群、足背肌及第 1 和第 2 趾相对缘的皮肤。

9. **指神经** digital nerve 沿着手指或脚趾双侧分布，支配该侧皮肤的感觉。

10. **股神经** femoral nerve 腰丛最大的分支。股神经行走于腰大肌后，并深入腹股沟韧带，进入大腿前部的股三角。其肌支支配股四头肌、耻骨肌、缝匠肌和髂腰肌，前皮支支配大腿前面以及前内侧的皮肤。

11. **肋间神经** intercostal nerve 位于相邻肋骨之间的肋间隙中。上位肋间神经支配肋间肌肉和胸部皮肤；下位肋间神经进入腹部（胸腹神经），支配腹部的肌肉和皮肤。

12. **股外侧皮神经** lateral femoral cutaneous nerve 腰丛的皮支，支配大腿外侧皮肤的神经。

13. **腰骶膨大** lumbosacral enlargement 位于脊髓第 1 腰节至第 3 骶节之间的梭形膨大，容纳支配下肢肌的运动神经元和处理来自下肢皮肤感觉的神经元。

14. **腰骶丛** lumbosacral plexus 由脊髓第 2 腰节至第 3 骶节的脊神经形成，支配下肢和会阴，可以分为后腹壁的腰丛和盆腔的骶丛。腰骶丛发出的主要神经有股神经、闭孔神经和坐骨神经。

15. **正中神经** median nerve 臂丛的分支。除肱桡肌、尺侧腕屈肌和指深屈肌尺侧半外，前臂屈肌均由正中神经支配，同时还支配拇指肌肉和手掌桡侧皮肤感觉。

16. **延髓** medulla oblongata 脑的最下部，连接了脊髓和脑桥。

17. **肌皮神经** musculocutaneous nerve 臂丛的分支，支配肱二头肌和前臂的皮肤。

18. **闭孔神经** obturator nerve 下腰丛的分支，支配大腿的内收肌群和大腿内侧面的皮肤。

19. **桡神经** radial nerve 臂丛的分支，支配肱三头肌、肘肌、肱桡肌和前臂的伸肌，以及手背桡侧的皮肤。

20. **坐骨神经** sciatic nerve 人体中直径最粗大、行程最长的神经，也是骶丛最大的分支，在腘窝上方分为胫神经和腓总神经，支配大腿后肌群以及小腿和足部的全部肌肉。

21. **腓浅神经** superficial peroneal nerve 腓总神经的终支之一，肌支支配腓骨长、短肌，在小腿下 1/3 处浅出为皮支，分布于小腿外侧、足背及趾背侧的皮肤。

22. **腓肠神经** sural nerve 胫神经的皮支，分布于小腿后部、足部和足跟。

23. **胫神经** tibial nerve 见 94—95 页。

24. **尺神经** ulnar nerve 臂丛的分支，支配尺侧腕屈肌、指深屈肌尺侧半、小指肌、手掌骨间肌、拇收肌，以及手部尺侧半感觉。

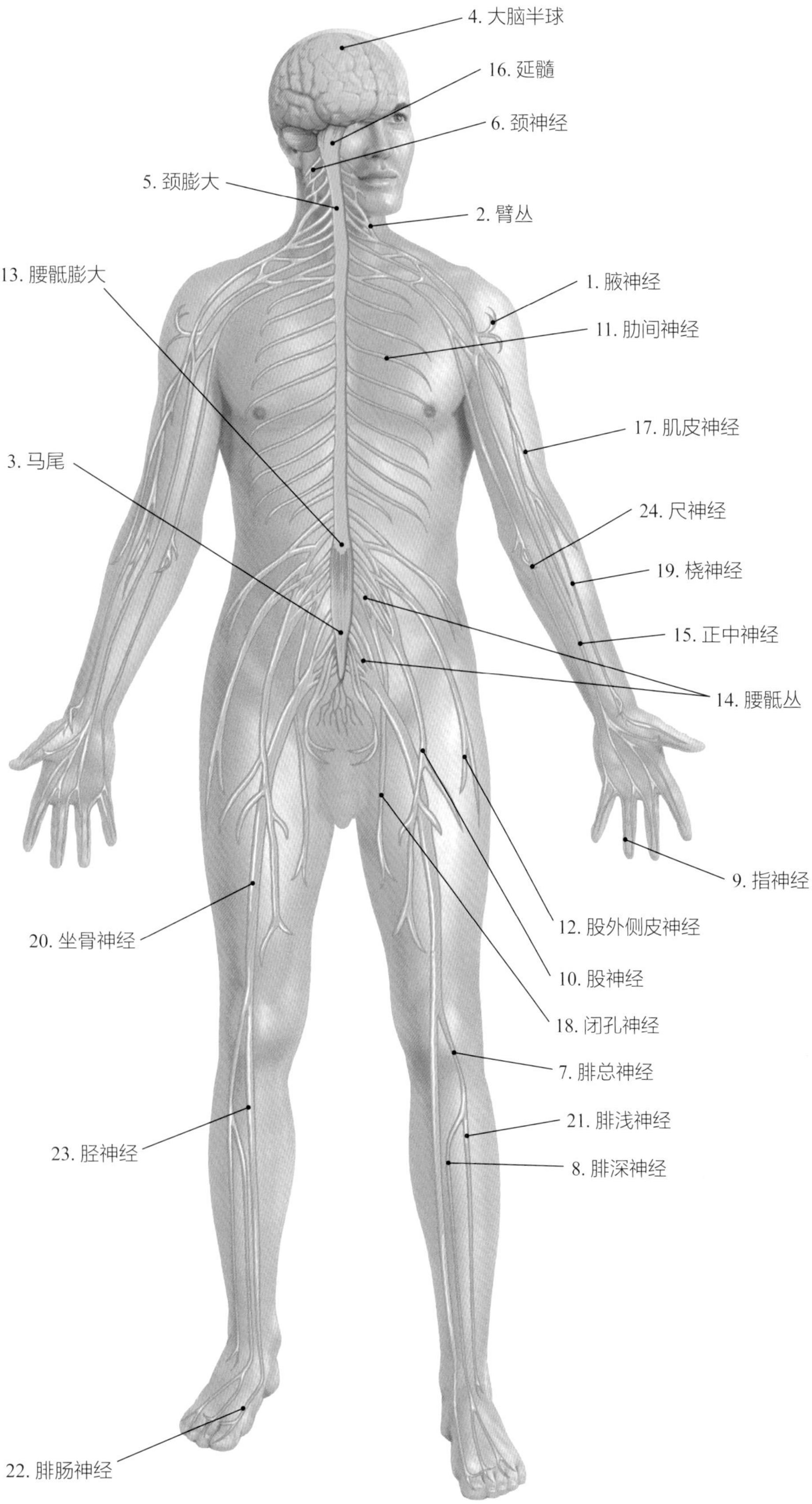
4. 大脑半球
16. 延髓
6. 颈神经
5. 颈膨大
2. 臂丛
13. 腰骶膨大
1. 腋神经
11. 肋间神经
17. 肌皮神经
3. 马尾
24. 尺神经
19. 桡神经
15. 正中神经
14. 腰骶丛
9. 指神经
12. 股外侧皮神经
20. 坐骨神经
10. 股神经
18. 闭孔神经
7. 腓总神经
21. 腓浅神经
23. 胫神经
8. 腓深神经
22. 腓肠神经

图 5-1 神经系统——前面观

神经系统（二）

1. **自主神经系统** autonomic nervous system 又称内脏运动神经、植物神经系统，是神经系统中负责维持内环境稳态和在紧急情况下利用能量储备的部分，包括交感神经系统和副交感神经系统。

2. **马尾** cauda equina 见 98—99 页。

3. **中枢神经系统** central nervous system 由脑和脊髓组成的神经系统。脑和脊髓分别存在于颅骨和脊柱内。

4. **小脑** cerebellum 脑的一部分。位于颅后窝，延髓和脑桥的后上方，大脑枕叶的下方。小脑表面有一层小脑皮质，上有许多浅沟，与运动协调功能有关。

5. **大脑** cerebrum 为脑的最大部分，包括两侧大脑半球和半球间连合构成的脑组织。

6. **面神经颈支** cervical branch of facial nerve 面神经的 5 个分支之一，支配颈部肌肉。

7. **脊髓圆锥** conus medullaris 腰骶膨大以下脊髓末端逐渐变细的部分，呈圆锥状。脊髓圆锥下端多位于第 1 腰椎处，包含骶椎和尾椎节段。

8. **面神经** facial nerve 面神经及其分支，支配面部表情肌。

9. **面神经下颊支** lower buccal branch of facial nerve 面神经的分支之一，支配口腔侧壁的颊肌。

10. **面神经下颌缘支** marginal mandibular branch of facial nerve 面神经的 5 个分支之一，经腮腺下端穿出，支配下唇诸肌及颏肌。

11. **副交感神经系统** parasympathetic nervous system 自主神经系统的一部分，主要掌管植物性功能，即最基本的日常功能（例如，储存能量或使人体恢复到休息状态）。按解剖位置，又可称为颅骶部副交感神经，因为其节前纤维行于第 3、第 7、第 9、第 10 对脑神经内，以及脊髓骶部第 2 ~ 4 节段。

12. **脑桥** pons 位于脑干的中段。因形似桥而得名（在拉丁语中，pons 意为“桥”）。脑桥内有与小脑相关联的脑桥核及与咀嚼肌和面部肌相关联的脑神经核。

13. **耳后神经** posterior auricular nerve 面神经的分支，行于耳后，支配枕肌。

14. **骶骨** sacrum 见 40—41 页。

15. **脊髓** spinal cord 中枢神经系统组成部分之一，从颅底的枕骨大孔延伸至第 1 和第 2 腰椎之间的椎间盘。

16. **交感神经系统** sympathetic nervous system 自主神经系统的一部分，在紧急情况下做出反应，为逃跑或战斗提供更多的能量。按解剖位置，又可称为胸腰部脊交感神经，因为其节前纤维行于胸部和腰部脊柱节段。

17. **面神经颞支** temporal branch of facial nerve 面神经的 5 个分支之一，经腮腺上缘穿出，支配额肌和眼轮匝肌。

18. **面神经干** trunk of facial nerve 面神经的一部分，从颞骨上的孔（茎乳孔）中穿出，进入腮腺后分为 5 个分支，即颞支、颧支、颊支（又分为上、下颊支）、下颌缘支和颈支。

19. **面神经上颊支** upper buccal branch of facial nerve 面神经的分支之一，经腮腺前缘穿出，支配鼻部和口上方的面部表情肌。

20. **面神经颧支** zygomatic branch of facial nerve 面神经的 5 个分支之一，经腮腺前缘穿出，支配眼轮匝肌和颧肌。

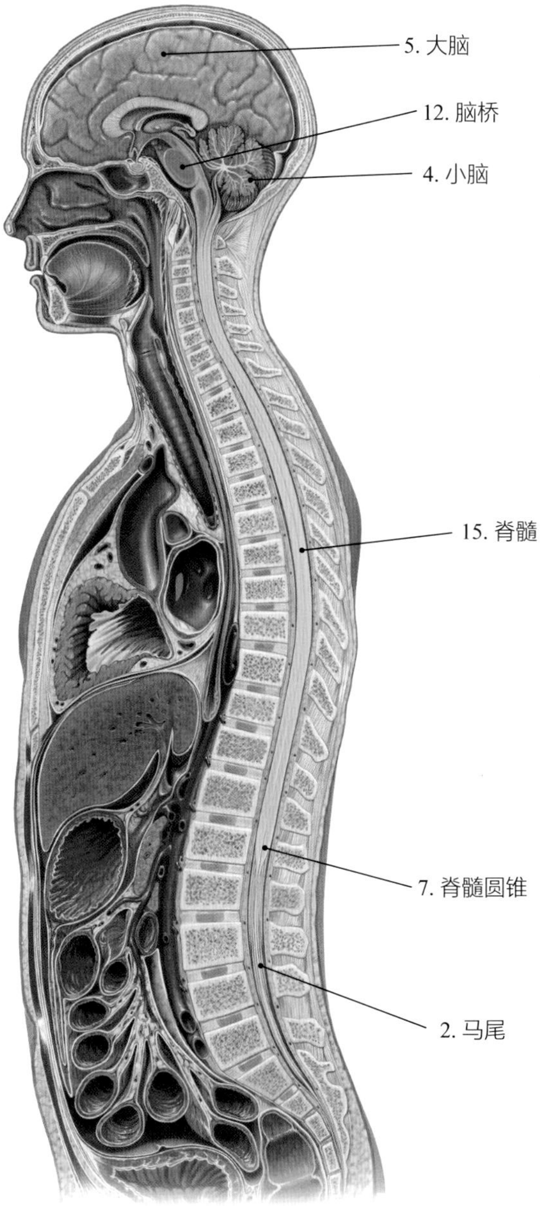
5. 大脑
12. 脑桥
4. 小脑
15. 脊髓
7. 脊髓圆锥
2. 马尾

图 5-2 中枢神经系统

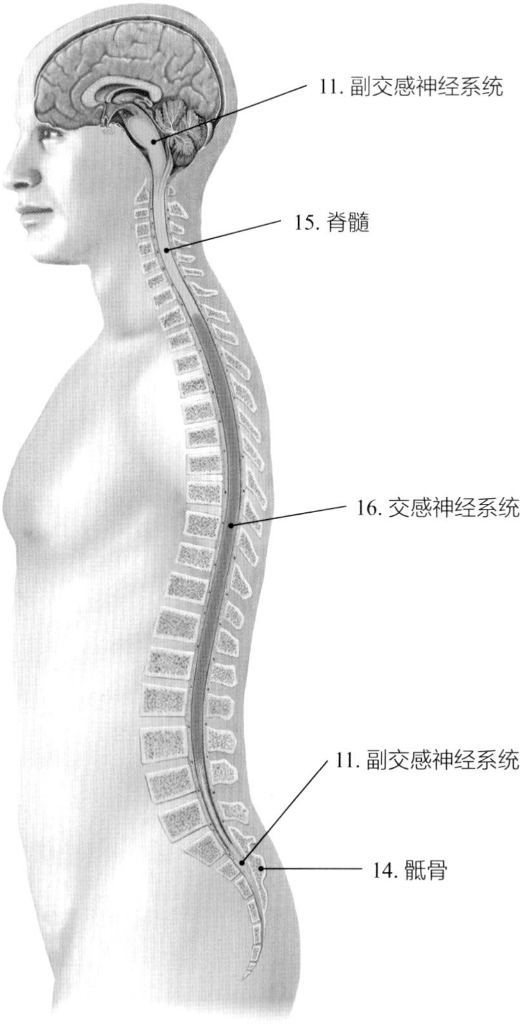
11. 副交感神经系统
15. 脊髓
16. 交感神经系统
11. 副交感神经系统
14. 骶骨

图 5-3 自主神经系统

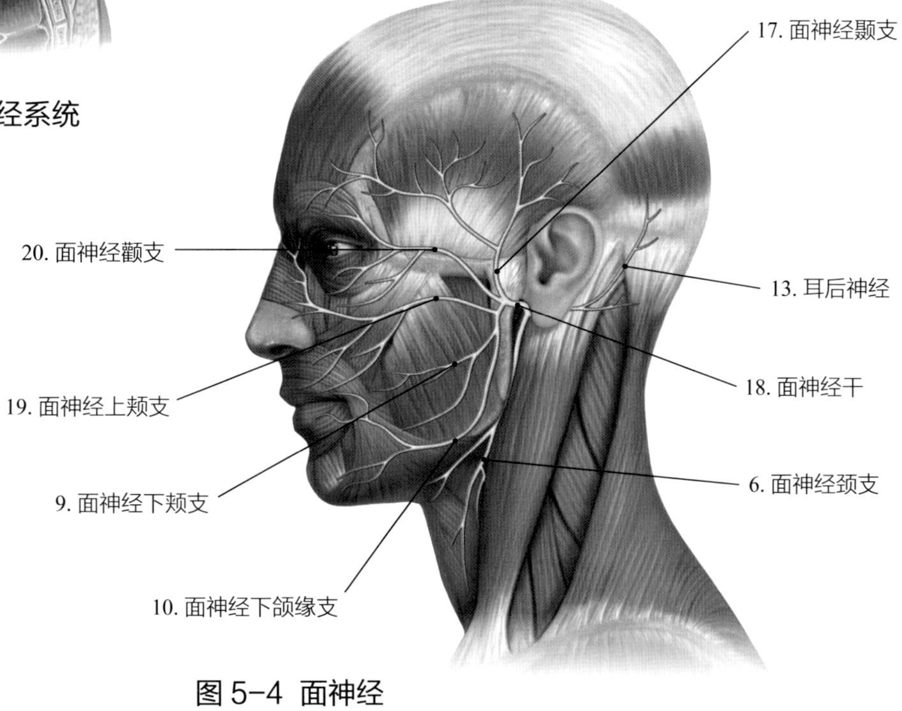
17. 面神经颞支
20. 面神经颧支
13. 耳后神经
18. 面神经干
19. 面神经上颊支
6. 面神经颈支
9. 面神经下颊支
10. 面神经下颌缘支

图 5-4 面神经

注意：

在这张图中未绘出腮腺，以更好地展现面神经。

脑

1. **脑干** brain stem 见 110—111 页。
2. **尾状核** caudate nucleus 前脑深处（基底神经节）的一大簇神经细胞之一。因其状似宽大的尾巴（拉丁文中，cauda 表示尾状物）而得名，呈弓形，围绕背侧丘脑背外侧。
3. **小脑** cerebellum 见 100—101 页。
4. **大脑皮质** cerebral cortex 见 104—105 页。
5. **大脑** cerebrum 见 100—101 页。
6. **胼胝体** corpus callosum 连接左右两侧大脑半球的横行神经纤维束。携带超 3 亿条轴突，对两侧脑半球间的协调活动有重要作用。
7. **前脑（基底神经节）** forebrain（basal ganglia）大脑深层的灰质结构，与运动功能和某些语言功能有关，包括尾状核、壳核和苍白球。
8. **穹窿** fornix 从海马和附近的颞叶至隔区和下丘脑之间的弓状纤维束。
9. **苍白球** globus pallidus 前脑深处（基底神经节）的一大簇神经细胞之一。苍白球是壳核、苍白球和丘脑组成的反馈调节的一部分，控制大脑皮质运动区域的活动。
10. **大脑回** cerebral gyri 见 106—107 页。
11. **下丘脑** hypothalamus 见 108—109 页。
12. **岛叶** insular lobe 位于大脑外侧沟底的大脑叶，被额、顶、颞叶的皮质所覆盖。
13. **外侧沟** lateral sulcus 额叶、顶叶（上）和颞叶（下）之间的裂缝。岛叶隐藏于外侧沟中。
14. **松果体** pineal body 位于上丘脑的腺体，分泌褪黑激素，与调节昼夜节律有关，又称为松果腺、脑上腺。
15. **壳核** putamen 前脑深处的一大簇神经细胞。为基底神经节的一部分，与调节躯体运动有关。
16. **大脑纵裂** cerebral longitudinal fissure 分隔左、右两个大脑半球的、位于中线的纵行裂隙。沿着颅骨的矢状缝延伸，大脑纵裂内是由硬脑膜构成的大脑镰。
17. **脊髓** spinal cord 见 100—101 页。
18. **脑沟** sulcus 见 106—107 页。
19. **颞叶** temporal lobe 与颞骨相邻的脑叶。包含初级听觉皮质和大脑皮质联合听觉区、海马和杏仁体。
20. **丘脑** thalamus 见 108—109 页。
21. **白质** white matter 见 104—105 页。

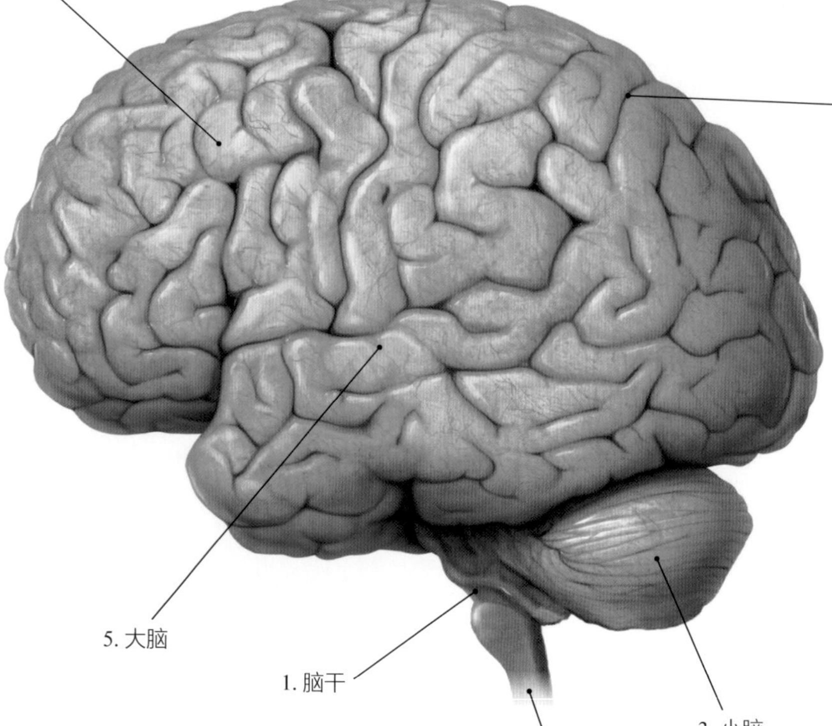
10. 大脑回
18. 脑沟
5. 大脑
1. 脑干
3. 小脑
17. 脊髓

图 5-5 脑——侧面观

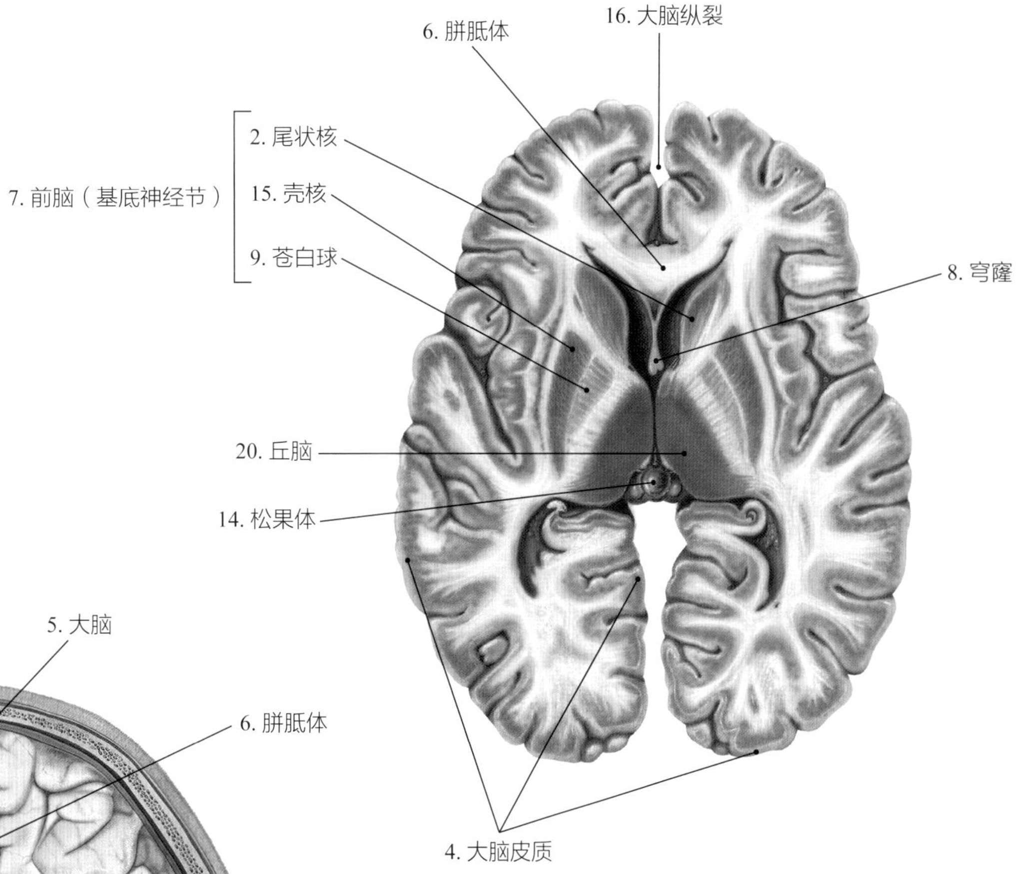
6. 胼胝体
16. 大脑纵裂
7. 前脑（基底神经节）
2. 尾状核
15. 壳核
9. 苍白球
8. 穹窿
20. 丘脑
14. 松果体
4. 大脑皮质

图 5-6 脑——横断面观

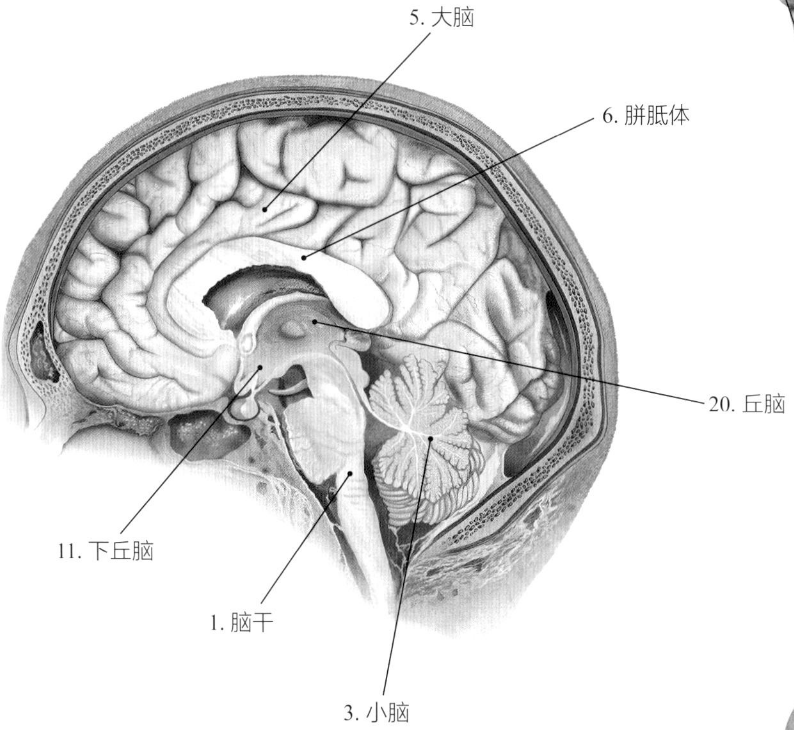
5. 大脑
6. 胼胝体
20. 丘脑
11. 下丘脑
1. 脑干
3. 小脑

图 5-7 脑——矢状面视图

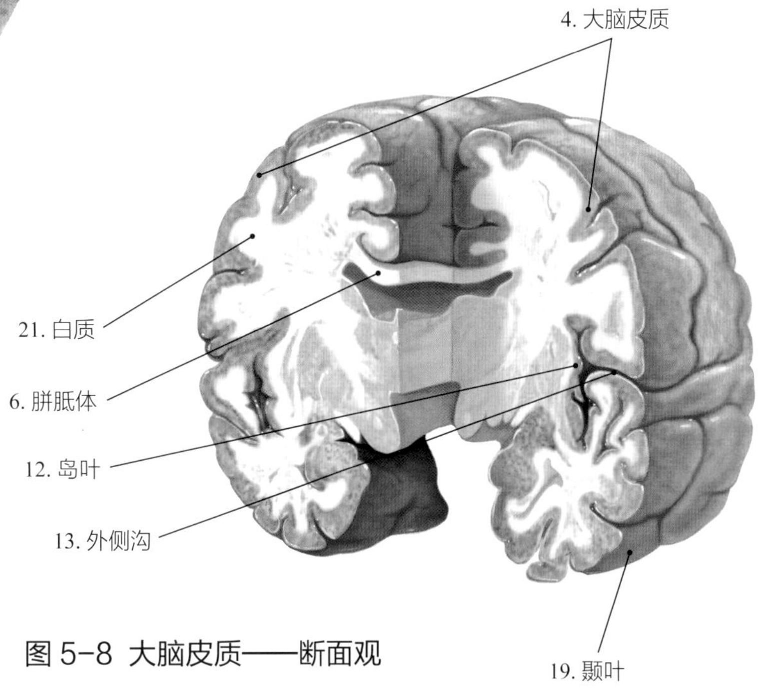
4. 大脑皮质
21. 白质
6. 胼胝体
12. 岛叶
13. 外侧沟
19. 颞叶

图 5-8 大脑皮质——断面观

脑膜

1. **腱膜** aponeurosis 帽状腱膜为坚韧的致密腱膜，与颅顶皮肤紧密结合，可在下层的颅骨膜上滑动。

2. **蛛网膜** arachnoid 硬脑膜下的网状薄膜。蛛网膜下隙有蛛网膜小梁，连接蛛网膜和软脑膜。

3. **蛛网膜绒毛** arachnoid villi 脑蛛网膜上的许多绒毛状突起，突入硬脑膜内。脑脊液通过这些突起回流入静脉。

4. **蛛网膜下隙的脑动脉** cerebral artery in subarachnoid space 供应脑血液的动脉，先在蛛网膜下隙运行，之后再穿过软脑膜进入脑组织。

5. **大脑皮质** cerebral cortex 覆盖大脑半球表层的灰质结构，由神经元胞体和树突构成。

6. **硬脑膜** cerebral dura mater 贴于颅骨内面、脑组织外面的致密结缔组织膜，可以保护大脑，帮助加强硬脑膜静脉窦壁。

7. **硬脑膜形成的大脑镰** cerebral dura mater forming falx cerebri 伸入大脑纵裂内的镰刀状硬膜隔，分隔左、右两个大脑半球。

8. **软脑膜** cerebral pia mater 最脆弱的一层脑膜。软脑膜（在拉丁语中，pia mater 意为“温柔的母亲”）紧贴于脑实质表面并陷入沟内。

9. **蛛网膜下隙的脑静脉** cerebral vein in subarachnoid space 脑静脉携带脑中流出的血液，通过蛛网膜下隙进入硬脑膜静脉窦。

10. **大脑** cerebrum 见 100—101 页。

11. **结缔组织** connective tissue 位于头皮深处的结缔组织。

12. **板障静脉** diploic vein 位于颅骨板障内的静脉血管。

13. **硬脑膜静脉窦** dural venous sinus 位于两层硬脑膜之间的加强通道，可以将脑内的血液引流出颅。当静脉压降至大气压以下时，可以防止静脉塌陷。

14. **硬脑膜的骨膜层** endosteal layer of cerebral dura mater 硬脑膜的外层，直接附于颅骨内表面。

15. **毛发** hair 见 20—21 页。

16. **毛囊** hair follicle 见 20—21 页。

17. **疏松结缔组织** loose connective tissue 又称蜂窝组织（areolar tissue），一层疏松的结缔组织，紧靠腱膜，可以使头皮相对自由地向前或向后移动。

18. **硬脑膜的脑膜层** meningeal layer of cerebral dura mater 硬脑膜的内层，与蛛网膜紧贴，也参与构成硬脑膜静脉窦壁。

19. **脑脊膜** meninges 包被大脑和脊髓的结缔组织膜，包括硬脑膜、蛛网膜和软脑膜。

20. **颅骨膜** pericranium 颅外表面的一层结缔组织膜，为一种骨膜。

21. **皮肤** skin 见 20—21 页。

22. **颅骨** skull bone 见 22—23 页。

23. **脊髓** spinal cord 见 100—101 页。

24. **蛛网膜下隙** subarachnoid space 位于蛛网膜和软脑膜之间的腔隙，内有脑脊液。

25. **蛛网膜小梁** trabeculae arachnoideae 蛛网膜下隙内的结缔组织纤维。

26. **白质** white matter 大脑半球的核心，新鲜标本呈白色。白质内有髓神经纤维聚集。

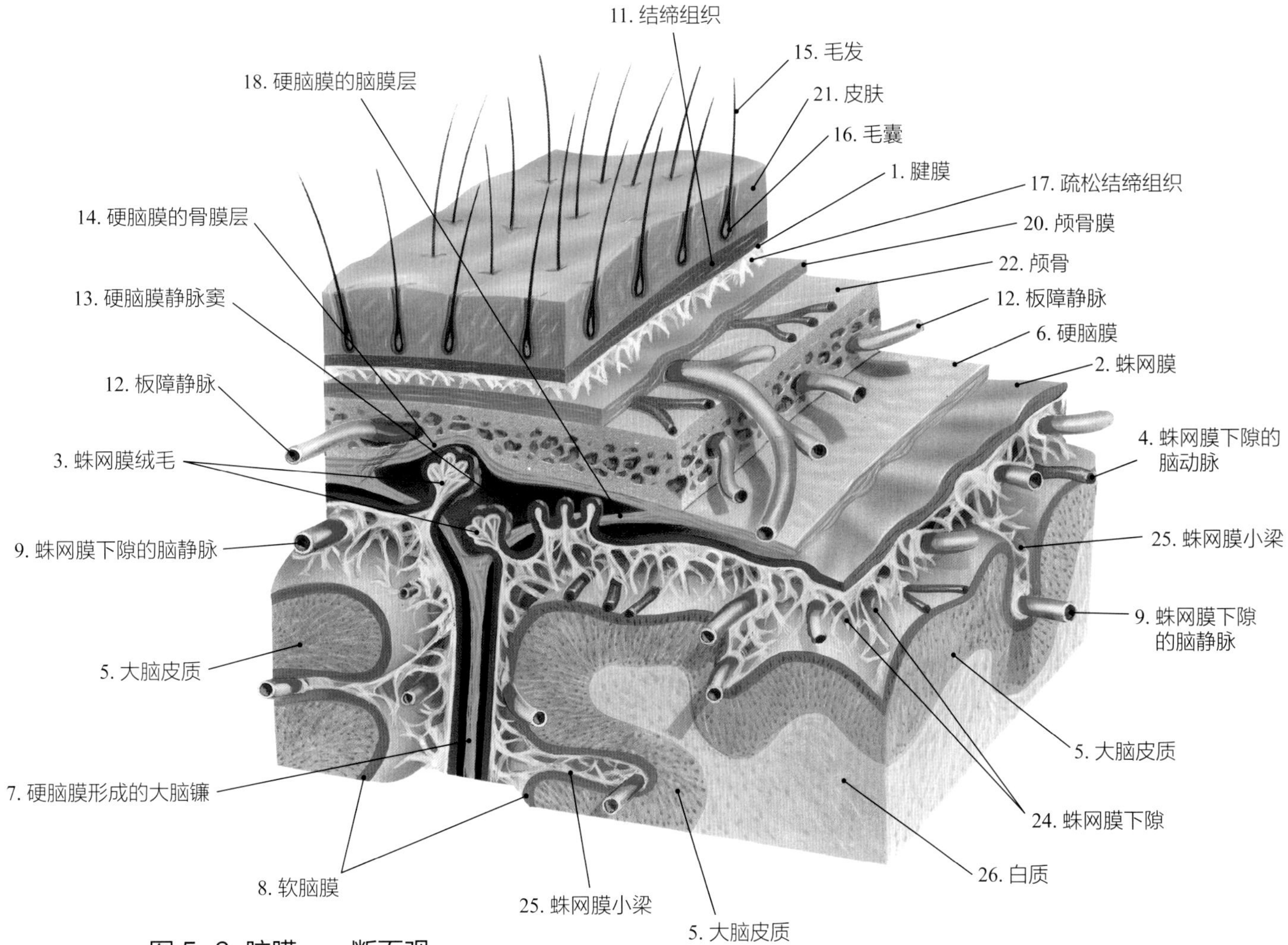
11. 结缔组织
15. 毛发
18. 硬脑膜的脑膜层
21. 皮肤
16. 毛囊
1. 腱膜
17. 疏松结缔组织
14. 硬脑膜的骨膜层
20. 颅骨膜
22. 颅骨
13. 硬脑膜静脉窦
12. 板障静脉
6. 硬脑膜
12. 板障静脉
2. 蛛网膜
4. 蛛网膜下隙的脑动脉
3. 蛛网膜绒毛
9. 蛛网膜下隙的脑静脉
25. 蛛网膜小梁
9. 蛛网膜下隙的脑静脉
5. 大脑皮质
5. 大脑皮质
7. 硬脑膜形成的大脑镰
24. 蛛网膜下隙
26. 白质
8. 软脑膜
25. 蛛网膜小梁
5. 大脑皮质

图 5-9 脑膜——断面观

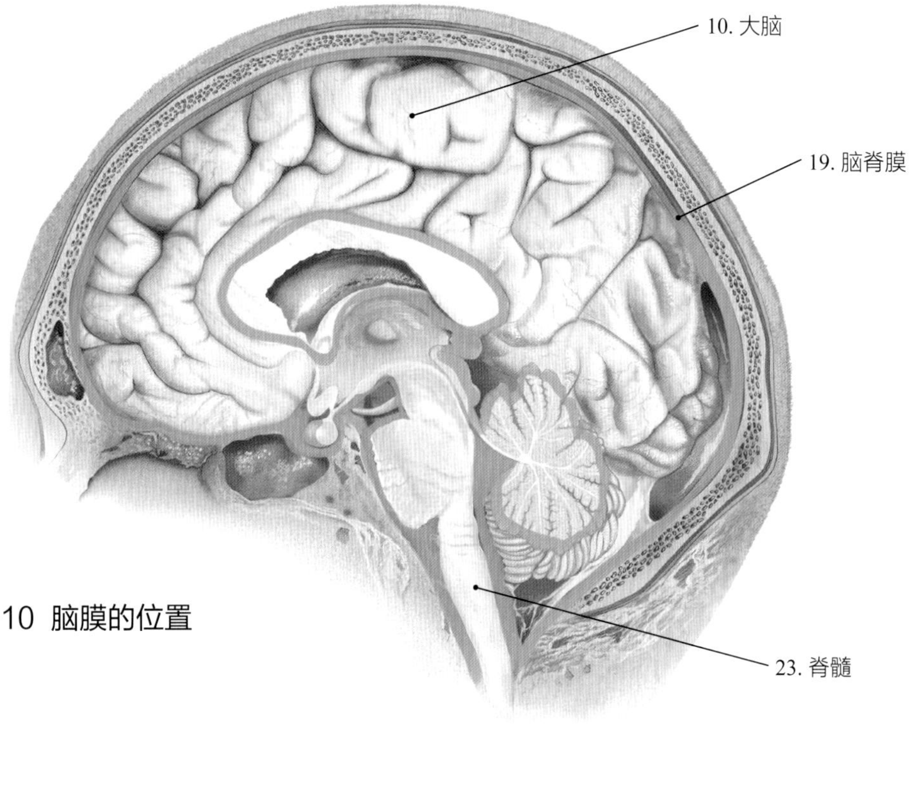
10. 大脑
19. 脑脊膜
23. 脊髓

图 5-10 脑膜的位置

大脑功能：大脑皮质

1. **听觉联合区** auditory association area 初级听觉皮质周围的皮质区域，与听觉信息的高级处理（如音高、音色和声音定位）有关。

2. **额叶** frontal lobe 位于额骨深处的脑叶。包括前额叶、控制眼球运动的区域（额眼区）、2 种类型的运动皮质（初级运动皮质、运动前区）以及布罗卡区（运动性语言区）。

3. **大脑回** cerebral gyri 大脑半球表面沟与沟之间隆起的部分。

4. **外侧沟** lateral sulcus 见 102—103 页。

5. **运动性语言区（布罗卡区）** motor speech area（Broca's area）公认的大脑皮质的两大语言区之一，与语言表达有关，另一个在岛叶区域的语言中枢也很重要。运动性语言区位于额下回。

6. **枕叶** occipital lobe 位于大脑最后部的脑叶，包含初级视皮质和视觉联合皮质。

7. **顶叶** parietal lobe 位于顶骨深处的脑叶，包含可以对躯体感觉、听觉和视觉信息进行高级处理的联络皮质。

8. **中央后回** postcentral gyrus 包含初级躯体感觉皮质的脑回，主管躯体感觉功能（如大脑皮质的不同区域代表不同的人体部位）。

9. **中央前回（运动皮质）** precentral gyrus（motor cortex）包含初级运动皮质的脑回，主管躯体运动功能（如大脑皮质的不同区域控制着不同部位的肌肉）。

10. **前额皮质** prefrontal cortex 位于额叶前部，与预见、计划和社交能力有关。

11. **初级听皮质** primary auditory cortex 大脑皮质的一部分，负责处理从内侧膝状体核（即听觉传导通路在间脑的中继站）发出的听觉信息，并投射到听觉联合皮质。

12. **初级运动皮质** primary motor cortex 大脑皮质的一部分，通过轴突直接刺激脑干和脊髓中的运动神经元。通往脑干的通路被称为皮质延髓束，通往脊髓的通路被称为皮质脊髓束。

13. **初级躯体感觉皮质** primary somatosensory cortex 大脑皮质的一部分，接收来自腹后核（即躯体感觉传导的中继站）输入的信息，并依次投射到躯体感觉联合皮质。

14. **初级视皮质** primary visual cortex 大脑皮质的一部分，主管躯体视觉功能（如大脑皮质的不同区域管理不同的视野范围），接收外侧膝状体核（即视觉传导通路在间脑的中继站）输入的信息，并投射到视觉联合皮质进行进一步的视觉处理。

15. **阅读中枢** reading comprehension area 也称为视觉性语言区（visual speech area），与对书面语言的理解有关。

16. **感觉性语言区（韦尼克区）** sensory speech area（Wernicke's area）听觉性和视觉性语言中枢，主要与语言理解有关，通常位于颞上回（颞平面），但也可能位于顶叶下部。

17. **躯体感觉联合区** somatosensory association area 大脑皮质的一部分，负责躯体感觉信息的高级处理，能够生成周围环境和物体的三维模型。

18. **脑沟** sulcus 大脑半球表面的凹槽。深沟可以被称为脑裂。

19. **颞叶** temporal lobe 见 102—103 页。

20. **视觉联合区** visual association area 大脑皮质中负责处理高级视觉信息（颜色、纹理、形状和结构）的部分。

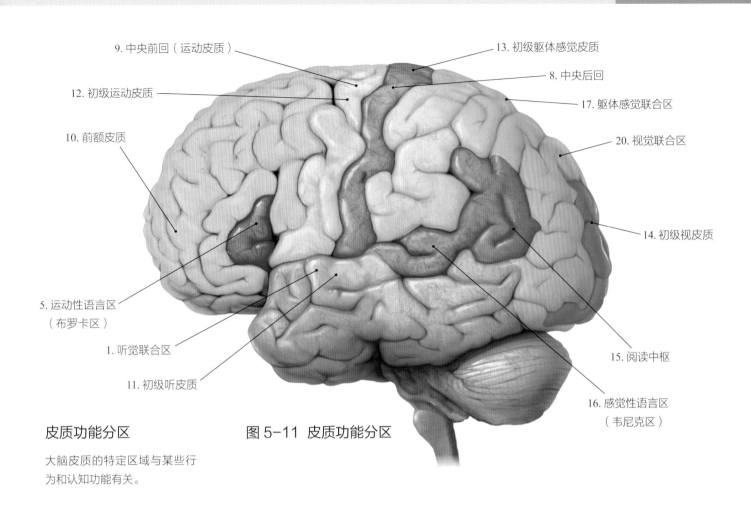

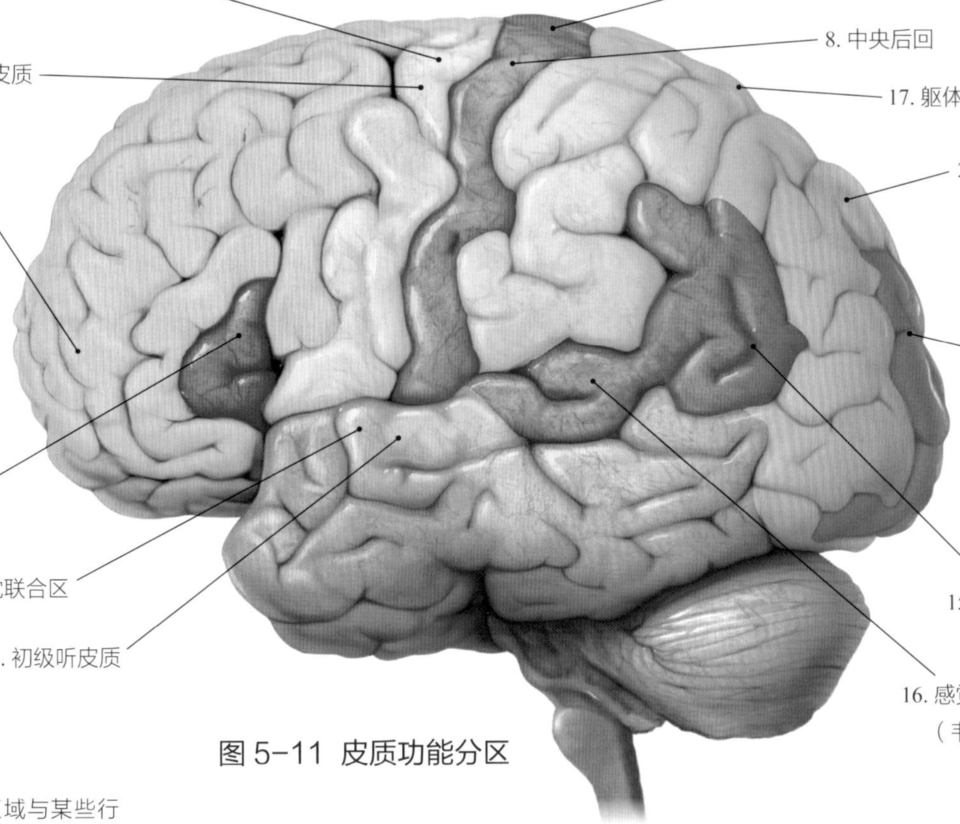
9. 中央前回（运动皮质）
13. 初级躯体感觉皮质
8. 中央后回
12. 初级运动皮质
17. 躯体感觉联合区
10. 前额皮质
20. 视觉联合区
14. 初级视皮质
5. 运动性语言区
（布罗卡区）
1. 听觉联合区
15. 阅读中枢
11. 初级听皮质
16. 感觉性语言区
（韦尼克区）

图 5-11 皮质功能分区

皮质功能分区

大脑皮质的特定区域与某些行为和认知功能有关。

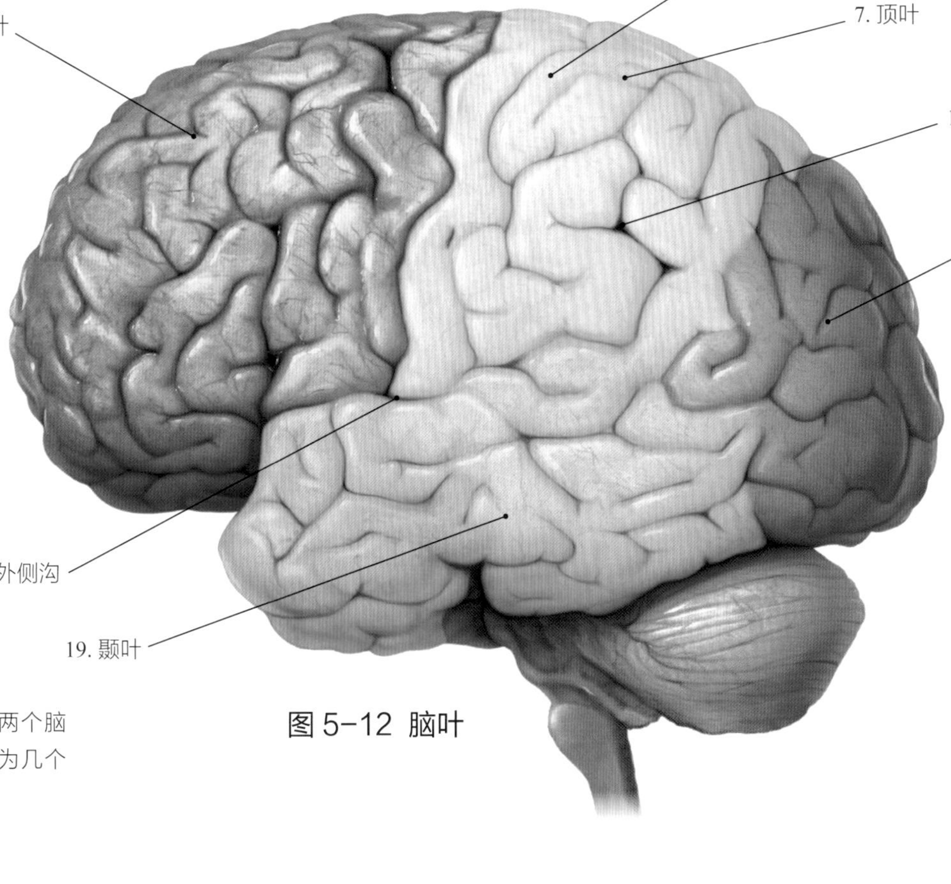
3. 大脑回
2. 额叶
7. 顶叶
18. 脑沟
6. 枕叶
4. 外侧沟
19. 颞叶

图 5-12 脑叶

脑叶

矢状裂将大脑纵向分为两个脑半球，每个脑半球又分为几个叶，有脑沟和脑裂。

大脑分区

1. **杏仁核** amygdala 呈杏仁状，位于颞叶的一组神经元。与愤怒和恐惧的产生有关。
2. **前连合** anterior commissure 连接前脑两侧嗅球和颞叶的一束纤维。
3. **前角** anterior horn 侧脑室延伸进入半球额叶的部分。
4. **脑室** brain ventricle 脑部互相连接的腔室的总称，其内充满脑脊液。在胚胎发育过程中，脑泡慢慢形成脑室。脑室中存在脉络丛，脉络丛可以产生脑脊液。
5. **尾状核** caudate nucleus 见 102—103 页。
6. **中脑导水管** cerebral aqueduct 位于第三和第四脑室之间狭窄的脑脊液流通管道，贯穿中脑。
7. **扣带回** cingulate gyrus 一个弯曲的脑回（隆起），位于大脑半球内侧。扣带回接收来自丘脑前核传入的信息并投射到颞叶皮质。
8. **胼胝体** corpus callosum 见 102—103 页。
9. **穹窿** fornix 见 102—103 页。
10. **第四脑室** fourth ventricle 脑干内侧脑室的一部分。第四脑室从第三脑室接收脑脊液，并流向脑干周围的蛛网膜下池。
11. **海马** hippocampus 位于侧脑室下角的底部，为一种大脑皮质（层状）结构，负责储存新的记忆。
12. **下丘脑** hypothalamus 间脑下部的结构，具有维持稳态（维持内环境的稳定）、调节内分泌和控制自主神经系统的作用。
13. **下角** inferior horn 伸入颞叶的侧脑室部分。海马在下角的底部。
14. **丘脑间黏合** interthalamic adhesion 第三脑室腔内两侧丘脑之间的连接。其没有携带任何重要信息。
15. **室间孔** interventricular foramen 侧脑室与第三脑室之间的沟通孔道，使侧脑室产生的脑脊液流入第三脑室。
16. **左、右侧脑室** left and right lateral ventricles 脑室系统的两个主要部分，分别位于前脑的两侧。在胚胎发育过程中，脑泡慢慢形成脑室。
17. **边缘系统** limbic system 一组与情感和记忆有关的大脑结构，包括海马、扣带回、杏仁核、隔区和间脑的一部分。
18. **乳头体** mamillary body 下丘脑的一部分。2 个乳头体是涉及记忆的环路结构中的一环。因形似小乳房而得名。
19. **中脑** midbrain 介于间脑和脑桥之间的脑组织，包括上丘、下丘、与运动功能有关的 2 组神经细胞、黑质以及红核。
20. **视交叉** optic chiasma 由两侧视神经的鼻侧纤维进颅后交叉而成。
21. **松果体** pineal body 见 102—103 页。
22. **垂体** pituitary gland / hypophysis 内分泌系统中的主要腺体。垂体接收来自下丘脑的信息，分泌调节激素来控制其他内分泌腺。其可分为腺垂体和神经垂体，腺垂体由下丘脑分泌的化学因子控制，神经垂体含有来自下丘脑神经元细胞的轴突。
23. **后角** posterior horn 位于侧脑室的最后方，沿着视皮质延伸至枕叶。
24. **隔区** septal area 大脑前部侧脑室的内侧壁，是大脑边缘系统的重要结构，与情绪和记忆的活动有关。
25. **蛛网膜下隙** subarachnoid space 见 104—105 页。
26. **上丘和下丘** superior and inferior colliculus 中脑背侧面（后上面）的一对隆起。上丘与视觉有关，下丘与听觉有关。
27. **丘脑** thalamus 第三脑室两侧的卵圆形区域。丘脑是脑干与皮质的中继站，有与视觉、听觉、触觉有关的神经核团，也有与运动有关反馈回路的神经核团。
28. **第三脑室** third ventricle 脑室系统的一部分，为间脑内位于中线的矢状裂隙。

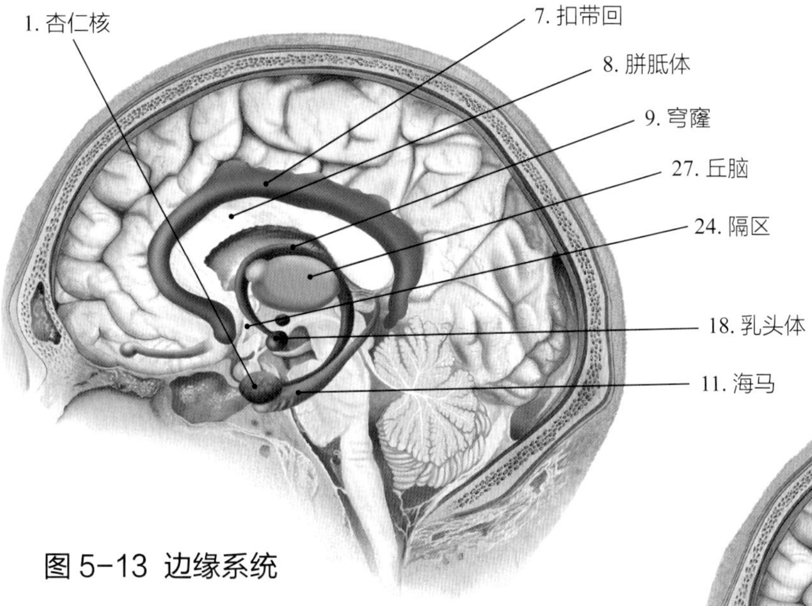
1. 杏仁核
7. 扣带回
8. 胼胝体
9. 穹窿
27. 丘脑
24. 隔区
18. 乳头体
11. 海马

图 5-13 边缘系统

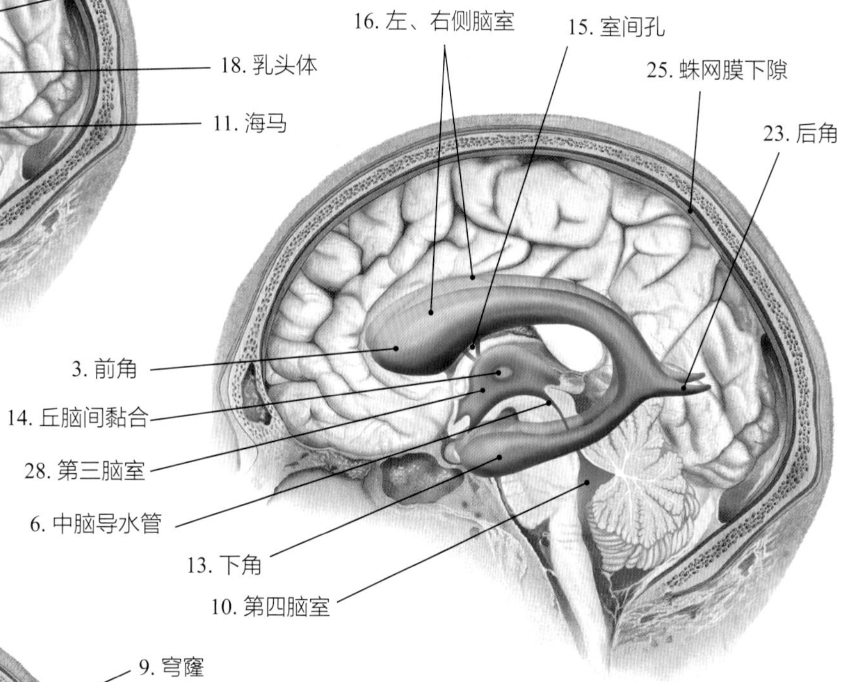
16. 左、右侧脑室
15. 室间孔
25. 蛛网膜下隙
23. 后角
3. 前角
14. 丘脑间黏合
28. 第三脑室
6. 中脑导水管
13. 下角
10. 第四脑室

图 5-14 脑室

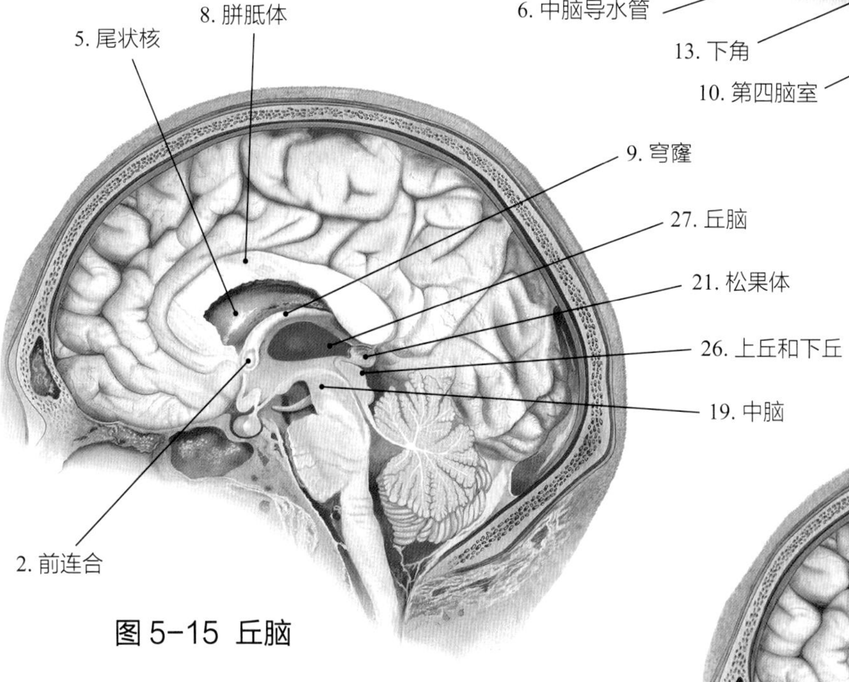
5. 尾状核
8. 胼胝体
9. 穹窿
27. 丘脑
21. 松果体
26. 上丘和下丘
19. 中脑
2. 前连合

图 5-15 丘脑

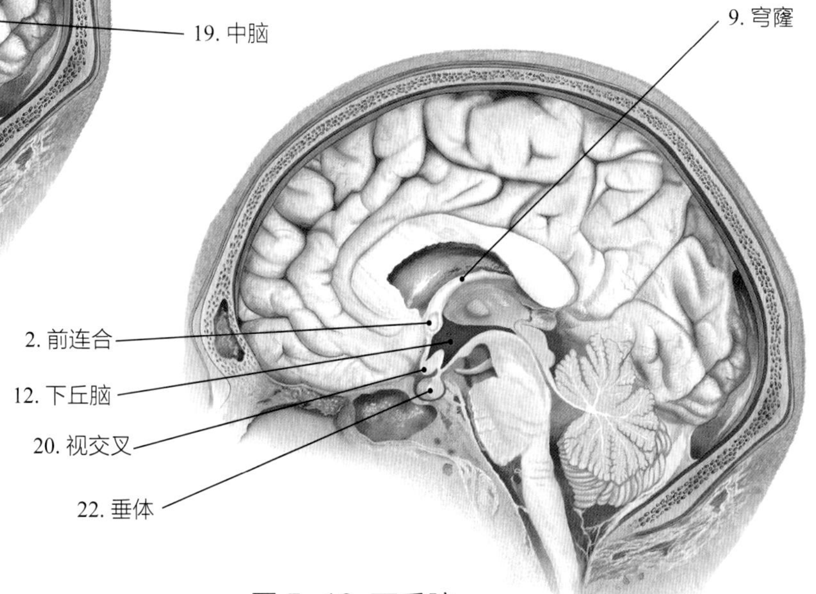
9. 穹窿
2. 前连合
12. 下丘脑
20. 视交叉
22. 垂体

图 5-16 下丘脑

脑神经和脑干（一）

1. **展神经（第 VI 对脑神经）**abducent nerve（VI）第 6 对脑神经，支配眼外直肌。

2. **脑干** brain stem 位于脊髓和间脑之间的神经结构，由中脑、脑桥和延髓组成。

3. **大脑脚** cerebral peduncle 中脑的基部或前部，包含从大脑皮质到脑桥核和脊髓的下行通路。

4. **脉络丛** choroid plexus 侧脑室、第三脑室和第四脑室内高度血管化的结构，产生大部分的脑脊液。

5. **脑神经** cranial nerve 与大脑相连的神经。在人体内有 12 对脑神经，主要接收来自特殊感觉器和面部的信息，或与头部和颈部肌肉的控制有关。

6. **面神经（第 VII 对脑神经）**facial nerve（VII）第 7 对脑神经，支配面部表情肌，下颌下腺、舌下腺和泪腺的分泌，以及舌前 2/3 的味觉。

7. **舌咽神经（第 IX 对脑神经）**glossopharyngeal nerve（IX）第 9 对脑神经，主要支配茎突咽肌，并支配舌后 1/3 的味觉和软腭的感觉。

8. **舌下神经（第 XII 对脑神经）**hypoglossal nerve（XII）第 12 对脑神经，支配舌内肌和大部分舌外肌。

9. **下丘** inferior colliculus 中脑下部背侧的隆起，接收来自听觉通路的信息，并与听觉反射有关。

10. **外侧膝状体核** lateral geniculate nucleus 丘脑中的一组神经元，负责处理来自视网膜的视觉信息并将其发送到视觉皮质。

11. **延髓** medulla oblongata 见 98—99 页。

12. **小脑中脚** middle cerebellar peduncle 从脑桥神经细胞群（脑桥核）至小脑的粗大纤维束。

13. **动眼神经（第 III 对脑神经）**oculomotor nerve（III）第 3 对脑神经，支配上直肌、下直肌、内直肌、下斜肌、上睑提肌、瞳孔括约肌（缩小瞳孔）和睫状肌（控制聚焦）。

14. **嗅神经（第 I 对脑神经）（进入嗅球）**olfactory nerve（I）（entering olfactory bulb）第 1 对脑神经，包括与嗅觉有关的多条神经纤维，从鼻腔中穿过筛骨的筛状板到达嗅球。

15. **视神经（第 II 对脑神经）**optic nerve（II）见 70—71 页。

16. **视束** optic tract 为视觉传导路上从视交叉到外侧膝状体之间的一段。

17. **（脊髓）副神经（第 XI 对脑神经）**（spinal）accessory nerve（XI）第 11 对脑神经，支配胸锁乳突肌和上斜方肌。

18. **上丘** superior colliculus 中脑上部背侧的隆起，接受来自双眼的信息输入，并与视反射有关。

19. **丘脑** thalamus 见 108—109 页。

20. **三叉神经（第 V 对脑神经）**trigeminal nerve（V）第 5 对脑神经，其感觉支传导面部感觉，运动支支配咀嚼肌（颞肌、咬肌和翼状肌）的随意运动。

21. **滑车神经（第 IV 对脑神经）**trochlear nerve（IV）第 4 对脑神经，支配上斜肌。

22. **迷走神经（第 X 对脑神经）**vagus nerve（X）第 10 对脑神经，携带内脏器官的感觉信息，控制心脏、呼吸道和肠道功能。

23. **前庭蜗神经（第 VIII 对脑神经）**vestibulocochlear nerve（VIII）第 8 对脑神经，接受并传递来自内耳的有关听觉、加速度和平衡觉的感官信息。

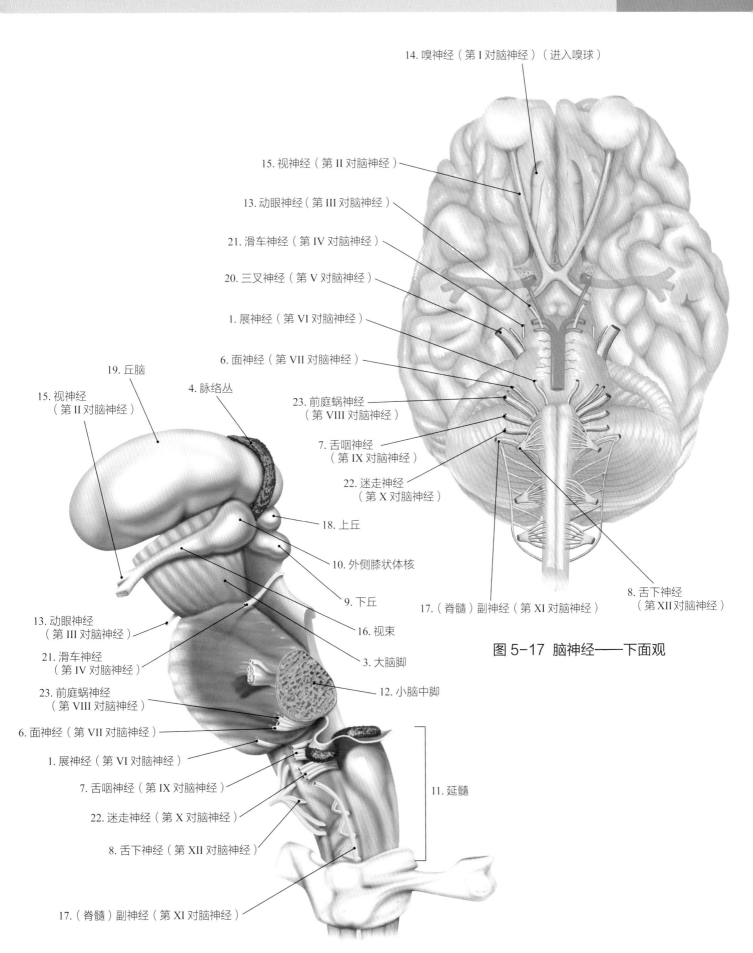

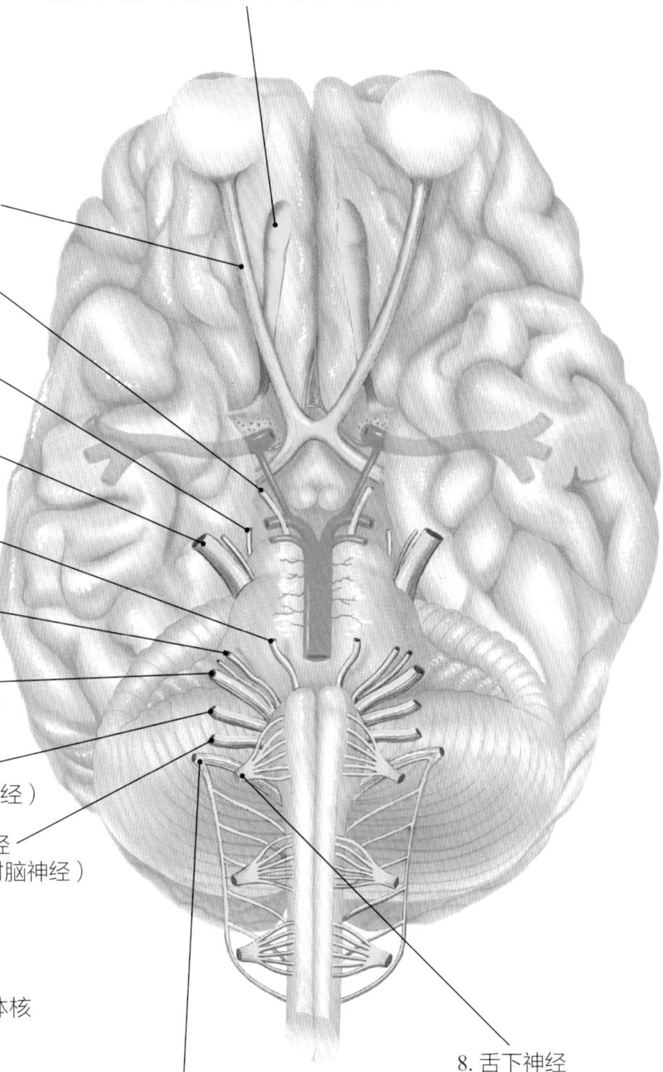
14. 嗅神经（第 I 对脑神经）（进入嗅球）
15. 视神经（第 II 对脑神经）
13. 动眼神经（第 III 对脑神经）
21. 滑车神经（第 IV 对脑神经）
20. 三叉神经（第 V 对脑神经）
1. 展神经（第 VI 对脑神经）
6. 面神经（第 VII 对脑神经）
23. 前庭蜗神经（第 VIII 对脑神经）
7. 舌咽神经（第 IX 对脑神经）
22. 迷走神经（第 X 对脑神经）
17.（脊髓）副神经（第 XI 对脑神经）
8. 舌下神经（第 XII 对脑神经）

图 5-17 脑神经——下面观

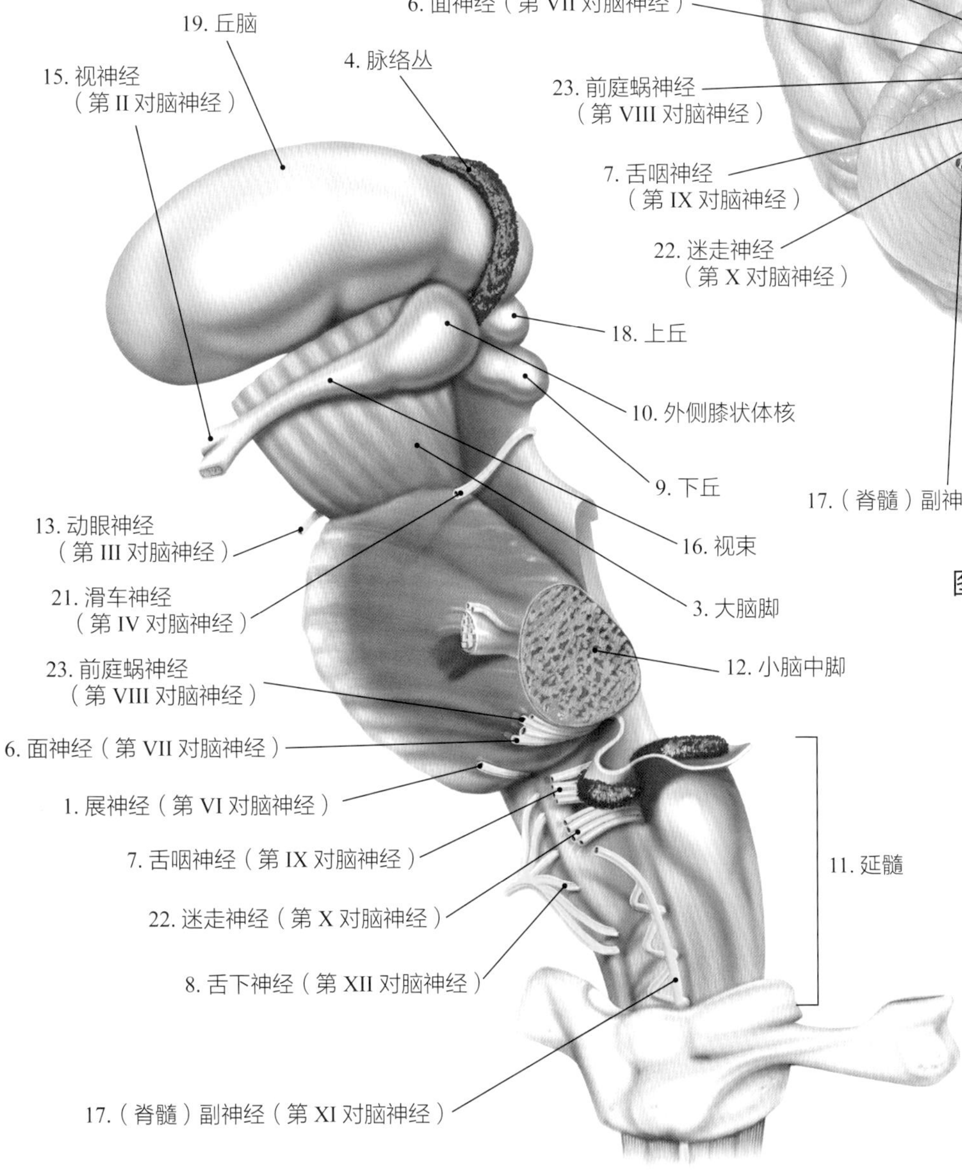
19. 丘脑
15. 视神经（第 II 对脑神经）
4. 脉络丛
18. 上丘
10. 外侧膝状体核
9. 下丘
16. 视束
3. 大脑脚
12. 小脑中脚
13. 动眼神经（第 III 对脑神经）
21. 滑车神经（第 IV 对脑神经）
23. 前庭蜗神经（第 VIII 对脑神经）
6. 面神经（第 VII 对脑神经）
1. 展神经（第 VI 对脑神经）
7. 舌咽神经（第 IX 对脑神经）
22. 迷走神经（第 X 对脑神经）
8. 舌下神经（第 XII 对脑神经）
11. 延髓
17.（脊髓）副神经（第 XI 对脑神经）

图 5-18 脑干——侧面观

脑神经和脑干（二）

1. **寰椎前弓** anterior arch of atlas（C_1）见 40—41 页。
2. **脑干** brain stem 见 110—111 页。
3. **大脑脚** cerebral peduncle 见 110—111 页。
4. **第四脑室脉络丛** choroid plexus of fourth ventricle 可以产生脑脊液，与下髓帆相连。
5. **侧脑室脉络丛** choroid plexus of lateral ventricle 可以产生脑脊液，沿穹窿线附着。
6. **间脑** diencephalon 前脑的一部分，位于第三脑室两侧，包括上丘脑、下丘脑、底丘脑、背侧丘脑和后丘脑。
7. **背侧正中沟** dorsal median sulcus 第四脑室底部中线的凹槽。
8. **面神经丘** facial colliculus 第四脑室底部的微小隆起。面神经的内部路径经过控制眼外直肌的神经细胞群，形成一个隆起。
9. **第 1 颈神经** first cervical nerve 为运动神经，支配上颈部的深层肌肉、口腔底部肌肉和咽喉前部的带状肌肉。
10. **椎动脉沟** groove for vertebral artery 枢椎表面的一个凹槽，椎动脉的水平段在椎动脉沟内走行后通过枕骨大孔上升。
11. **缰核** habenular nucleus 间脑上内侧边缘的成对隆起。缰核是连接大脑边缘系统和脑干的回路中的一部分，参与情绪表达。
12. **下关节突** inferior articular process 见 40—41 页。
13. **小脑下脚** inferior cerebellar peduncle 位于小脑中脚内侧，与延髓相连的纤维束，包含一条来自脊髓的感觉传导通路（脊髓小脑后束）以及连接前庭与延髓其他核团到小脑的通路。
14. **下丘** inferior colliculus 见 110—111 页。
15. **下髓帆** inferior medullary velum 构成第四脑室顶后下部的白质薄片。有脉络丛，可以产生脑脊液。
16. **第四脑室外侧孔** lateral aperture of fourth ventricle 位于第四脑室外侧隐窝尖端的孔，脑脊液经此流入脑干周围的空间（蛛网膜下池）。
17. **外侧膝状体** lateral geniculate body 丘脑外侧膝状核在大脑表面产生的突起，负责处理来自视网膜的视觉信息并将其发送到视觉皮质。
18. **外侧隐窝** lateral recess 第四脑室外侧角的隐窝，通过第四脑室外侧孔通向脑干周围的空间。
19. **内侧膝状体** medial geniculate body 丘脑内侧膝状核在大脑表面产生的突起，负责处理听觉信息并将其发送到听觉皮质。
20. **第四脑室正中孔** median aperture of fourth ventricle 位于菱形窝下角尖正上方的孔，脑脊液经此流入脑干周围的空间（蛛网膜下池）。
21. **延髓** medulla oblongata 见 98—99 页。
22. **中脑** midbrain 见 108—109 页。
23. **小脑中脚** middle cerebellar peduncle 见 110—111 页。
24. **松果体** pineal body 见 102—103 页。
25. **脑桥** pons 见 100—101 页。
26. **寰椎后弓** posterior arch of atlas（C_1）见 38—39 页。
27. **后结节** posterior tubercle 见 40—41 页。
28. **丘脑枕** pulvinar 丘脑后部的一个大核团，在丘脑的背侧面（上表面）形成的一个明显的隆起。
29. **（脊髓）副神经（第 XI 对脑神经）**（spinal）accessory nerve（XI）见 110—111 页。
30. **界沟** sulcus limitans 第四脑室底部的沟，为运动功能区（内侧）与感觉功能区（外侧）的分界标志线。
31. **上关节突** superior articular process 寰椎上关节面与枕骨髁相关节。
32. **小脑上脚** superior cerebellar peduncle 连接小脑和中脑的纤维束，包含腹侧脊髓小脑束以及从小脑到丘脑的输出通路。
33. **上丘** superior colliculus 见 110—111 页。
34. **上髓帆** superior medullary velum 介于两侧小脑上脚之间的薄层白质板。
35. **丘脑** thalamus 见 108—109 页。
36. **滑车神经（第 IV 对脑神经）**trochlear nerve（IV）见 110—111 页。
37. **前庭区** vestibular area 第四脑室底部覆盖前庭神经核的部分。

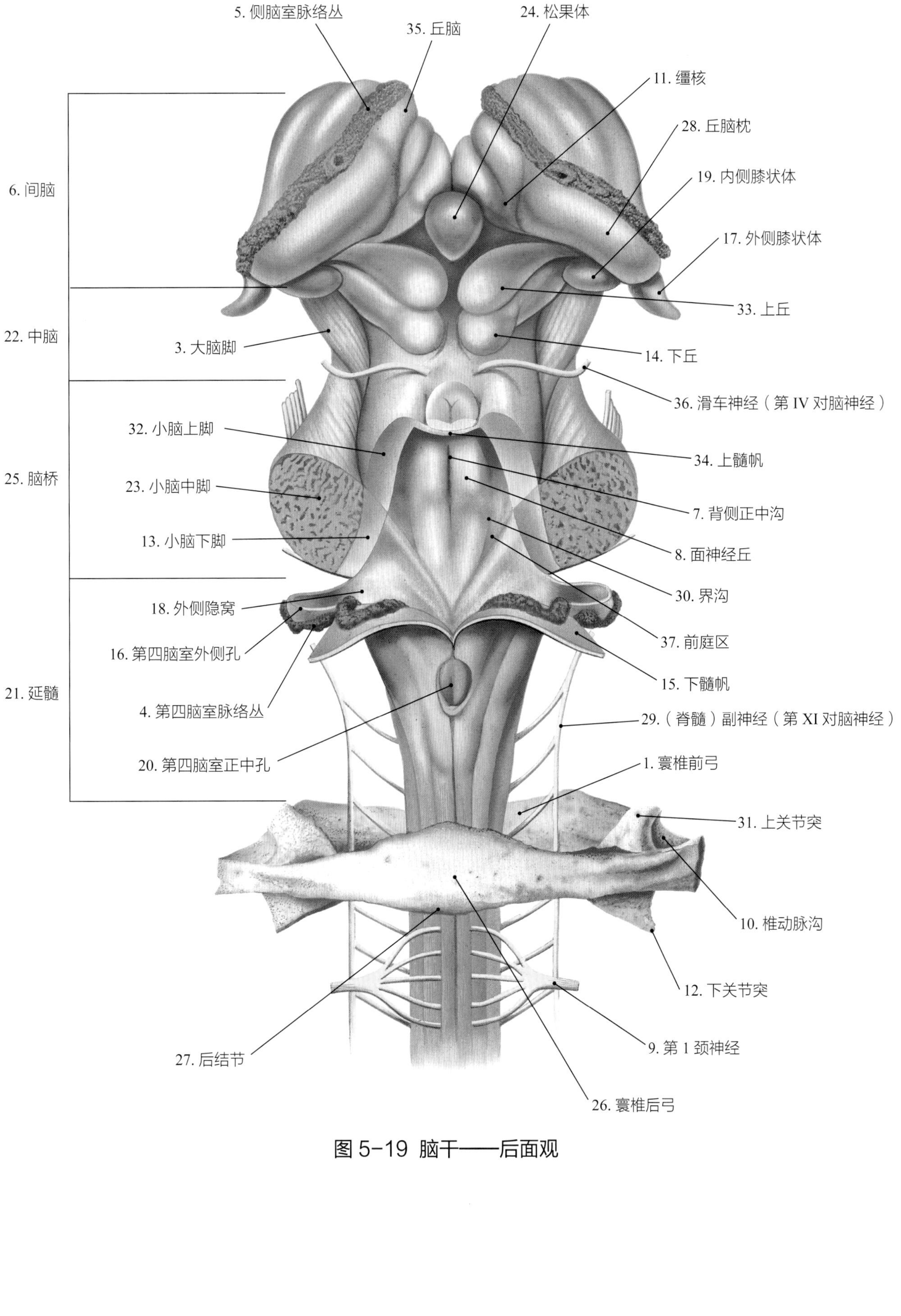
5. 侧脑室脉络丛
35. 丘脑
24. 松果体
11. 缰核
28. 丘脑枕
19. 内侧膝状体
17. 外侧膝状体
33. 上丘
14. 下丘
36. 滑车神经（第 IV 对脑神经）
6. 间脑
22. 中脑
3. 大脑脚
25. 脑桥
32. 小脑上脚
23. 小脑中脚
13. 小脑下脚
34. 上髓帆
7. 背侧正中沟
8. 面神经丘
30. 界沟
37. 前庭区
15. 下髓帆
21. 延髓
18. 外侧隐窝
16. 第四脑室外侧孔
4. 第四脑室脉络丛
20. 第四脑室正中孔
29.（脊髓）副神经（第 XI 对脑神经）
1. 寰椎前弓
31. 上关节突
10. 椎动脉沟
12. 下关节突
9. 第 1 颈神经
27. 后结节
26. 寰椎后弓

图 5-19 脑干——后面观

脊髓（一）

1. **皮质脊髓前束** anterior corticospinal tract 从大脑皮质到脊髓几乎所有层级的下行脊髓通路。对精细运动进行相对直接的自主控制。

2. **前正中裂** anterior median fissure 脊髓前面正中较深的裂。

3. **前根动脉** anterior radicular artery 一种细动脉，为脊髓支供应脊神经前根的分支，分布至脊髓前根。

4. **前根静脉** anterior radicular vein 一种细静脉，沿着脊髓腹侧根走行。

5. **脊神经前支** anterior branch of spinal nerve 脊神经的一个分支，支配躯干前、外侧和四肢的肌肉、骨骼、关节和皮肤以及腹腔内脏。

6. **脊髓前动脉** anterior spinal artery 在脊髓前正中裂中纵向延伸的动脉。

7. **脊髓前静脉** anterior spinal vein 在脊髓前正中裂中纵向延伸的静脉。

8. **蛛网膜** arachnoid 见 104—105 页。

9. **轴突** axon 见 12—13 页。

10. **脊髓中央管** central canal of spinal cord 位于脊髓中心的细长管道，其中充满液体。起源于胚胎时期的神经管。

11. **楔束** fasciculus cuneatus 脊髓内上升的纤维束，自上躯干和四肢上升到延髓，传导精细触压觉、振动觉和意识性本体感觉的信息。

12. **后索** posterior funiculus 脊髓背部或后部的白质区域。

13. **脊髓后角** posterior horn of spinal cord 脊髓灰质与感觉输入（痛觉、触觉和温度觉）有关的区域，包含来自后根的感觉纤维末梢。

14. **脊神经后根** posterior root of spinal nerve 细小的神经纤维，接收来自皮肤表面、肌肉和内部器官的感觉信息。轴突是脊神经节细胞的中枢突。

15. **脊髓小脑后束** posterior spinocerebellar tract 一条脊髓通路，将非意识性本体感觉信息从脊髓上部传递至小脑。

16. **脊髓后外侧沟** posterolateral sulcus of spinal cord 沿脊髓后外侧表面纵向延伸的沟。脊神经后根经后外侧沟进入脊髓。

17. **硬脑膜** cerebral dura mater 见 104—105 页。

18. **神经内膜** endoneurium 在神经纤维束内包裹每条神经纤维的薄层疏松结缔组织。

19. **神经外膜** epineurium 包裹在整个脊神经或神经干外面的结缔组织。

20. **薄束** fasciculus gracilis 上行纤维束之一，从下躯干和四肢向延髓传递有关辨别性触觉、振动觉和意识性本体感觉的信息。

21. **灰交通支** grey communicating branches 位于交感干神经节和脊神经前支之间的神经纤维，包含交感神经节神经细胞的轴突。

22. **皮质脊髓侧束** lateral corticospinal tract 为下行纤维束，起于大脑皮质，可以到达几乎所有的脊髓节段，能够相对直接地自主控制精细运动。

23. **外侧索** lateral funiculus 脊髓外侧的白质区域。

24. **外侧网状脊髓束** lateral reticulospinal tract 系脊髓下行束之一，起于脑干的网状结构，纤维下行散在脊髓中。网状脊髓束具有协调需要多个脊髓节段参与的运动（如行走、跑步、游泳）的功能。

25. **外侧前庭脊髓束** lateral vestibulospinal tract 系脊髓下行束之一，起于脑干的前庭神经外侧核，下行到达所有的脊髓节段，具有协调运动与保持平衡的功能。

26. **内侧网状脊髓束** medial reticulospinal tract 系脊髓下行束之一，起于脑干的网状结构，纤维下行散在脊髓中。网状脊髓束具有协调需要多个脊髓节段参与的运动（如行走、跑步、游泳）的功能。

27. **内侧前庭脊髓束** medial vestibulospinal tract 系脊髓下行束之一，起于脑干的前庭神经外侧核，下行到颈段脊髓，具有协调头部和颈部运动的功能。

28. **施万细胞髓鞘** myelin sheath of Schwann cell 每一个施万细胞都将其细胞质包裹在神经元轴突上，形成每一节的髓鞘。

29. **郎飞结** node of Ranvier 位于有髓神经纤维各节段髓鞘间的无髓鞘缩窄部位。在此处，施万细胞的突起填补了无髓鞘的间隙。

30. **神经束膜** perineurium 包裹神经纤维束的结缔组织。

31. **软脑膜** cerebral pia mater 见 104—105 页。

32. **后根动脉** posterior radicular artery 脊髓支供应脊神经后根的动脉分支，分布至脊髓后根。

33. **脊神经后支** posterior branch of spinal nerve 脊神经的一个分支，支配背部的肌肉、骨骼、关节和皮肤。

34. **脊髓后动脉** posterior spinal artery 纵向走行于后根附着的脊髓后外侧沟的动脉之一。

35. **脊髓后静脉** posterior spinal vein 走行于脊髓后正中沟内，纵向延伸的静脉。

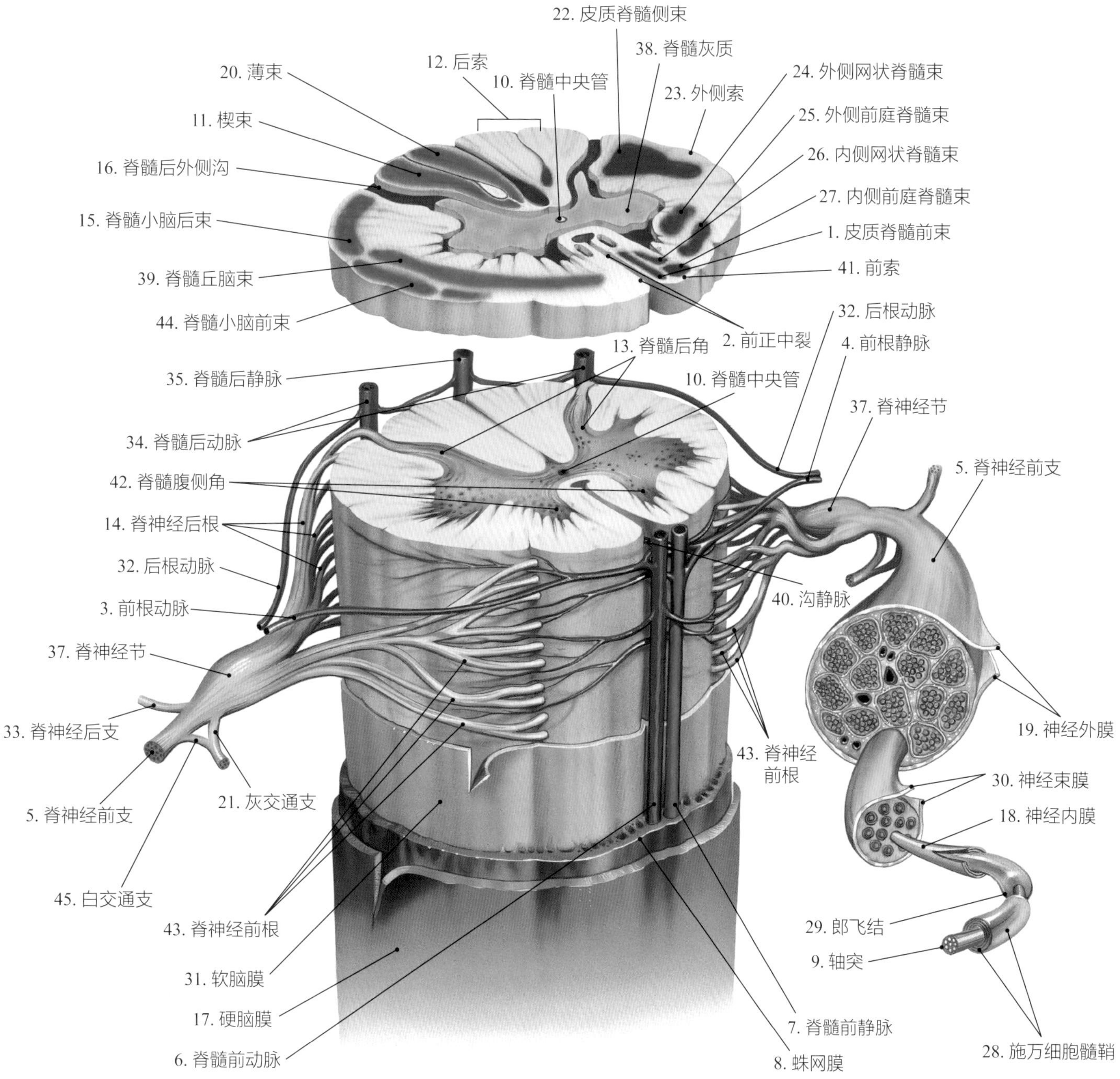
22. 皮质脊髓侧束
38. 脊髓灰质
12. 后索
10. 脊髓中央管
20. 薄束
24. 外侧网状脊髓束
23. 外侧索
11. 楔束
25. 外侧前庭脊髓束
16. 脊髓后外侧沟
26. 内侧网状脊髓束
27. 内侧前庭脊髓束
15. 脊髓小脑后束
1. 皮质脊髓前束
41. 前索
39. 脊髓丘脑束
44. 脊髓小脑前束
32. 后根动脉
13. 脊髓后角
2. 前正中裂
4. 前根静脉
35. 脊髓后静脉
10. 脊髓中央管
37. 脊神经节
34. 脊髓后动脉
5. 脊神经前支
42. 脊髓腹侧角
14. 脊神经后根
32. 后根动脉
40. 沟静脉
3. 前根动脉
37. 脊神经节
33. 脊神经后支
19. 神经外膜
43. 脊神经
前根
30. 神经束膜
5. 脊神经前支
21. 灰交通支
18. 神经内膜
45. 白交通支
29. 郎飞结
43. 脊神经前根
9. 轴突
31. 软脑膜
17. 硬脑膜
7. 脊髓前静脉
6. 脊髓前动脉
8. 蛛网膜
28. 施万细胞髓鞘

图 5-20 脊髓——断面观

36. **脊髓** spinal cord 见 100—101 页。

37. **脊神经节** spinal ganglion 又称背根神经节（dorsal root ganglion），是位于脊神经后根的感觉神经节。这些神经节存在外周突和中枢突，外周突延伸至人体各部分，中枢突延伸至脊髓。

38. **脊髓灰质** spinal gray matter 脊髓中央的"H"形区域。新鲜脊髓呈灰色，由神经元胞体及其近端树突聚集形成。

39. **脊髓丘脑束** spinothalamic tract 为一脊髓神经纤维束，从各个节段的脊髓上行至丘脑，传导有关痛觉、温觉和触觉的信息。

40. **沟静脉** sulcal vein 走行于脊髓前正中裂的小静脉。

41. **前索** anterior funiculus 脊髓前侧的白质区域。

42. **脊髓腹侧角** ventral horn of spinal cord 又称脊髓前角（cornu anterius medullae spinalis），为脊髓每侧灰质前部扩大的部分，内含运动神经元细胞体和其他相关的中间神经元。

43. **脊神经前根** anterior root of spinal nerve 由运动性神经根丝构成，从脊髓前外侧面延伸到脊神经。

44. **脊髓小脑前束** anterior spinocerebellar tract 为一脊髓神经纤维束，将非意识性本体感觉信息从下位脊髓传递到小脑。

45. **白交通支** white communicating branches 连接交感神经节与相应脊神经的神经纤维，包含脊髓交感神经细胞内具有髓鞘的轴突。

脊髓（二）

1. **主动脉弓** aortic arch 见 144—145 页。
2. **腹腔丛、肠系膜上丛、主动脉肾丛、肠系膜下丛** celiac, superior mesenteric, aorticorenal, and inferior mesenteric plexuses 自主神经和内脏感觉神经纤维的集合，与控制内脏器官和感知内脏疾病有关。
3. **尾神经** coccygeal nerve 脊神经的一支，支配肛门周围和后面的皮肤。
4. **第 2 ~ 8 颈椎皮节** dermatomes C_2 ~ C_8 颈神经支配的皮肤区域，支配颈部和上肢大部分皮肤。
5. **第 1 ~ 12 胸椎皮节** dermatomes T_1 ~ T_{12} 胸神经支配的皮肤区域，主要支配胸部、腹部和部分上肢内侧的皮肤。
6. **第 1 ~ 5 腰椎皮节** dermatomes L_1 ~ L_5 腰神经支配的皮肤区域，支配下腹部和下肢前侧的皮肤。
7. **第 1 ~ 5 骶椎皮节** dermatomes S_1 ~ S_5 骶神经支配的皮肤区域，支配臀区以及下肢后侧和足部的皮肤。
8. **第 1 ~ 3 三叉神经皮节** dermatomes V_1 ~ V_3 三叉神经的 3 个分支（V_1、V_2、V_3）支配的面部皮肤区域，V_1（眼支）支配额部和角膜区域，V_2（上颌支）支配颊部，V_3（下颌支）支配颏部。
9. **周围神经** peripheral nerve 位于椎间孔外的神经。每一条周围神经包含感觉、运动和自主神经纤维。
10. **脊髓** spinal cord 见 100—101 页。
11. **脊神经** spinal nerves 由相邻椎体的椎弓根之间的椎间孔穿出，在人体各部与脊髓之间传递运动和感觉信息。
12. **第 1 ~ 8 颈神经** spinal nerves C_1 ~ C_8 颈部节段的脊神经，支配许多颈部肌肉、颈部皮肤以及上肢大部分的皮肤和肌肉。
13. **第 1 ~ 5 腰神经** spinal nerves L_1 ~ L_5 腰部节段的脊神经，支配下腹部皮肤以及大部分下肢的肌肉和皮肤。
14. **第 1 ~ 5 骶神经** spinal nerves S_1 ~ S_5 骶部节段的脊神经，支配骨盆、下肢后侧和足部的肌肉和皮肤。
15. **第 1 ~ 12 胸神经** spinal nerves T_1 ~ T_{12} 胸部节段的脊神经，支配胸部和上腹部的肌肉和皮肤以及手部肌肉。
16. **交感神经节** sympathetic ganglion 由交感神经的节后神经元胞体组成的神经节。接受来自脊髓中交感神经细胞的突触，投射到全身的血管、汗腺和内部器官中。

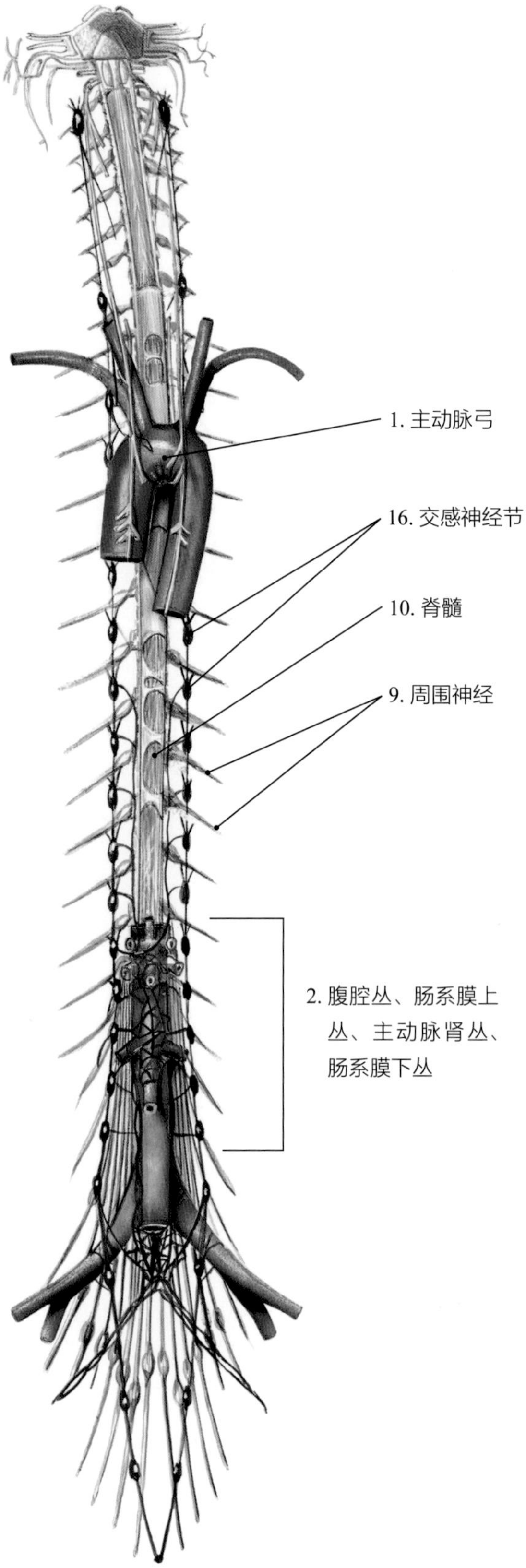
1. 主动脉弓
16. 交感神经节
10. 脊髓
9. 周围神经
2. 腹腔丛、肠系膜上丛、主动脉肾丛、肠系膜下丛

图 5-21 脊髓——前面观

投射到皮肤的神经

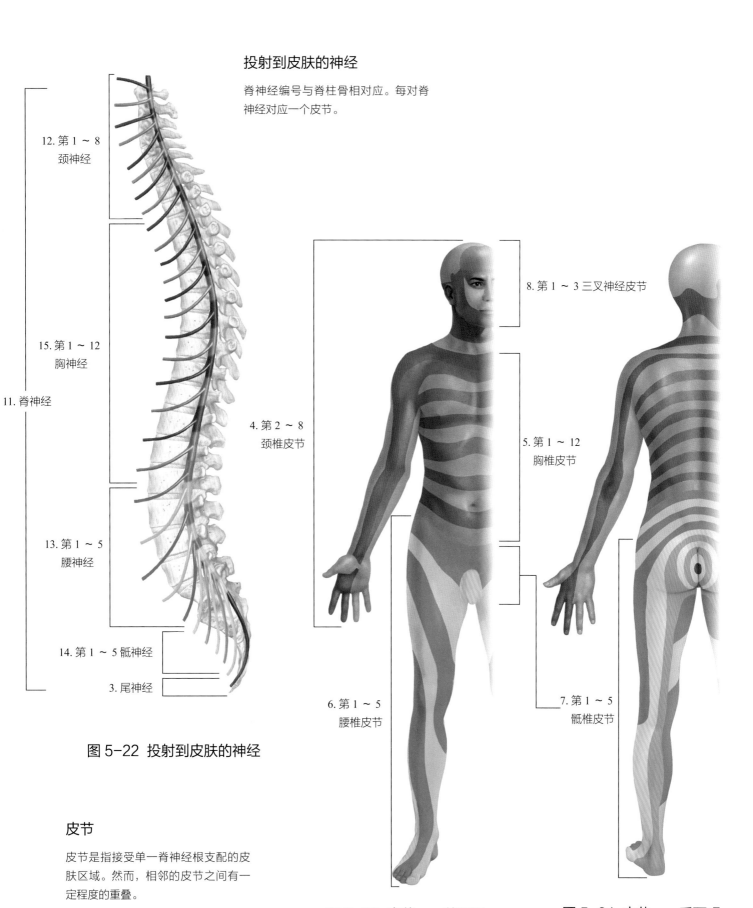

脊神经编号与脊柱骨相对应。每对脊神经对应一个皮节。

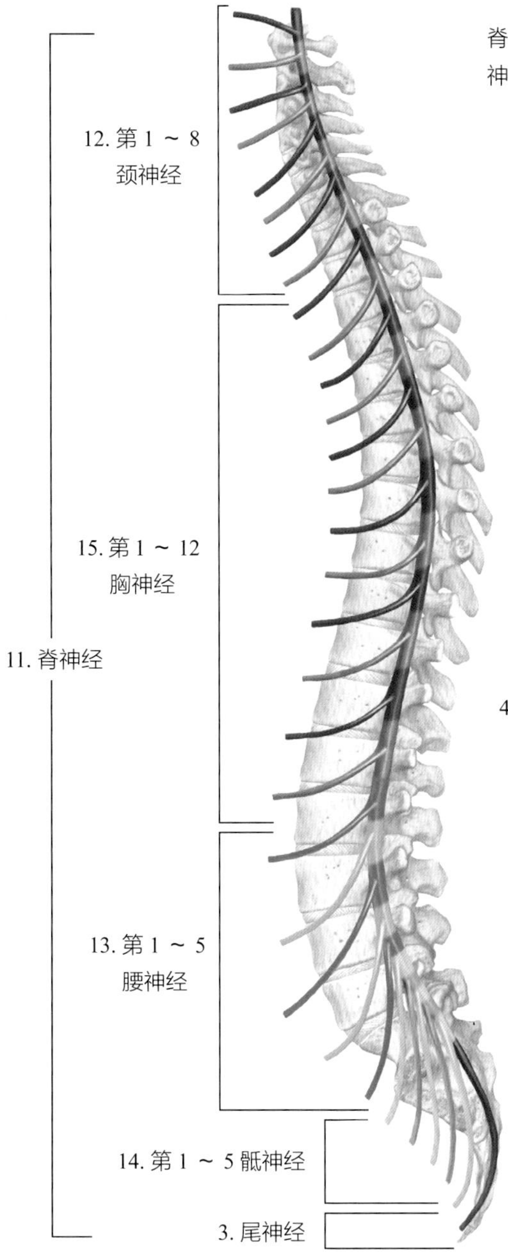
12. 第 1 ~ 8
颈神经
15. 第 1 ~ 12
胸神经
11. 脊神经
13. 第 1 ~ 5
腰神经
14. 第 1 ~ 5 骶神经
3. 尾神经

图 5-22 投射到皮肤的神经

皮节

皮节是指接受单一脊神经根支配的皮肤区域。然而，相邻的皮节之间有一定程度的重叠。

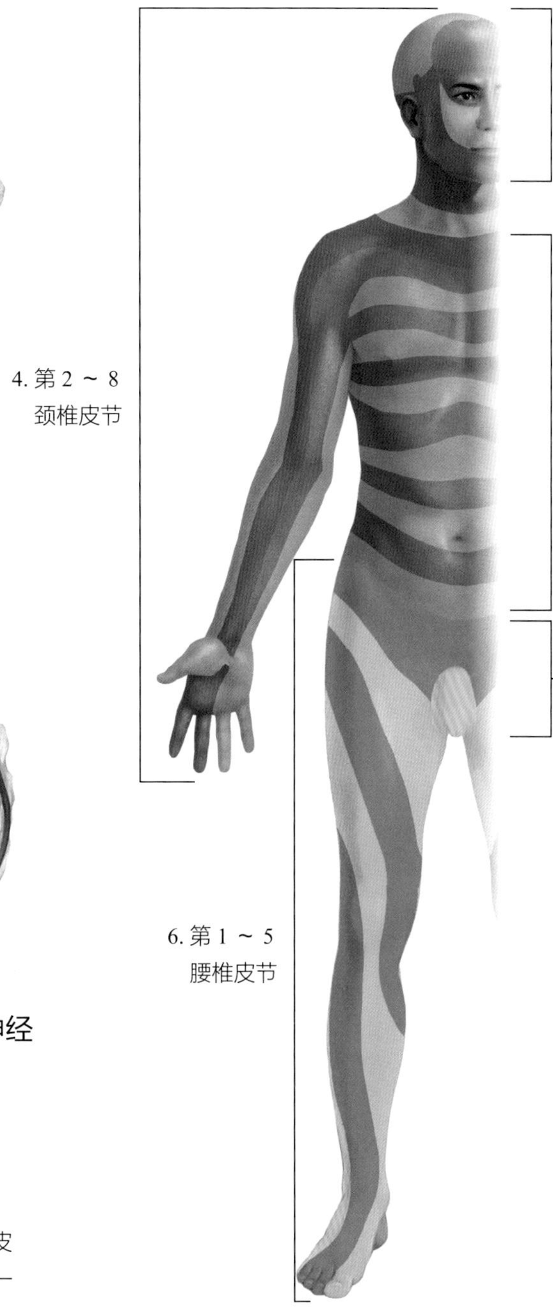
8. 第 1 ~ 3 三叉神经皮节
4. 第 2 ~ 8
颈椎皮节
5. 第 1 ~ 12
胸椎皮节
6. 第 1 ~ 5
腰椎皮节

图 5-23 皮节——前面观

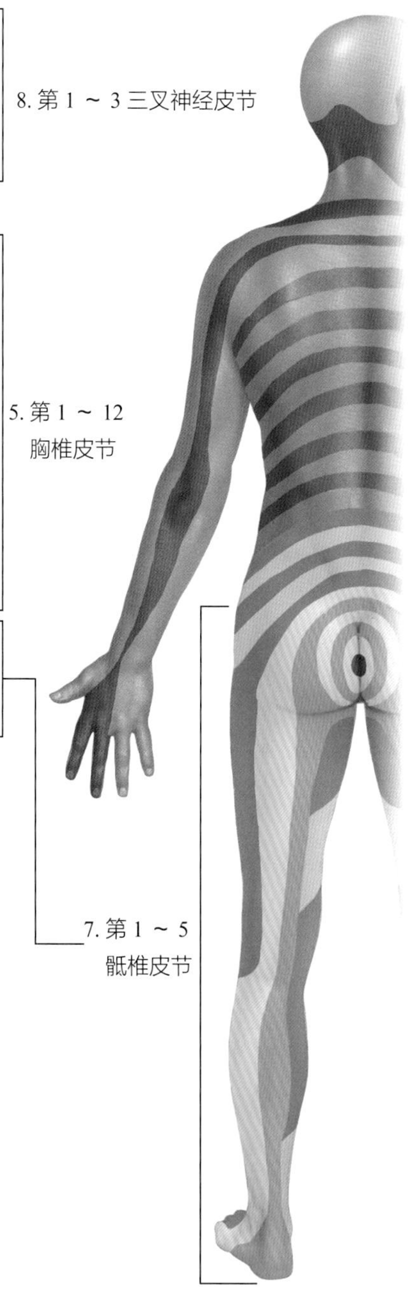
7. 第 1 ~ 5
骶椎皮节

图 5-24 皮节——后面观

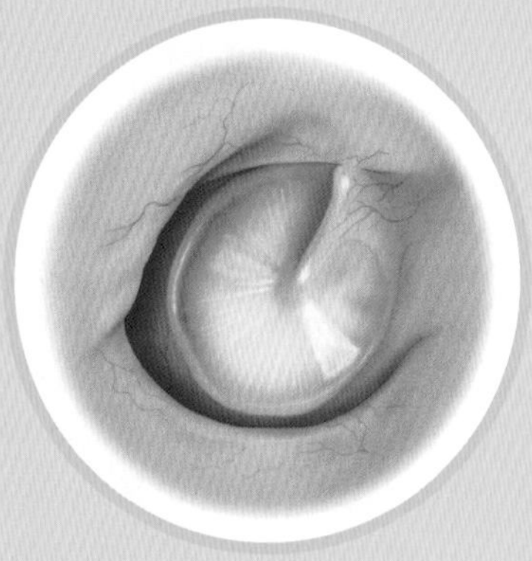

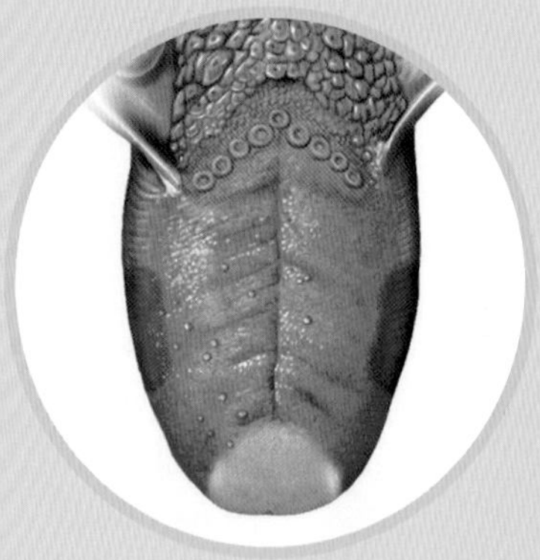

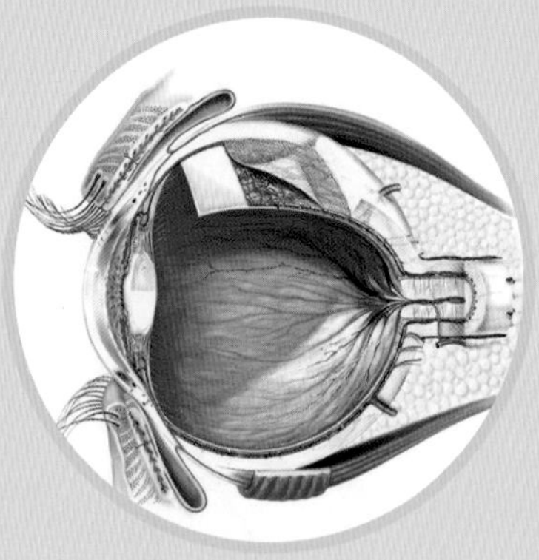

第六章

特殊感觉器

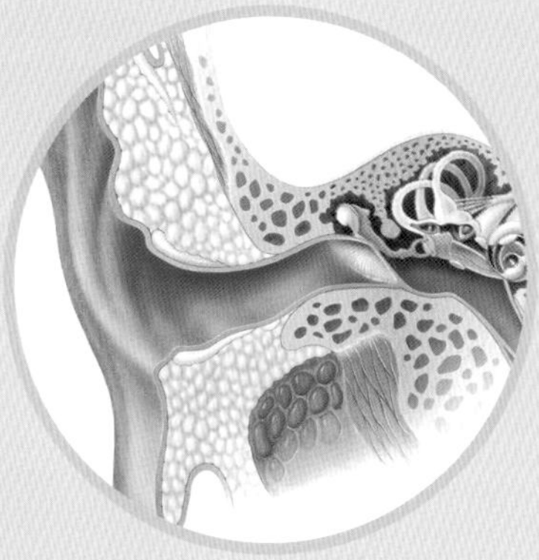

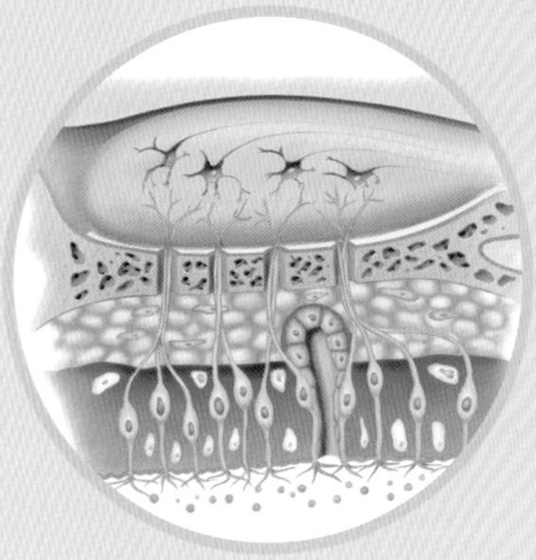

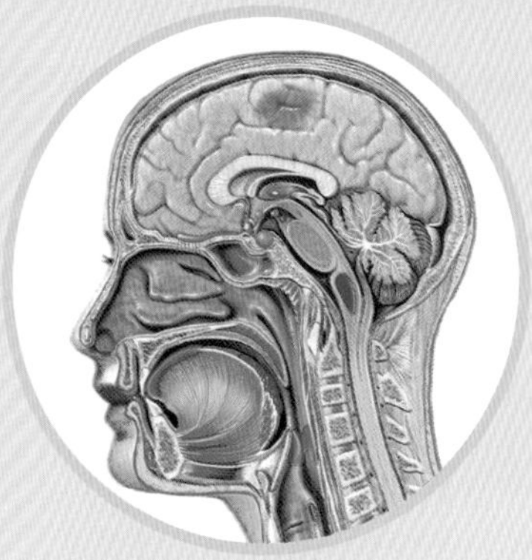

眼

1. **前房** anterior chamber 角膜后方与虹膜之间的眼房部分。前房内充满无色液体，即房水。

2. **球结膜** bulbar conjunctiva 结膜囊的一部分，覆盖在眼球前面的巩膜表面的结膜。结膜通过泪液保持湿润，并延伸至眼睑内面（睑结膜）。结膜发生炎症称为结膜炎。

3. **脉络膜** choroid 位于眼球壁的中层，介于视网膜与巩膜之间，为一层富含血管、色素并具有一定弹性的棕色薄膜。脉络膜通过扩散向视网膜外层提供营养。

4. **睫状体** ciliary body 脉络膜层向前的延伸，位于脉络膜和虹膜之间，包含睫状肌和睫状突。

5. **睫状肌** ciliary muscle 见 122—123 页。

6. **角膜** cornea 眼球壁外层表面较薄、透明的微突部分。没有血管通过，由周围组织的扩散获得营养。具有屈光作用，以在视网膜上成像。

7. **角巩膜缘** corneoscleral junction 又称角膜缘（limbus corneae），为角膜、巩膜及结膜的移行区。老年人的角膜中可能会形成一个白色的环（老年环）。

8. **虹膜** iris 圆盘形的有色薄膜，可以在不同的光线条件下调节瞳孔的大小。虹膜内有瞳孔括约肌和瞳孔开大肌，分别受动眼神经和交感神经支配。

9. **泪阜** lacrimal caruncle 睑裂（上下眼睑之间的空间）内侧端的肉质突起，呈粉红色，形成泪湖的底部。在泪液流到鼻腔之前，泪湖容纳泪液。

10. **晶状体** lens 一种可改变形状的透明结构，可以使不同远近的物体都在视网膜上成像。晶状体的自然形状接近球形，但沿赤道部张力形成扁平的轮廓。

11. **结膜半月皱襞** conjunctival semilunar fold 眼球内侧角的结膜皱襞。

12. **后房** posterior chamber 在虹膜之后，睫状体、悬韧带和晶状体之间的液体腔。后房内充满了液体，即房水。

13. **瞳孔** pupil 眼球前方的圆孔，被虹膜包围，大小可由瞳孔括约肌和瞳孔开大肌调节。

14. **视网膜** retina 一层由神经组织构成的薄膜，含有多层感光细胞、双极细胞和神经节细胞，并有丰富的血液供应。

15. **巩膜** sclera 眼球外层的纤维膜，质地坚硬。因为结缔组织含量高并有眼外肌附着，所以呈现为白色。

16. **上泪乳头和泪点** superior lacrimal papilla and punctum 上眼睑内侧端的隆起。泪乳头顶端有泪小管的开口（泪点），将泪液引流至鼻泪管。

17. **悬韧带** suspensory ligaments 连接睫状体和晶状体赤道部的韧带。当悬韧带放松时，晶状体变回球状。

18. **玻璃体** vitreous body 眼球后的透明腔。玻璃体内充满了液体，即玻璃体液。

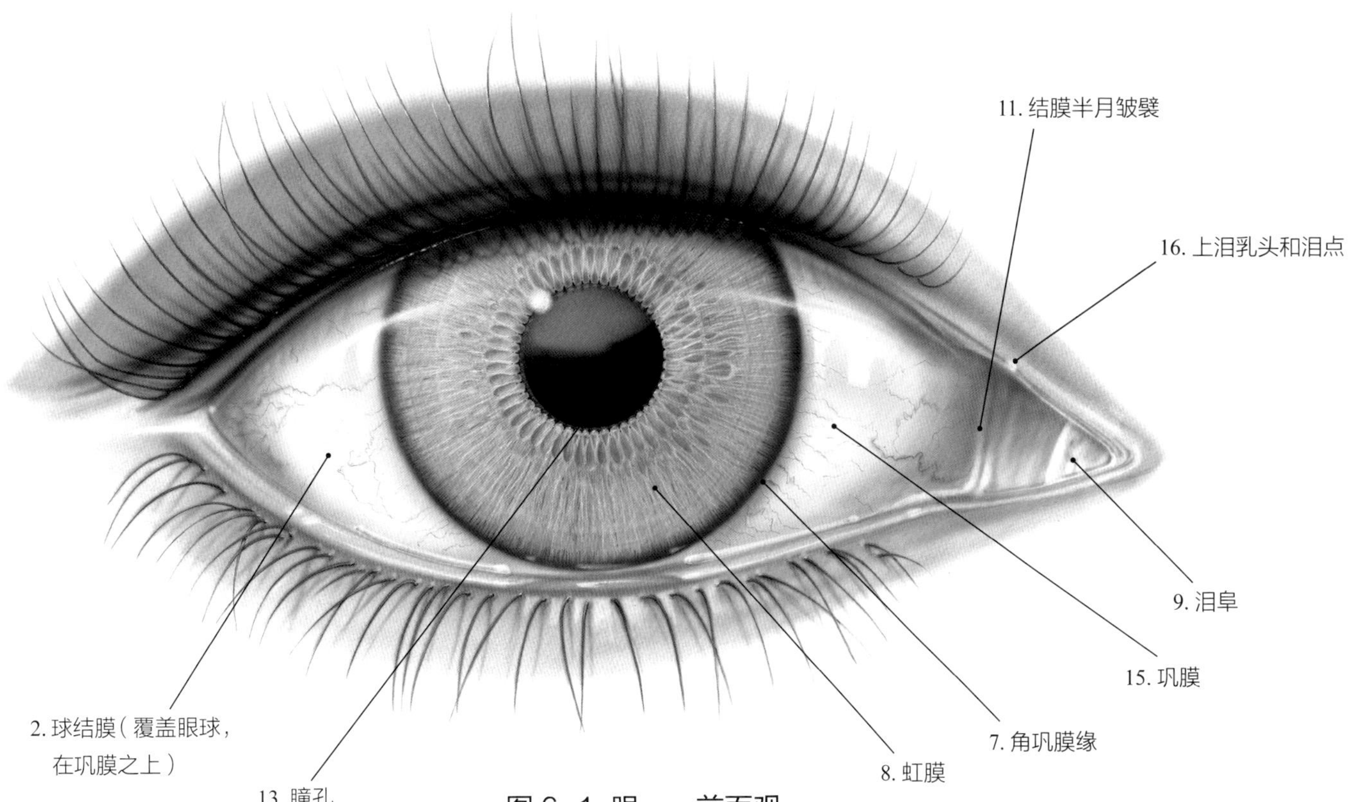
11. 结膜半月皱襞
16. 上泪乳头和泪点
9. 泪阜
15. 巩膜
7. 角巩膜缘
8. 虹膜
2. 球结膜（覆盖眼球，在巩膜之上）
13. 瞳孔

图 6-1 眼——前面观

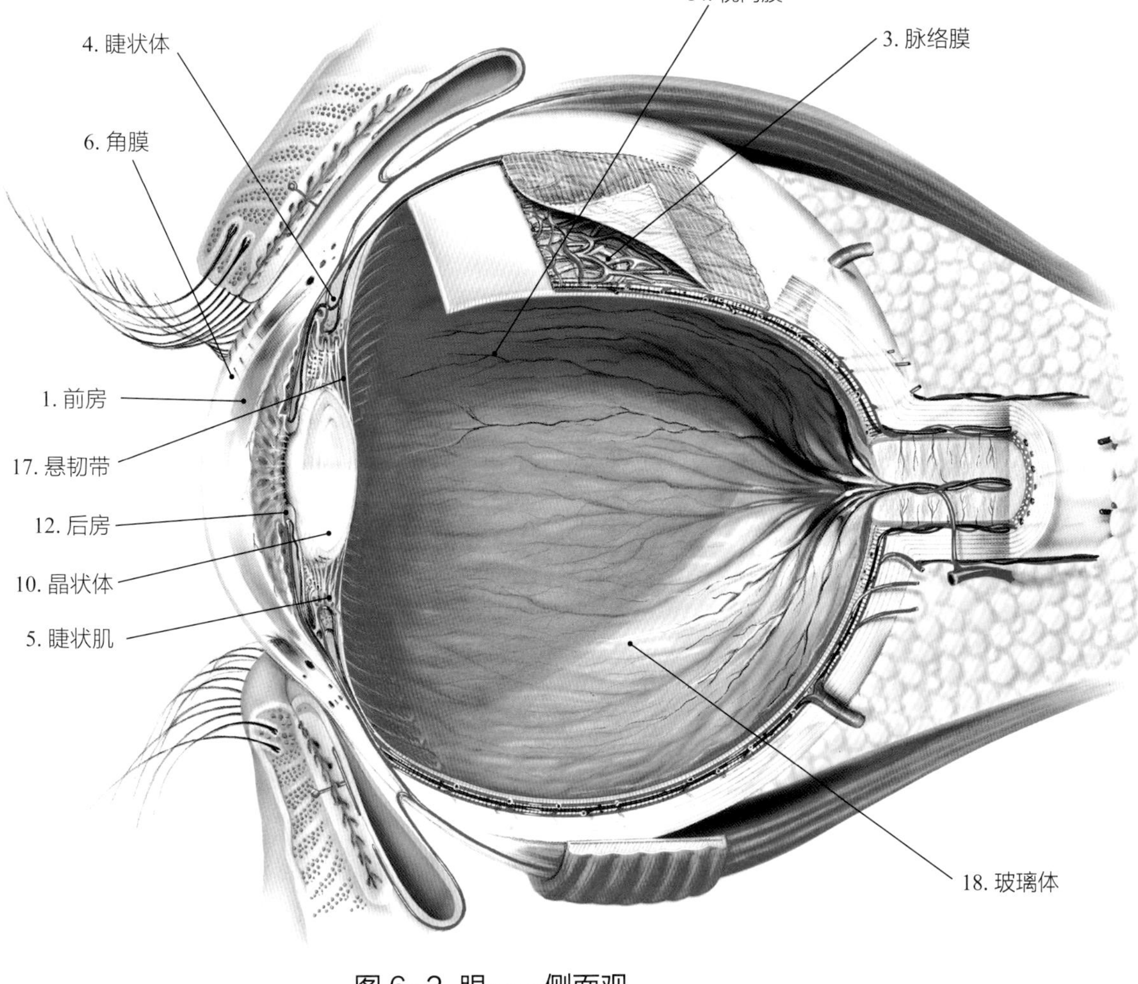
14. 视网膜
3. 脉络膜
4. 睫状体
6. 角膜
1. 前房
17. 悬韧带
12. 后房
10. 晶状体
5. 睫状肌
18. 玻璃体

图 6-2 眼——侧面观

视觉

1. **双眼视野** binocular field 双眼都能看到的视野部分。较单眼视野更有助于深度感知。
2. **睫状肌** ciliary muscle 为平滑肌，作用是调节晶状体赤道部的悬韧带张力。当睫状肌收缩时，悬韧带就会放松，从而使晶状体形状恢复到接近球形，有助于聚焦近物。睫状肌由动眼神经控制。
3. **角膜** cornea 见 120—121 页。
4. **外侧膝状体核** lateral geniculate nucleus 丘脑中的一组神经元，负责处理来自视网膜的视觉信息并将其发送到视觉皮质。
5. **左侧视皮质** left visual cortex 处理来自右眼视野的视觉信息。
6. **晶状体** lens 见 120—121 页。
7. **视交叉** optic chiasma 见 108—109 页。
8. **视神经** optic nerve 见 70—71 页。
9. **视束** optic tract 从视交叉到外侧膝状体（核）视觉通路的一部分。
10. **初级视皮质** primary visual cortex 见 106—107 页。
11. **视网膜** retina 见 120—121 页。
12. **右侧视皮质** right visual cortex 处理来自左眼视野的视觉信息。
13. **视觉联合区** visual association area 见 106—107 页。
14. **视觉皮质** visual cortex 大脑皮质中负责处理视觉信息的部分。

视觉传导通路

双眼视野不同但存在重叠。图像被倒转并转换成神经脉冲信号发送到丘脑进行处理，处理后的视觉信息被发送到视觉皮质，视觉皮质对图像进行整合和解释。

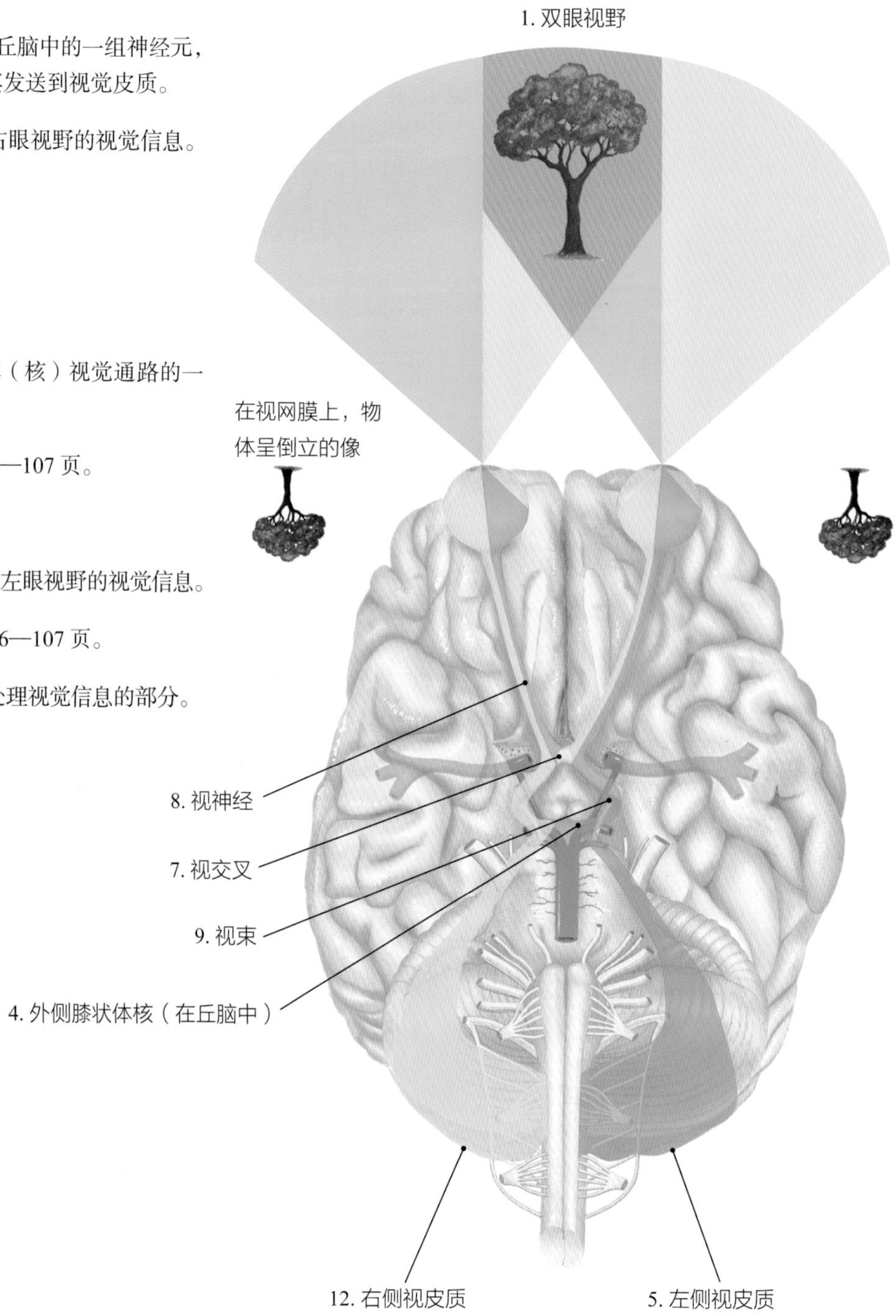

1. 双眼视野
在视网膜上，物体呈倒立的像
8. 视神经
7. 视交叉
9. 视束
4. 外侧膝状体核（在丘脑中）
12. 右侧视皮质
5. 左侧视皮质

图 6-3 视觉传导通路

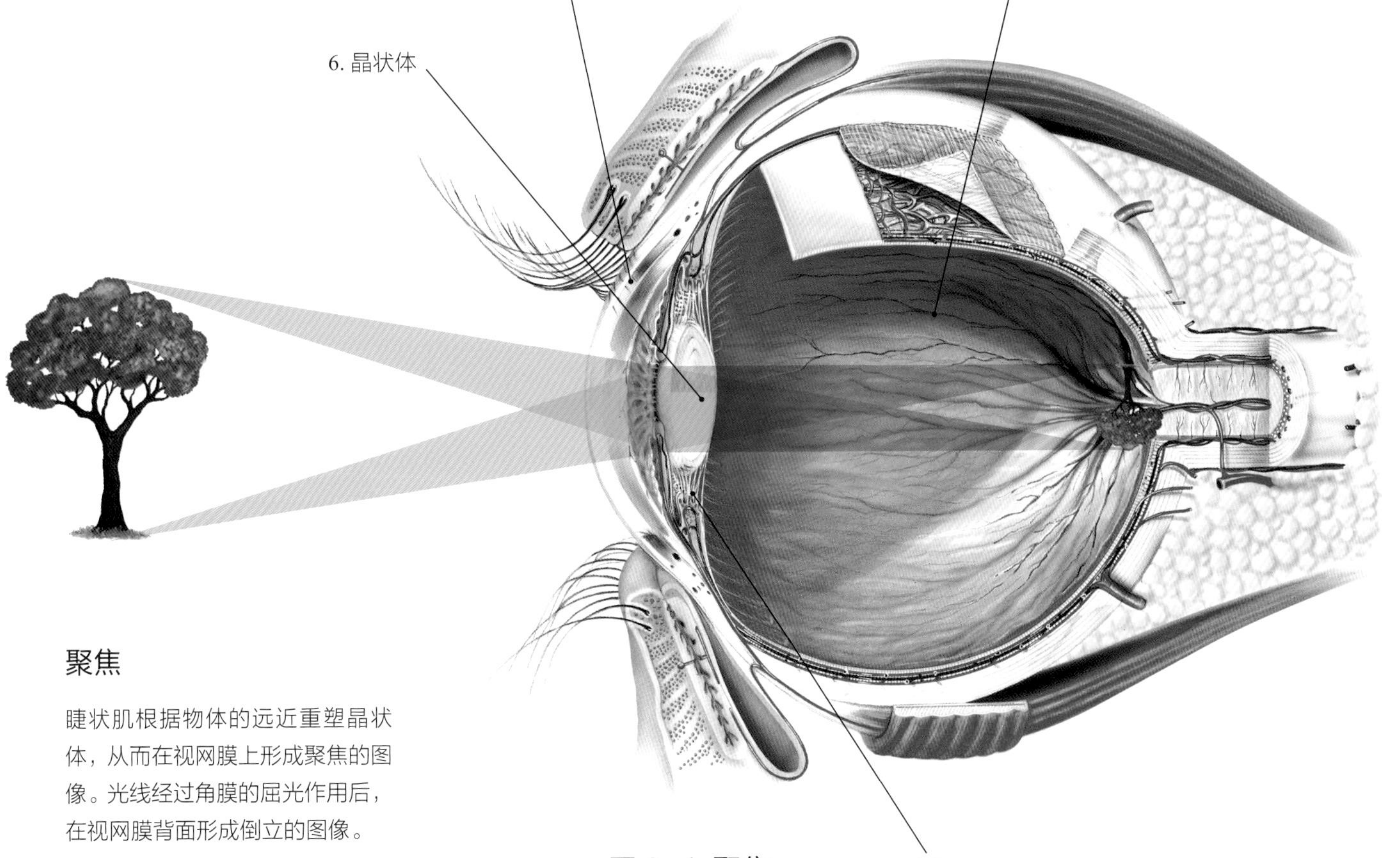
3. 角膜
11. 视网膜
6. 晶状体
2. 睫状肌

聚焦

睫状肌根据物体的远近重塑晶状体，从而在视网膜上形成聚焦的图像。光线经过角膜的屈光作用后，在视网膜背面形成倒立的图像。

图 6-4 聚焦

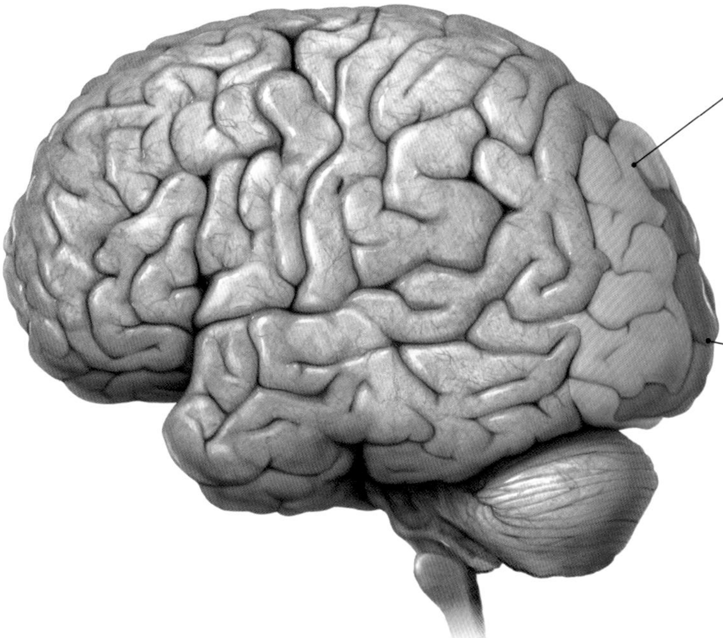
13. 视觉联合区
10. 初级视皮质

图 6-5 视觉皮质

耳

1. **壶腹** ampullae 半规管的膨大部分。每个壶腹都有一腹嵴，可以接受头部旋转运动的刺激。

2. **锤骨前襞** anterior malleolar fold 自锤骨短突向前上方，在鼓膜上形成的皱襞。

3. **对耳轮** antihelix 位于耳郭边缘内侧。

4. **软骨** cartilage 外耳道和耳郭结构由软骨构成。

5. **耳蜗** cochlea 见 126—127 页。

6. **蜗顶** cupula of cochlea 蜗螺旋管的顶部。

7. **前庭蜗神经的耳蜗部分** cochlear division of vestibulocochlear nerve 聚集在螺旋器的神经纤维，可以将听觉信息传送到脑干。其神经纤维还携带来自脑干的神经细胞，这些神经细胞会影响螺旋器的功能。

8. **蜗管** cochlear duct 位于耳蜗内，内有螺旋器，两侧有蜗管前庭壁和蜗管鼓壁。

9. **蜗神经** cochlear nerve 聚集在螺旋器的神经纤维，可以将听觉信息传送到脑干。其神经纤维还携带来自脑干的神经细胞，这些神经细胞影响螺旋器的功能。

10. **蜗窗** fenestra cochleae 又称圆窗（round window），内耳和中耳之间的圆形孔，被中耳腔的上皮所覆盖，当前庭窗被镫骨底推压时向外突出。

11. **外耳** external ear 包括耳郭、外耳道和鼓膜。

12. **内淋巴管** endolymphatic duct 一根细管，连接内耳膜迷路与颅腔，可以平衡脑脊液和内淋巴两者压力。

13. **咽鼓管** eustachian tube / auditory tube 连接鼓室和鼻咽部的管道，作用为保持鼓室内外的压力平衡。

14. **外耳道** external acoustic meatus 从外部环境通向鼓膜的管道，由外侧的软骨部和内侧的骨部构成。

15. **蜗孔** helicotrema 位于蜗顶处，是沟通前庭阶与鼓阶的通道。

16. **耳轮** helix 耳郭周围卷曲的边缘部分。

17. **砧骨** incus 见 126—127 页。

18. **光锥** cone of light 来自鼓膜前下象限的反光区。在做耳镜检查时，可窥见光锥。

19. **耳垂** auricular lobule 外耳无软骨的多肉部分。

20. **锤骨** malleus 见 126—127 页。

21. **中耳（鼓室）** middle ear（tympanic cavity）中耳内有充满空气的腔体。内含听小骨，与鼻咽和乳突小房相通。

22. **螺旋器** organ of corti 见 126—127 页。

23. **听小骨** auditory ossicles 见 126—127 页。

24. **鼓膜松弛部** pars flaccida 鼓膜上方薄而松弛的一部分。

25. **鼓膜紧张部** pars tensa 鼓膜下方较紧张的一部分。

26. **耳郭** auricle 外耳的外露部分，存在弹性软骨，表面覆盖皮肤。耳郭的形状便于判断声音的方向。

27. **锤骨后襞** posterior malleolar fold 沿锤骨柄向后上方，在鼓膜上形成的皱襞。

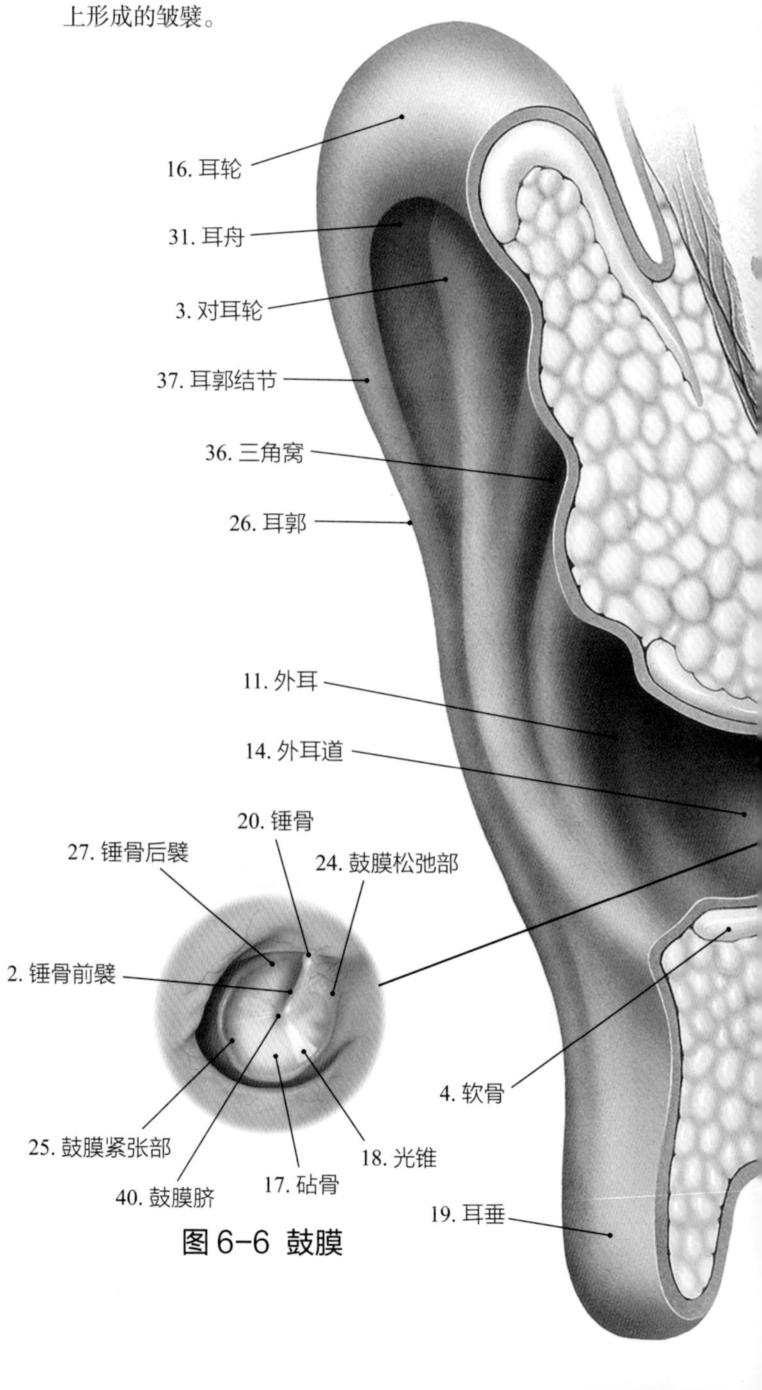
16. 耳轮
31. 耳舟
3. 对耳轮
37. 耳郭结节
36. 三角窝
26. 耳郭
11. 外耳
14. 外耳道
20. 锤骨
27. 锤骨后襞
24. 鼓膜松弛部
2. 锤骨前襞
4. 软骨
25. 鼓膜紧张部
18. 光锥
40. 鼓膜脐
17. 砧骨
19. 耳垂

图 6-6 鼓膜

28. **覆盖耳蜗第一圈的岬** promontory covering first coil of cochlea 中耳内侧壁上由耳蜗基底构成的骨质突起。

29. **球囊斑** saccular macula 球囊的感觉器。球囊斑的毛细胞可以在头部进行线性加速运动时受到刺激。

30. **球囊** saccule 前庭器官的组成部分之一，可以感受头部的线性加速运动。

31. **耳舟** scapha 耳轮和对耳轮之间的纵行凹陷。

32. **半规管** semicircular canal 见 126—127 页。

33. **螺旋神经节** spiral ganglion 位于蜗轴内的感觉神经节，该神经节沿耳蜗内层螺旋上升。

34. **镫骨** stapes 见 126—127 页。

35. **覆盖前庭窗（卵圆窗）的镫骨底** stapes footplate covering fenestra vestibuli（oval window）见 126—127 页。

36. **三角窝** triangular fossa 对耳轮上、下脚之间的三角形凹陷。

37. **耳郭结节** auricular tubercle 一部分人有耳郭结节，为耳轮上的一个小突起，也称为达尔文结节（Darwin's tubercle）。

38. **鼓阶** tympanic scale 从耳蜗底部向顶部上升的耳蜗螺旋形通道，内含外淋巴液。

39. **鼓膜** tympanic membrane 见 126—127 页。

40. **鼓膜脐** umbo of tympanic membrane 鼓膜中心向内的凹陷。

41. **椭圆囊** utricle 前庭器官的组成部分之一，可以感受头部的线性加速运动。

42. **前庭阶** scala vestibuli 从耳蜗底部向顶部上升的耳蜗螺旋形管道，内含外淋巴液。

43. **蜗管前庭壁** vestibular wall of cochlear duct 将蜗管与前庭阶隔开的壁。

44. **前庭神经分支** vestibular nerve branches 来自前庭感受器（椭圆囊、球囊的球囊斑和半规管的壶腹）的神经纤维。

45. **前庭窗** fenestra vestibuli 又称卵圆窗（oval window），位于中耳和内耳之间，由镫骨底及其周缘的韧带封闭。前庭窗振动可以在内耳中产生压力波，由此感知声音。

46. **前庭** vestibule 位于内耳骨迷路的中部，包含前庭感受器的组成部分（椭圆囊和球囊）。

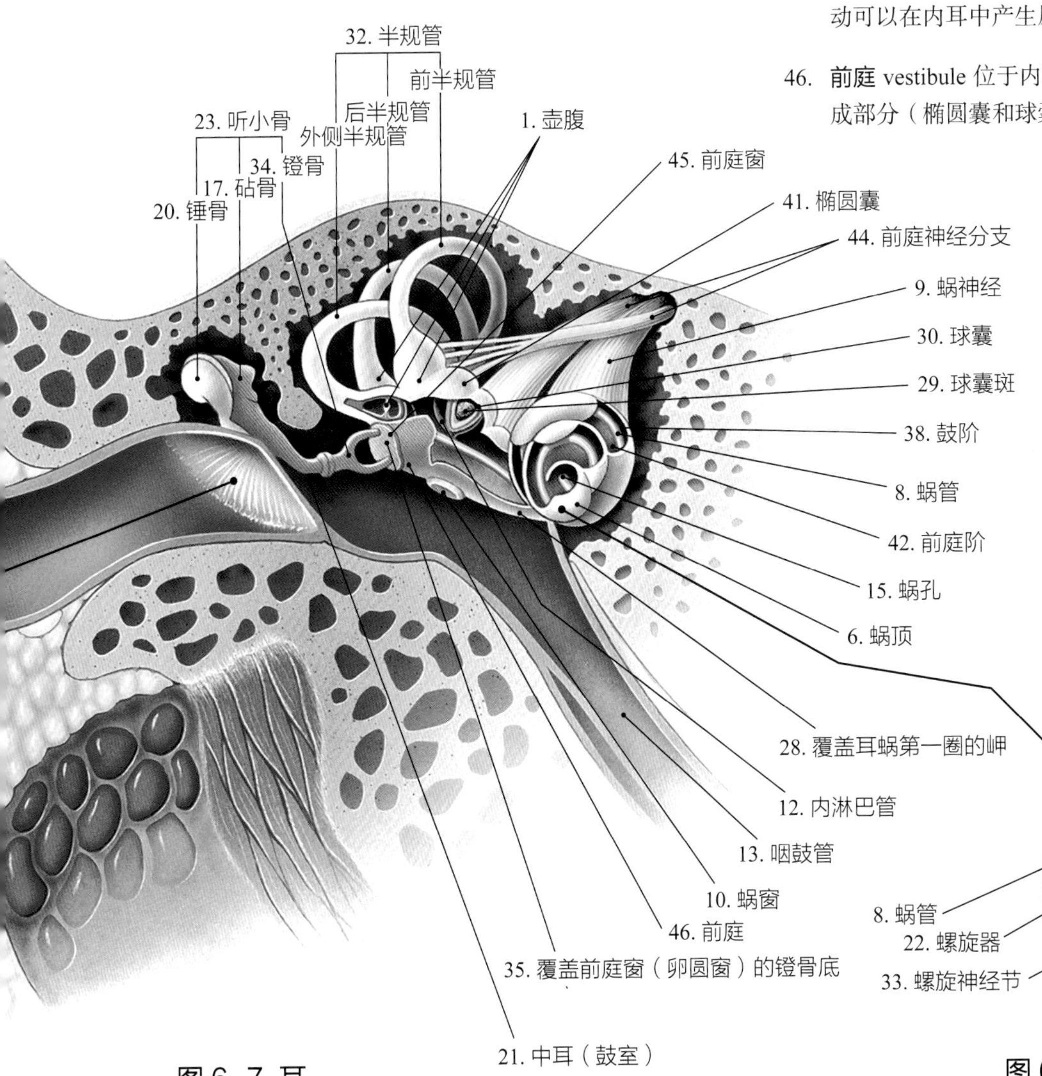

32. 半规管
前半规管
后半规管
外侧半规管
23. 听小骨
34. 镫骨
17. 砧骨
20. 锤骨
1. 壶腹
45. 前庭窗
41. 椭圆囊
44. 前庭神经分支
9. 蜗神经
30. 球囊
29. 球囊斑
38. 鼓阶
8. 蜗管
42. 前庭阶
15. 蜗孔
6. 蜗顶
28. 覆盖耳蜗第一圈的岬
12. 内淋巴管
13. 咽鼓管
10. 蜗窗
46. 前庭
35. 覆盖前庭窗（卵圆窗）的镫骨底
21. 中耳（鼓室）

图 6-7 耳

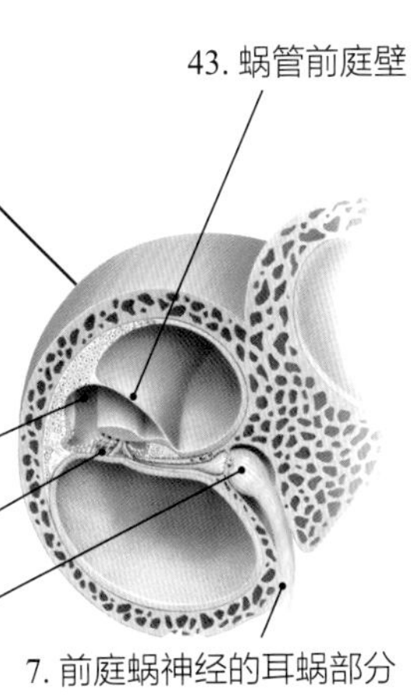

43. 蜗管前庭壁
8. 蜗管
22. 螺旋器
33. 螺旋神经节
7. 前庭蜗神经的耳蜗部分

图 6-8 耳蜗

听觉和平衡

1. **半规管的壶腹部** ampulla of a semicircular canal 半规管中膨大的部分，内有可以感受头部旋转运动的感受器。

2. **基底膜** basilar membrane 螺旋器位于其上的膜。声波引起的基底膜振动会导致静纤毛因盖膜的位置变化而产生移位。

3. **纤毛** cilia 耳蜗、球囊斑和壶腹嵴处的感觉细胞顶端的毛状突起，包括静纤毛和动纤毛。纤毛运动可引起神经冲动的产生。

4. **耳蜗** cochlea 内耳中的螺旋形骨管，为传导并感受声波的结构。内有一个骨轴（蜗轴）和一个螺旋管道（骨螺旋板），周围有蜗管、前庭阶和鼓阶。

5. **壶腹嵴** crista 半规管壶腹部的隆起部分，包含感受头部旋转运动的感受器。

6. **壶腹帽** cupula 半规管壶腹嵴顶部的胶状物质。

7. **内淋巴** endolymph 填充蜗管和半规管的液体，含有高浓度的钾离子和低浓度的钠离子。

8. **毛细胞（Ⅰ型）**hair cell（type 1）毛细胞的一种类型，有圆形的基部。

9. **毛细胞（Ⅱ型）**hair cell（type 2）毛细胞的一种类型，呈圆柱形。

10. **砧骨** incus 位于听小骨链的中间。砧骨分为体、长脚和短脚。砧骨体与锤骨头形成砧锤关节，砧骨长脚与镫骨头形成砧镫关节。

11. **内毛细胞** inner hair cell 从蜗顶至耳蜗底的单列感觉细胞。每个细胞的顶部有 50 ~ 150 个静纤毛。内毛细胞不与盖膜直接接触。

12. **耳石器官的球囊斑** macula of an otolith organ 椭圆囊和球囊的感觉区。

13. **锤骨** malleus 听小骨之一，与鼓膜直接接触。锤骨有头、柄和颈，柄与鼓膜接触，锤骨头与砧骨体形成砧锤关节。

14. **神经纤维** nerve fiber 神经轴突从螺旋器或前庭感觉器伸出，结合形成前庭蜗神经。

15. **螺旋器** organ of corti 内耳的听觉感觉器，位于膜蜗管基底膜上，由内、外毛细胞组成。

16. **听小骨** auditory ossicles 位于中耳腔内，由 3 块小骨头组成，从外侧到内侧分别是锤骨、砧骨和镫骨。

17. **位觉砂** statoconia 又称耳石（otoconia），嵌入位觉砂膜内的碳酸钙小晶体，可以增加位觉砂膜的惯性质量。

18. **位觉砂膜** statoconic membrane 覆盖在耳石器官球囊斑上的胶质膜，内有位觉砂，由毛细胞的动纤毛和静纤毛支持形成。

19. **外毛细胞** outer hair cell 一种感觉细胞，从耳蜗顶部到底部平行排列，排成 3 ~ 5 行。每个细胞的顶部发出 50 ~ 150 个静纤毛。外毛细胞与盖膜直接接触。

20. **指细胞** phalangeal cell 螺旋器中的一种支持细胞，分为内指细胞和外指细胞，具有直接支托毛细胞的作用。

21. **柱细胞** pillar cell 螺旋器中的一种支持细胞，构成了器官内部通道的壁。

22. **半规管** semicircular canal 由 3 个骨通道（即外骨半规管、后骨半规管和前骨半规管）构成，膜半规管套在骨半规管之内。头部转动可以引起管道内淋巴流动，而壶腹嵴处可感知淋巴流动。

23. **镫骨** stapes 位于中耳内，形似马镫状的骨头。镫骨分为头、颈、前后两脚和一底。

24. **覆盖前庭窗（卵圆窗）的镫骨底** stapes footplate covering fenestra vestibuli（oval window）镫骨底封闭前庭窗，将来自鼓膜的振动传递到内耳的外淋巴。

25. **弧形微纹** striola 一条假想的微纹，将位觉砂膜一分为二，两侧的毛细胞产生相反的生理学效应。

26. **盖膜** tectorial membrane 覆盖在螺旋器毛细胞上的胶质膜。外毛细胞的静纤毛与盖膜紧密接触。

27. **鼓膜** tympanic membrane 分隔中耳和外耳的膜。鼓膜振动通过听小骨传到中耳的前庭窗。

听觉

声波传至鼓膜（耳膜），鼓膜振动并将振动传递到听小骨。听小骨放大声波，振动继而进入耳蜗螺旋管，耳蜗螺旋管中的液体移动了螺旋器中毛状的受体细胞。这些细胞将神经冲动发送到大脑，大脑对声音进行解读。

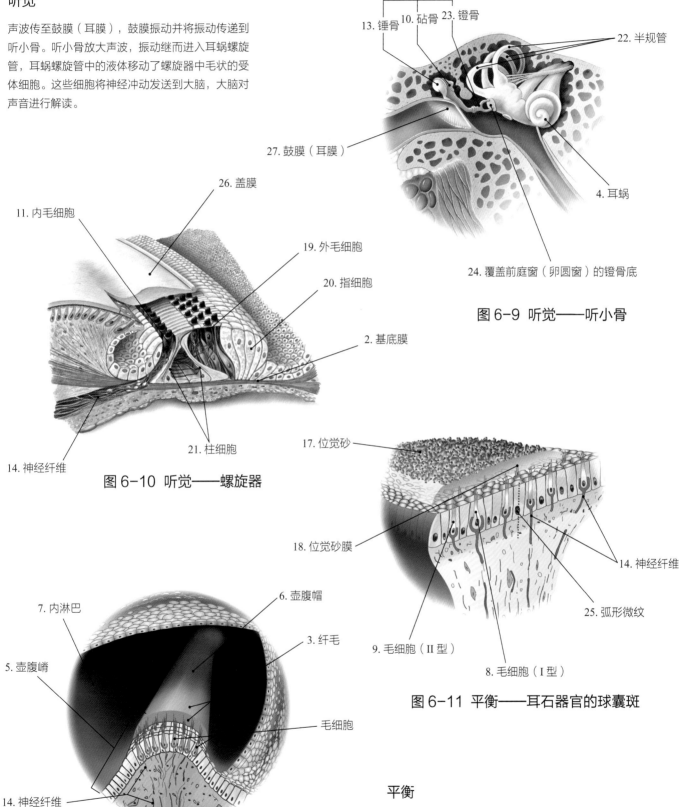

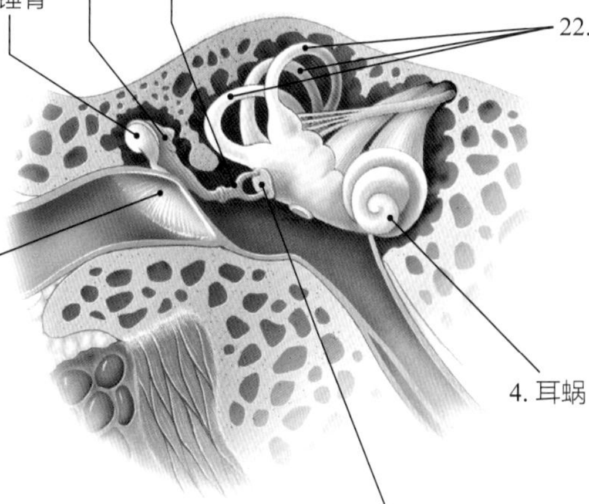
16. 听小骨
13. 锤骨
10. 砧骨
23. 镫骨
22. 半规管
27. 鼓膜（耳膜）
4. 耳蜗
24. 覆盖前庭窗（卵圆窗）的镫骨底

图 6-9 听觉——听小骨

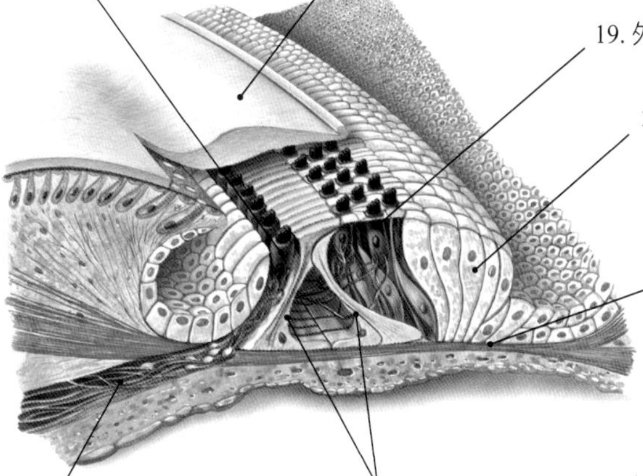
26. 盖膜
11. 内毛细胞
19. 外毛细胞
20. 指细胞
2. 基底膜
21. 柱细胞
14. 神经纤维

图 6-10 听觉——螺旋器

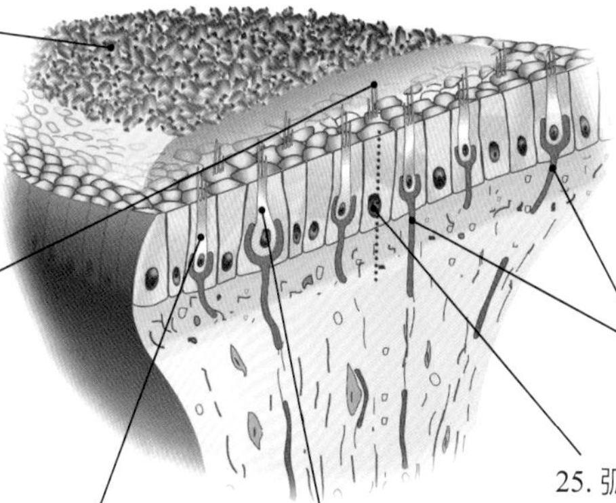
17. 位觉砂
18. 位觉砂膜
14. 神经纤维
25. 弧形微纹
9. 毛细胞（II 型）
8. 毛细胞（I 型）

图 6-11 平衡——耳石器官的球囊斑

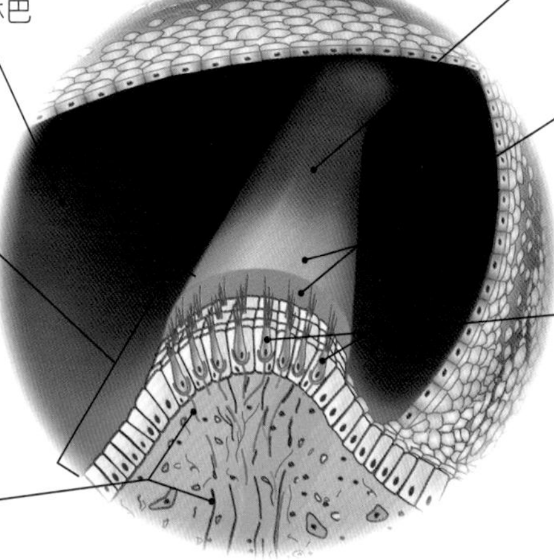
7. 内淋巴
6. 壶腹帽
3. 纤毛
5. 壶腹嵴
毛细胞
14. 神经纤维

图 6-12 平衡——半规管的壶腹部

平衡

内耳中的半规管和耳石器官中含有细小纤毛，纤毛对人体位置敏感。体位改变时纤毛向大脑发送神经信号，大脑利用这些信息来使身体平衡。

味觉

1. **会厌** epiglottis 见 170—171 页。
2. **上皮细胞** epithelial cell 舌的表层细胞。上皮细胞的类型包括复层上皮细胞、鳞状上皮细胞和未角化上皮细胞。
3. **丝状乳头** filiform papillae 遍布于舌背的锥形突起。其中没有味蕾，但能抓住食物使其在口中移动。
4. **叶状乳头** foliate papillae 位于舌侧缘后部，表面有味蕾。
5. **菌状乳头** fungiform papillae 舌表面的蘑菇状突起，表面有味蕾。
6. **味细胞** gustatory cell 味觉感受细胞。每一个味细胞只存活 10 ~ 14 天，通过一条神经的轴突连接，将味觉信息传送到延髓。
7. **舌扁桃体（舌淋巴结）** lingual tonsil（lingual lymph node），见 136—137 页。
8. **舌正中沟** median sulcus of tongue 舌背正中线上的沟槽。
9. **延髓** medulla oblongata 见 98—99 页。
10. **神经纤维** nerve fiber 味蕾接收到的信息通过面神经、舌咽神经或迷走神经的轴突传送到延髓。
11. **嗅器** olfactory organs 嗅上皮和嗅球处理来自吸入气体分子的嗅觉信息。
12. **腭扁桃体** palatine tonsil 位于口咽外侧壁，在腭舌弓和腭咽弓之间的三角形凹陷的淋巴上皮器官。腭扁桃体为免疫监视系统（咽淋巴环）的一部分，是保护呼吸道和消化管入口的重要防线。
13. **腭舌弓和腭舌肌** palatoglossus arch and muscle 腭舌弓位于口腔侧面，由腭舌肌上的黏膜皱襞构成。腭舌肌从软腭延伸至舌。
14. **腭咽弓和腭咽肌** palatopharyngeal arch and muscle 腭咽弓位于口咽部一侧，由腭咽肌的黏膜皱襞构成。腭咽肌从软腭延伸至咽喉壁。
15. **顶叶** parietal lobe 见 106—107 页。
16. **浆液腺** serous gland 一种腺体，可以产生一种水状液体来溶解味觉分子（味觉物质），并使味觉分子能被送到味蕾的味细胞中。
17. **支持细胞** supporting cell 支持细胞由前体细胞产生，可产生味细胞。
18. **味蕾** taste bud 筒状的上皮结构，含有化学感觉细胞。每个味蕾有 3 种细胞类型：味觉感受细胞（味细胞）、支持细胞和前体细胞。味蕾的基部有到达延髓的神经纤维分布。
19. **味孔** gustatory pore 味蕾顶端在舌表面的开口。味孔可以使味细胞的尖端接触到溶解在唾液中的味觉分子。
20. **界沟** terminal sulcus 把舌的前 2/3 与后 1/3 分开的“V”形沟。
21. **丘脑** thalamus 见 108—109 页。
22. **舌** tongue 位于口腔底部可以活动的肌性器官。在咀嚼过程中，可以帮助食物在口腔内移动。舌是重要的发音器官。
23. **沟** trench 围绕着每个轮廓乳头的凹陷，位于味蕾和浆液腺导管的开口处。
24. **轮廓乳头** vallate papillae 位于舌表面凹陷处，沿界沟呈“V”形排列，周围有环沟，内有味蕾。
25. **会厌谷** epiglottic vallecula 舌后 1/3 与会厌之间的深窝。鸡骨头或鱼刺等食物残渣易卡于此处。

味觉通路

舌和邻近区域的味蕾通过延髓和丘脑将神经冲动传递到顶叶的味觉接收区，以识别味觉。嗅器对味觉鉴别也起着关键作用。

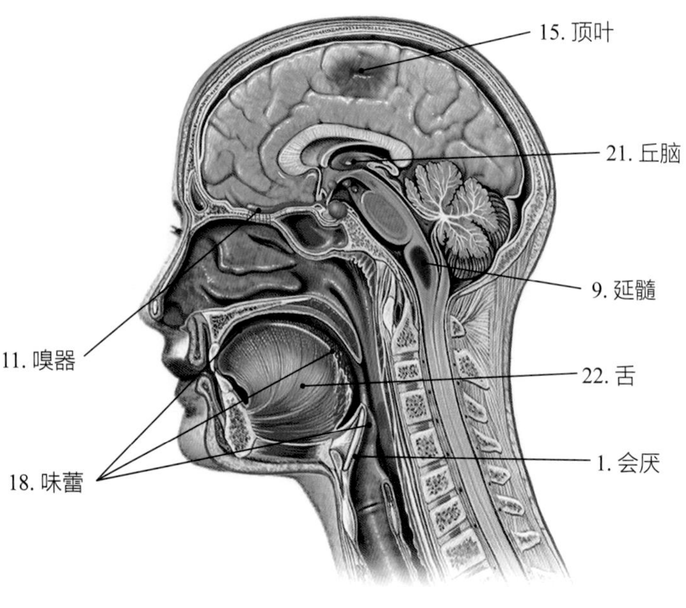

15. 顶叶
21. 丘脑
9. 延髓
11. 嗅器
22. 舌
1. 会厌
18. 味蕾

图 6–13 味觉通路

味觉区域

味觉区域是舌表面对不同类型味觉分子的敏感区域，可以区分苦味、酸味、咸味、甜味。

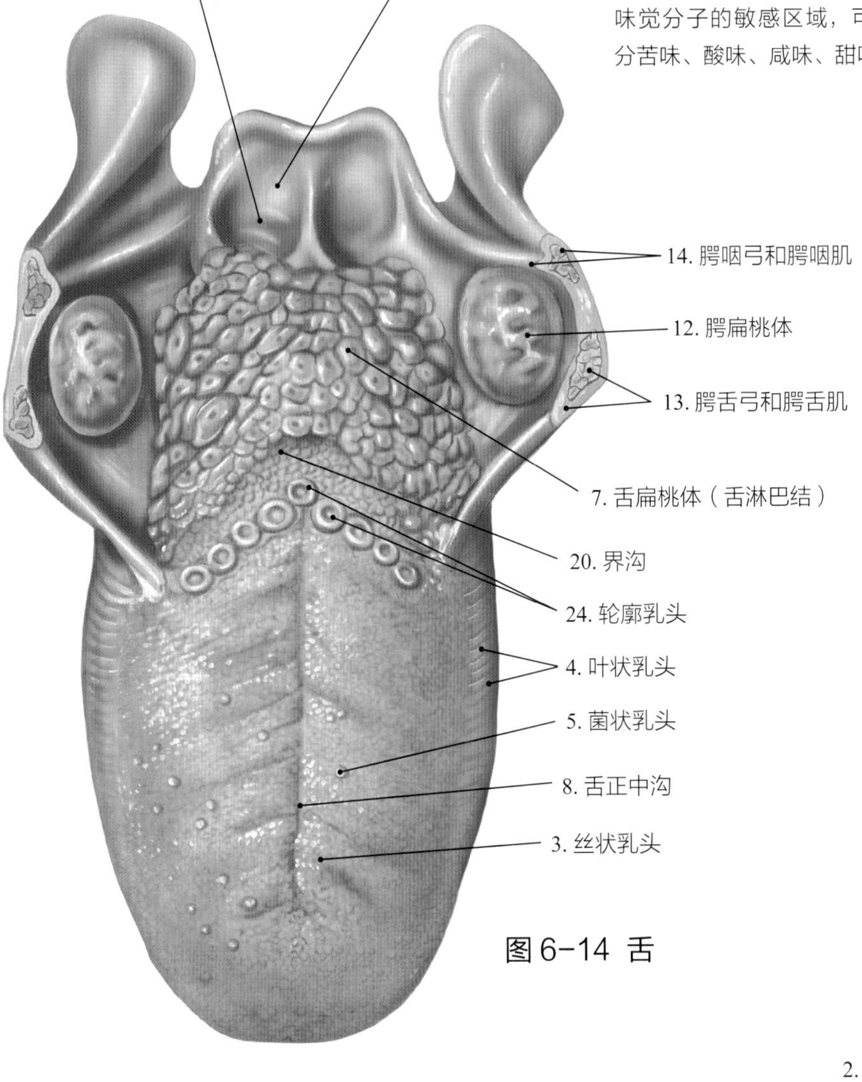
25. 会厌谷
1. 会厌
14. 腭咽弓和腭咽肌
12. 腭扁桃体
13. 腭舌弓和腭舌肌
7. 舌扁桃体（舌淋巴结）
20. 界沟
24. 轮廓乳头
4. 叶状乳头
5. 菌状乳头
8. 舌正中沟
3. 丝状乳头

图 6-14 舌

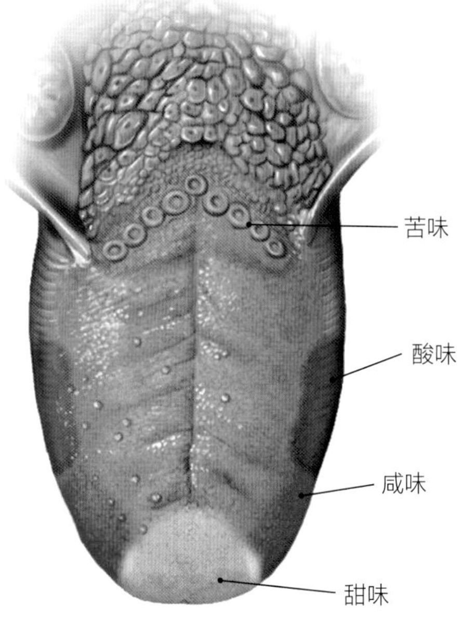
苦味
酸味
咸味
甜味

图 6-15 味觉区域

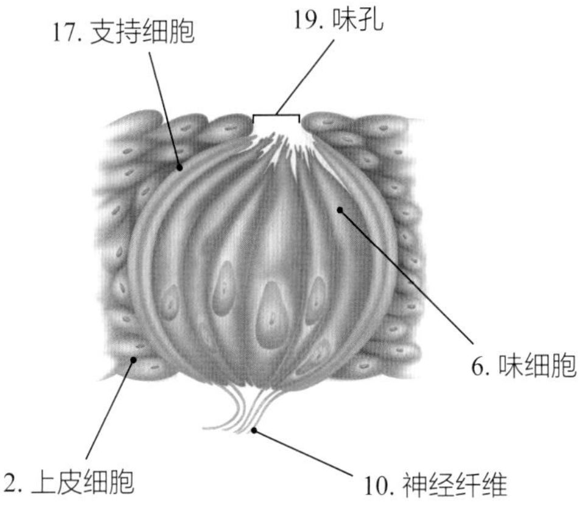
17. 支持细胞
19. 味孔
6. 味细胞
2. 上皮细胞
10. 神经纤维

图 6-16 味蕾

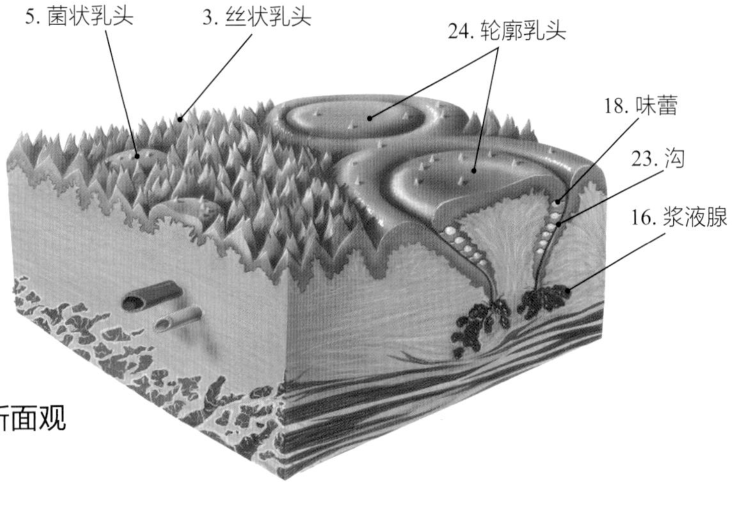
5. 菌状乳头
3. 丝状乳头
24. 轮廓乳头
18. 味蕾
23. 沟
16. 浆液腺

图 6-17 舌——断面观

嗅觉

1. **杏仁核** amygdala 见 108—109 页。
2. **丘脑前核** anterior nucleus of thalamus 边缘系统的一部分。丘脑前核接收来自乳头体的轴突并发出纤维至皮质扣带回。
3. **轴突** axon 见 12—13 页。
4. **嗅腺（鲍曼腺）** olfactory gland（Bowman's gland）一种可以分泌浆液的腺体。气味分子被溶解在浆液中，然后进入纤毛。浆液中含有一种气味结合蛋白，有助于气味分子的溶解。
5. **纤毛** cilia 见 126—127 页。
6. **扣带回** cingulate gyrus 见 108—109 页。
7. **筛骨筛板** cribriform plate of ethmoid bone 见 34—35 页。
8. **嗅丝** fila olfactoria 一种嗅神经纤维，穿过筛骨筛板进入嗅球。
9. **额叶** frontal lobe 见 106—107 页。
10. **海马** hippocampus 见 108—109 页。
11. **边缘系统** limbic system 见 108—109 页。
12. **僧帽细胞** mitral cell 嗅球上的主要输出神经元。僧帽细胞将有关嗅觉的信息投射到大脑的嗅皮质和嗅结节。
13. **嗅球** olfactory bulb 筛骨筛板上细长的瓜状结构。接收嗅丝并处理嗅觉信息，然后通过嗅束将信息发送到大脑的嗅觉皮质。
14. **嗅黏膜** olfactory mucosa 由鼻腔上部对气味敏感的上皮细胞组成，包含 4 种类型的细胞：成熟的神经细胞、基细胞、未成熟的神经细胞和支持细胞。嗅腺导管穿过嗅黏膜。
15. **嗅神经细胞** olfactory nerve cell 嗅上皮中的感觉神经元。每个嗅神经细胞的顶端都有一个球形的末端和 10 ~ 20 根纤毛，这些纤毛可以收集吸入空气中的气味分子。嗅神经细胞的另一端有一个延伸到嗅球的轴突。
16. **嗅束** olfactory tract 从嗅球到大脑嗅觉中枢（嗅觉皮质和嗅结节）的神经纤维束。
17. **丘脑** thalamus 见 108—109 页。

嗅觉和边缘系统

嗅球与大脑边缘系统中的海马和杏仁体直接相连，边缘系统对记忆和情感的处理非常重要。这就是气味能唤起对过去的记忆和感觉，并能引发恐惧和快乐等的原因。

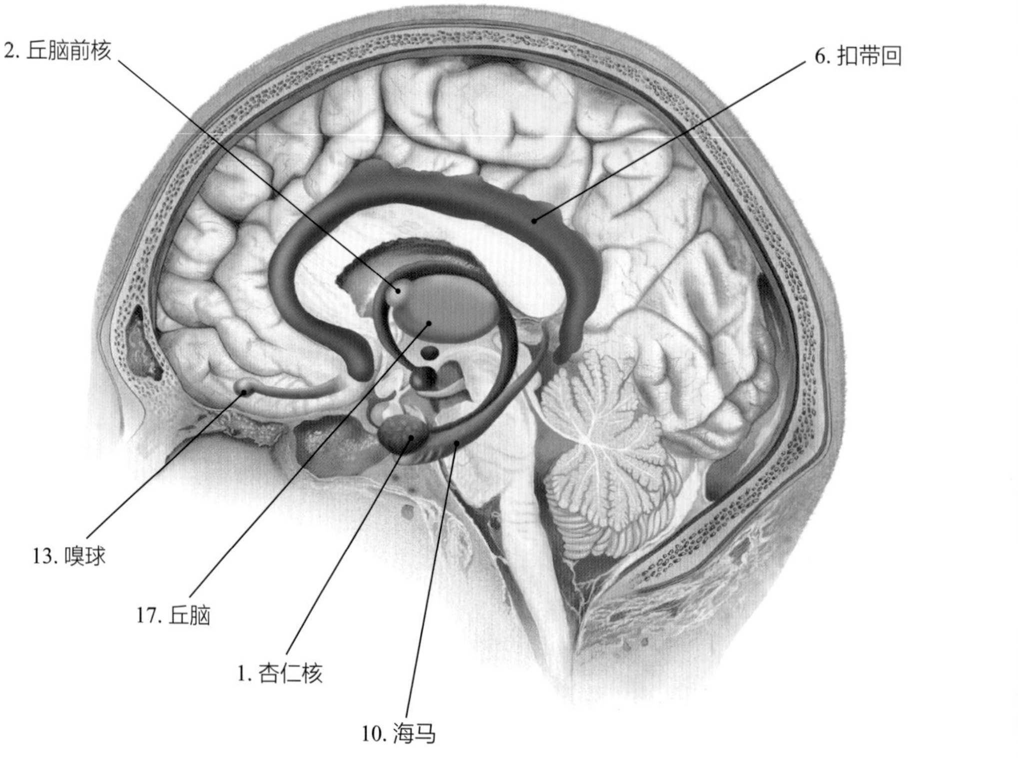
2. 丘脑前核
6. 扣带回
13. 嗅球
17. 丘脑
1. 杏仁核
10. 海马

图 6-18 嗅觉和边缘系统

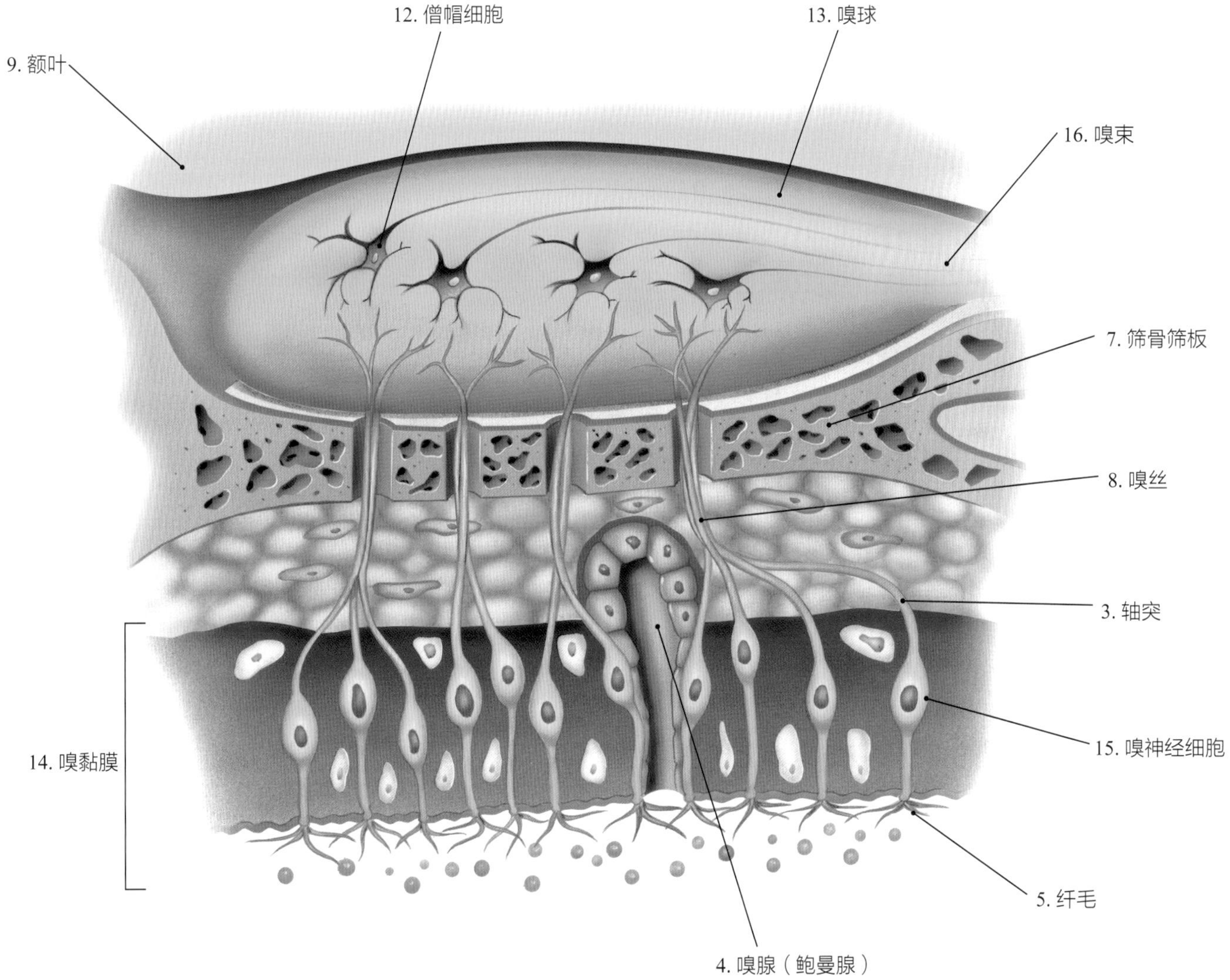
12. 僧帽细胞
13. 嗅球
9. 额叶
16. 嗅束
7. 筛骨筛板
8. 嗅丝
3. 轴突
14. 嗅黏膜
15. 嗅神经细胞
5. 纤毛
4. 嗅腺（鲍曼腺）

嗅器

嗅器是感觉单位，可以获取到达鼻腔上部的气味分子的信息。

图 6-19 嗅器

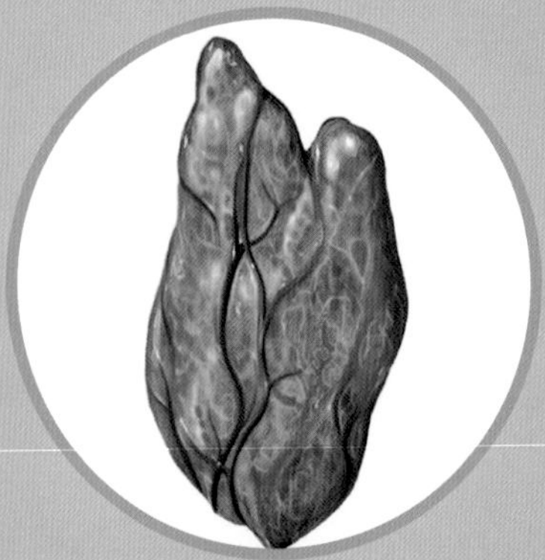
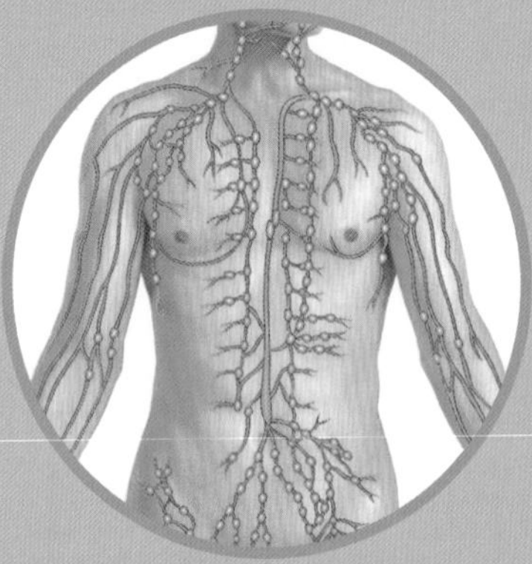
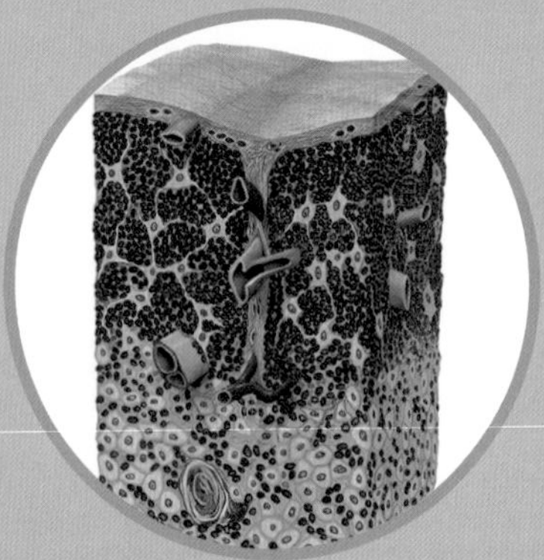

第七章

淋巴系统

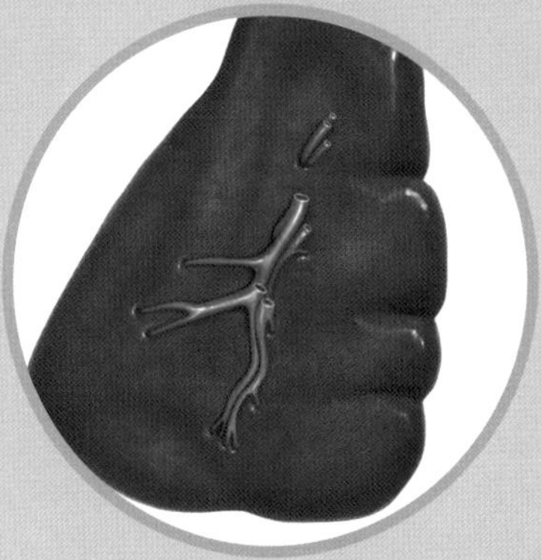

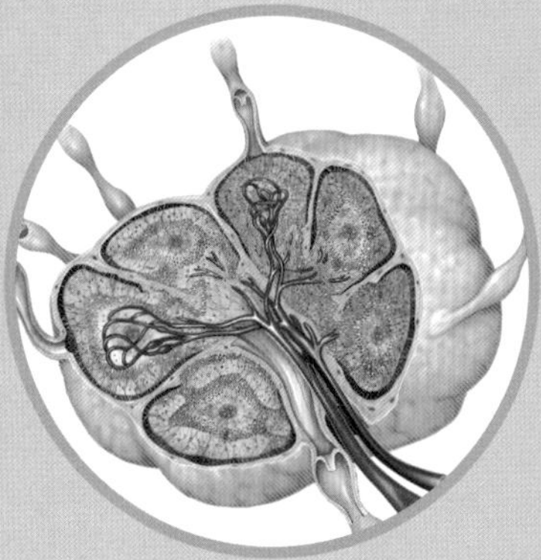

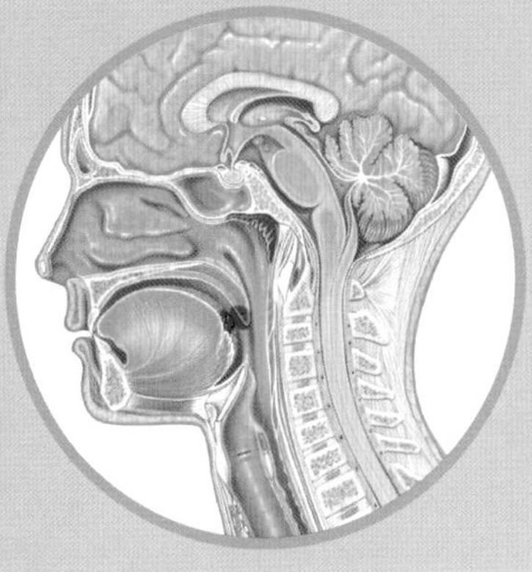

淋巴系统

1. **前群** anterior group 位于胸小肌边缘的淋巴结。该组淋巴结引流胸外上部和乳房外侧部的淋巴。

2. **尖淋巴结** apical lymph node 位于腋窝的顶部，为进入胸腔之前的最后一组腋淋巴结。

3. **腋淋巴结** axillary lymph node 腋窝周围的淋巴结群。引流淋巴至尖淋巴结，后注入锁骨下干。

4. **颊肌淋巴结** buccal lymph node 口腔外侧壁浅面的淋巴结。引流颊部、嘴唇和口腔外侧的淋巴。

5. **颈部淋巴结** cervical lymph node 颈部淋巴结通常分为深部淋巴结和浅表淋巴结。深部淋巴结沿着颈内静脉排列，浅表淋巴结沿着颈外静脉排列。

6. **乳糜池** cisterna chyli 胸导管起始端呈囊状膨大的部分，位于膈的主动脉开口附近。乳糜池接受肠干、腰干及下部肋间淋巴干。

7. **髂总淋巴结** common iliac lymph node 深层淋巴结，沿着髂总血管排列。收纳来自下肢、骨盆和下腹壁的淋巴。

8. **肘淋巴结** cubital lymph node 手肘前侧的淋巴结。引流手部和前臂的淋巴。

9. **髂外淋巴结** external iliac lymph node 深层淋巴结，沿着髂外血管排列。引流下肢和腹股沟处的淋巴。

10. **肋间淋巴结** intercostal lymph node 胸壁后侧的深层淋巴结，沿着肋间隙排列。引流胸后壁的淋巴。

11. **髂内淋巴结** internal iliac lymph node 盆腔外侧的深层淋巴结。引流盆腔器官的淋巴。

12. **外侧群** lateral group 位于腋窝腔外侧缘的淋巴结。引流上肢排出的淋巴。

13. **掌背侧丛** palmar and dorsal plexus 手两侧的细淋巴管丛。

14. **胸骨旁淋巴结** parasternal lymph node 胸前侧的深层淋巴结，位于胸骨和肋软骨后侧。引流胸腹前壁排出的淋巴。

15. **腮腺淋巴结** parotid lymph node 在外耳正前方的腮腺表面处可触及的淋巴结。引流从颞窝和颊部排出的淋巴。

16. **足背侧丛** plantar and dorsal plexus 足两侧的细淋巴管丛。

17. **腘淋巴结** popliteal lymph node 膝后侧可触及的淋巴结。引流腿部和足部的淋巴。

18. **纵隔后淋巴结** posterior mediastinal lymph node 胸部后侧的深层淋巴结。引流食管、大血管和胸壁后侧的淋巴。

19. **乳突淋巴结** mastoid lymph node 又称耳后淋巴结（retroauricular lymph node），是外耳后方可触及的浅表淋巴结。引流头皮后侧和外耳的淋巴。

20. **骶淋巴结** sacral lymph node 骶骨前侧的淋巴结。引流骨盆后侧器官的淋巴。

21. **腹股沟浅淋巴结** superficial inguinal lymph node 腹股沟区可触及的淋巴结。通常呈“T”形排列在腹股沟韧带下方，并引流下肢排出的淋巴。

22. **胸导管** thoracic duct 人体内最大、最长的淋巴管。引流下肢、盆部、腹部、左胸部、左上肢和左头颈部的淋巴，在左头臂静脉和左锁骨下静脉交界处汇入静脉循环。

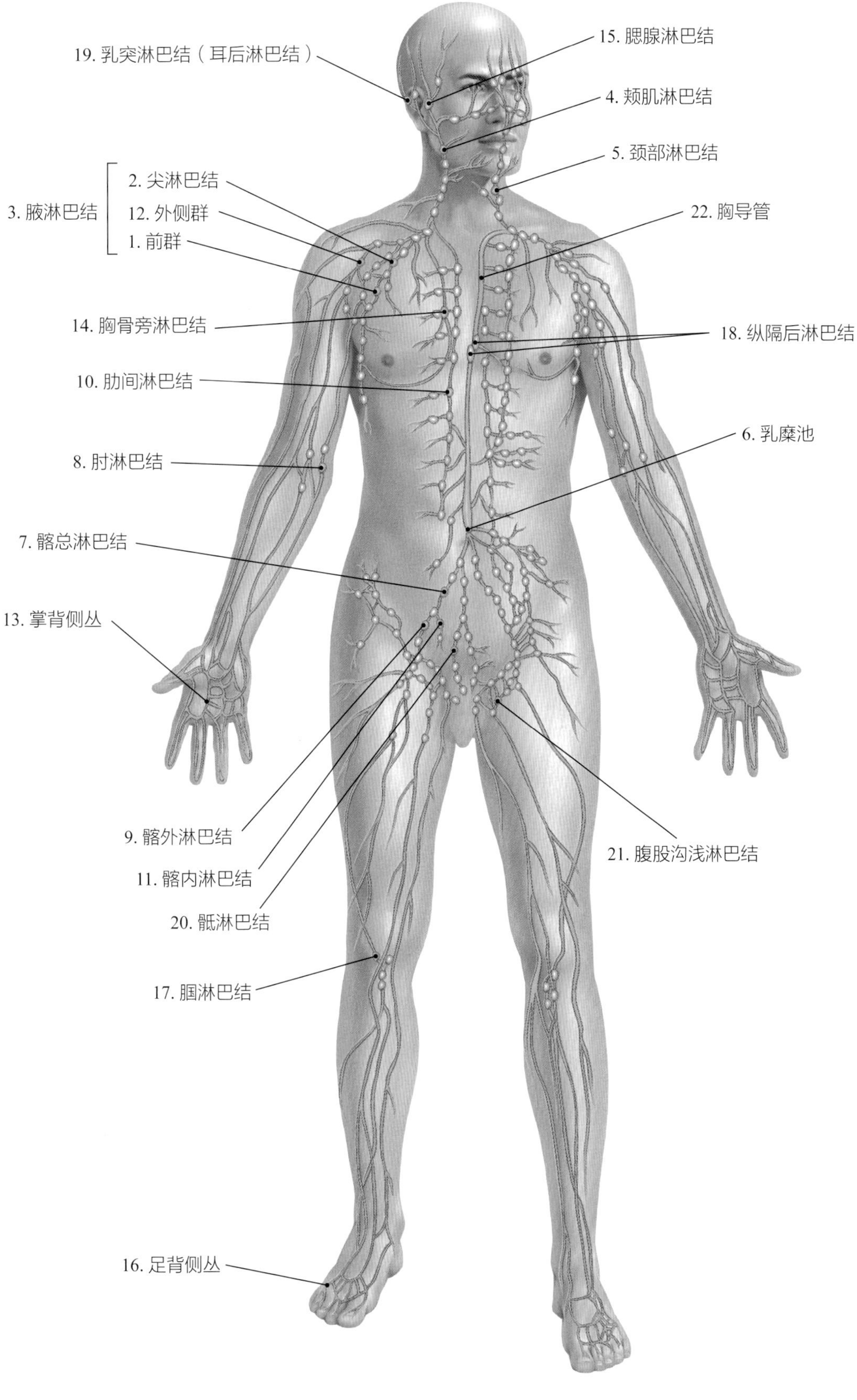
19. 乳突淋巴结（耳后淋巴结）
15. 腮腺淋巴结
4. 颊肌淋巴结
5. 颈部淋巴结
2. 尖淋巴结
3. 腋淋巴结
12. 外侧群
1. 前群
22. 胸导管
14. 胸骨旁淋巴结
18. 纵隔后淋巴结
10. 肋间淋巴结
6. 乳糜池
8. 肘淋巴结
7. 髂总淋巴结
13. 掌背侧丛
9. 髂外淋巴结
11. 髂内淋巴结
20. 骶淋巴结
21. 腹股沟浅淋巴结
17. 腘淋巴结
16. 足背侧丛

图 7-1 淋巴系统——前面观

淋巴器官（一）

1. **输入淋巴管** afferent lymphatic vessel 细小的淋巴管，将淋巴注入淋巴结。有防止淋巴液逆流的瓣膜。

2. **动脉** artery 见 144—145 页。

3. **毛细血管** capillary 见 143 页。

4. **被膜** capsule 覆盖在淋巴结外面的致密的不规则结缔组织。被膜被输入淋巴管穿通。

5. **闭合瓣膜** closed valve 淋巴管中的一个可以关闭的瓣膜，能够防止淋巴液逆流。

6. **输出淋巴管** efferent lymphatic vessel 细小的淋巴管，将淋巴从淋巴结中排出。

7. **内皮细胞** endothelial cell 由一层扁平细胞组成，存在于血管和淋巴管的内壁中。

8. **淋巴皮质滤泡** follicle of cortex 淋巴皮质的滤泡中含有丰富的被称为 B 细胞的淋巴细胞。每个滤泡都有一个生发中心，由增殖性 B 细胞、树突状细胞、巨噬细胞和支持细胞组成。生发中心会对免疫刺激产生反应。

9. **免疫系统组织** immune system tissue 见 17 页。

10. **舌扁桃体（舌淋巴结）** lingual tonsil（lingual lymph node）位于舌后 1/3 表面的淋巴器官。舌扁桃体为免疫监视系统（咽淋巴环）的一部分，是保护呼吸道和消化道入口的重要防线。

11. **淋巴结** lymph node 沿淋巴管分布，由淋巴细胞集合而成。可以过滤淋巴，储存和产生 B 淋巴细胞，还可以贮存 T 淋巴细胞。

12. **淋巴管** lymphatic vessel 存在于人体组织中的细小通道，通过淋巴系统将多余的细胞外液带走。淋巴管可以对组织液进行免疫监视。

13. **淋巴细胞** lymphocyte 是免疫系统的重要组成部分，包括辅助性 T 淋巴细胞、细胞毒性 T 淋巴细胞、自然杀伤细胞和 B 淋巴细胞。T 淋巴细胞参与细胞免疫，B 淋巴细胞能分化为浆细胞，浆细胞可以产生抗体。

14. **淋巴器官** lymphoid organ 具有人体免疫防御作用的细胞所在的器官，例如，淋巴结、扁桃体（舌扁桃体、腭扁桃体、咽扁桃体）、脾和胸腺。

15. **单核细胞** monocyte 见 14—15 页。

16. **腭扁桃体** palatine tonsil 见 128—129 页。

17. **咽扁桃体** pharyngeal tonsil 位于鼻咽上壁后部的淋巴器官。咽扁桃体为免疫监视系统（咽淋巴环）的一部分，是保护呼吸道和消化管入口的重要防线。

18. **小梁** trabecula 淋巴结被膜向淋巴结内部延伸的部分。

19. **静脉** vein 见 146—147 页。

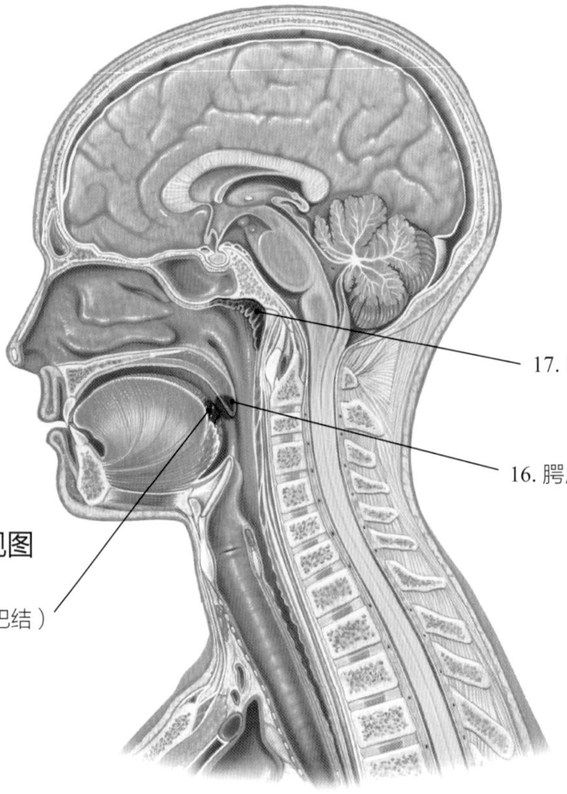
17. 咽扁桃体
16. 腭扁桃体
10. 舌扁桃体（舌淋巴结）

图 7-2 头部淋巴器官——矢状面视图

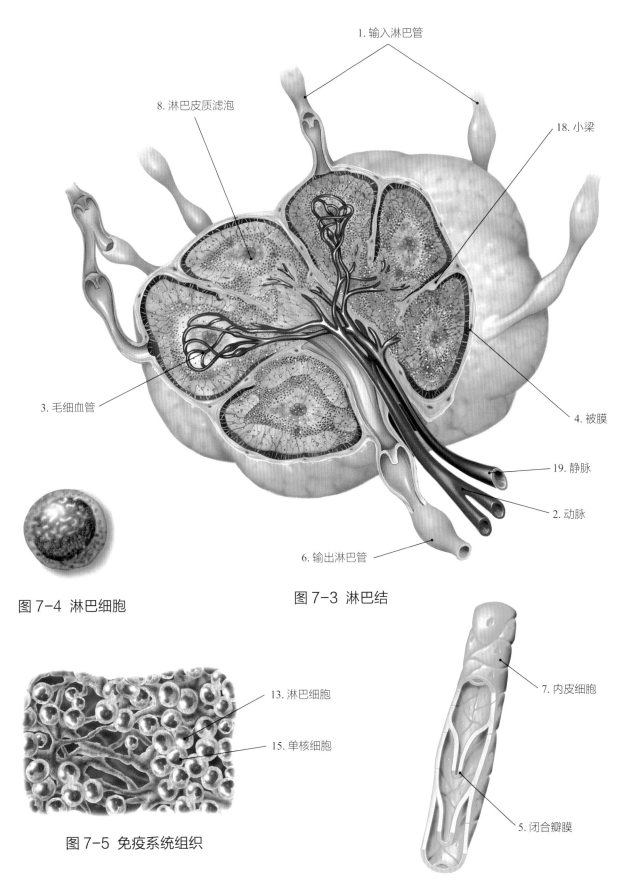

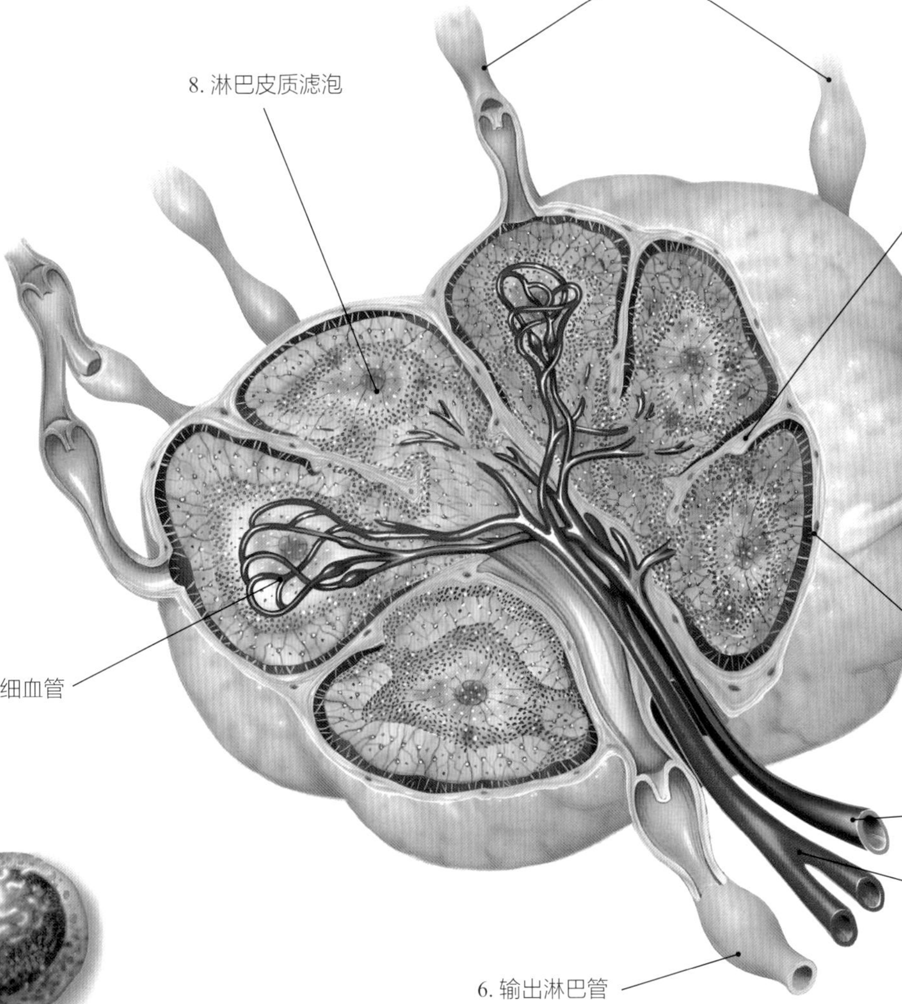
1. 输入淋巴管
8. 淋巴皮质滤泡
18. 小梁
3. 毛细血管
4. 被膜
19. 静脉
2. 动脉
6. 输出淋巴管

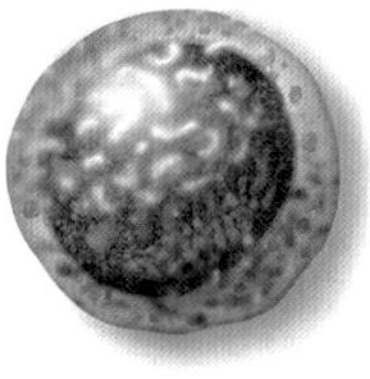

图 7-4 淋巴细胞

图 7-3 淋巴结

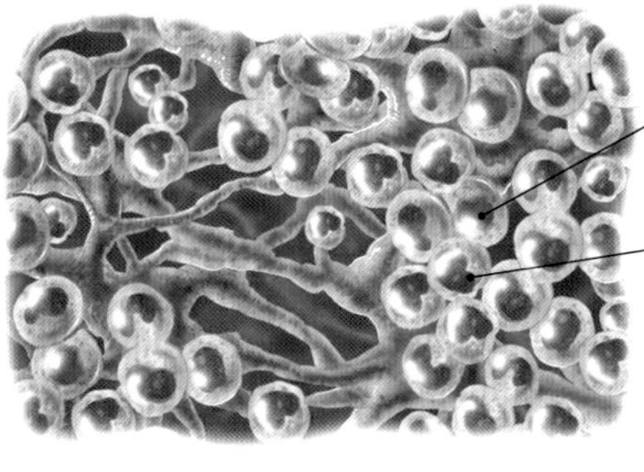
13. 淋巴细胞
15. 单核细胞

图 7-5 免疫系统组织

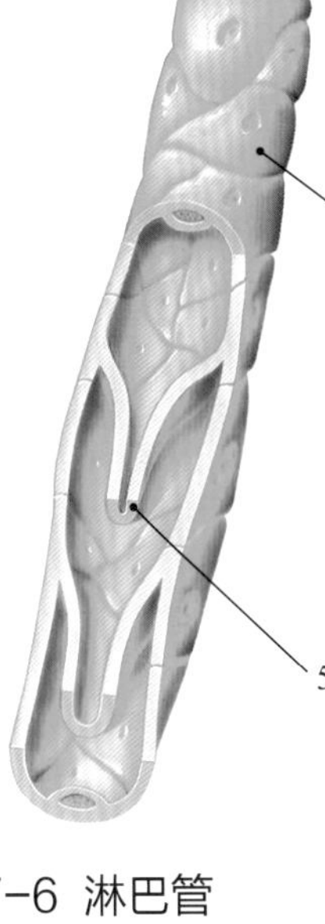
7. 内皮细胞
5. 闭合瓣膜

图 7-6 淋巴管

淋巴器官（二）

1. **动脉** artery 见 144—145 页。

2. **基膜** basal lamina 见 14—15 页。

3. **静脉囊** capsular vein 引流胸腺皮质被膜下区域淋巴的静脉网络。

4. **被膜** capsule 覆盖脾表面的结缔组织。被膜结缔组织伸入脾实质，形成许多条索状的小梁。

5. **结缔组织隔膜** connective tissue septum 结缔组织被膜伸入胸腺内形成隔膜，将胸腺分成许多小叶。

6. **皮质** cortex 胸腺的外层，产生 T 淋巴细胞。

7. **第一毛细血管微静脉** first capillary venule 位于胸腺皮髓质交界区的血管。成熟 T 淋巴细胞经由毛细血管微静脉离开胸腺。

8. **胸腺小体** thymic corpuscle 又称哈索尔小体（Hassall's corpuscle），胸腺髓质中的一种结构，由退化的上皮细胞集合而成。

9. **结肠压迹（结肠左曲）**colic impression（left colic flexure）脾脏面与结肠左曲（脾曲）接触的区域。

10. **肾压迹** renal impression 脾脏面与左肾上极和左肾上腺接触的区域。

11. **胃压迹** gastric impression 脾脏面与胃底和胃大弯处接触的凹陷区域。

12. **左叶** left lobe 胸腺由左、右叶组成，又被结缔组织分成许多不完全分隔的小叶。每个胸腺小叶由外层的皮质和内层的髓质组成。

13. **淋巴器官** lymphoid organ 见 136—137 页。

14. **髓质** medulla 髓质位于胸腺中央，此处存有由退化的上皮细胞集合而成的胸腺小体。

15. **上缘切迹** notch in superior border 脾脏上缘切迹是胎儿期分裂形成小叶时的残迹。

16. **红髓** red pulp 脾脏的红髓监控和回收有缺陷的衰老红细胞及细胞碎片，其包含相互连接的脾窦网络，脾窦壁不连续，允许细胞在红髓和血液之间转移。

17. **右叶** right lobe 胸腺由左、右叶组成，又被结缔组织分成许多不完全分隔的小叶。每个胸腺小叶由外层的皮质和内层的髓质组成。

18. **脾** spleen 左上腹部的淋巴器官。脾脏膈面与膈肌相邻，脏面与胃、胰腺尾部、左肾和结肠左曲相邻。作用为回收衰老和受损的红细胞，清除血液中的异物。

19. **脾动脉** splenic artery 见 190—191 页。

20. **脾静脉** splenic vein 在脾门处由数条静脉汇合而成的血管。从脾脏开始，行于胰腺尾和胰体后方。

21. **脾上缘** superior border of spleen 脾脏的上缘，与第 9 肋骨相平。

22. **T 淋巴细胞** T lymphocyte 一种白细胞，在胸腺皮质中发育。其选择过程确保了脾脏产生的 T 淋巴细胞不会攻击人体自身组织。

23. **胸腺** thymus 位于胸腔前纵隔内的淋巴器官。在青春期前，胸腺活跃地产生 T 淋巴细胞；但在成年之后，胸腺组织被脂肪取代，残余组织呈纤维状。

24. **小梁动脉** trabecular artery 结缔组织被膜（小梁）中的动脉，经过被膜进入脾脏内部。

25. **静脉血窦** venous sinusoids 脾血窦壁不连续，允许血细胞在红髓内经此进入血窦。

26. **白髓小结** white pulp nodule 脾脏中的免疫成分。白髓小结含有 T 淋巴细胞、B 淋巴细胞、抗原提呈细胞和浆细胞。

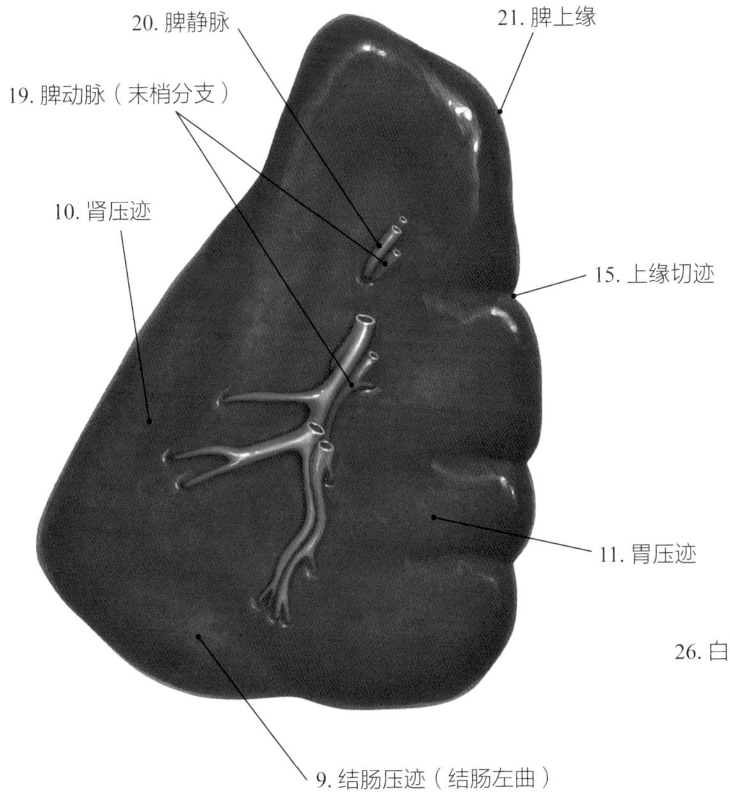

20. 脾静脉
21. 脾上缘
19. 脾动脉（末梢分支）
10. 肾压迹
15. 上缘切迹
11. 胃压迹
9. 结肠压迹（结肠左曲）

图 7-7 脾

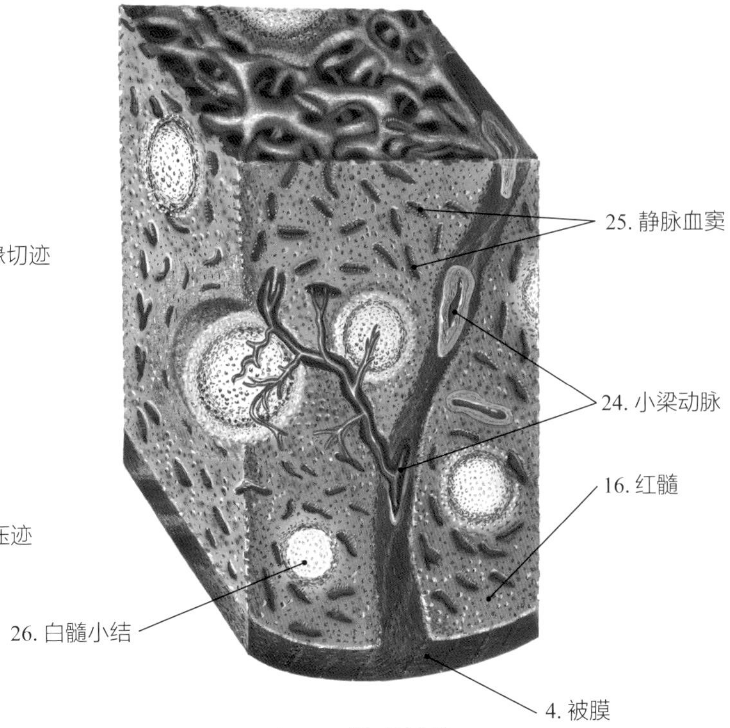

25. 静脉血窦
24. 小梁动脉
16. 红髓
26. 白髓小结
4. 被膜

图 7-8 脾——微观结构

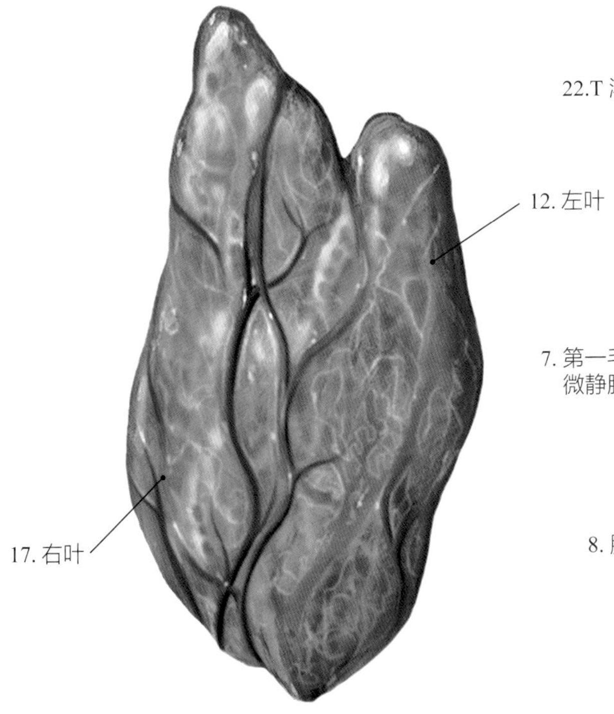

12. 左叶
17. 右叶

图 7-9 胸腺

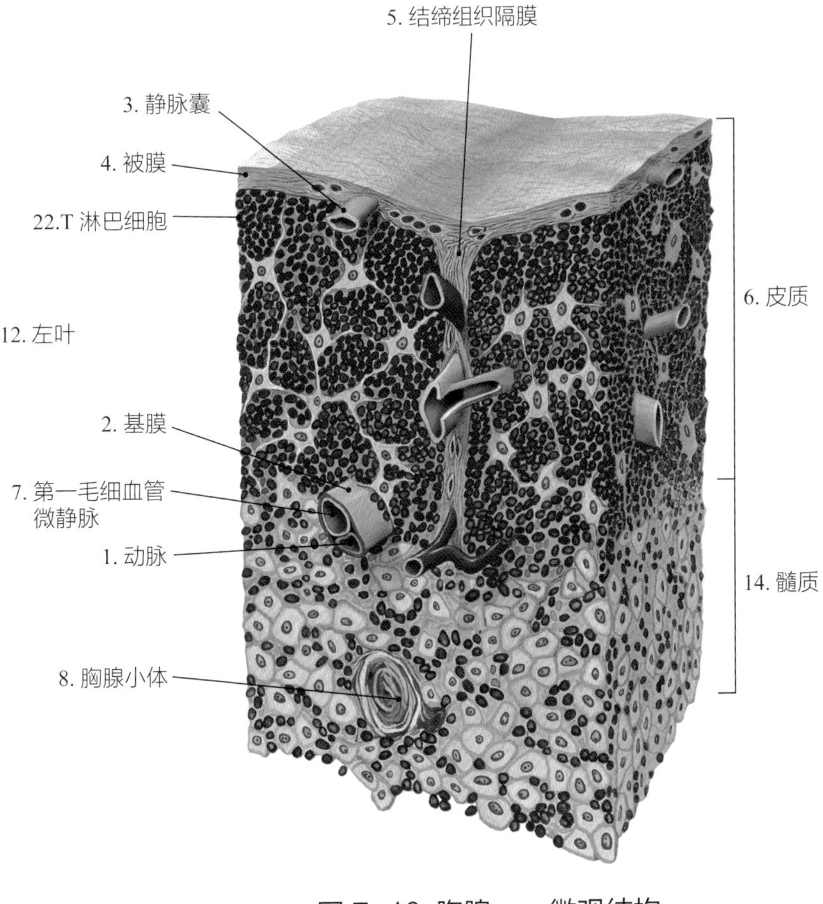

5. 结缔组织隔膜
3. 静脉囊
4. 被膜
22.T 淋巴细胞
6. 皮质
2. 基膜
7. 第一毛细血管
微静脉
1. 动脉
14. 髓质
8. 胸腺小体

图 7-10 胸腺——微观结构

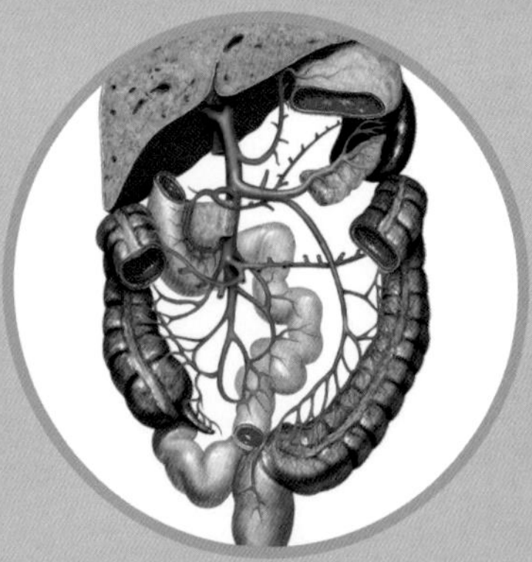

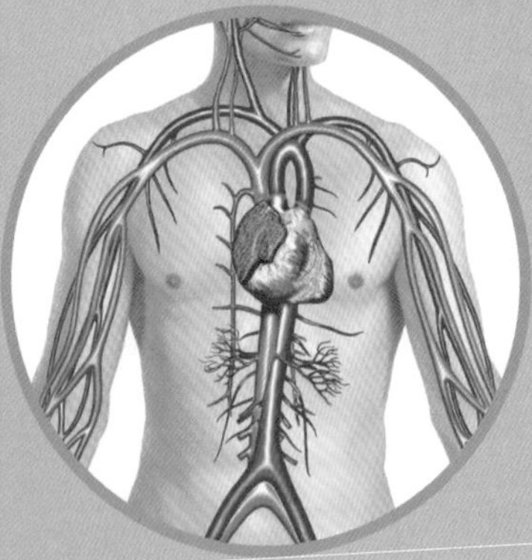

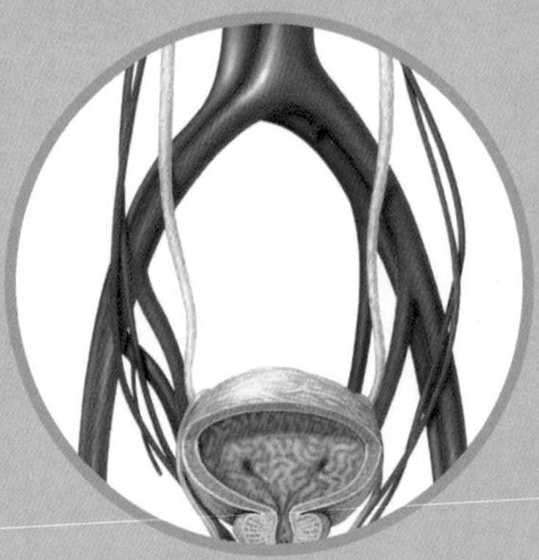

第八章

循环系统

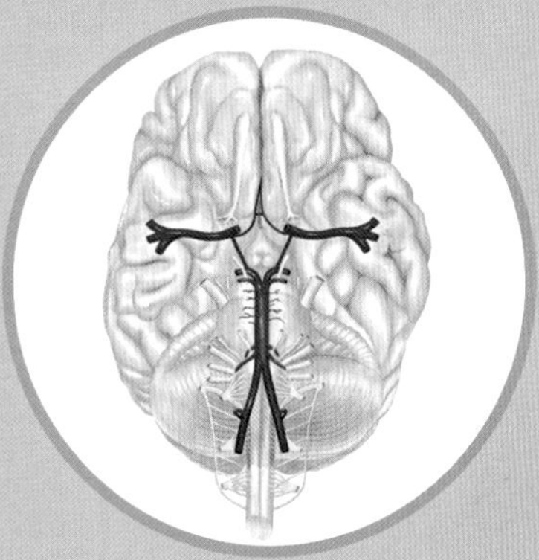
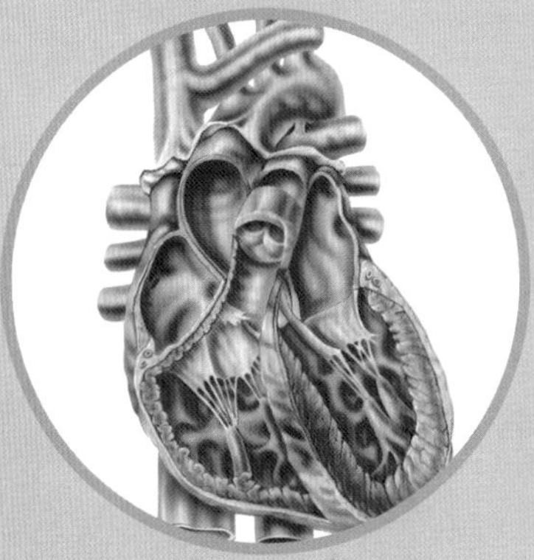
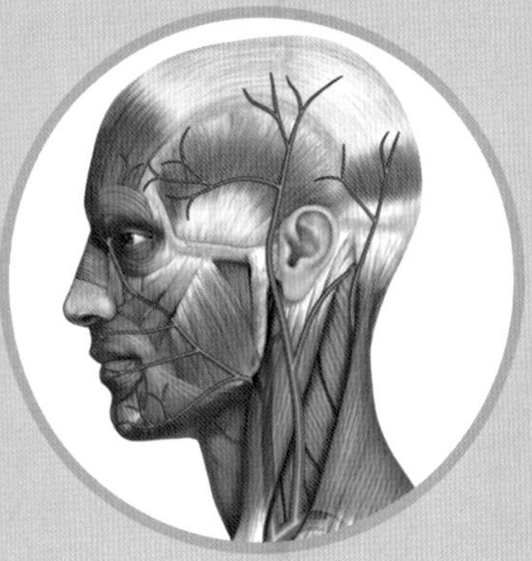

循环系统

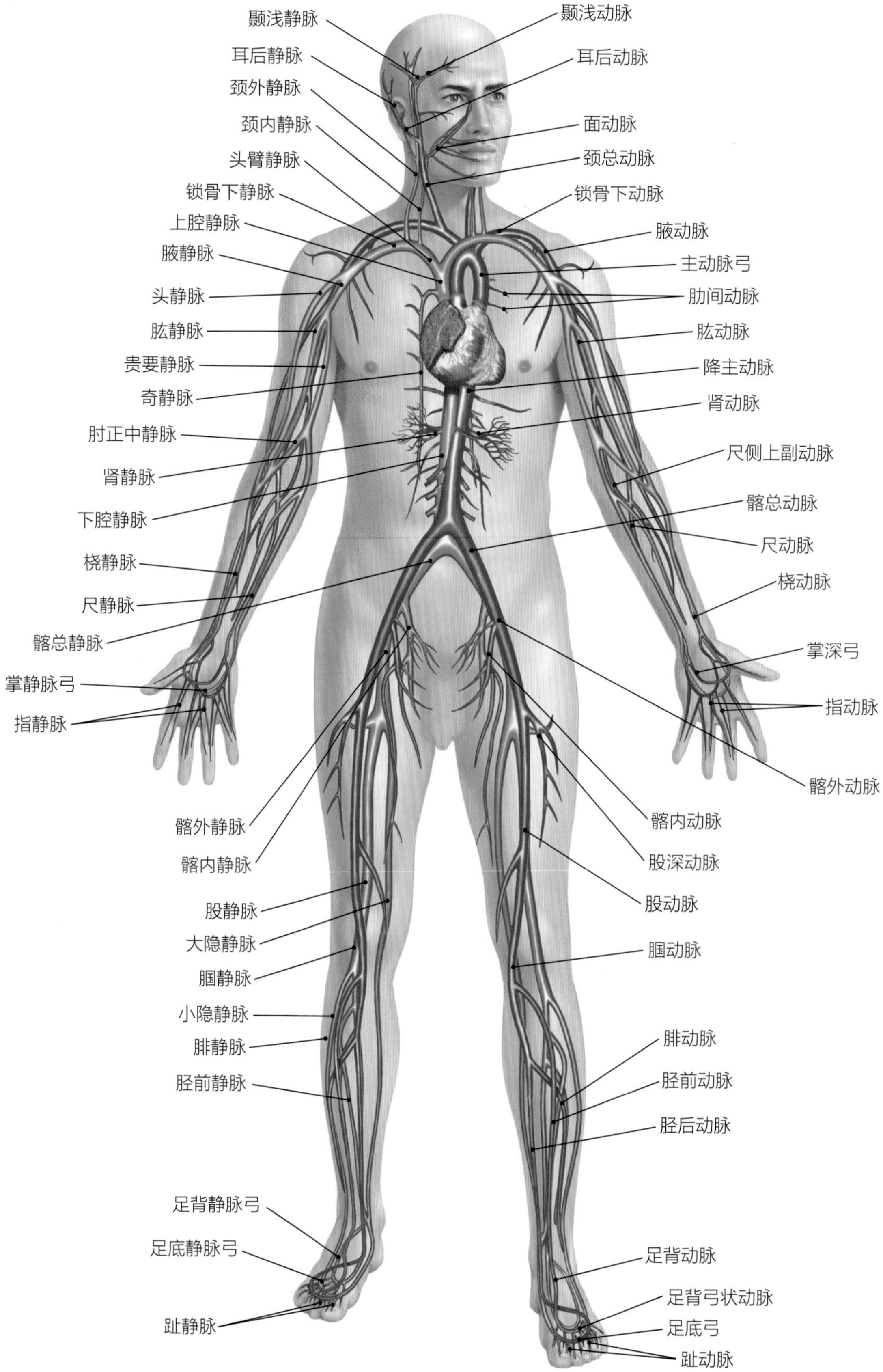
颞浅静脉
耳后静脉
颈外静脉
颈内静脉
头臂静脉
锁骨下静脉
上腔静脉
腋静脉
头静脉
肱静脉
贵要静脉
奇静脉
肘正中静脉
肾静脉
下腔静脉
桡静脉
尺静脉
髂总静脉
掌静脉弓
指静脉
髂外静脉
髂内静脉
股静脉
大隐静脉
腘静脉
小隐静脉
腓静脉
胫前静脉
足背静脉弓
足底静脉弓
趾静脉
颞浅动脉
耳后动脉
面动脉
颈总动脉
锁骨下动脉
腋动脉
主动脉弓
肋间动脉
肱动脉
降主动脉
肾动脉
尺侧上副动脉
髂总动脉
尺动脉
桡动脉
掌深弓
指动脉
髂外动脉
髂内动脉
股深动脉
股动脉
腘动脉
腓动脉
胫前动脉
胫后动脉
足背动脉
足背弓状动脉
足底弓
趾动脉

图 8-1 循环系统——前面观

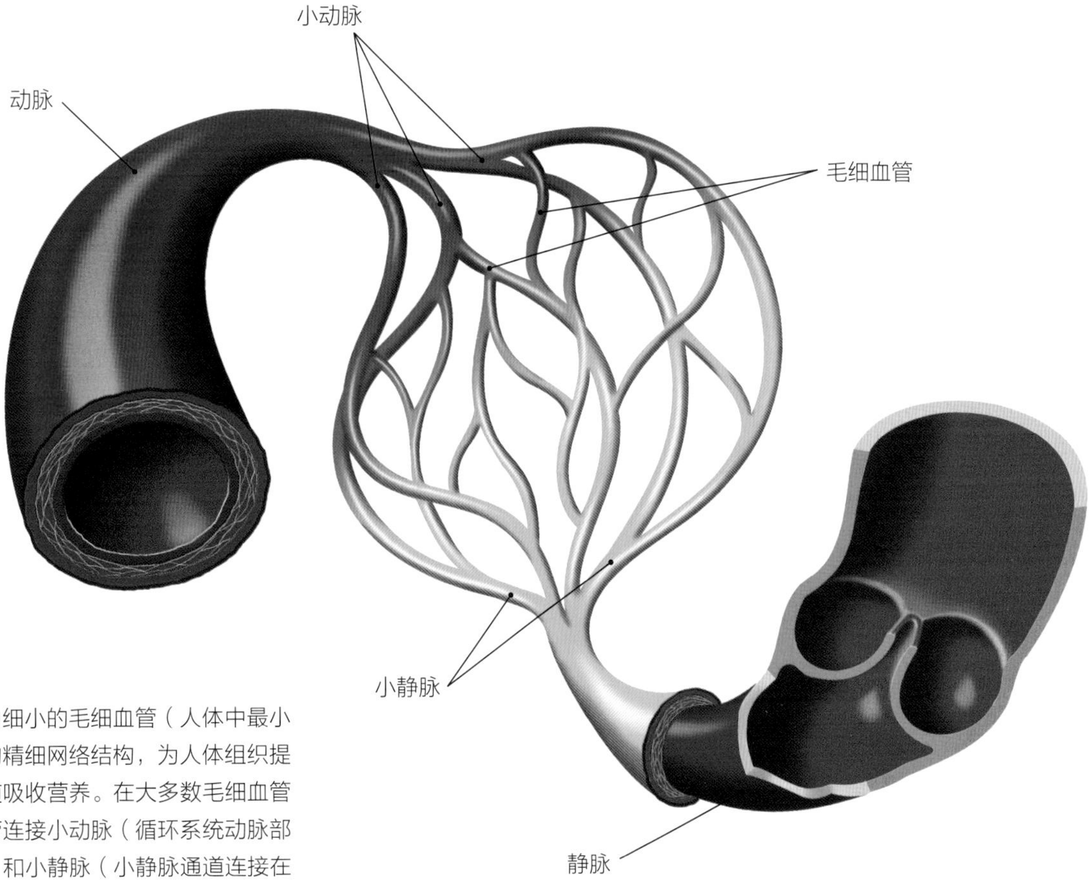
小动脉
动脉
毛细血管
小静脉
静脉

毛细血管床

毛细血管床是由细小的毛细血管（人体中最小的血管）构成的精细网络结构，为人体组织提供营养或从肠道吸收营养。在大多数毛细血管床中，毛细血管连接小动脉（循环系统动脉部分的终末分支）和小静脉（小静脉通道连接在一起汇合成静脉）。

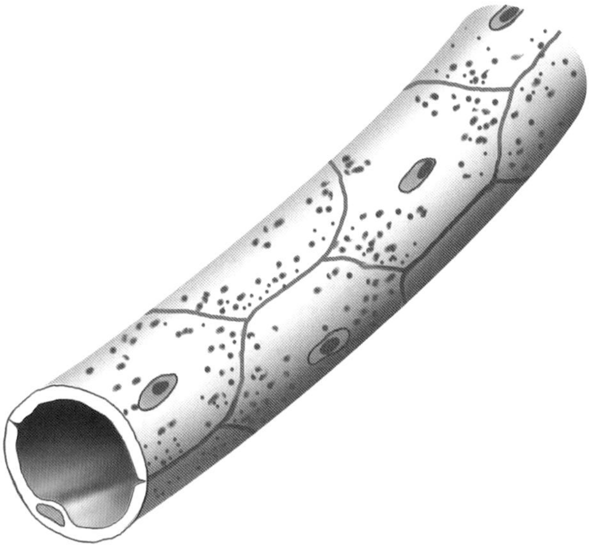

有孔毛细血管

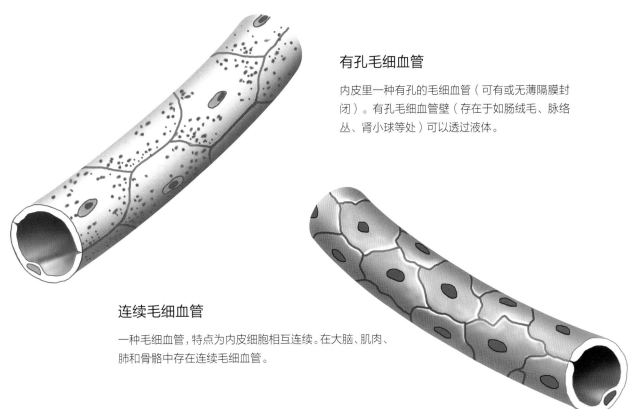

内皮里一种有孔的毛细血管（可有或无薄隔膜封闭）。有孔毛细血管壁（存在于如肠绒毛、脉络丛、肾小球等处）可以透过液体。

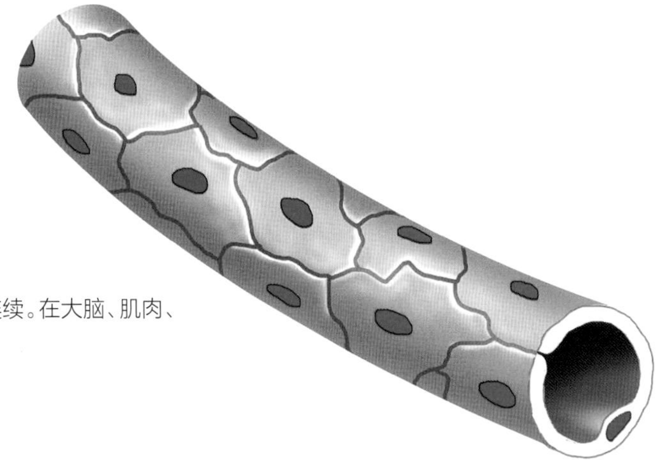

连续毛细血管

一种毛细血管，特点为内皮细胞相互连续。在大脑、肌肉、肺和骨骼中存在连续毛细血管。

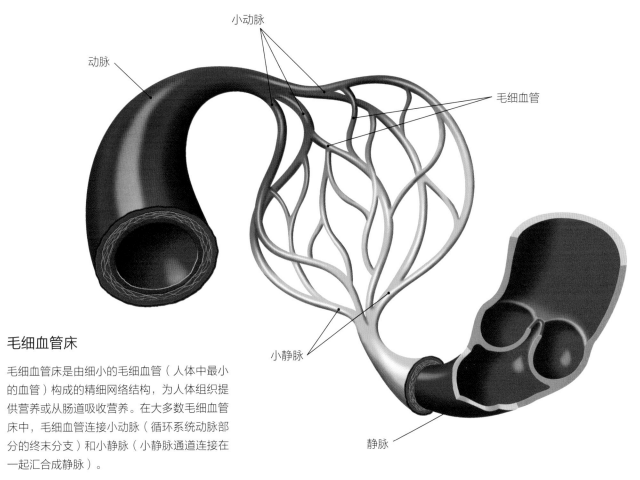

图 8-2 毛细血管的结构

人体的主要动脉

1. **胫前动脉** anterior tibial artery 为腘动脉的分支，营养小腿前侧。胫前动脉移行为足背内侧的足背动脉，为足背弓供血。

2. **主动脉** aorta 人体最大的动脉。由心脏发出，向上拱起为主动脉弓，接着延续为胸主动脉和腹主动脉，腹主动脉在第 4 腰椎处分为左、右两条髂总动脉。

3. **主动脉弓** aortic arch 主动脉最上部。主动脉弓发出头臂干、左颈总动脉和左锁骨下动脉。

4. **动脉** artery 输送血液离开心脏的血管，管壁较厚，可以承受较大的压力。动脉中膜较厚，由一层弹性组织和平滑肌构成。

5. **腋动脉** axillary artery 锁骨下动脉的延续。向邻近的肌肉发出分支，在盂肱关节周围形成一个侧支循环，在小圆肌的下缘形成肱动脉。

6. **肱动脉** brachial artery 手臂上最大的动脉，系腋动脉的直接延续，并发出肱深动脉、桡动脉和尺动脉，以及肘关节周围的侧动脉。

7. **颈总动脉** common carotid artery 营养头颈部的动脉。颈总动脉在甲状软骨上缘平面分为颈外动脉（负责面部、头皮和咽喉的血液供应）和颈内动脉（负责大脑、垂体和眼睛的血液供应）。

8. **髂总动脉** common iliac artery 为腹主动脉下端的两大分支，分为髂外动脉和髂内动脉。

9. **降主动脉** descending aorta 主动脉弓远端的一条分支。营养胸后壁、脊髓、腹部、骨盆和下肢。在第 4 腰椎处分成两条髂总动脉。

10. **足背弓状动脉** dorsal arch 是胫前动脉及其浅表部分的延续。

11. **髂外动脉** external iliac artery 髂总动脉的分支之一，至腹股沟韧带处移行为股动脉。

12. **面动脉** facial artery 颈外动脉的分支，分布于面部、喉部和前颈部。其分支分布于唇部和鼻部。

13. **股动脉** femoral artery 髂外动脉的直接延续，在腹股沟韧带下方，穿过股三角并移行为股深动脉，穿过大收肌腱裂孔移行为腘动脉。

14. **腓动脉** fibular artery 胫后动脉的分支，营养腿后侧。

15. **心脏** heart 中空的纤维肌性器官，位于胸腔纵隔内，分为 4 个腔。心脏是心血管系统的动力装置。

16. **肋间动脉** intercostal artery 主动脉的分支，在相应肋骨下的肋沟中走行，营养侧胸壁并与胸部前方的胸廓内动脉分支相吻合。

17. **髂内动脉** internal iliac artery 髂总动脉的分支，营养盆内脏器、盆腔内侧壁和会阴。

18. **闭孔动脉** obturator artery 髂内动脉的分支（有时起自髂外动脉），营养骨盆内侧壁和大腿内侧上部。

19. **掌动脉弓** palmar arterial arches 掌浅弓和掌深弓接收来自尺动脉和桡动脉的血液，并向手掌和手指发出分支。

20. **足底弓** plantar arch 足底深层、跖骨底附近的弓形动脉，来自胫后动脉，供应足趾的趾动脉。

21. **腘动脉** popliteal artery 股动脉的延续，穿过膝后区的腘窝。发出胫后动脉和腓动脉。

22. **耳后动脉** posterior auricular artery 颈外动脉的分支之一，穿过腮腺，在乳突附近分为耳支和枕支。

23. **胫后动脉** posterior tibial artery 见 94—95 页。

24. **桡动脉** radial artery 前臂两条动脉中的一条。在远端手腕外侧前表面可触及桡动脉搏动，是临床触摸脉搏的主要位置，有助于评估动脉搏动情况。

25. **肾动脉** renal artery 供应肾脏的动脉，在第 1 ～ 2 腰椎之间的平面，发自腹主动脉，有肾上腺分支和输尿管分支。

26. **锁骨下动脉** subclavian artery 右侧发自头臂干，左侧起自主动脉弓，并穿过斜角肌结节至第 1 肋外侧缘移行为腋动脉。

27. **尺动脉** ulnar artery 肱动脉的分支，营养前臂内侧。分为掌浅弓和掌深支，营养手掌和手指。

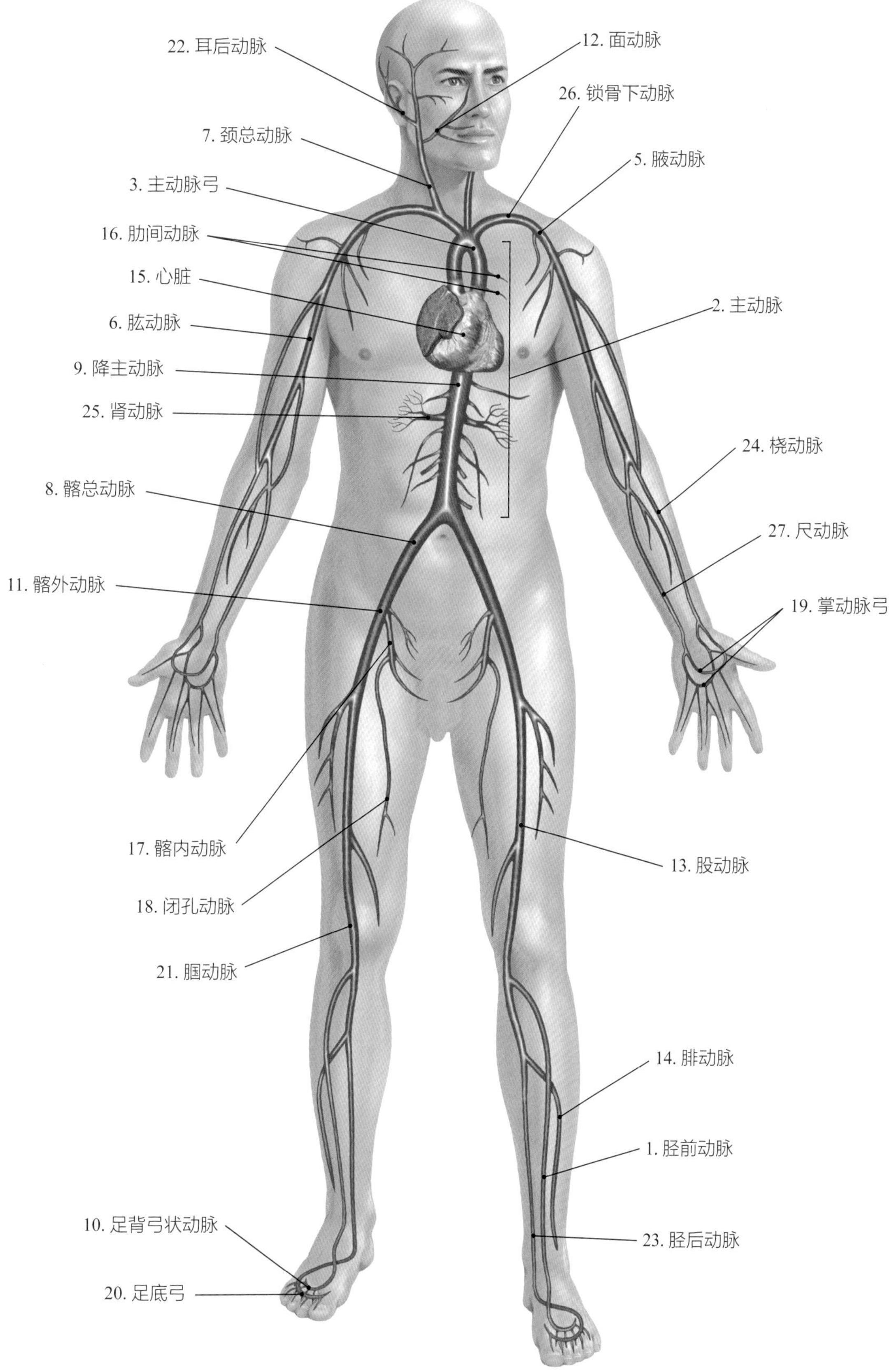
22. 耳后动脉
12. 面动脉
26. 锁骨下动脉
7. 颈总动脉
5. 腋动脉
3. 主动脉弓
16. 肋间动脉
15. 心脏
6. 肱动脉
2. 主动脉
9. 降主动脉
25. 肾动脉
24. 桡动脉
8. 髂总动脉
27. 尺动脉
11. 髂外动脉
19. 掌动脉弓
17. 髂内动脉
13. 股动脉
18. 闭孔动脉
21. 腘动脉
14. 腓动脉
1. 胫前动脉
10. 足背弓状动脉
23. 胫后动脉
20. 足底弓

图 8-3 人体的主要动脉——前面观

人体的主要静脉

1. **腋静脉** axillary vein 位于腋窝处的静脉。肱静脉与贵要静脉汇合成腋静脉。在第 1 肋外侧缘延续为锁骨下静脉。

2. **奇静脉** azygos vein 即非成对的静脉（人体上只有一条），位于胸部。收集来自后胸壁和腹壁的血液，并注入上腔静脉。

3. **贵要静脉** basilic vein 手臂上的一条浅表静脉。沿着前臂内侧和手臂走行，穿深筋膜注入肱静脉。

4. **肱静脉** brachial vein 手臂的深静脉。连接桡静脉和尺静脉，并在小圆肌下缘处续为腋静脉。

5. **头臂静脉** brachiocephalic vein 由颈内静脉和锁骨下静脉在胸腔上纵隔处汇合而成的静脉。左、右头臂静脉汇合形成上腔静脉。

6. **头静脉** cephalic vein 上肢的浅静脉之一。沿前臂和臂的外侧上行，穿深筋膜注入腋静脉。

7. **髂总静脉** common iliac vein 由髂外静脉和髂内静脉汇合组成的大血管。左、右髂总静脉汇合形成下腔静脉。

8. **足背静脉弓** dorsal venous arch of foot 呈弓形，位于跖骨远侧端。与足底静脉弓相通，汇入大隐静脉。

9. **髂外静脉** external iliac vein 股静脉在腹股沟韧带深面延续为髂外静脉。髂外静脉与髂内静脉汇合成髂总静脉。

10. **颈外静脉** external jugular vein 收集头皮、上颌骨、喉部和面部血液的大静脉。经过胸锁乳突肌的浅面斜向后下，在体表可见。

11. **股静脉** femoral vein 一条深层静脉，是腘静脉的延续。穿过股三角，接收大隐静脉，经腹股沟韧带续为髂外静脉。

12. **大隐静脉** great saphenous vein 见 92—93 页。

13. **下腔静脉** inferior vena cava 见 74—75 页。

14. **髂内静脉** internal iliac vein 接收来自骨盆内器官和臀部血液的静脉。髂外静脉与髂内静脉汇合成髂总静脉。

15. **颈内静脉** internal jugular vein 见 70—71 页。

16. **前臂正中静脉** median antebrachial vein 见 162—163 页。

17. **掌静脉弓** palmar venous arch 收集手指和手掌血液的静脉弓。

18. **足底静脉弓** plantar venous arch 收集足趾和足底血液的静脉弓。

19. **肾静脉** renal vein 左肾静脉比右肾静脉长，左肾静脉接受左肾上腺静脉与睾丸静脉或卵巢静脉。

20. **小隐静脉** small saphenous vein 小腿后侧的浅静脉。通过汇入膝后部的腘静脉进入深层。

21. **锁骨下静脉** subclavian vein 收集上肢血液的静脉。锁骨下静脉是腋静脉的延续，与颈内静脉和颈外静脉汇合成头臂静脉。

22. **上腔静脉** superior vena cava 一条大静脉，收集头部、颈部和上肢的血液，注入右心房。

23. **静脉** vein 将血液输送回心脏的血管，内部压力较小。静脉的中膜相对较薄。

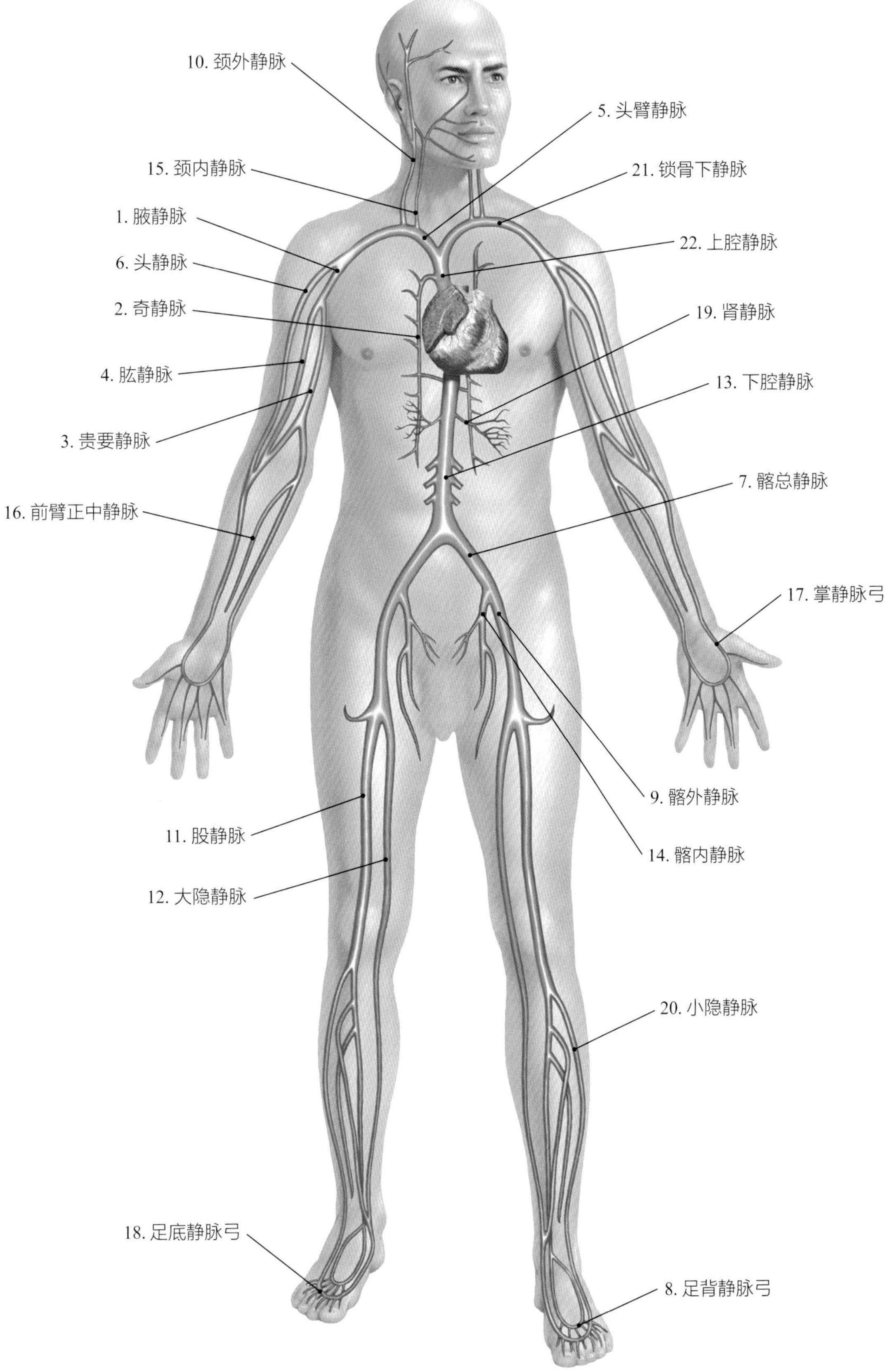
10. 颈外静脉
5. 头臂静脉
15. 颈内静脉
21. 锁骨下静脉
1. 腋静脉
22. 上腔静脉
6. 头静脉
2. 奇静脉
19. 肾静脉
4. 肱静脉
13. 下腔静脉
3. 贵要静脉
7. 髂总静脉
16. 前臂正中静脉
17. 掌静脉弓
9. 髂外静脉
11. 股静脉
14. 髂内静脉
12. 大隐静脉
20. 小隐静脉
18. 足底静脉弓
8. 足背静脉弓

图 8-4 人体的主要静脉——前面观

脑的动脉

1. **大脑前动脉** anterior cerebral artery 大脑动脉环中颈内动脉的前支。供应眼眶皮质、内侧额叶和胼胝体。

2. **前交通动脉** anterior communicating artery 连接左、右大脑前动脉的一条小动脉，为大脑动脉环的一段。

3. **小脑下前动脉** anterior inferior cerebellar artery 基底动脉的一个分支，供应脑桥上部和小脑前下部。

4. **基底动脉** basilar artery 在脑桥下缘中线处由两侧椎动脉汇合而成的动脉，供应脑桥，并分支出大脑后动脉。

5. **距状沟支** calcarine branch 大脑后动脉的分支，供应初级视皮质的中心部分。

6. **胼胝体缘动脉** callosomarginal artery 大脑前动脉的一个分支，沿扣带回后行。

7. **大脑动脉环** cerebral arterial circle 又称威利斯环（circle of Willis），位于大脑底部的血管环，主要收集颈内动脉和椎动脉的血液，并向前脑和上脑干发出分支。当大脑动脉环的某一处存在部分或暂时阻塞时，可以维持脑的血液供应。

8. **胼胝体背侧支** dorsal branch to corpus callosum 大脑前动脉到胼胝体的终支之一。

9. **颈内动脉** internal carotid artery 颈总动脉的一个分支，供应大脑皮质的前侧和外侧，以及大部分的深部白质。

10. **迷路动脉** labyrinthine artery 基底动脉在内耳的分支，供应耳蜗和前庭器官。

11. **额叶内侧支** medial frontal branches 大脑前动脉到运动辅助皮质的分支（额叶前内侧支、额叶中内侧支、额叶后内侧支）。

12. **额叶底内侧动脉** medial frontobasal artery 供应大脑额叶眶面的动脉分支。

13. **枕叶内侧动脉（大脑后动脉的分支）** medial occipital artery（branch of posterior cerebral artery）供应初级视皮质和视觉联合皮质内侧的动脉。

14. **内侧纹状动脉** medial striate artery 大脑动脉环的分支，通向前脑内侧的深层结构。

15. **大脑中动脉** middle cerebral artery 颈内动脉最大的分支。在外侧沟中走行，主要供应大脑半球外侧面，包括额叶、顶叶、颞叶皮质和岛叶。供应区域包括大部分的运动皮质和初级躯体感觉皮质、初级听觉皮质和语言区，以及前脑的深部白质和灰质区域。

16. **旁中央动脉** paracentral artery 大脑前动脉至旁中央小叶（支配下肢的初级运动和躯体感觉皮质区）的分支。

17. **顶枕支** parietooccipital branch 大脑后动脉的一个分支，走行并分布于顶枕沟内，供应视觉联合皮质。

18. **胼胝体周动脉** pericallosal artery 大脑前动脉的一个分支，环绕胼胝体分布。

19. **额极动脉** polar frontal artery 大脑前动脉到大脑额极的分支。

20. **大脑后动脉** posterior cerebral artery 基底动脉的终末分支，供应枕叶后部，尤其是初级视皮质和视觉联合皮质。

21. **后交通动脉** posterior communicating artery 颈内动脉系与椎-基底动脉系的吻合支，在颈内动脉和大脑后动脉之间走行。

22. **小脑下后动脉** posterior inferior cerebellar artery 椎动脉的最大分支，供应延髓后外侧部和小脑的后下部。

23. **楔前动脉** precuneal artery 大脑前动脉的一个分支，供应初级躯体感觉皮质和视觉联合皮质之间的大脑内侧表面。因其位于楔前叶，故而得名。

24. **右大脑前动脉** right anterior cerebral artery 大脑动脉环的前支，供应前脑内侧，包括运动辅助皮质以及初级运动皮质和躯体感觉皮质的内侧部分。

25. **小脑上动脉** superior cerebellar artery 基底动脉的一个分支，供应小脑上部。

26. **椎动脉** vertebral artery 锁骨下动脉的一个分支，在颈部向上穿过第 1 ~ 6 颈椎的横突孔，经枕骨大孔入颅腔，供应脑干和枕叶。

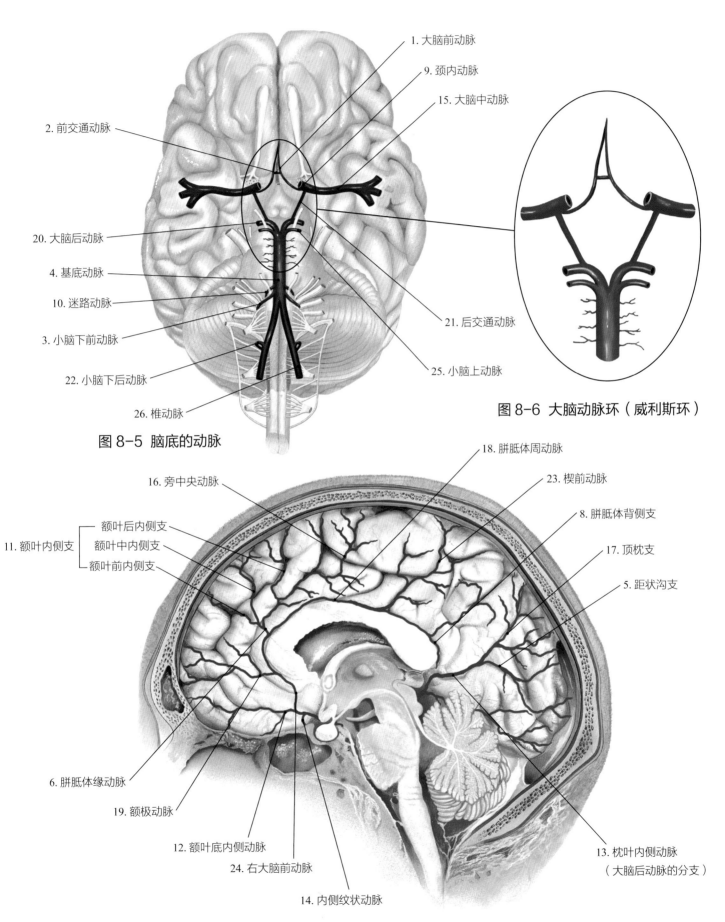

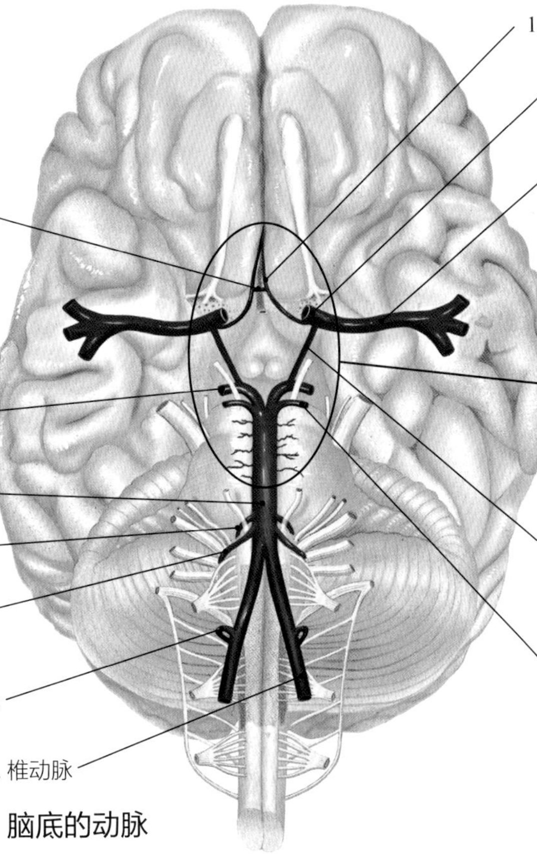
1. 大脑前动脉
9. 颈内动脉
15. 大脑中动脉
2. 前交通动脉
20. 大脑后动脉
4. 基底动脉
10. 迷路动脉
3. 小脑下前动脉
21. 后交通动脉
22. 小脑下后动脉
25. 小脑上动脉
26. 椎动脉

图 8-5 脑底的动脉

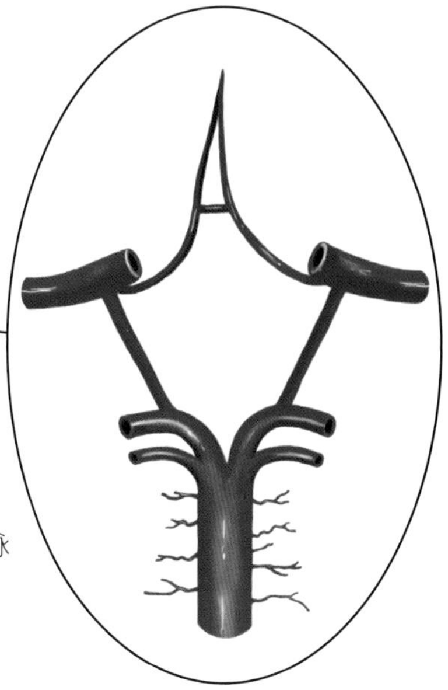

图 8-6 大脑动脉环（威利斯环）

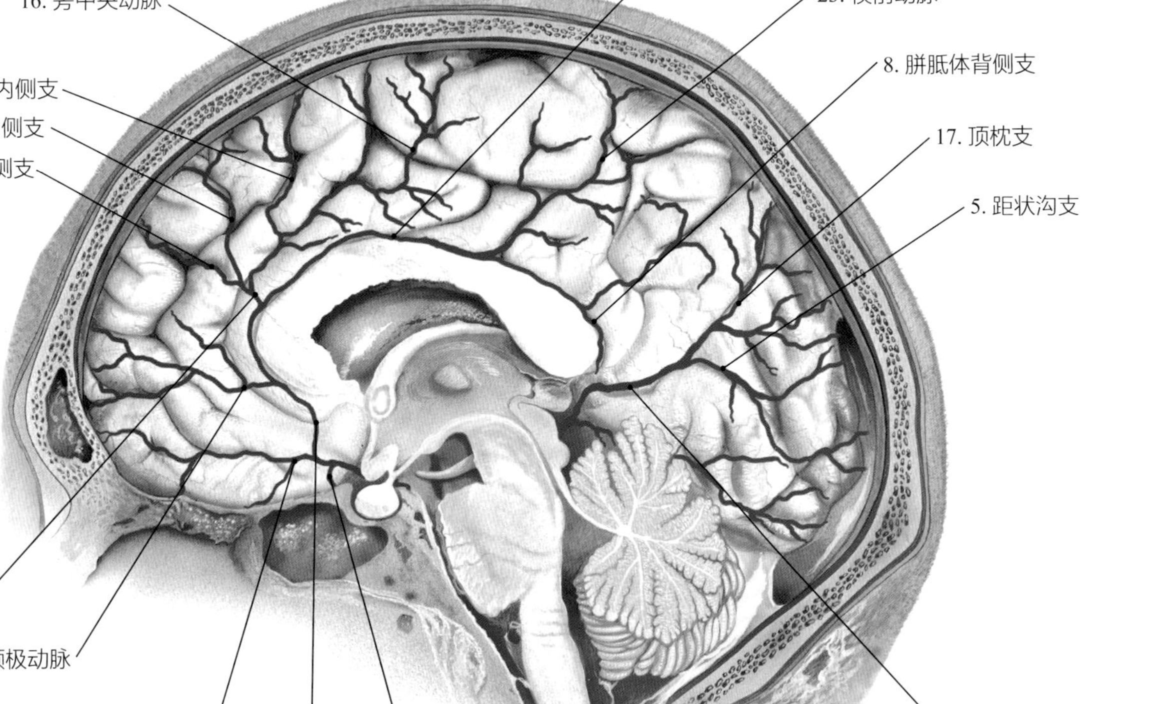
18. 胼胝体周动脉
16. 旁中央动脉
23. 楔前动脉
8. 胼胝体背侧支
11. 额叶内侧支
额叶后内侧支
额叶中内侧支
额叶前内侧支
17. 顶枕支
5. 距状沟支
6. 胼胝体缘动脉
19. 额极动脉
12. 额叶底内侧动脉
24. 右大脑前动脉
14. 内侧纹状动脉
13. 枕叶内侧动脉
（大脑后动脉的分支）

图 8-7 大脑动脉——矢状面视图

头颈部血管

1. **颞浅动脉前支** anterior branch of superficial temporal artery 供应颞窝前侧的动脉。

2. **颞浅静脉前支** anterior branch of superficial temporal vein 收集颞窝前侧头皮处血液的静脉。

3. **头臂静脉** brachiocephalic vein 见 146—147 页。

4. **颈外动脉** external carotid artery 在甲状软骨上缘平面发自颈总动脉，供应面部和头皮，发出分支至甲状腺、舌、口腔底、面部、枕骨区、上颌骨区、咽部和颞窝处。

5. **颈外静脉** external jugular vein 见 146—147 页。

6. **面动脉** facial artery 见 144—145 页。

7. **面静脉** facial vein 起自眶上静脉和滑车上静脉交界处的眼内眦，通过眼上静脉与海绵窦交通，穿过面部到达颈外静脉系统。

8. **颈内静脉** internal jugular vein 见 70—71 页。

9. **枕动脉** occipital artery 颈外动脉的分支，供应枕部头皮。

10. **枕静脉** occipital vein 收集头皮静脉丛血液的静脉，与椎静脉系统相连。

11. **耳后静脉** posterior auricular vein 颈外静脉的分支，收集耳后区域的血液。

12. **颞浅动脉后支** posterior branch of superficial temporal artery 供应顶骨上方头皮的动脉。

13. **颞浅静脉后支** posterior branch of superficial temporal vein 收集后方头皮和颞窝血液的静脉。

14. **下颌后静脉** retromandibular vein 颈外静脉的分支，接收来自颞浅静脉的血液并穿过腮腺。

15. **锁骨下静脉** subclavian vein 见 146—147 页。

16. **颏下静脉** submental vein 收集口腔底诸器官血液的小静脉。

17. **颞浅动脉** superficial temporal artery 颈外动脉的终末分支，横跨颞窝并供应头皮。

18. **颞浅静脉** superficial temporal vein 收集颞窝和头皮血液的静脉。

19. **眶上动脉** supraorbital artery 眼动脉的分支，供应上眼睑和前额皮肤。

20. **眶上静脉** supraorbital vein 面静脉的分支，收集头皮和前额的血液。

21. **滑车上动脉** supratrochlear artery 眼动脉的分支，供应前额内侧和头皮。

22. **滑车上静脉** supratrochlear vein 面静脉的分支，收集鼻上部和前额内侧下部的血液。

23. **颈横动脉** transverse cervical artery 锁骨下动脉甲状颈干的分支。

24. **面横动脉** transverse facial artery 颞浅动脉的分支，从面部延伸至颊部。

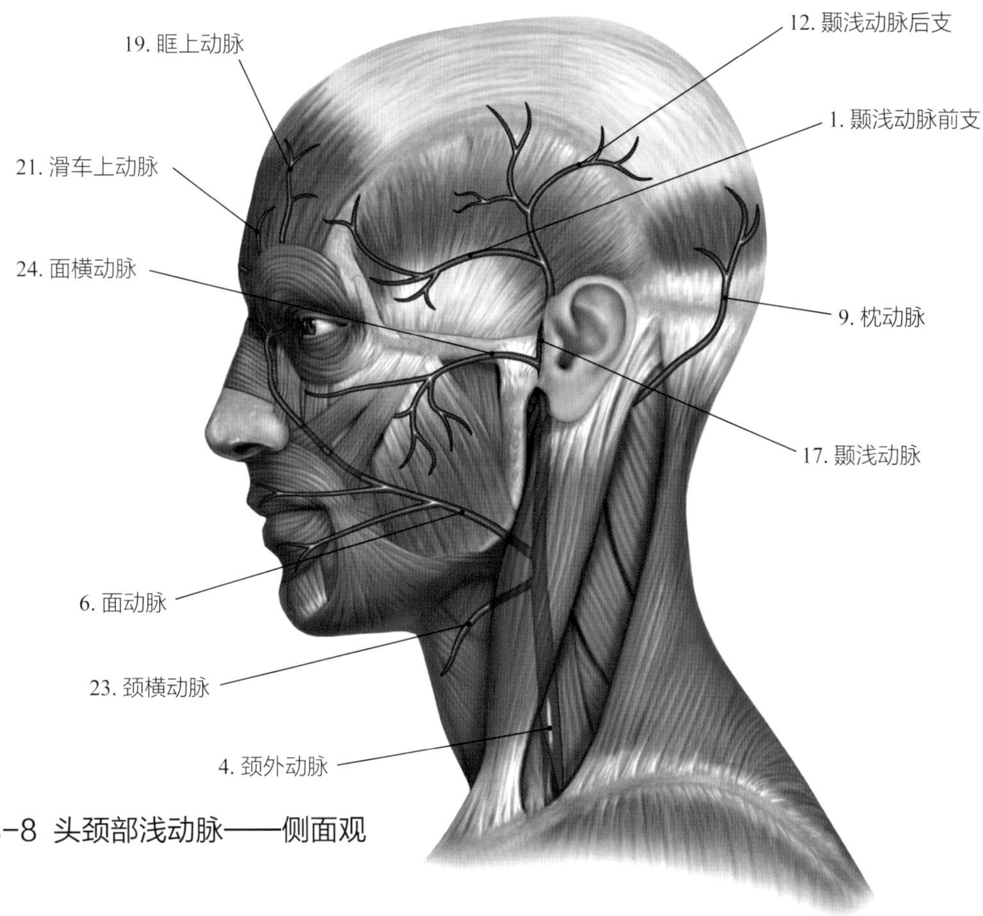
19. 眶上动脉
12. 颞浅动脉后支
1. 颞浅动脉前支
21. 滑车上动脉
24. 面横动脉
9. 枕动脉
17. 颞浅动脉
6. 面动脉
23. 颈横动脉
4. 颈外动脉

图 8-8 头颈部浅动脉——侧面观

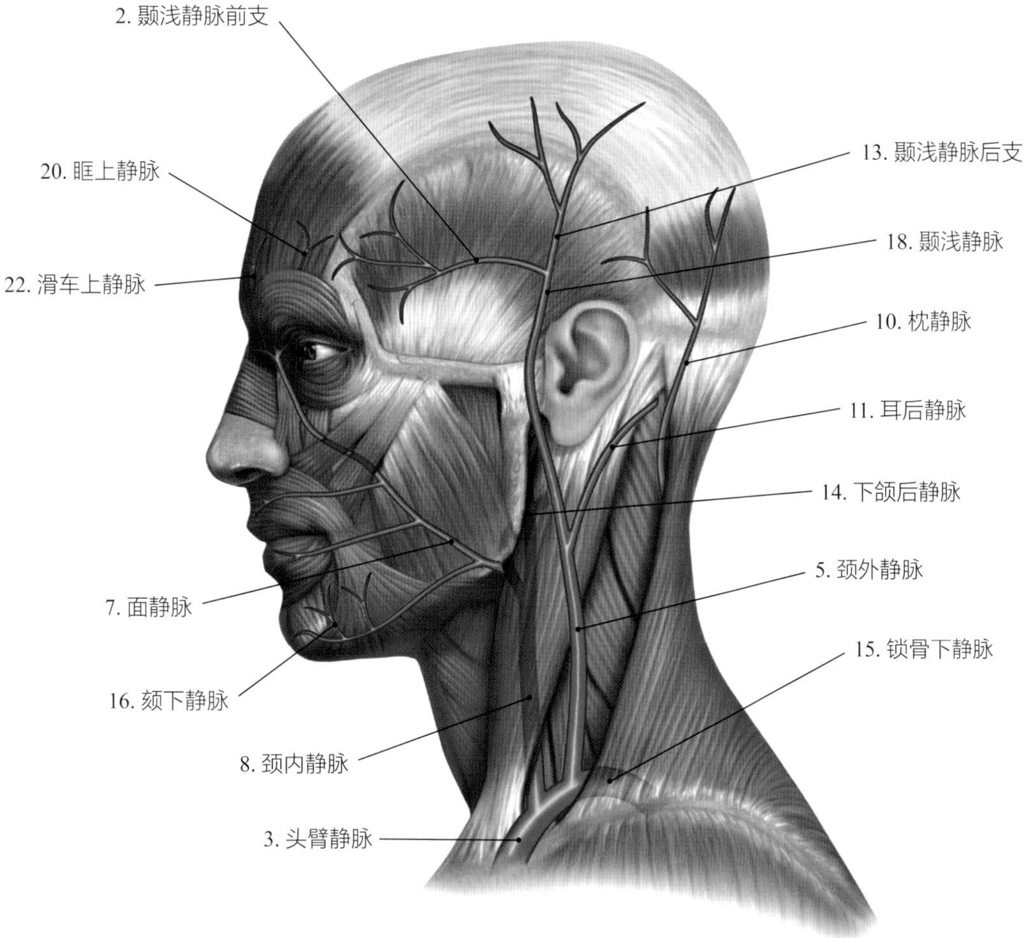
2. 颞浅静脉前支
20. 眶上静脉
13. 颞浅静脉后支
18. 颞浅静脉
22. 滑车上静脉
10. 枕静脉
11. 耳后静脉
14. 下颌后静脉
5. 颈外静脉
7. 面静脉
15. 锁骨下静脉
16. 颏下静脉
8. 颈内静脉
3. 头臂静脉

图 8-9 头颈部浅静脉——侧面观

心脏（一）

1. **前室间支** anterior interventricular branch 左冠状动脉的分支，沿前室间沟下行，供应室间隔和相邻的心室壁。

2. **主动脉弓** aortic arch 见 144—145 页。

3. **头臂干** brachiocephalic trunk 主动脉弓发出的第一个分支，发出右锁骨下动脉和右颈总动脉。

4. **降主动脉** descending aorta 见 144—145 页。

5. **对角支** diagonal branch 冠状动脉左前降支的主要分支，斜穿过左心室的前面。

6. **下腔静脉** inferior vena cava 见 74—75 页。

7. **左心房** left atrium 见 154—155 页。

8. **左头臂静脉** left brachiocephalic vein 从左头颈部和左上肢收集全身静脉血的静脉。

9. **左颈总动脉** left common carotid artery 主动脉弓的分支，供应左头颈部。

10. **左下肺静脉** left inferior pulmonary vein 进入左心房的四条静脉之一，向左心房输送含氧相对较多的血液。

11. **左肺动脉** left pulmonary artery 肺动脉的分支，向左肺输送含氧相对较少的血液。

12. **左锁骨下动脉** left subclavian artery 主动脉弓发出的分支之一，供应左上肢。

13. **左上肺静脉** left superior pulmonary vein 进入左心房的四条静脉之一，向左心房输送含氧相对较多的血液。

14. **左心室** left ventricle 见 154—155 页。

15. **动脉韧带** arterial ligament 胚胎时期动脉导管在出生后闭锁的遗迹，主动脉和肺动脉干之间的纤维结缔组织索。

16. **心包** pericardium 包裹在心脏表面的多层纤维浆膜囊。外层是纤维心包，将心脏固定在邻近的结构上。内层是浆膜心包，分为脏、壁两层，两层间隙内含浆液，以减少心脏跳动时的摩擦。

17. **后室间支** posterior interventricular branch 右冠状动脉的终支，从后室间沟下行，供应室间隔和相邻的心室壁。

18. **左冠状动脉室后支** posterior ventricular branch of left coronary artery 左冠状动脉的一个分支，供应左心室的后表面。

19. **右心房** right atrium 见 154—155 页。

20. **右头臂静脉** right brachiocephalic vein 从右头颈部和右上肢收集全身静脉血的静脉。

21. **右冠状动脉** right coronary artery 为心肌和心脏传导、起搏组织提供含氧血液的两条动脉之一，起于主动脉右窦。

22. **右下肺静脉** right inferior pulmonary vein 进入左心房的四条静脉之一，向左心房输送含氧相对较多的血液。

23. **右冠状动脉的右缘支** right marginal branch of right coronary artery 右冠状动脉的分支，供应心脏右缘的心肌。

24. **右肺动脉** right pulmonary artery 肺动脉的一条分支，向右肺输送含氧相对较少的血液。

25. **右上肺静脉** right superior pulmonary vein 进入左心房的四条静脉之一，向左心房输送含氧相对较多的血液。

26. **右心室** right ventricle 见 154—155 页。

27. **上腔静脉** superior vena cava 见 146—147 页。

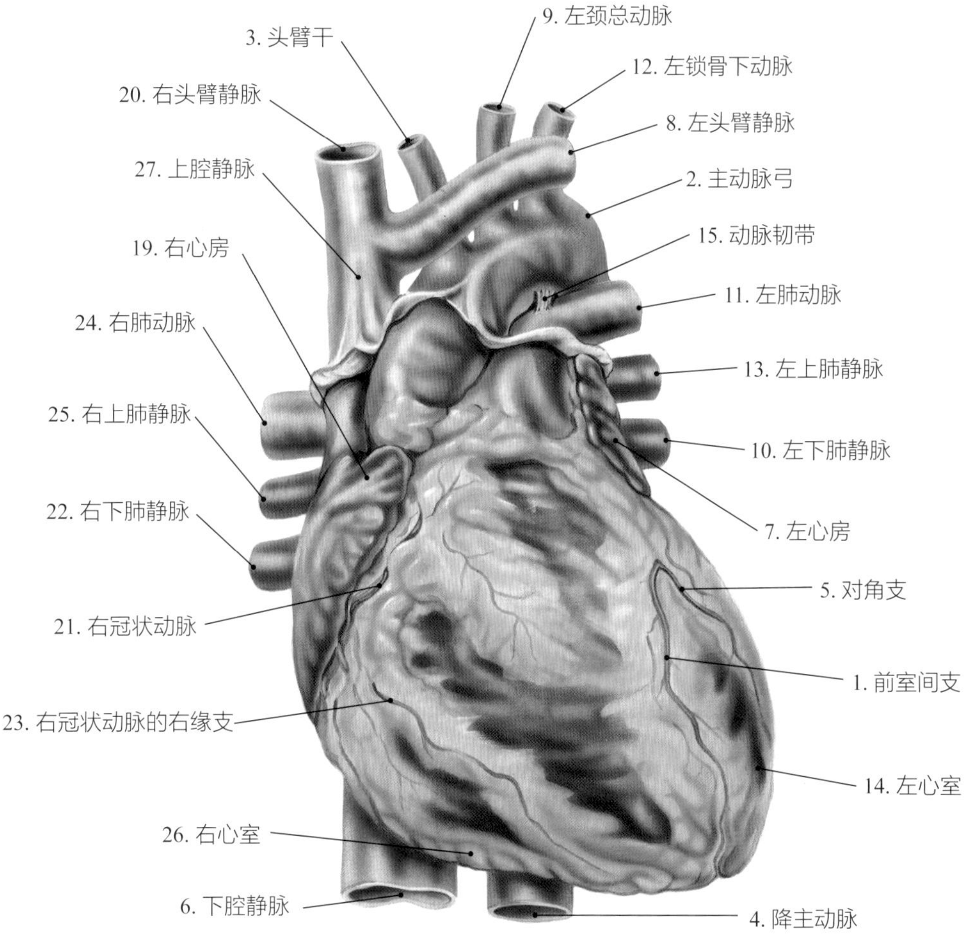

9. 左颈总动脉
3. 头臂干
12. 左锁骨下动脉
20. 右头臂静脉
8. 左头臂静脉
27. 上腔静脉
2. 主动脉弓
15. 动脉韧带
19. 右心房
11. 左肺动脉
24. 右肺动脉
13. 左上肺静脉
25. 右上肺静脉
10. 左下肺静脉
22. 右下肺静脉
7. 左心房
5. 对角支
21. 右冠状动脉
1. 前室间支
23. 右冠状动脉的右缘支
14. 左心室
26. 右心室
6. 下腔静脉
4. 降主动脉

图 8-10 心脏——前面观

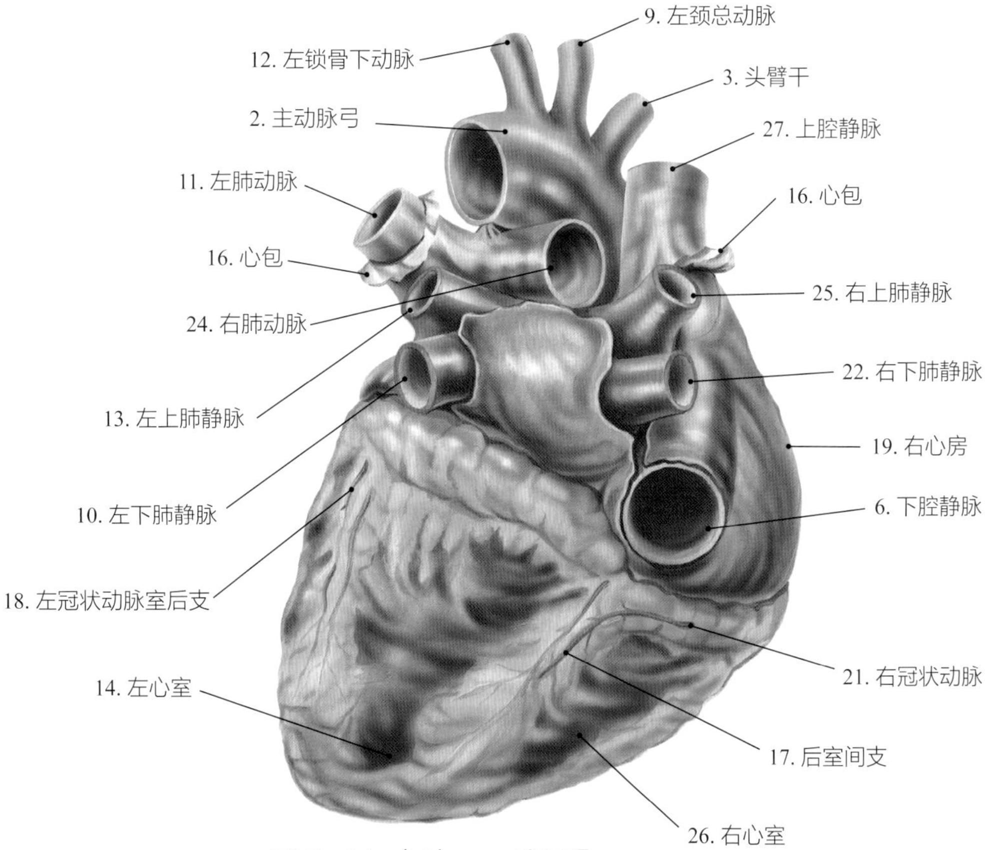

9. 左颈总动脉
12. 左锁骨下动脉
3. 头臂干
2. 主动脉弓
27. 上腔静脉
11. 左肺动脉
16. 心包
16. 心包
25. 右上肺静脉
24. 右肺动脉
22. 右下肺静脉
13. 左上肺静脉
19. 右心房
10. 左下肺静脉
6. 下腔静脉
18. 左冠状动脉室后支
21. 右冠状动脉
14. 左心室
17. 后室间支
26. 右心室

图 8-11 心脏——后面观

心脏（二）

1. **主动脉弓** aortic arch 见 144—145 页。
2. **主动脉瓣** aortic valve 主动脉起始处的半月瓣。当心室舒张时，可以防止主动脉血液逆流到左心室。
3. **升主动脉** ascending aorta 主动脉的起始部分，从主动脉瓣到头臂干的起始部。升主动脉发出冠状动脉。
4. **头臂干** brachiocephalic trunk 见 152—153 页。
5. **腱索** chordae tendineae 连接乳头肌尖和房室瓣边缘的结缔组织细索。
6. **降主动脉** descending aorta 见 144—145 页。
7. **下腔静脉** inferior vena cava 见 74—75 页。
8. **二尖瓣尖** leaflet/cusp of mitral valve 二尖瓣分为前尖和后尖，其边缘由腱索和乳头肌固定在左心室壁上。
9. **三尖瓣尖** leaflet/cusp of tricuspid valve 三尖瓣分为前尖、后尖和隔侧尖，其边缘由腱索和乳头肌固定在右心室壁上。
10. **左心房** left atrium 含氧丰富的动脉血由 4 条肺静脉送至左心房，之后泵入左心室。
11. **左头臂静脉** left brachiocephalic vein 见 152—153 页。
12. **左颈总动脉** left common carotid artery 见 152—153 页。
13. **左下肺静脉** left inferior pulmonary vein 见 152—153 页。
14. **左肺动脉** left pulmonary artery 见 152—153 页。
15. **左锁骨下动脉** left subclavian artery 见 152—153 页。
16. **左上肺静脉** left superior pulmonary vein 见 152—153 页。
17. **左心室** left ventricle 左心室压力最高（120 mmHg），因此拥有最厚的肌壁。室腔呈圆锥形，能够将血液泵到升主动脉。
18. **冠状窦口** orifice of coronary sinus 大静脉的开口，引流大部分心肌的血液。在三尖瓣开口的上方，冠状窦口开口于右心房。
19. **乳头肌** papillary muscle 附着于心室壁而尖端突向心室腔的锥状肉柱。在心室收缩时，乳头肌收缩以保持瓣叶关闭。
20. **心包** pericardium 见 152—153 页。
21. **肺动脉瓣** pulmonary valve 位于右心室流出道上的半月瓣。当右心室舒张时，可以防止血液从肺动脉干逆流到右心室。
22. **右心房** right atrium 心的四腔之一，通过上、下腔静脉收集全身静脉血液并通过心脏静脉收集心脏血液。大部分来自心脏的血液通过冠状窦口进入右心房。
23. **右头臂静脉** right brachiocephalic vein 见 152—153 页。
24. **右下肺静脉** right inferior pulmonary vein 见 152—153 页。
25. **右肺动脉** right pulmonary artery 见 152—153 页。
26. **右上肺静脉** right superior pulmonary vein 见 152—153 页。
27. **右心室** right ventricle 心的四腔之一，将血液泵入肺循环。右心室壁比左心室壁薄，因为其产生的压力较低（25 mmHg）。
28. **上腔静脉** superior vena cava 见 146—147 页。

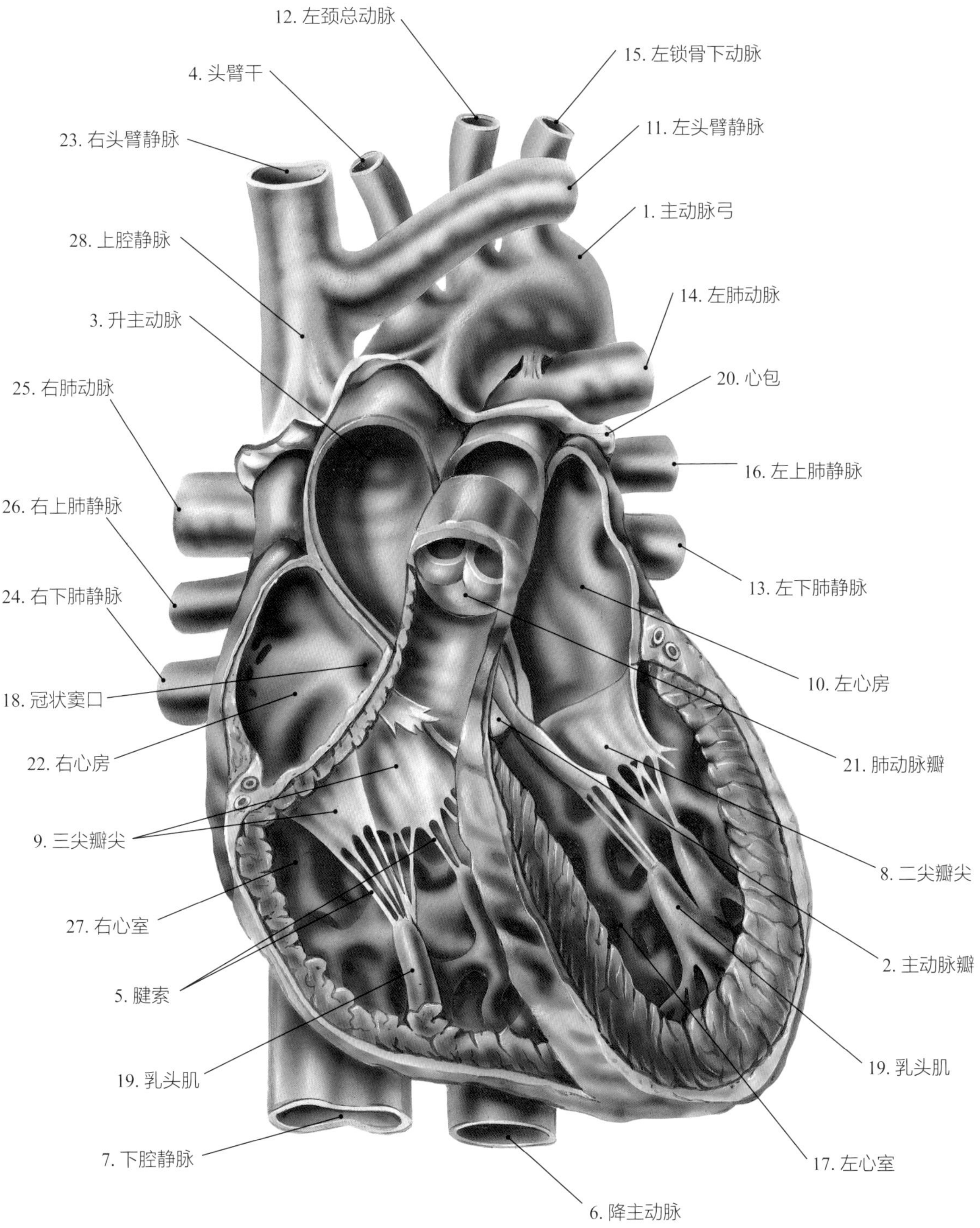
12. 左颈总动脉
15. 左锁骨下动脉
4. 头臂干
11. 左头臂静脉
23. 右头臂静脉
1. 主动脉弓
28. 上腔静脉
14. 左肺动脉
3. 升主动脉
20. 心包
25. 右肺动脉
16. 左上肺静脉
26. 右上肺静脉
13. 左下肺静脉
24. 右下肺静脉
10. 左心房
18. 冠状窦口
21. 肺动脉瓣
22. 右心房
9. 三尖瓣尖
8. 二尖瓣尖
27. 右心室
2. 主动脉瓣
5. 腱索
19. 乳头肌
19. 乳头肌
7. 下腔静脉
17. 左心室
6. 降主动脉

图 8-12 心脏——断面观

心脏瓣膜

1. **主动脉瓣** aortic valve 见 154—155 页。
2. **心脏瓣膜** heart valve 心脏瓣膜位于心房和心室之间（房室瓣，例如，三尖瓣和二尖瓣）或位于左、右心室的流出道（分别为主动脉瓣和肺动脉瓣）。
3. **二尖瓣尖** leaflet/cusp of mitral valve 见 154—155 页。
4. **三尖瓣尖** leaflet/cusp of tricuspid valve 见 154—155 页。
5. **左心房** left atrium 见 154—155 页。
6. **左心室** left ventricle 见 154—155 页。
7. **二尖瓣** mitral valve 二尖瓣有前尖和后尖，位于左心房和左心室之间，也被称为左房室瓣或僧帽瓣。左心室舒张时二尖瓣打开。
8. **肺动脉瓣** pulmonary valve 见 154—155 页。
9. **右心房** right atrium 见 154—155 页。
10. **右心室** right ventricle 见 154—155 页。
11. **三尖瓣** tricuspid valve 三尖瓣有前尖、后尖和隔侧尖，位于右心房和右心室之间，也被称为右房室瓣。
12. **心室舒张期** ventricular diastole 心动周期的其中一环，当心室舒张时，血液通过开放的三尖瓣和二尖瓣流入心室。
13. **心室收缩期** ventricular systole 心动周期的其中一环，当心室收缩时，血液通过肺动脉瓣和主动脉瓣将血液排出心脏。

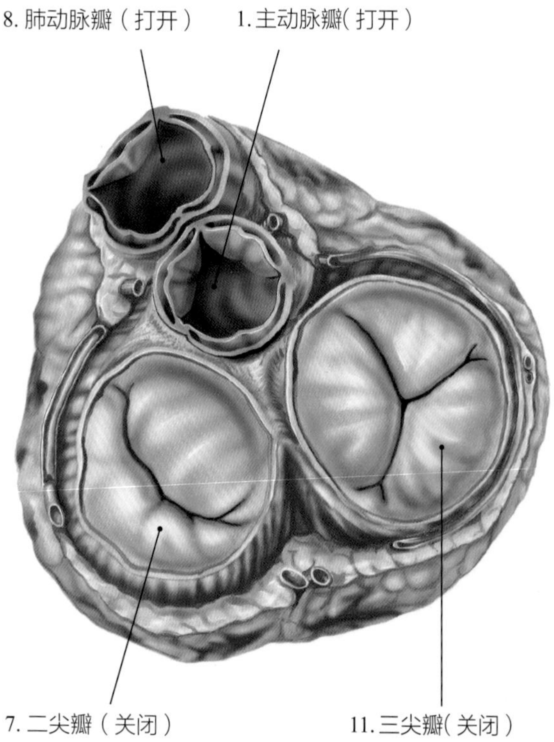
8. 肺动脉瓣（打开）
1. 主动脉瓣（打开）
7. 二尖瓣（关闭）
11. 三尖瓣（关闭）

图 8-13 心室收缩

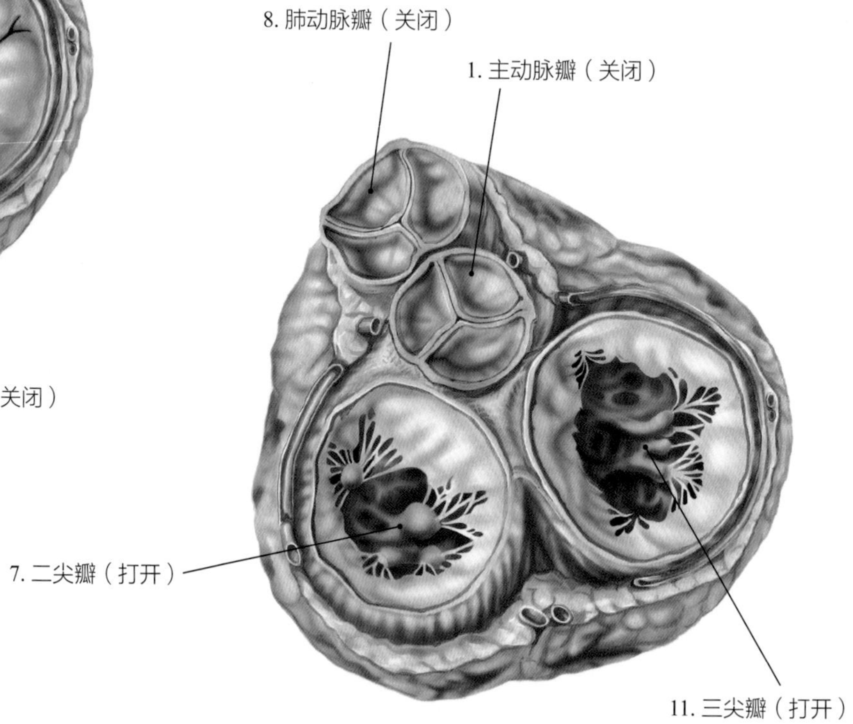
8. 肺动脉瓣（关闭）
1. 主动脉瓣（关闭）
7. 二尖瓣（打开）
11. 三尖瓣（打开）

图 8-14 心室舒张

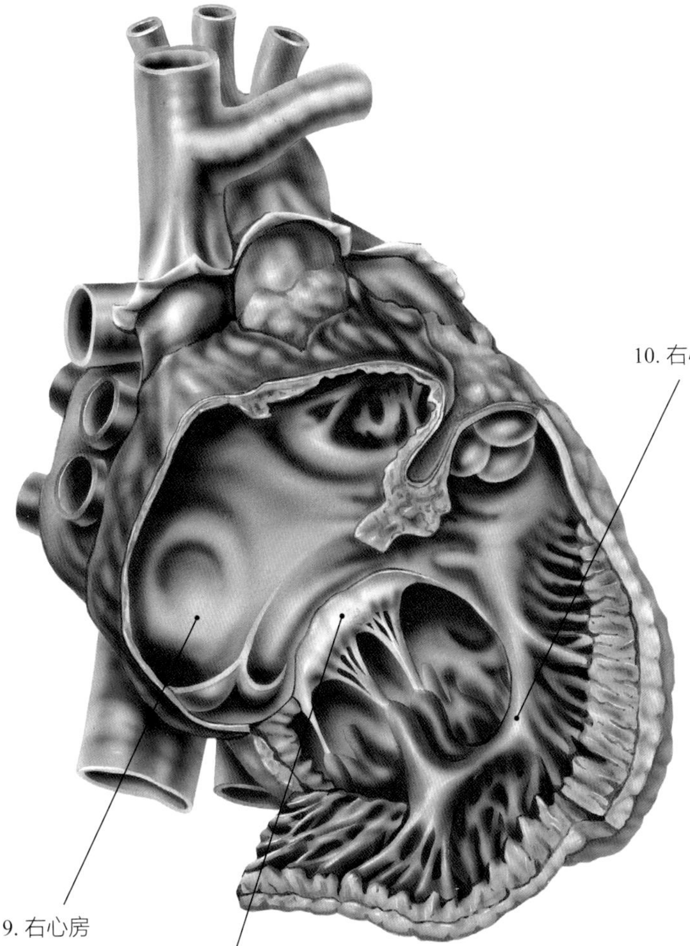
10. 右心室
9. 右心房
4. 三尖瓣尖

图 8-15 三尖瓣

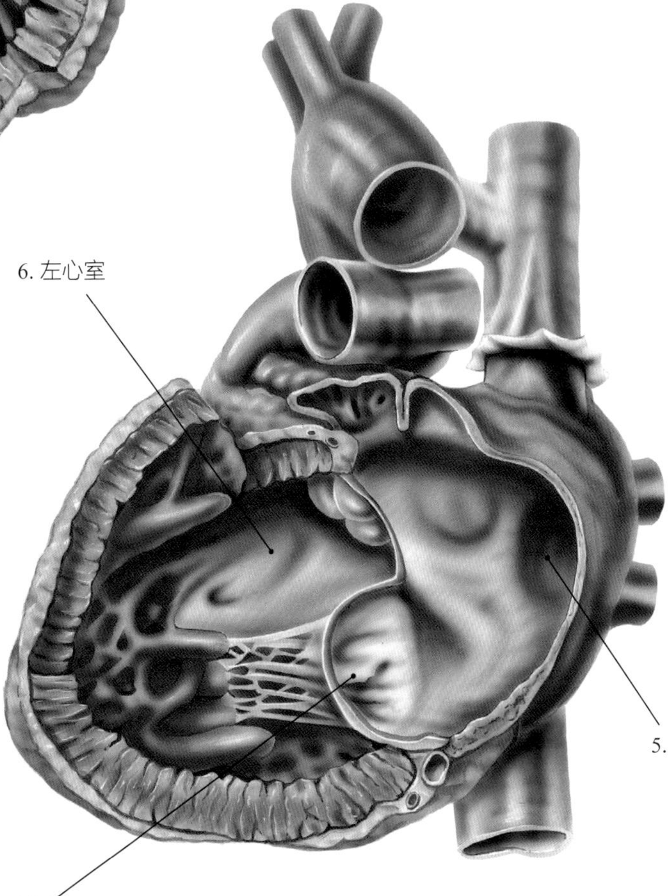
6. 左心室
5. 左心房
3. 二尖瓣尖

图 8-16 二尖瓣

腹部血管（一）

1. **腹主动脉** abdominal aorta 见 74—75 页。

2. **肾上腺** adrenal gland（suprarenal gland）位于肾脏上方的内分泌腺。肾上腺分为皮质和髓质两部分，皮质可以分泌皮质醇和醛固酮（盐皮质激素），髓质可以分泌肾上腺素和去甲肾上腺素。

3. **髂总动脉** common iliac artery 见 144—145 页。

4. **髂总静脉** common iliac vein 见 146—147 页。

5. **髂外动脉** external iliac artery 见 144—145 页。

6. **髂外静脉** external iliac vein 见 146—147 页。

7. **下腔静脉** inferior vena cava 见 74—75 页。

8. **髂内动脉** internal iliac artery 见 144—145 页。

9. **髂内静脉** internal iliac vein 见 146—147 页。

10. **肾** kidney 见 206—207 页。

11. **肾动脉** renal artery 见 144—145 页。

12. **睾丸动脉** testicular artery 供应睾丸的动脉，起于腹主动脉。

13. **睾丸静脉** testicular vein 引流睾丸血液的静脉。经腹股沟管段和腹环处汇合成两条，右侧汇入下腔静脉，左侧注入左肾静脉。

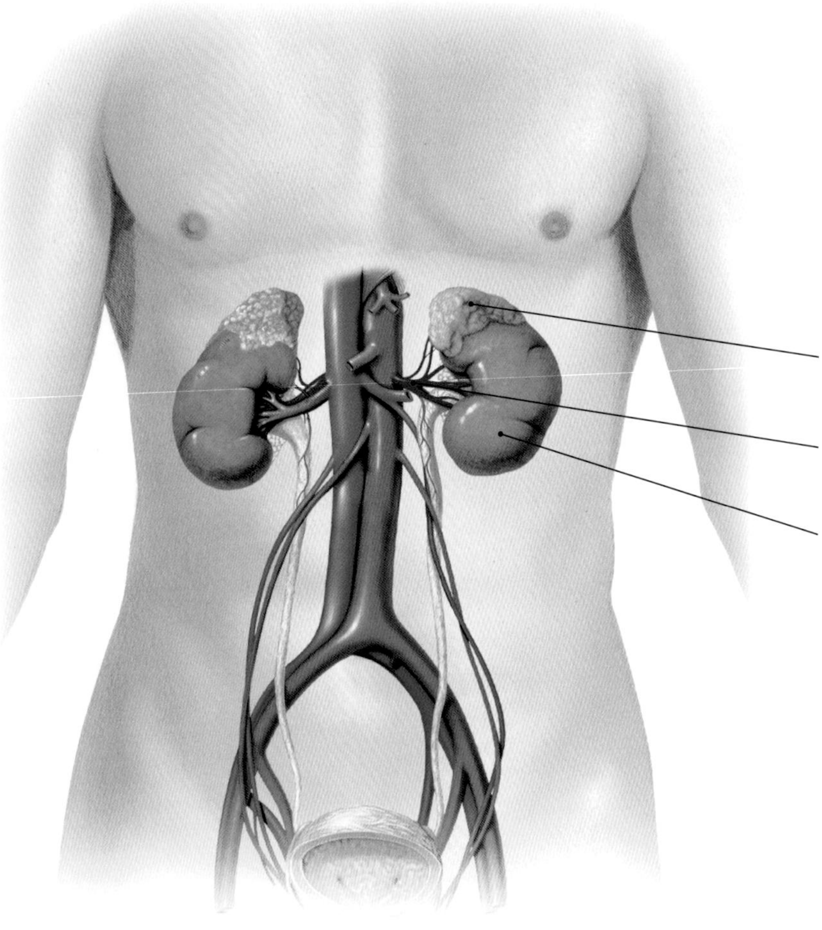
2. 肾上腺
11. 肾动脉
10. 肾

图 8-17 肾动脉的位置

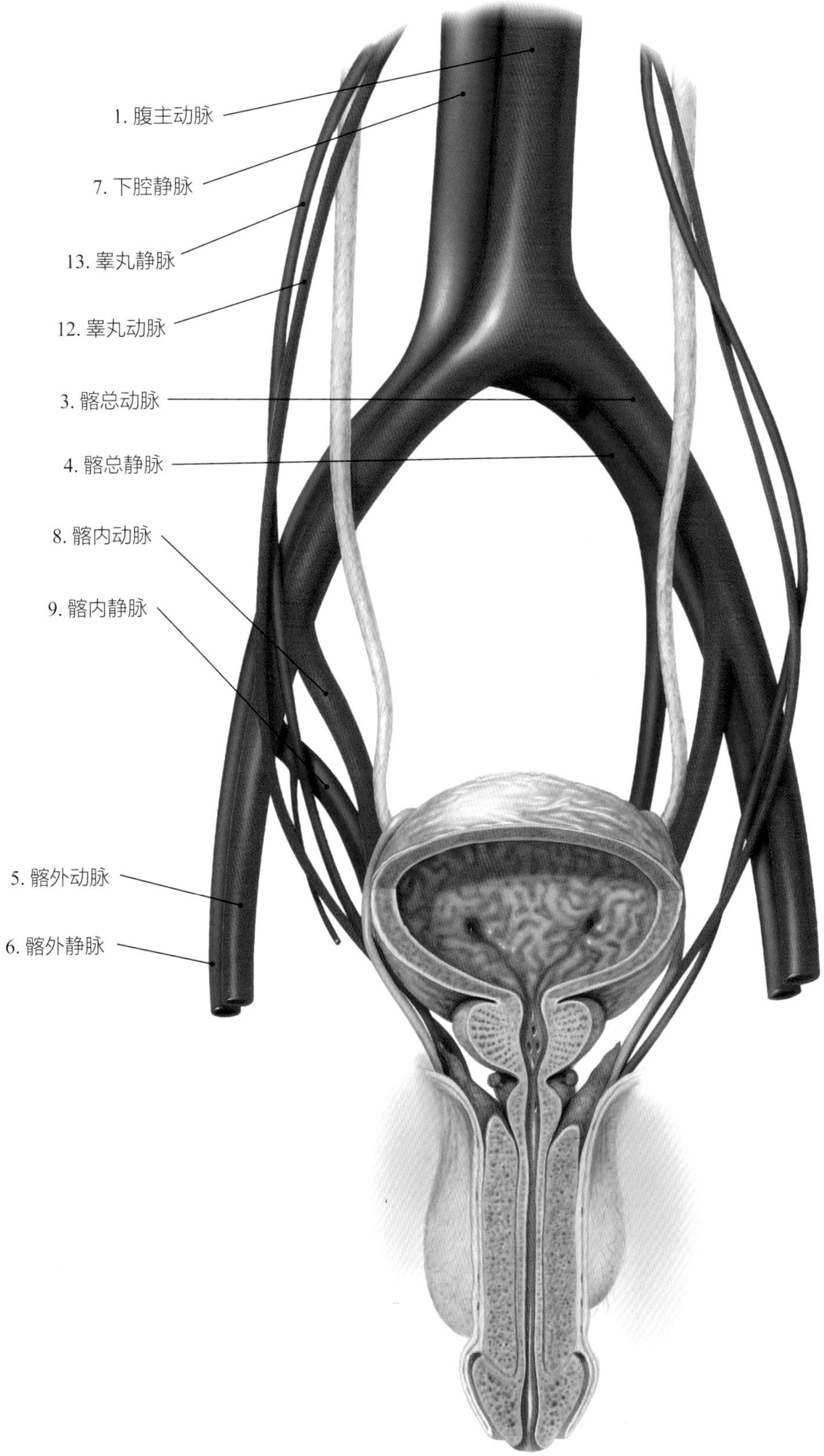
1. 腹主动脉
7. 下腔静脉
13. 睾丸静脉
12. 睾丸动脉
3. 髂总动脉
4. 髂总静脉
8. 髂内动脉
9. 髂内静脉
5. 髂外动脉
6. 髂外静脉

图 8-18 腹部的主要动脉和静脉

腹部血管（二）

1. **阑尾静脉** appendicular vein 收集阑尾血液的静脉。汇入回结肠静脉。
2. **结肠** colon 见 196—197 页。
3. **十二指肠** duodenum 见 196—197 页。
4. **肝动脉** hepatic artery 腹主动脉的分支，供应肝和胆囊。
5. **肝门静脉系统** hepatic portal system 收集内脏的血液输送至肝脏的静脉系统。肝门静脉系统可以使肝处理从肠道吸收的营养和毒素，并回收胆汁盐。
6. **肠系膜下静脉** inferior mesenteric vein 引流直肠、乙状结肠和降结肠的静脉血。
7. **下腔静脉** inferior vena cava 见 74—75 页。
8. **左结肠静脉** left colic vein 收集降结肠的血液，注入肠系膜下静脉。
9. **胃左静脉** left gastric vein 沿胃小弯走行的静脉。收集食管下段静脉血，并注入肝门静脉。
10. **肝** liver 见 200—201 页。
11. **胰腺** pancreas 见 200—201 页。
12. **胰十二指肠静脉** pancreaticoduodenal vein 收集十二指肠、胰头和胰颈血液的静脉。
13. **肝门静脉** hepatic portal vein 肝门静脉收集肠道的静脉血并注入肝进行处理。肝门静脉是由肠系膜上静脉和脾静脉在胰颈后方汇合而成的。
14. **直肠** rectum 见 190—191 页。
15. **右结肠静脉** right colic vein 收集升结肠的静脉血，并在胰头前方注入肠系膜上静脉。
16. **小肠** small intestine 见 190—191 页。
17. **脾** spleen 见 138—139 页。
18. **脾静脉** splenic vein 见 138—139 页。
19. **胃** stomach 见 194—195 页。
20. **肠系膜上静脉** superior mesenteric vein 见 192—193 页。

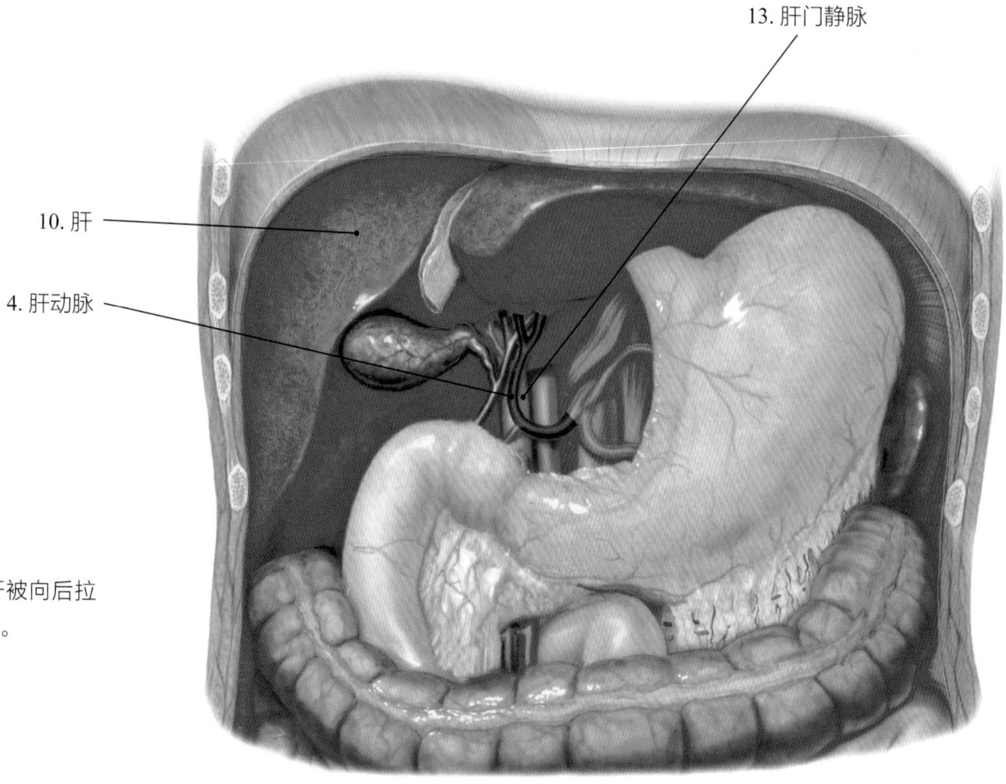
13. 肝门静脉
10. 肝
4. 肝动脉

注意：在本图中，肝被向后拉以显示肝动脉的位置。

图 8-19 肝动脉的位置

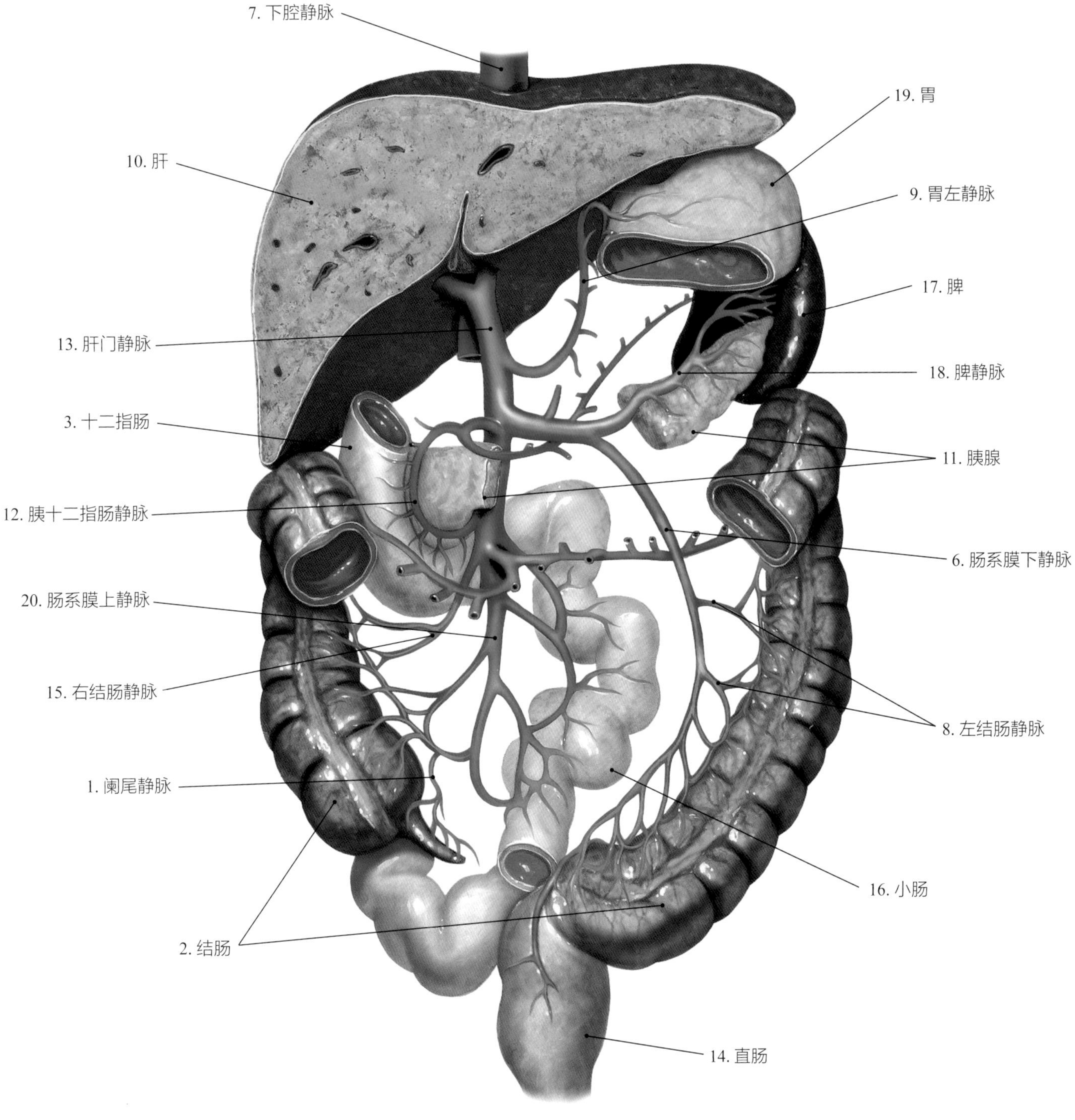
7. 下腔静脉
19. 胃
10. 肝
9. 胃左静脉
17. 脾
13. 肝门静脉
18. 脾静脉
3. 十二指肠
11. 胰腺
12. 胰十二指肠静脉
6. 肠系膜下静脉
20. 肠系膜上静脉
15. 右结肠静脉
8. 左结肠静脉
1. 阑尾静脉
16. 小肠
2. 结肠
14. 直肠

图 8-20 肝门静脉系统

上肢血管

1. **腋动脉** axillary artery 见 144—145 页。
2. **腋静脉** axillary vein 见 146—147 页。
3. **贵要静脉** basilic vein 见 146—147 页。
4. **肱动脉** brachial artery 见 144—145 页。
5. **肱静脉** brachial vein 见 146—147 页。
6. **头静脉** cephalic vein 见 146—147 页。
7. **肱深动脉** deep brachial artery 起于肱动脉后侧的动脉，营养手臂后侧。
8. **掌深弓** deep palmar arch 位于深屈肌腱深面的动脉弓。发出 3 条掌心动脉，并分别注入指掌侧总动脉。
9. **指（趾）动脉** digital artery 每根手指或足趾两侧的动脉。指动脉是指掌侧总动脉的分支。
10. **指（趾）静脉** digital vein 每根手指或足趾两侧的静脉。
11. **骨间总动脉** common interosseous artery 骨间总动脉分为骨间前动脉和骨间后动脉，沿骨间膜两侧向下走行，供应前臂的深层肌肉。
12. **胸外侧动脉** lateral thoracic artery 腋动脉的一个分支，供应胸小肌和乳房外侧。
13. **前臂正中静脉** median antebrachial vein 位于前臂中线上的浅静脉。
14. **肘正中静脉** median cubital vein 上肢浅静脉之一，连接头静脉和贵要静脉。
15. **掌静脉弓** palmar venous arch 见 146—147 页。
16. **桡动脉** radial artery 见 144—145 页。
17. **桡静脉** radial vein 前臂外侧的深静脉。
18. **锁骨下静脉** subclavian vein 见 146—147 页。
19. **肩胛下动脉** subscapular artery 腋动脉的一个分支，供应胸壁和肩胛骨外侧。
20. **掌浅弓** superficial palmar arch 尺动脉的主要分支，发出指掌侧总动脉，供应手指。
21. **尺侧上副动脉** superior ulnar collateral artery 肱动脉的分支，参与形成肘关节网。
22. **尺动脉** ulnar artery 见 144—145 页。
23. **尺静脉** ulnar vein 前臂内侧的深静脉。

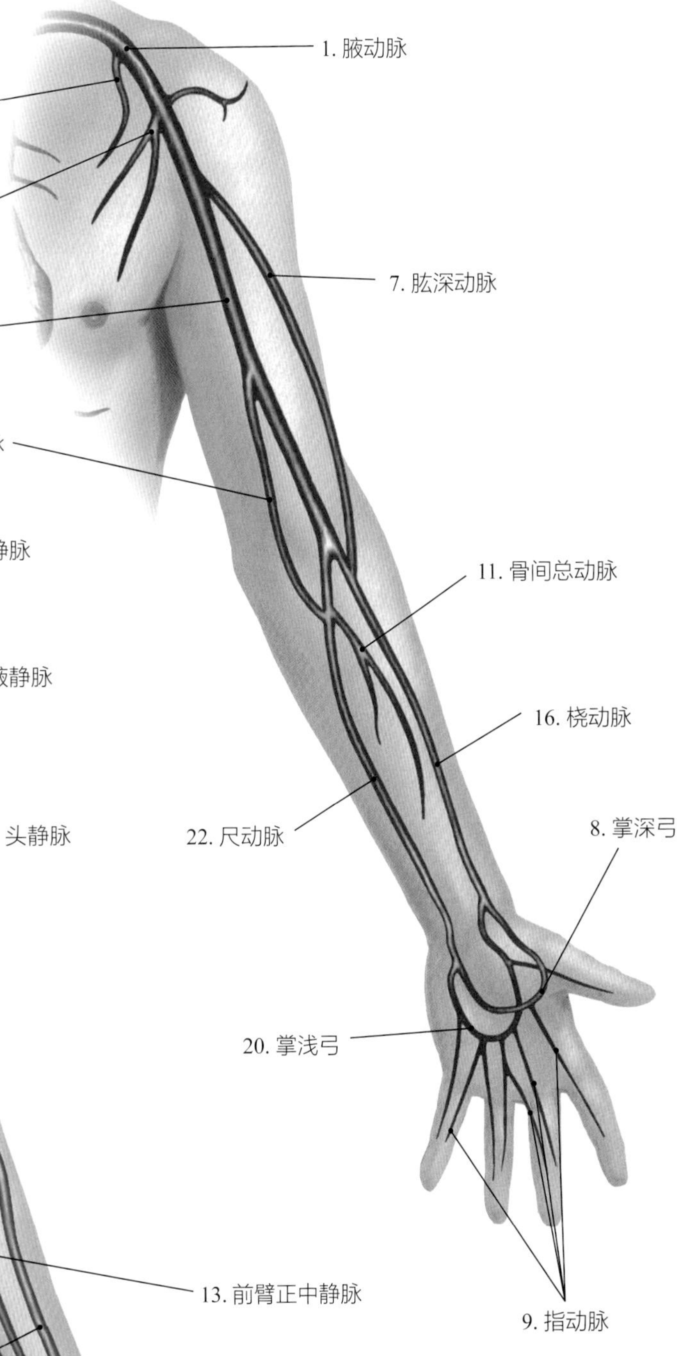
1. 腋动脉
12. 胸外侧动脉
19. 肩胛下动脉
7. 肱深动脉
4. 肱动脉
21. 尺侧上副动脉
11. 骨间总动脉
16. 桡动脉
22. 尺动脉
8. 掌深弓
20. 掌浅弓
9. 指动脉

图 8-21 上肢动脉——前面观

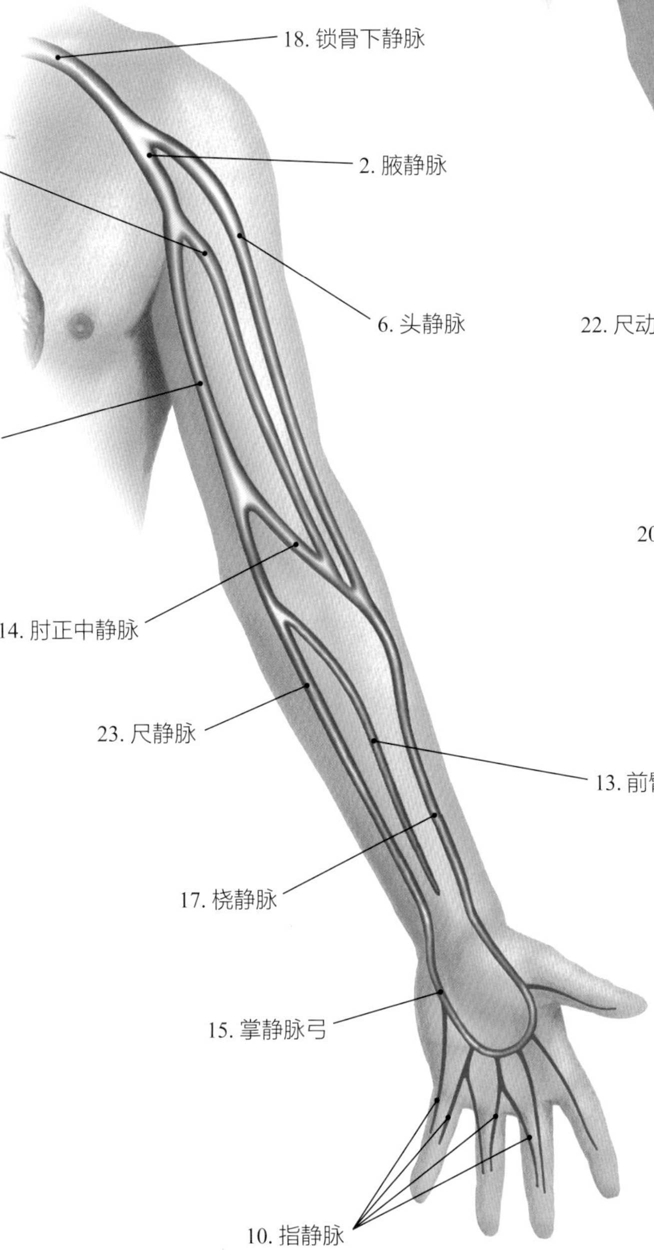
18. 锁骨下静脉
5. 肱静脉
2. 腋静脉
6. 头静脉
3. 贵要静脉
14. 肘正中静脉
23. 尺静脉
13. 前臂正中静脉
17. 桡静脉
15. 掌静脉弓
10. 指静脉

图 8-22 上肢静脉——前面观

下肢血管

1. **胫前动脉** anterior tibial artery 见 144—145 页。
2. **胫前静脉** anterior tibial vein 收集腿部前侧血液的深静脉。
3. **股深动脉** deep femoral artery 股动脉的最大分支，经过大腿后内侧，供应内收肌群和股骨下段。
4. **膝降动脉** descending genicular artery 形成膝部周围侧支循环的吻合动脉之一。
5. **指（趾）动脉** digital artery 见 162—163 页。
6. **指（趾）静脉** digital vein 见 162—163 页。
7. **足背弓状动脉** dorsal arch 见 144—145 页。
8. **足背静脉弓** dorsal venous arch of foot 见 146—147 页。
9. **足背动脉** dorsalis pedis artery 续于胫前动脉，在足背走行。足背动脉的脉搏常用于评估下肢的血液循环状况。
10. **髂外动脉** external iliac artery 见 144—145 页。
11. **髂外静脉** external iliac vein 见 146—147 页。
12. **股动脉** femoral artery 见 144—145 页。
13. **股静脉** femoral vein 见 146—147 页。
14. **腓动脉** fibular artery 见 144—145 页。
15. **腓静脉** fibular vein 小腿外侧的深静脉。
16. **大隐静脉** great saphenous vein 见 92—93 页。
17. **闭孔动脉** obturator artery 见 144—145 页。
18. **闭孔静脉** obturator vein 收集大腿内侧上部血液的深静脉。汇入髂内静脉。
19. **足底弓** plantar arch 见 144—145 页。
20. **足底静脉弓** plantar venous arch 见 146—147 页。
21. **腘动脉** popliteal artery 见 144—145 页。
22. **腘静脉** popliteal vein 位于膝后侧、腘窝处的深静脉。穿收肌腱裂孔后移行为股静脉。
23. **胫后动脉** posterior tibial artery 见 94—95 页。
24. **胫后静脉** posterior tibial vein 小腿后侧的深静脉，由足底内、外侧静脉汇合而成。胫前静脉和胫后静脉汇合成腘静脉。
25. **小隐静脉** small saphenous vein 见 146—147 页。

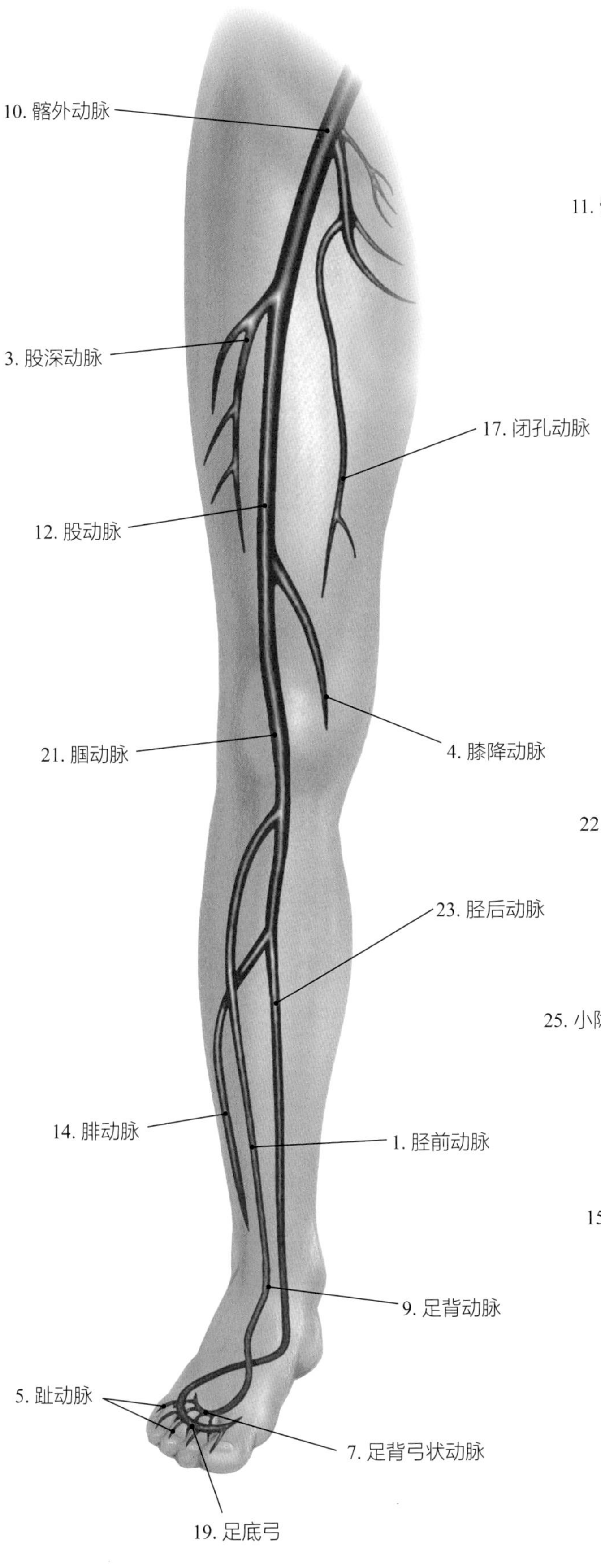
10. 髂外动脉
3. 股深动脉
17. 闭孔动脉
12. 股动脉
4. 膝降动脉
21. 腘动脉
23. 胫后动脉
14. 腓动脉
1. 胫前动脉
9. 足背动脉
5. 趾动脉
7. 足背弓状动脉
19. 足底弓

图 8-23 下肢动脉——前面观

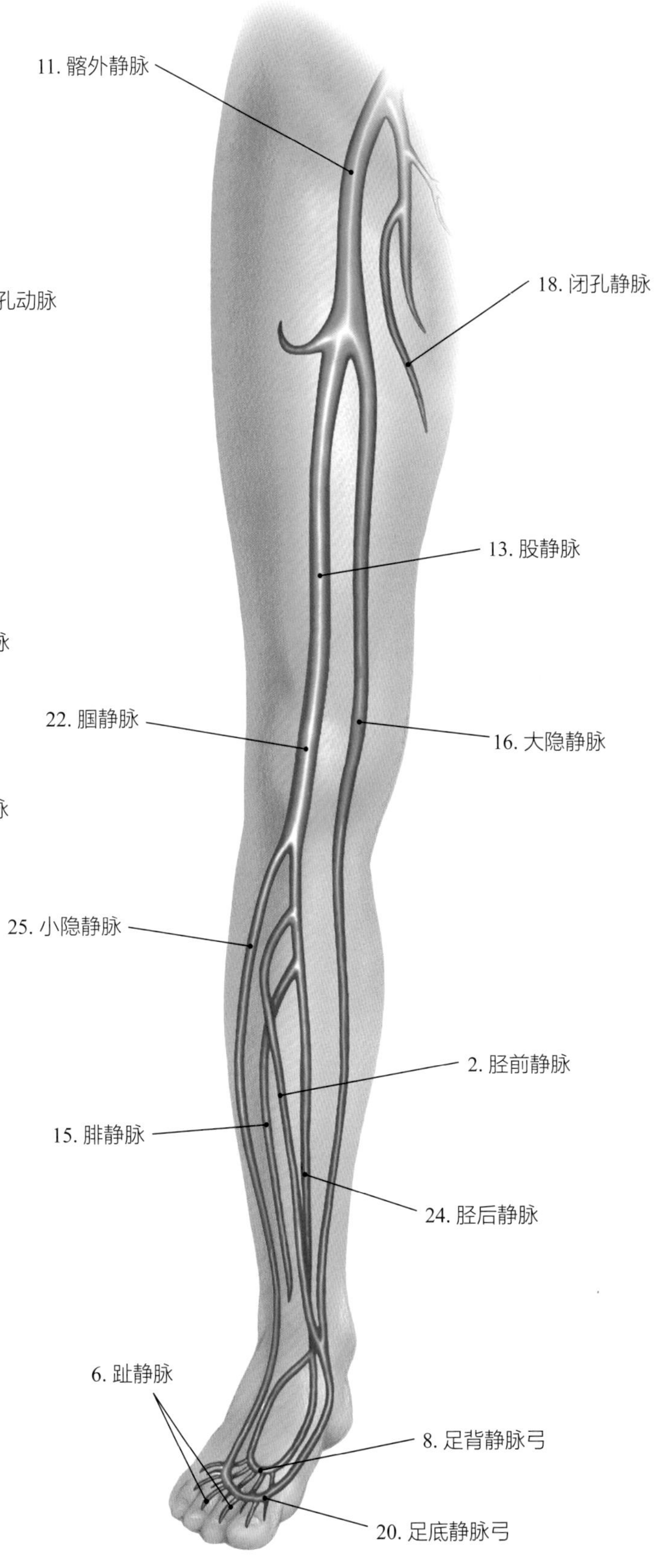
11. 髂外静脉
18. 闭孔静脉
13. 股静脉
22. 腘静脉
16. 大隐静脉
25. 小隐静脉
2. 胫前静脉
15. 腓静脉
24. 胫后静脉
6. 趾静脉
8. 足背静脉弓
20. 足底静脉弓

图 8-24 下肢静脉——前面观

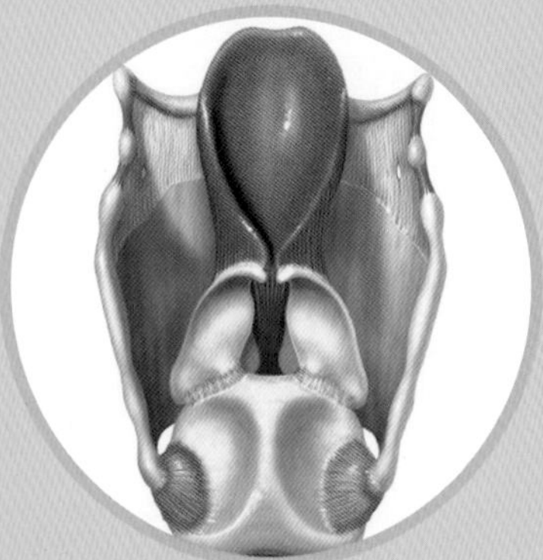

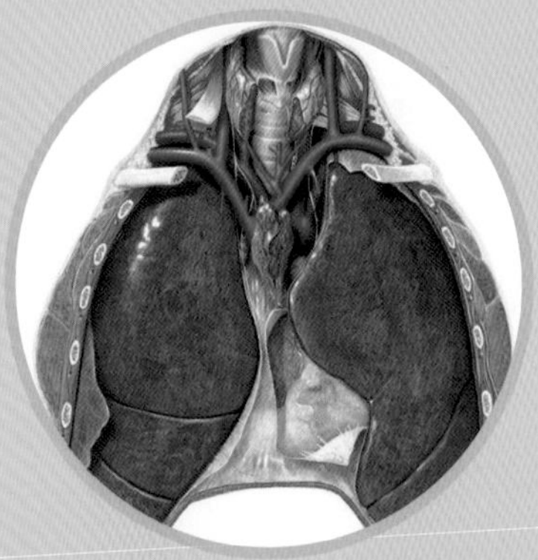

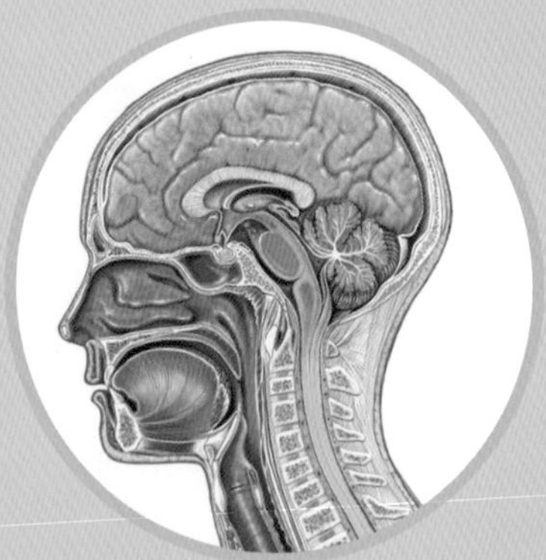

第九章

呼吸系统

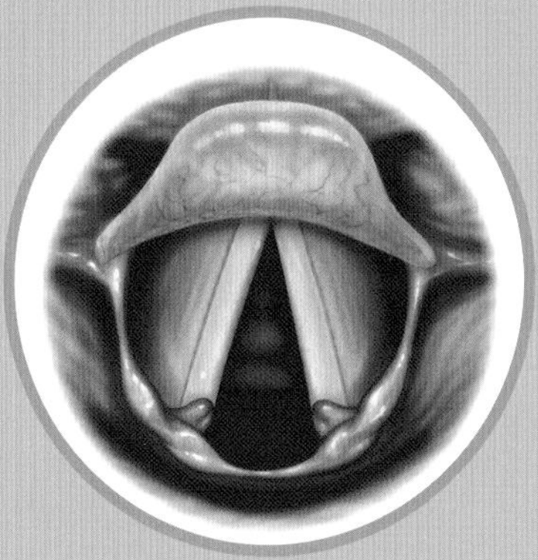

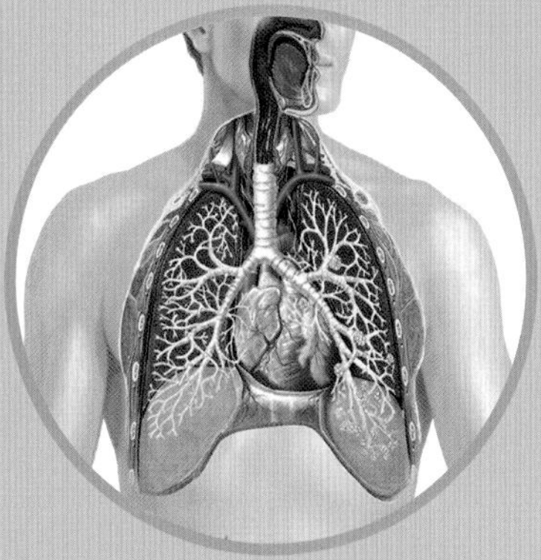

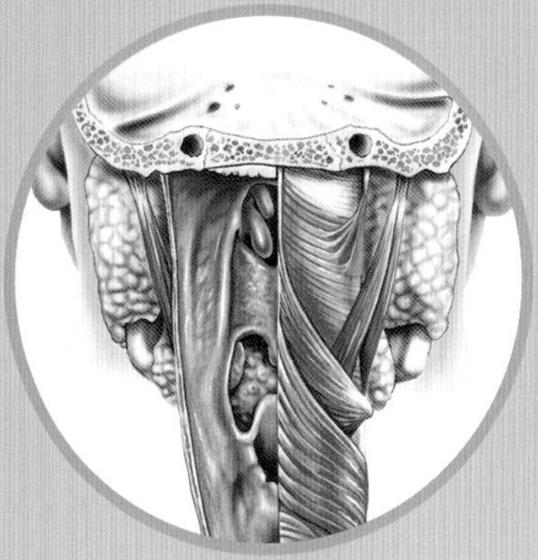

呼吸系统

1. **腹主动脉** abdominal aorta 见 74—75 页。
2. **肝总动脉** common hepatic artery 见 192—193 页。
3. **膈** diaphragm 见 8—9 页。
4. **食管** esophagus 见 70—71 页。
5. **下腔静脉** inferior vena cava 见 74—75 页。
6. **喉** larynx 为呼吸的通道和发音的器官，上喉区（会厌和杓状会厌襞）可以保护气道的入口。
7. **膈肌左脚** left crus of diaphragm 见 74—75 页。
8. **胃左动脉** left gastric artery 见 190—191 页。
9. **左主支气管** left principal bronchus 左肺的支气管，发出上叶支气管和下叶支气管。
10. **左肺下叶支气管** left inferior lobar bronchus 左肺下叶的支气管。
11. **右肺中叶支气管** right middle lobar bronchus 右肺中叶的支气管，为右主支气管的分支。
12. **鼻腔** nasal cavity 鼻内侧的腔隙，被鼻中隔分隔为左、右两腔。鼻腔外侧壁可见上、中、下三个长条骨片（鼻甲）。每个鼻腔的上部有一个嗅区。
13. **咽** pharynx 鼻腔、口腔和喉后方的垂直管道，是呼吸道和消化道的共同通道。
14. **膈神经** phrenic nerve 见 74—75 页。
15. **腰方肌** quadratus lumborum 见 74—75 页。
16. **膈肌右脚** right crus of diaphragm 见 74—75 页。
17. **右主支气管** right principal bronchus 右肺的支气管。右主支气管比左主支气管更宽，走行相对直，因此异物容易进入右主支气管内。
18. **脾动脉** splenic artery 见 190—191 页。
19. **胸骨** sternum 见 42—43 页。
20. **右肺上叶支气管** right superior lobar bronchus 进入右肺上叶的支气管。
21. **气管** trachea 位于喉与左、右主支气管杈之间的气管，由 16 ~ 20 个 “U” 形气管软骨环组成，后壁为气管肌肉层。
22. **左肺上叶支气管** left superior lobar bronchus 进入左肺上叶的支气管。
23. **脊柱** vertebral column 见 36—37 页。

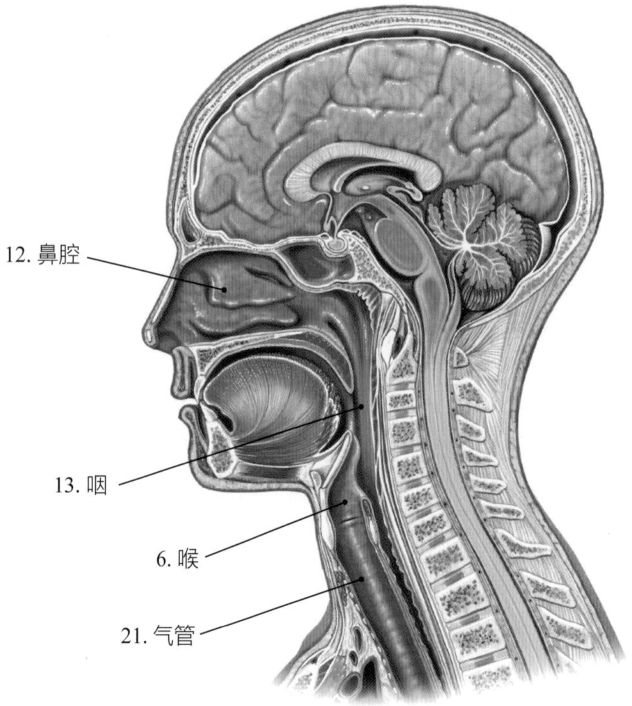
12. 鼻腔
13. 咽
6. 喉
21. 气管

图 9-1 呼吸系统上部——矢状面视图

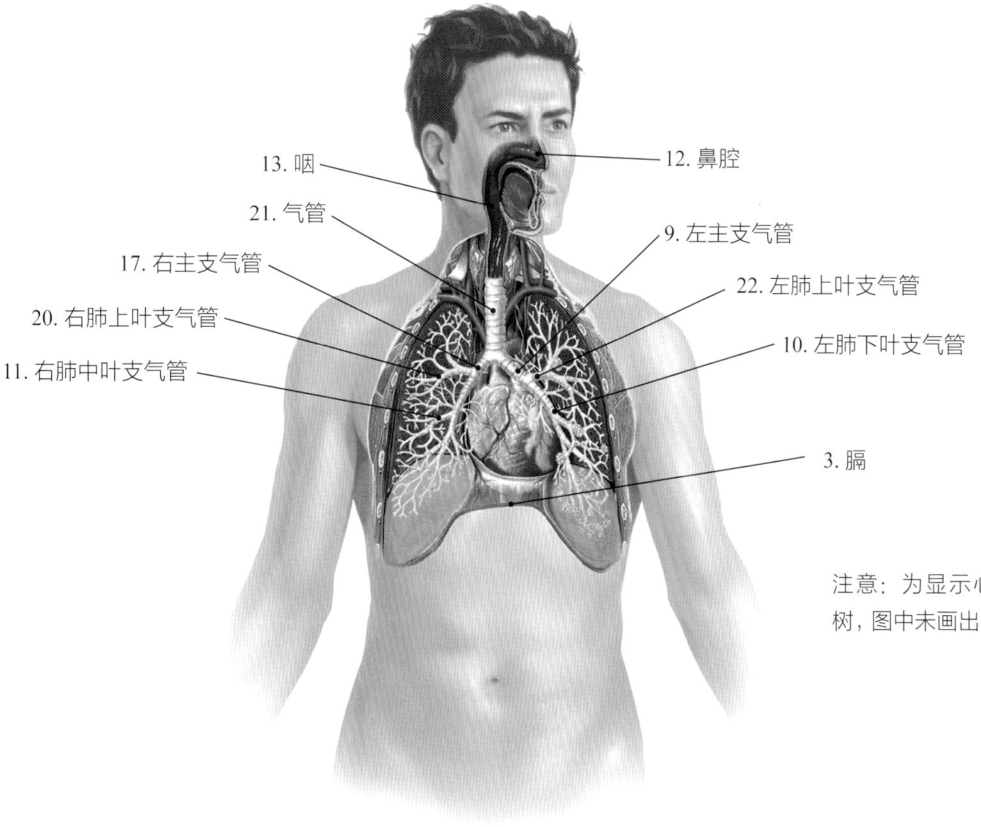
13. 咽
12. 鼻腔
21. 气管
9. 左主支气管
17. 右主支气管
22. 左肺上叶支气管
20. 右肺上叶支气管
10. 左肺下叶支气管
11. 右肺中叶支气管
3. 膈

注意：为显示心脏和支气管树，图中未画出 2/3 的肺上部。

图 9-2 呼吸系统——前面观

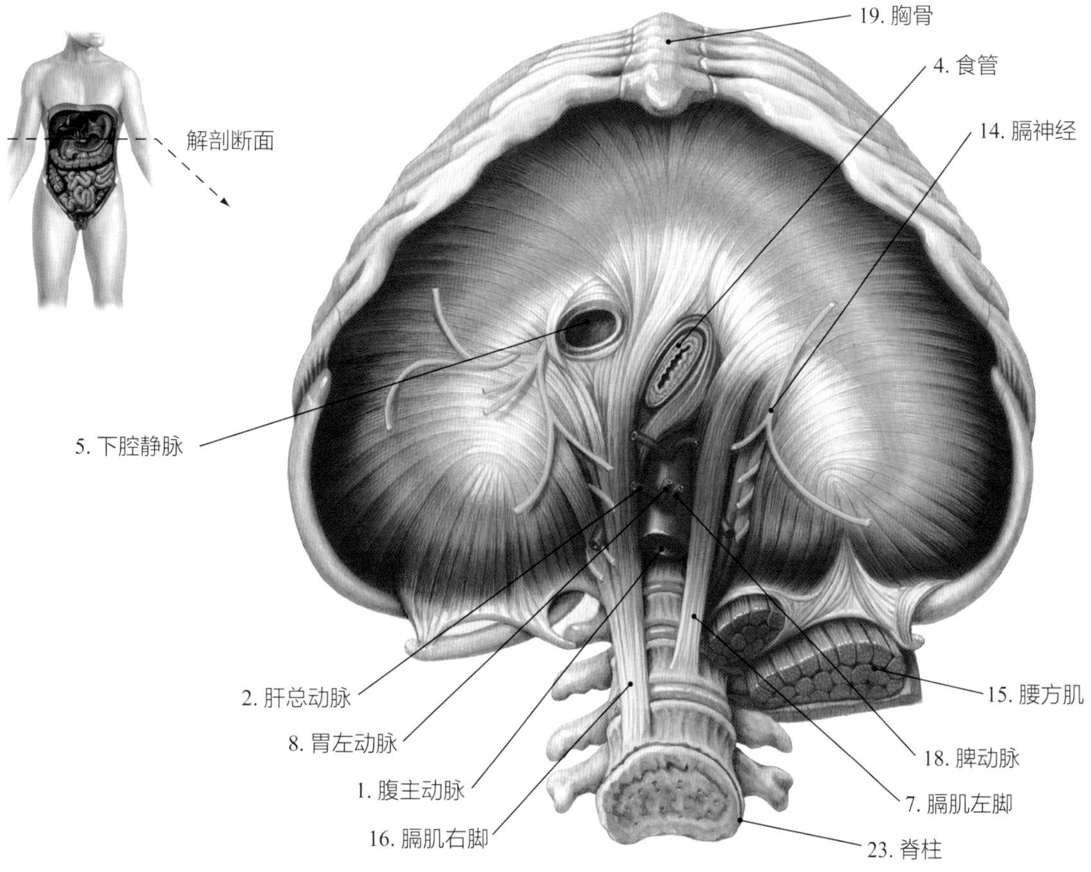
19. 胸骨
4. 食管
解剖断面
14. 膈神经
5. 下腔静脉
2. 肝总动脉
15. 腰方肌
8. 胃左动脉
18. 脾动脉
1. 腹主动脉
7. 膈肌左脚
16. 膈肌右脚
23. 脊柱

图 9-3 膈——下面观

鼻部和喉部

1. **舌背** dorsum of tongue 舌的上表面。由舌前 2/3 和舌后 1/3 组成。舌后 1/3 的表面有舌扁桃体（淋巴组织）。

2. **会厌** epiglottis 保护喉部入口的叶状软骨。吞咽时会在喉入口（气道）的上方折叠。

3. **食管** esophagus 见 70—71 页。

4. **筛窦** ethmoid sinus 见 34—35 页。

5. **额窦** frontal sinus 见 30—31 页。

6. **咽下缩肌** inferior constrictor of pharynx 见 72—73 页。

7. **下鼻甲** inferior nasal concha 呈卷曲样的骨片，位于鼻腔外侧壁最下方。下鼻甲表面上覆盖着一层黏膜，可以温暖、湿润吸入的空气，在湍流的作用下使灰尘从吸入的空气中落在黏膜上。

8. **喉咽** laryngopharynx 位于咽的最下部，喉的后方。上起自会厌上缘平面，下至第 6 颈椎下缘平面，向下连接食管。

9. **上颌窦** maxillary sinus 见 34—35 页。

10. **咽中缩肌** middle constrictor of pharynx 见 72—73 页。

11. **中鼻甲** middle nasal concha 由鼻腔外侧壁向下卷曲的薄骨片覆以黏膜构成，是筛骨的一部分。可以温暖、湿润吸入的空气，在湍流的作用下使灰尘从吸入的空气中落在黏膜上。

12. **鼻甲** nasal concha 鼻腔外侧壁的骨片隆起。表面覆盖着一层黏膜，可以温暖、湿润吸入的空气，在湍流的作用下使灰尘从吸入的空气中落在黏膜上。

13. **鼻咽** nasopharynx 咽的上部，位于鼻腔的后方。有一咽鼓管咽口，咽腔经此口通过咽鼓管与中耳的鼓室相通。 其顶壁和后壁上有（鼻的）咽扁桃体淋巴组织。

14. **鼻** nose 见 6—7 页。

15. **口腔** oral cavity 口腔分为牙列外围的口腔前庭和牙列内的固

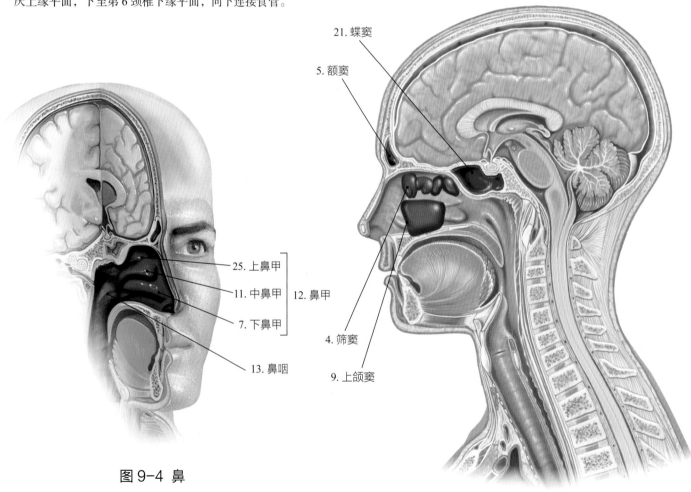

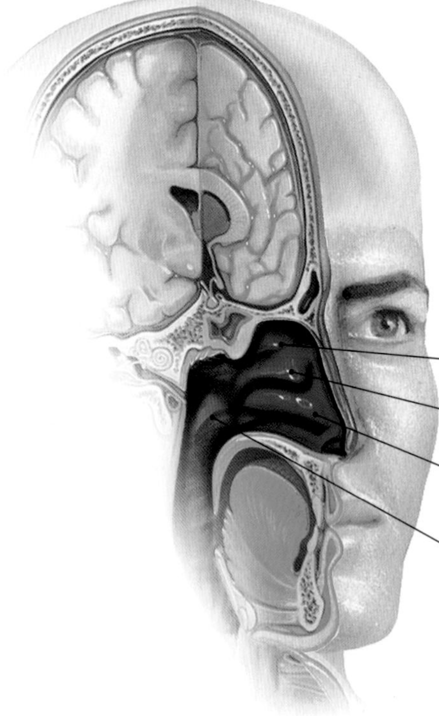
25. 上鼻甲
11. 中鼻甲
12. 鼻甲
7. 下鼻甲
13. 鼻咽

图 9-4 鼻

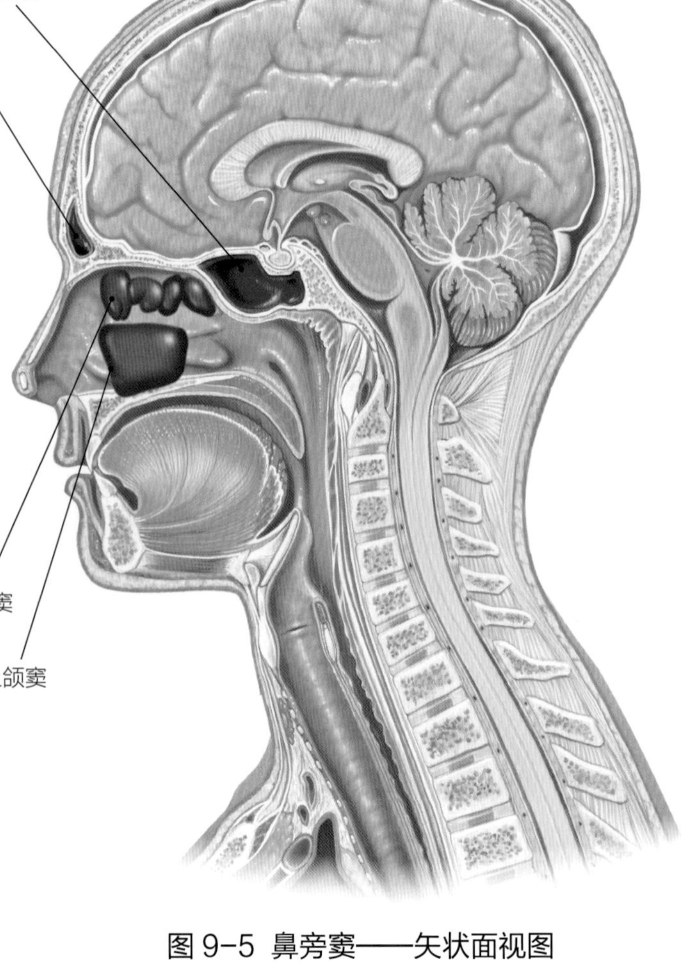
21. 蝶窦
5. 额窦
4. 筛窦
9. 上颌窦

图 9-5 鼻旁窦——矢状面视图

有口腔。固有口腔以腭为顶，以舌为底。

16. **口咽** oropharynx 咽部紧靠口腔后部的部分，位于腭帆游离缘与会厌上缘平面之间。

17. **鼻旁窦** paranasal sinus 见 34—35 页。

18. **咽肌** muscle of pharynx 包括相互交织的数条斜行的咽缩肌和纵行的咽提肌。

19. **咽扁桃体** pharyngeal tonsil 见 136—137 页。

20. **软腭** soft palate 腭的后部，硬腭向后的纤维肌性延伸。由软腭腱膜组成，上有腭肌插入。

21. **蝶窦** sphenoidal sinus 见 34—35 页。

22. **茎突舌骨肌** stylohyoid 起自茎突，止于舌骨体和舌骨大角连接处的肌。主要作用为牵引舌骨向后上方。

23. **茎突咽肌** stylopharyngeus 见 72—73 页。

24. **咽上缩肌** superior constrictor of pharynx 见 72—73 页。

25. **上鼻甲** superior nasal concha 鼻腔外侧壁的骨片隆起。上鼻甲是筛骨的一部分，其表面覆盖着一层黏膜，可以温暖、湿润吸入的空气，在湍流的作用下使灰尘从吸入的空气中落在黏膜上。

26. **舌** tongue 见 128—129 页。

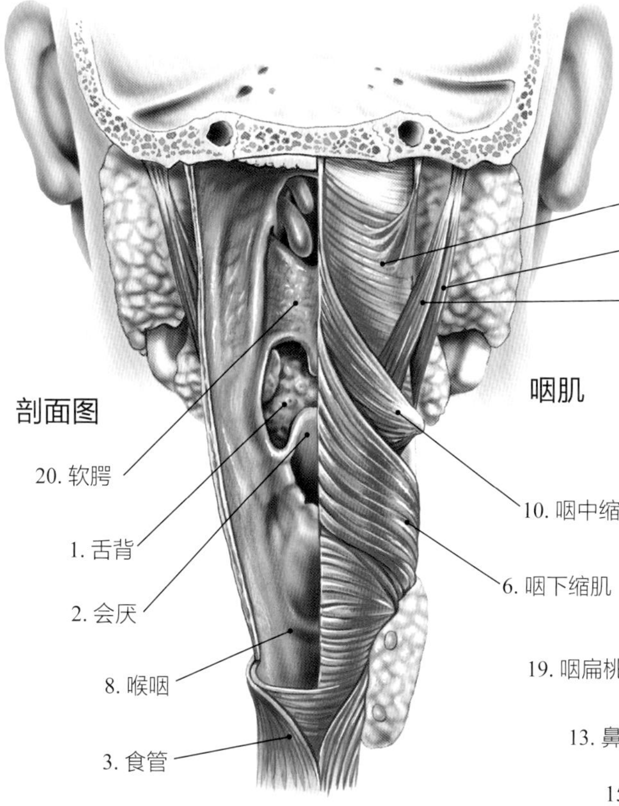
24. 咽上缩肌
22. 茎突舌骨肌
23. 茎突咽肌
剖面图
咽肌
20. 软腭
10. 咽中缩肌
1. 舌背
6. 咽下缩肌
2. 会厌
8. 喉咽
3. 食管

图 9-6 喉——后面观

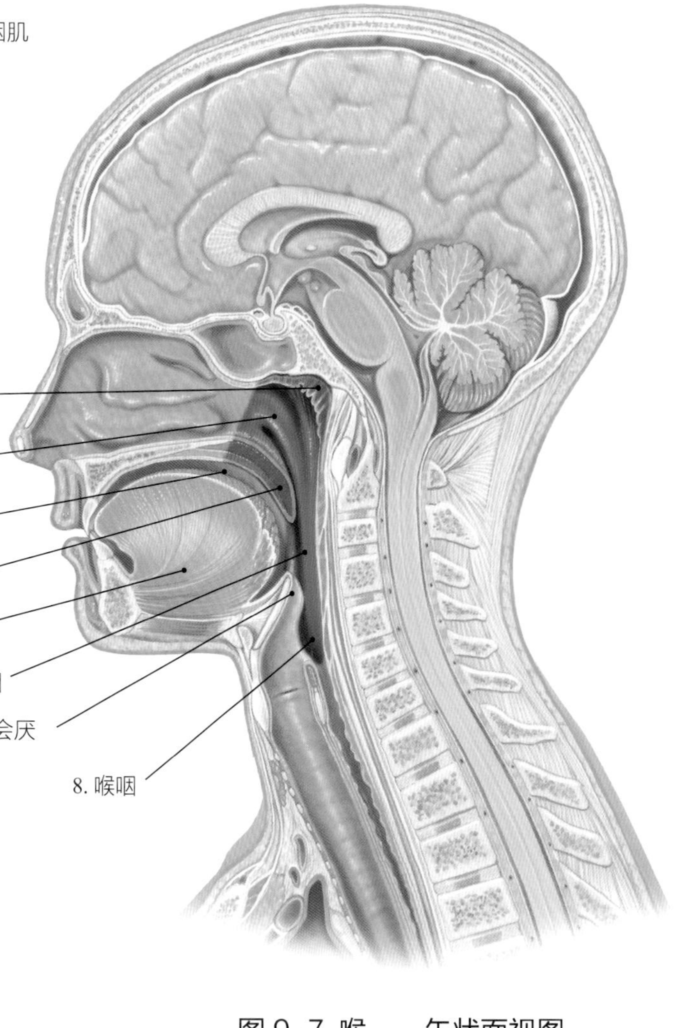
19. 咽扁桃体
13. 鼻咽
15. 口腔
20. 软腭
26. 舌
16. 口咽
2. 会厌
8. 喉咽

图 9-7 喉——矢状面视图

喉

1. **杓状软骨** arytenoid cartilage 形似金字塔，坐落于环状软骨板上缘的软骨。杓状软骨有一个由底向前伸出的突起，有声韧带附着，称声带突；还有一个由底向外侧伸出的突起，有喉肌附着，称肌突。

2. **环杓关节囊** capsule of cricoarytenoid joint 绕环杓关节的关节囊，使其可在上关节面旋转和滑动。

3. **小角软骨** corniculate cartilage 位于杓状软骨顶端的小纤维软骨块，为杓状软骨向后内方的延续，可以加强喉部入口边缘。

4. **小角结节** corniculate tubercle 为细小的软骨，位于杓状软骨尖内上方，有助于加强喉部呼吸道的入口。

5. **环状软骨** cricoid cartilage 见 70—71 页。

6. **环甲关节** cricothyroid joint 甲状软骨下角与环状软骨之间的成对滑膜关节。关节可以使环状软骨升高，也可以使甲状软骨下降。

7. **环甲肌** cricothyroid muscle 见 70—71 页。

8. **会厌** epiglottis 见 170—171 页。

9. **食管** esophagus 见 70—71 页。

10. **舌骨大角** greater cornu of hyoid bone 见 40—41 页。

11. **甲状软骨下角** inferior cornu of thyroid cartilage 见 70—71 页。

12. **甲状软骨板** lamina of thyroid cartilage 甲状软骨的扁平骨板，其上有一条斜线，为甲状舌骨肌、胸骨甲状肌和咽下缩肌提供附着处。

13. **喉** larynx 见 168—169 页。

14. **鼻咽** nasopharynx 见 170—171 页。

15. **口咽** oropharynx 见 170—171 页。

16. **方形膜** quadrangular membrane 附在会厌软骨两侧缘并环绕上喉气道的弹性纤维膜。方形膜的上缘包于杓状会厌襞内。

17. **舌根** root of tongue 舌根通过舌骨舌肌与舌骨相连。

18. **会厌软骨茎** stalk of epiglottis 通过甲状会厌韧带与甲状软骨相连。会厌软骨茎活动灵活，可以使会厌在喉入口处向下弯曲。

19. **甲状软骨上角** superior cornu of thyroid cartilage 甲状软骨向上的突出，向麦粒软骨和舌骨大角延伸。

20. **甲状舌骨膜** thyrohyoid membrane 位于舌骨与甲状软骨之间的结缔组织膜。喉上神经由此穿过，供应上喉黏膜。

21. **甲状软骨** thyroid cartilage 喉部最大的软骨。由成对的软骨板组成，左、右软骨板在中线处相连，形成突出的脊，称为喉结。男性的软骨板之间的夹角更大，喉结更明显。甲状软骨可以保护气道，并为声韧带的前端提供附着处。

22. **气管** trachea 见 168—169 页。

23. **气管软骨** tracheal cartilage 一个“U”形软骨，是气管的支架结构。快速吸气时，侧压下降，气管软骨可阻挡气道塌陷。

24. **气管肌** tracheal muscle 气管软骨后部之间的一层平滑肌。食管位于气管的后方，气管肌收缩，可以减小气道直径，将食物团在食管中向前推。

25. **声襞** vocal fold 由喉黏膜覆盖的声韧带组成，可以移向或远离中线。

26. **杓状软骨的声带突** vocal process of arytenoid cartilage 杓状软骨的前突上有声韧带附着。在吸气时，声带突可以移到一边；在发声（说话时会振动）时，声带突可以向中线移动。

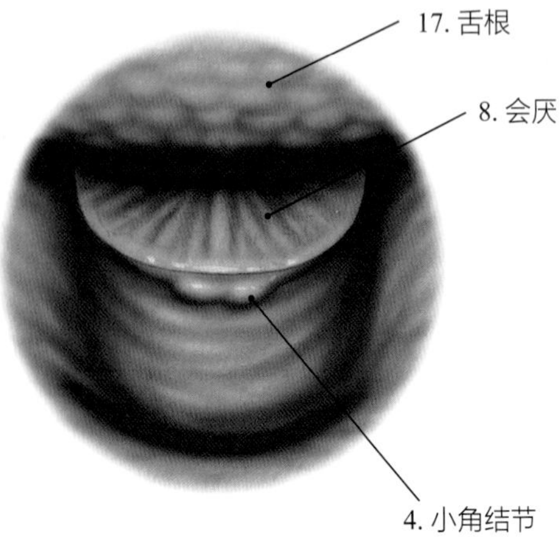
17. 舌根
8. 会厌
4. 小角结节

图 9-8 会厌——吞咽时

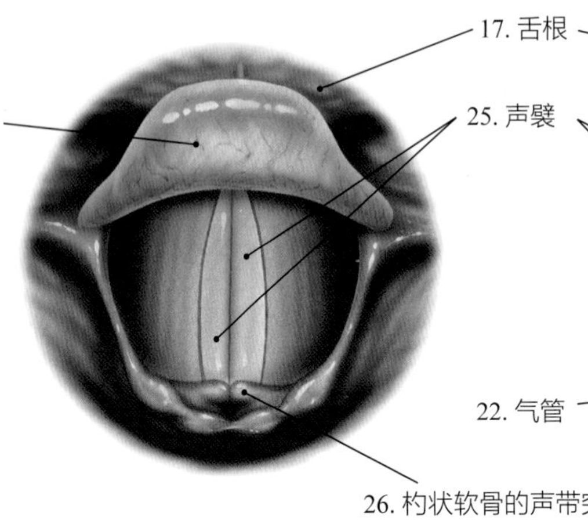
17. 舌根
25. 声襞
26. 杓状软骨的声带突

图 9-9 会厌——说话时

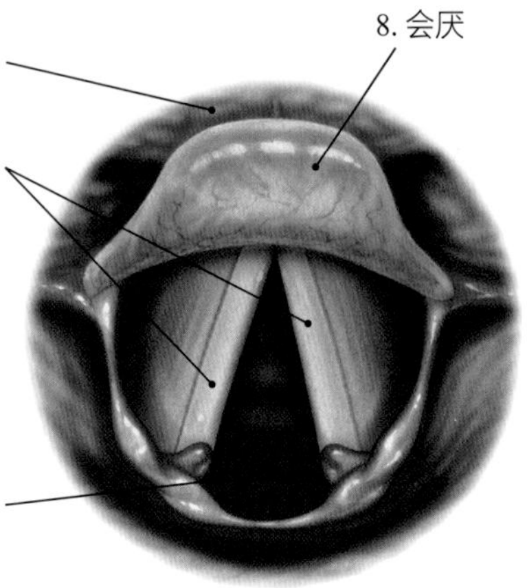
8. 会厌
22. 气管

图 9-10 会厌——吸气时

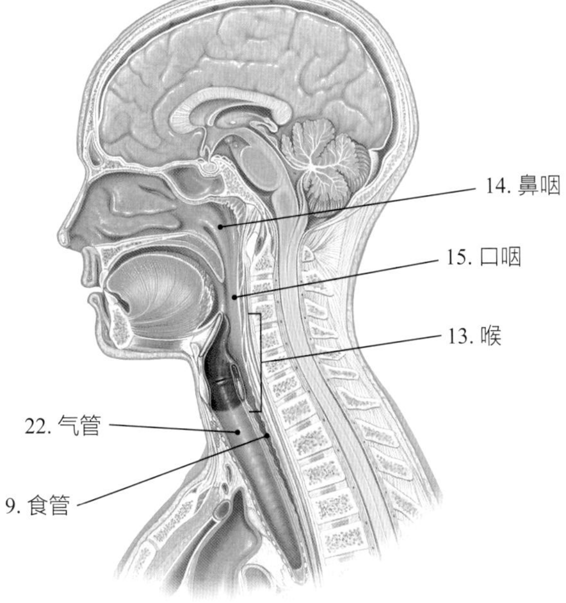
14. 鼻咽
15. 口咽
13. 喉
22. 气管
9. 食管

图 9-11 喉的位置

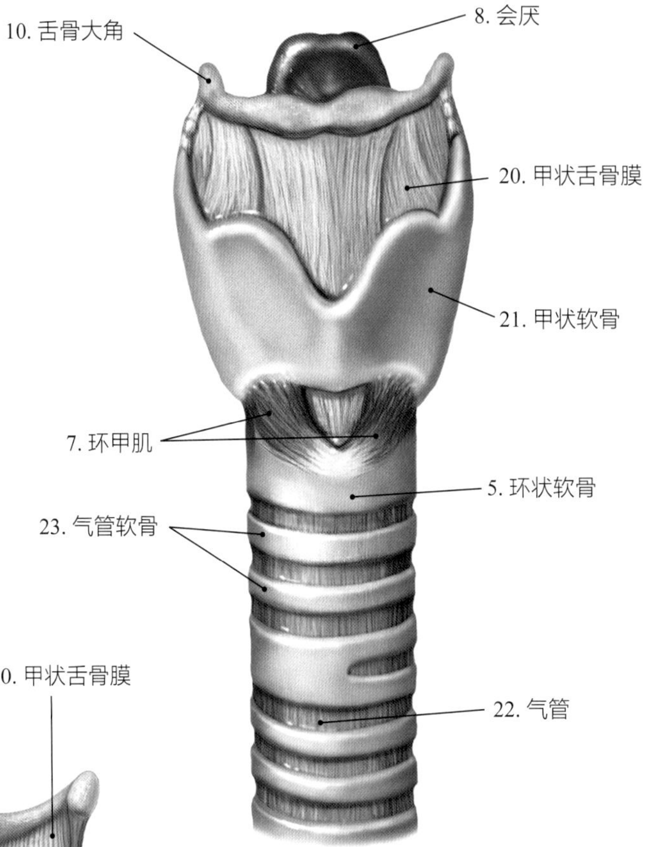
10. 舌骨大角
8. 会厌
20. 甲状舌骨膜
21. 甲状软骨
7. 环甲肌
5. 环状软骨
23. 气管软骨
22. 气管

图 9-12 喉——前面观

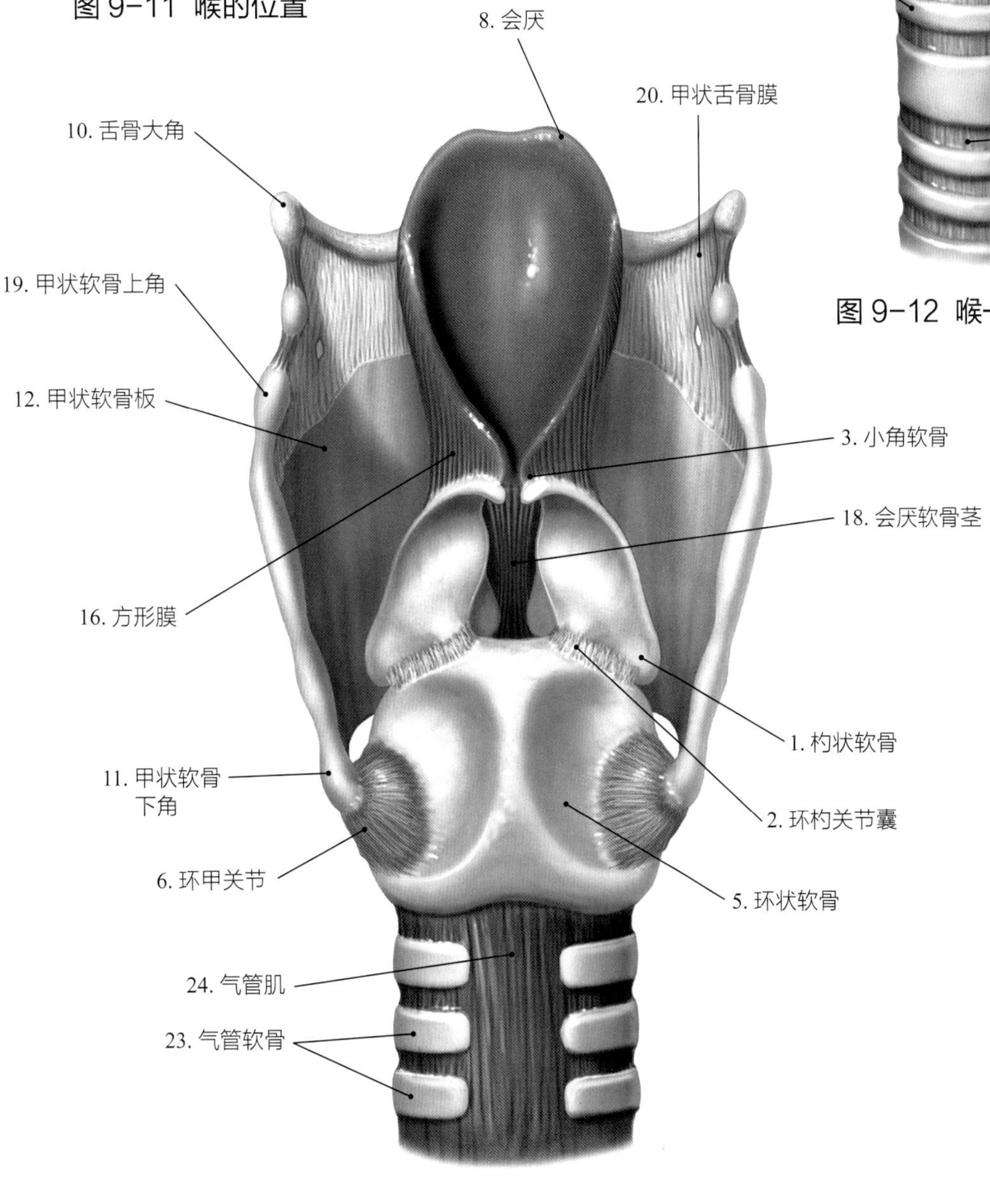
8. 会厌
20. 甲状舌骨膜
10. 舌骨大角
19. 甲状软骨上角
12. 甲状软骨板
3. 小角软骨
18. 会厌软骨茎
16. 方形膜
1. 杓状软骨
11. 甲状软骨下角
2. 环杓关节囊
6. 环甲关节
5. 环状软骨
24. 气管肌
23. 气管软骨

图 9-13 喉——后面观

气管和支气管

1. **肺泡** pulmonary alveoli 肺泡是进行气体交换的功能单位。人体的肺部有约 3 亿个肺泡。每个肺泡都有一层复层上皮细胞，分隔毛细血管与肺泡内的空间（空气）。

2. **细支气管** bronchiole 支气管在肺内逐级分支形成的直径约 1 mm 的分支，管壁内软骨片和腺体减少或消失，平滑肌相对增多。

3. **支气管** bronchi 由气管分出的各级分支。支气管管壁上有软骨板、平滑肌和腺体。

4. **气管软骨** tracheal cartilage 较大的气道（从气管到较大的支气管）需要透明软骨进行加固，以防止空气迅速进入肺部时气道发生塌陷。

5. **右肺下叶支气管** right inferior lobar bronchus 位于肺叶支气管与右肺下叶之间。由于其几乎是垂直方向的，外来异物常落在此处。

6. **左主支气管** left principal bronchus 见 168—169 页。

7. **左肺下叶支气管** left inferior lobar bronchus 见 168—169 页。

8. **左肺下叶** lower lobe of left lung 左肺由斜裂分为下叶和上叶。左肺下叶分为基底段及背段，下缘位于肋膈隐窝内。

9. **右肺下叶** lower lobe of right lung 位于膈和肝的正上方，其上方为斜裂。

10. **右肺中叶支气管** right middle lobar bronchus 见 168—169 页。

11. **右肺中叶** middle lobe of right lung 位于胸前，通过水平裂和斜裂分别与右肺上、下肺叶分开。

12. **呼吸上皮** respiratory epithelium 呼吸道内表面的高度特异化细胞，存在假复层纤毛柱状上皮（可将吸入的碎屑和分泌物移至喉部）以及杯状细胞（可以产生黏液）。

13. **右主支气管** right principal bronchus 见 168—169 页。

14. **肺叶支气管** lobar bronchi 支气管的二级分支。每一肺叶支气管对应相应的肺叶，左肺有上叶支气管和下叶支气管，右肺有上叶支气管、中间段支气管、中叶支气管和下叶支气管。

15. **平滑肌** smooth muscle 气道周围包含丰富的环状平滑肌，收缩时能够缩小气道直径。

16. **黏膜下层** submucosa 黏膜下的疏松结缔组织层，是上皮质的支撑垫，含有浆液黏液腺、平滑肌和毛细血管网。

17. **黏膜下腺** submucosal gland 气道黏膜下层的浆液黏液腺。

18. **右肺上叶支气管** right superior lobar bronchus 见 168—169 页。

19. **肺段支气管** tertiary bronchi 支气管的三级分支，存在于不同的支气管肺段中。

20. **气管** trachea 见 168—169 页。

21. **气管肌** tracheal muscle 见 172—173 页。

22. **左肺上叶支气管** left superior lobar bronchus 见 168—169 页。

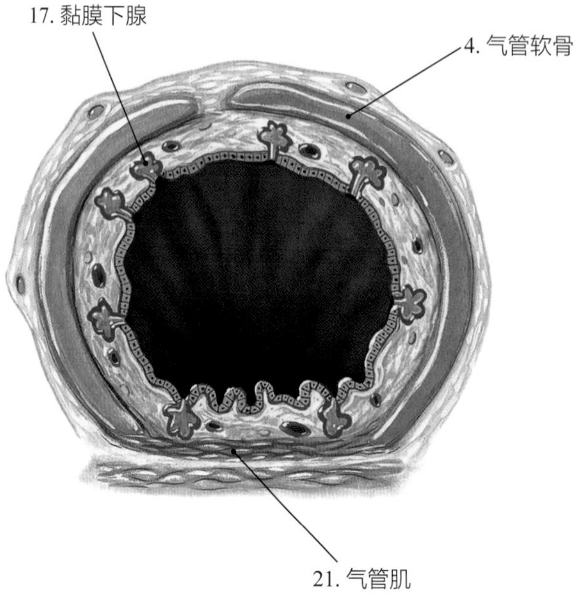
17. 黏膜下腺
4. 气管软骨
21. 气管肌

图 9-14 气管——断面观

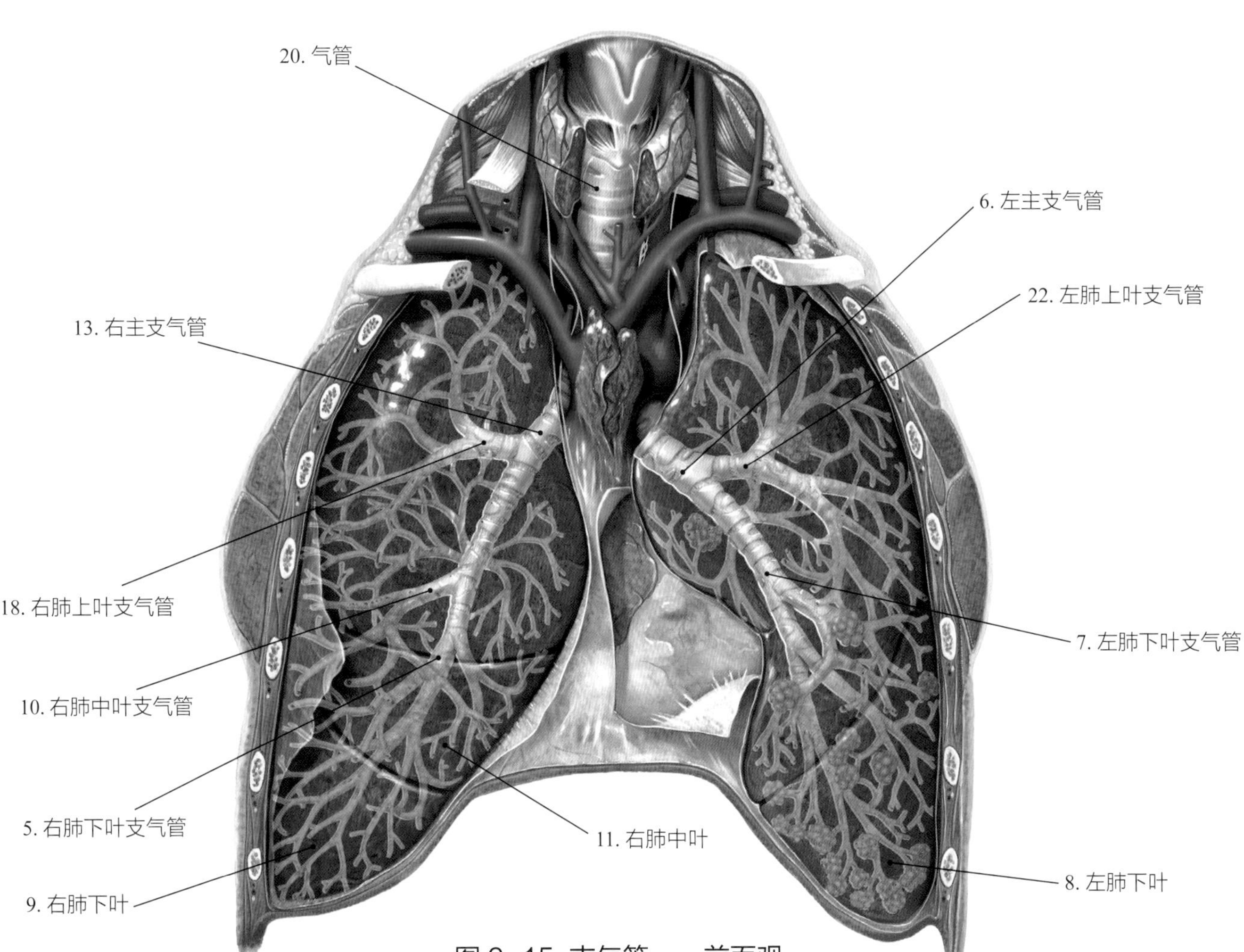
20. 气管
6. 左主支气管
22. 左肺上叶支气管
13. 右主支气管
18. 右肺上叶支气管
7. 左肺下叶支气管
10. 右肺中叶支气管
5. 右肺下叶支气管
11. 右肺中叶
8. 左肺下叶
9. 右肺下叶

图 9-15 支气管——前面观

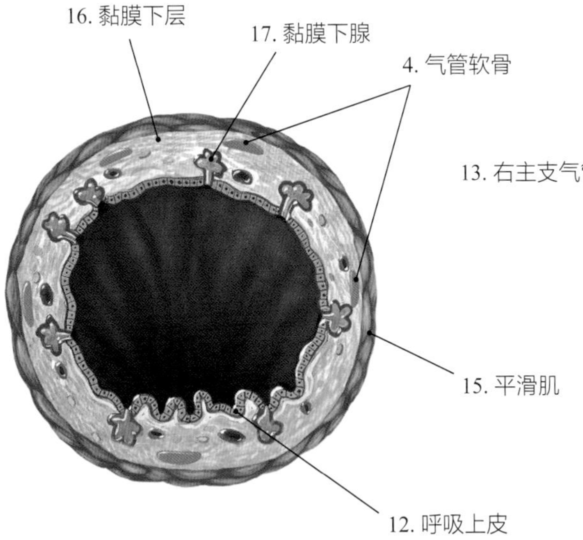
16. 黏膜下层
17. 黏膜下腺
4. 气管软骨
15. 平滑肌
12. 呼吸上皮

图 9-16 支气管——断面观

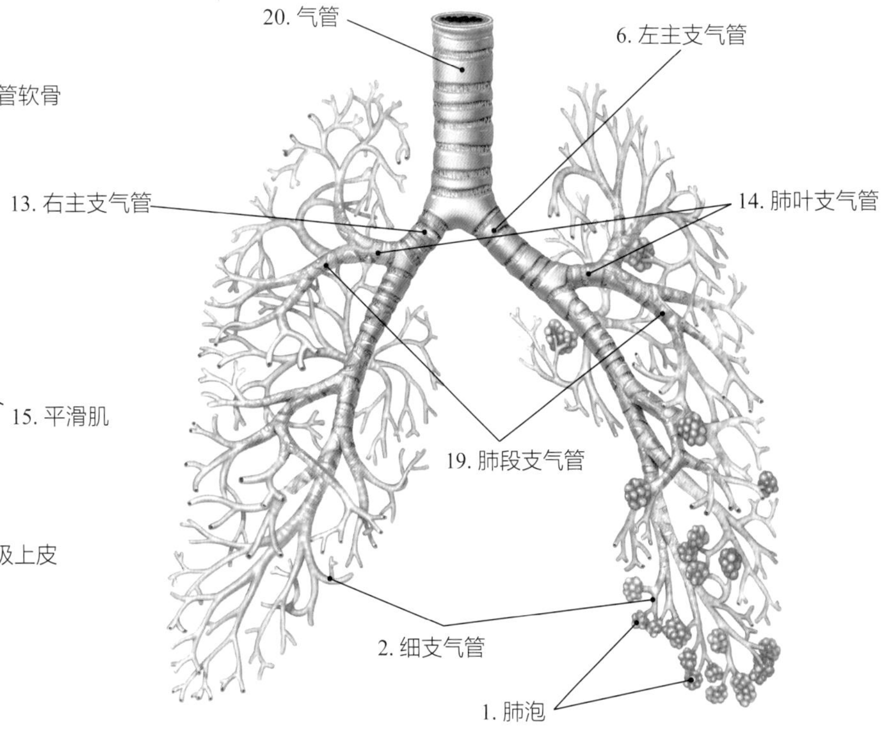
20. 气管
6. 左主支气管
13. 右主支气管
14. 肺叶支气管
19. 肺段支气管
2. 细支气管
1. 肺泡

图 9-17 支气管树

肺（一）

1. **主动脉弓** aortic arch 见 144—145 页。
2. **臂丛** brachial plexus 见 98—99 页。
3. **迷走神经的心支** cardiac branch of vagus nerve 迷走神经的分支，加入心丛。心支能够降低窦房结的自发频率，以降低心率。
4. **颈总动脉** common carotid artery 见 144—145 页。
5. **肋膈隐窝** costodiaphragmatic recess 肋胸膜与膈胸膜相互移行所形成的一个半环形间隙。深吸气时，肺下缘可以深入肋膈隐窝内。
6. **环状软骨** cricoid cartilage 见 70—71 页。
7. **环甲肌** cricothyroid muscle 见 70—71 页。
8. **膈** diaphragm 见 8—9 页。
9. **颈外静脉** external jugular vein 见 146—147 页。
10. **第 1 肋骨** first rib 见 42—43 页。
11. **甲状腺下静脉** inferior thyroid vein 甲状腺下部静脉血回流血管。其走行多变，常汇入头臂静脉根部。
12. **颈内静脉** internal jugular vein 见 70—71 页。
13. **胸廓内静脉** internal thoracic vein 收集胸前壁血液的静脉。与胸廓内动脉伴行，注入同侧头臂静脉。
14. **甲状软骨板** lamina of thyroid cartilage 见 172—173 页。
15. **左头臂静脉** left brachiocephalic vein 见 152—153 页。
16. **左肺下叶** lower lobe of left lung 见 174—175 页。
17. **右肺下叶** lower lobe of right lung 见 174—175 页。
18. **肺** lung 呼吸系统中最重要的器官，为血液与外界环境的气体交换场所，分为左肺和右肺，位于胸腔内。
19. **右肺中叶** middle lobe of right lung 见 174—175 页。
20. **胸大肌** pectoralis major 起自锁骨内侧和第 1 ~ 6 肋软骨，止于肱骨大结节嵴的肌。可以使上臂内收、内旋。
21. **心包** pericardium 见 152—153 页。
22. **右心房** right atrium 见 154—155 页。
23. **右头臂静脉** right brachiocephalic vein 见 152—153 页。
24. **右心室** right ventricle 见 154—155 页。
25. **前斜角肌** scalenus anterior 见 68—69 页。
26. **锁骨下动脉和锁骨下静脉** subclavian artery and vein 锁骨下动脉和锁骨下静脉均从锁骨下穿过，在第 1 肋骨的外缘移行为腋动脉和腋静脉。
27. **上腔静脉** superior vena cava 见 146—147 页。
28. **胸腺** thymus 见 138—139 页。
29. **甲状腺** thyroid gland 见 214—215 页。
30. **气管** trachea 见 168—169 页。
31. **左肺上叶** superior lobe of left lung 左斜裂前上方的肺叶。左肺上叶发出的声音可以在左前胸区听到。
32. **右肺上叶** superior lobe of right lung 右肺上叶与右前胸壁接触，其下缘以水平裂或横裂与肺中叶分隔。

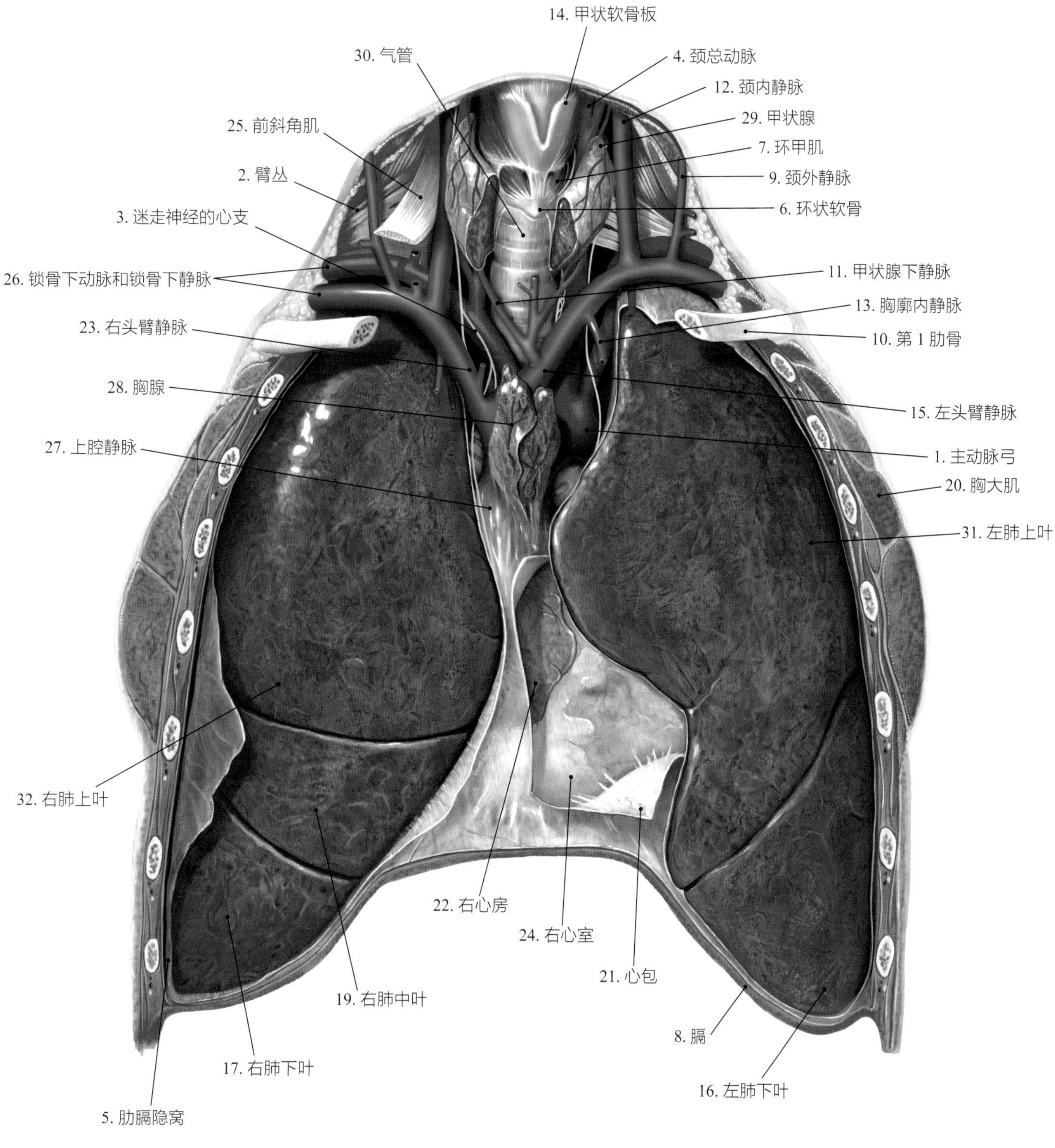
14. 甲状软骨板
30. 气管
4. 颈总动脉
12. 颈内静脉
29. 甲状腺
25. 前斜角肌
7. 环甲肌
2. 臂丛
9. 颈外静脉
6. 环状软骨
3. 迷走神经的心支
11. 甲状腺下静脉
26. 锁骨下动脉和锁骨下静脉
13. 胸廓内静脉
23. 右头臂静脉
10. 第 1 肋骨
28. 胸腺
15. 左头臂静脉
27. 上腔静脉
1. 主动脉弓
20. 胸大肌
31. 左肺上叶
32. 右肺上叶
22. 右心房
24. 右心室
21. 心包
19. 右肺中叶
8. 膈
17. 右肺下叶
16. 左肺下叶
5. 肋膈隐窝

图 9-18 肺——前面观

肺（二）

1. **主动脉弓** aortic arch 见 144—145 页。
2. **升主动脉** ascending aorta 见 154—155 页。
3. **奇静脉** azygos vein 见 146—147 页。
4. **头臂干** brachiocephalic trunk 见 152—153 页。
5. **降主动脉** descending aorta 见 144—145 页。
6. **食管** esophagus 见 70—71 页。
7. **水平裂** horizontal fissure 水平裂分隔右肺上叶和右肺中叶。水平裂的标志是右侧第 4 肋软骨。
8. **下腔静脉** inferior vena cava 见 74—75 页。
9. **室间隔** interventricular septum 左、右心室之间的间隔。大部分由间壁心肌和覆盖其外的两层心内膜构成。
10. **左心房** left atrium 见 154—155 页。
11. **左头臂静脉** left brachiocephalic vein 见 152—153 页。
12. **左颈总动脉** left common carotid artery 见 152—153 页。
13. **左肺** left lung 位于左胸腔内，由斜裂分为上、下两叶。左肺毗邻心脏，形成心压迹。
14. **左肺动脉** left pulmonary artery 见 152—153 页。
15. **左锁骨下动脉** left subclavian artery 见 152—153 页。
16. **左心室** left ventricle 见 154—155 页。
17. **右肺下叶** lower lobe of right lung 见 174—175 页。
18. **壁胸膜** parietal pleura 胸膜腔的外层胸膜。紧贴于胸壁内面、膈上面和纵隔两侧，对疼痛很敏感。
19. **心包** pericardium 见 152—153 页。
20. **肺动脉干** pulmonary trunk 从右心室发出的动脉干。肺动脉干将含氧量相对较少的血液输送到肺部，并分为左、右肺动脉。
21. **右心房** right atrium 见 154—155 页。
22. **右头臂静脉** right brachiocephalic vein 见 152—153 页。
23. **右颈总动脉** right common carotid artery 头臂干的分支，在甲状软骨上缘平面分为颈内动脉和颈外动脉。
24. **右肺** right lung 位于胸腔右侧，由水平裂和斜裂分为上、中、下三叶。
25. **右锁骨下动脉** right subclavian artery 起自头臂干，穿斜角肌间隙至第 1 肋外侧缘续为腋动脉。
26. **右心室** right ventricle 见 154—155 页。

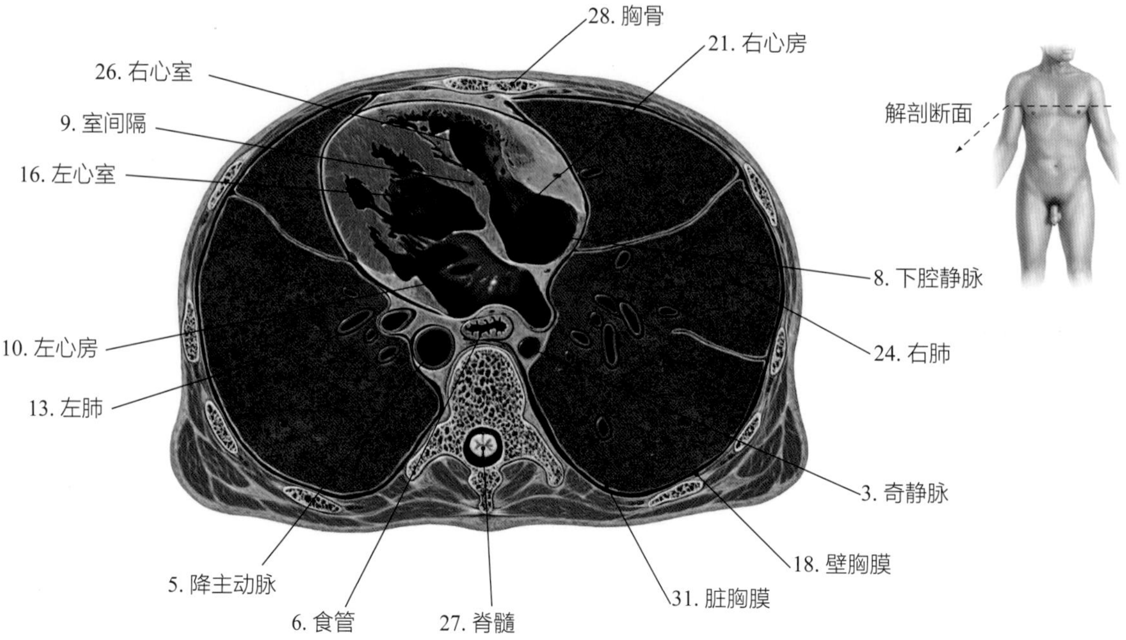
28. 胸骨
21. 右心房
26. 右心室
9. 室间隔
16. 左心室
解剖断面
8. 下腔静脉
10. 左心房
24. 右肺
13. 左肺
3. 奇静脉
18. 壁胸膜
5. 降主动脉
31. 脏胸膜
6. 食管
27. 脊髓

图 9-19 肺和心脏——断面观

27. **脊髓** spinal cord 见 100—101 页。

28. **胸骨** sternum 见 42—43 页。

29. **上腔静脉** superior vena cava 见 146—147 页。

30. **右肺上叶** superior lobe of right lung 见 176—177 页。

31. **脏胸膜** visceral pleura 覆盖肺表面的胸膜，深入到叶间裂内。脏胸膜上没有痛觉。

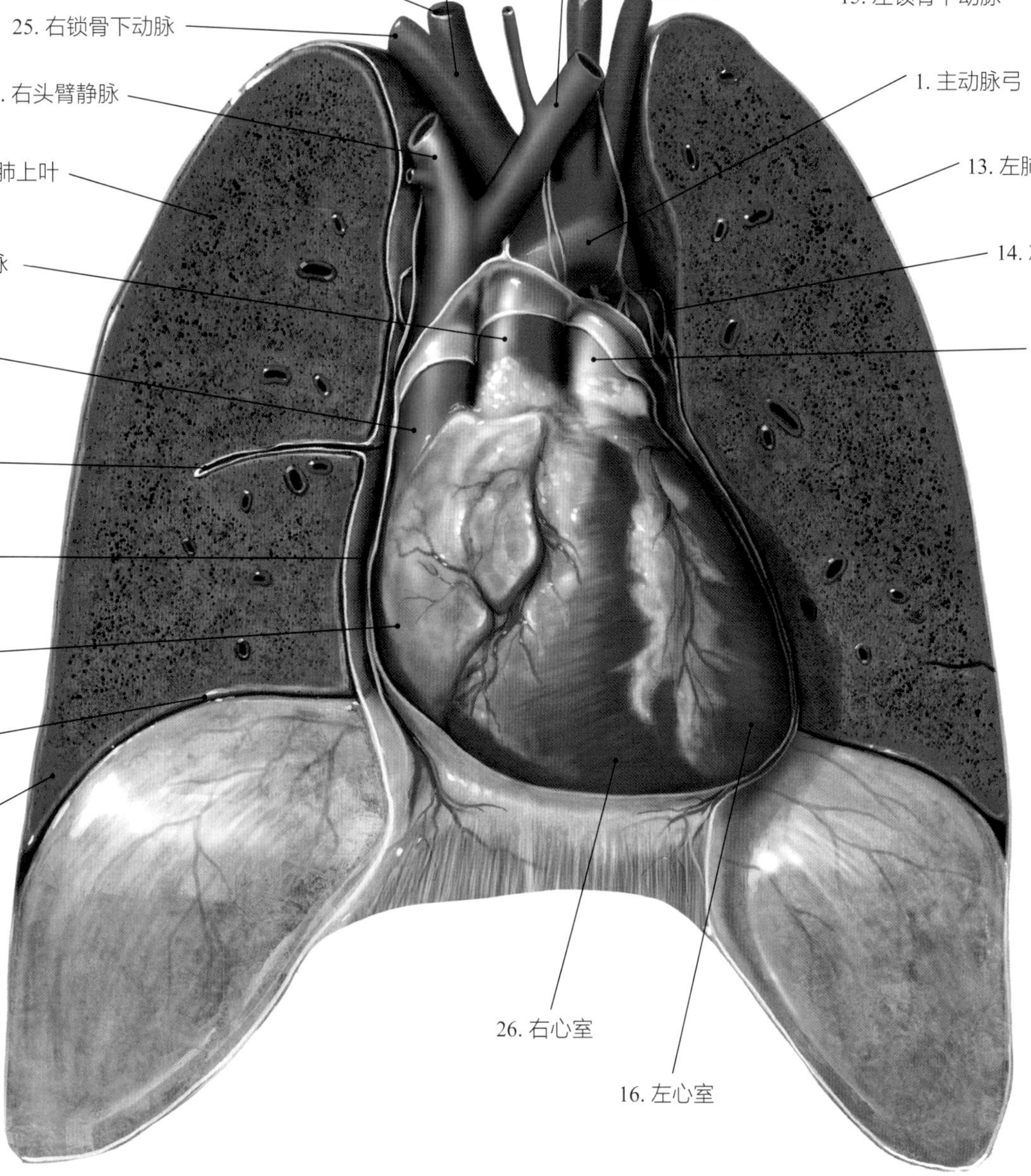

11. 左头臂静脉
4. 头臂干
12. 左颈总动脉
23. 右颈总动脉
15. 左锁骨下动脉
25. 右锁骨下动脉
1. 主动脉弓
22. 右头臂静脉
13. 左肺
30. 右肺上叶
14. 左肺动脉
2. 升主动脉
20. 肺动脉干
29. 上腔静脉
7. 水平裂
19. 心包
21. 右心房
31. 脏胸膜
17. 右肺下叶
26. 右心室
16. 左心室

图 9-20 肺和心脏——前面观

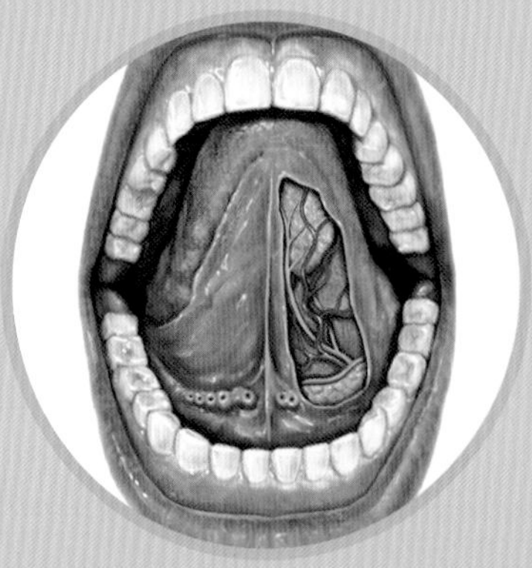
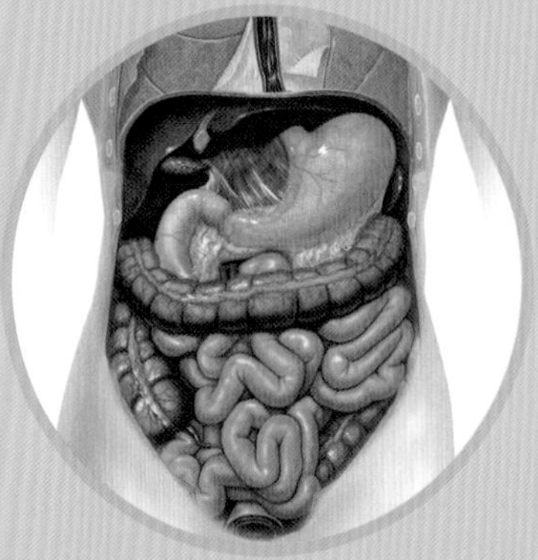
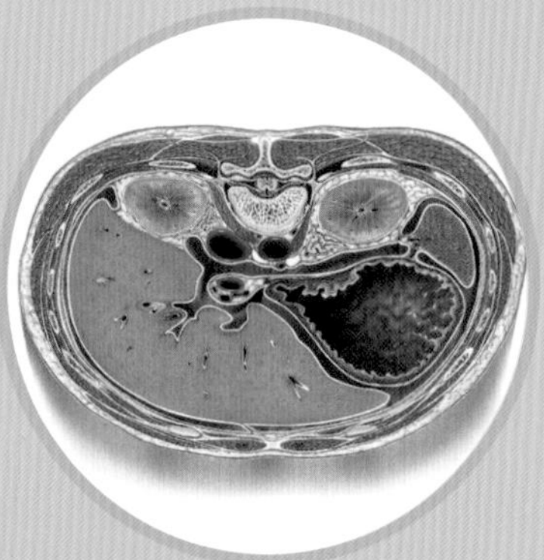

第十章

消化系统

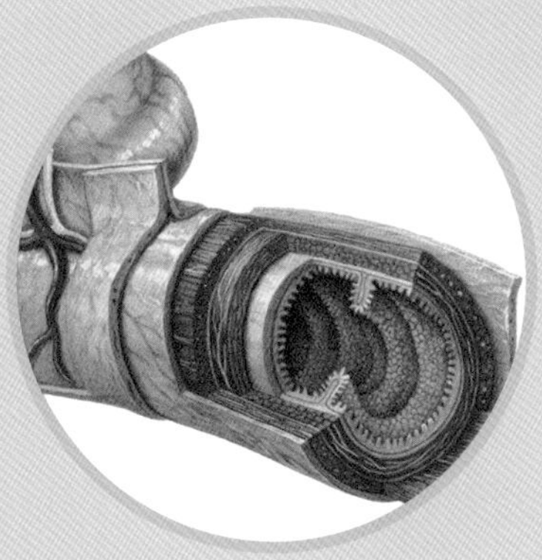 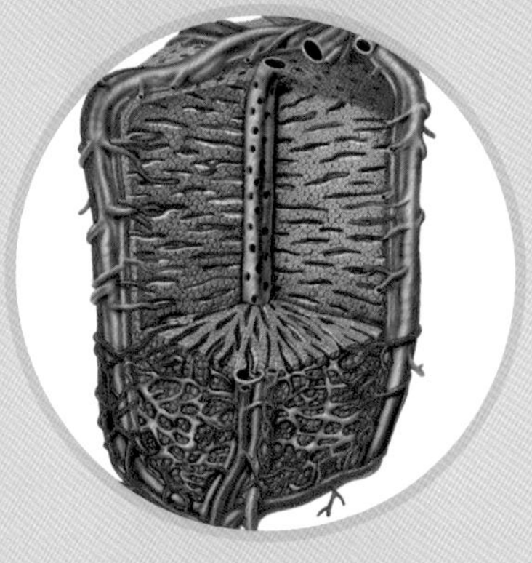 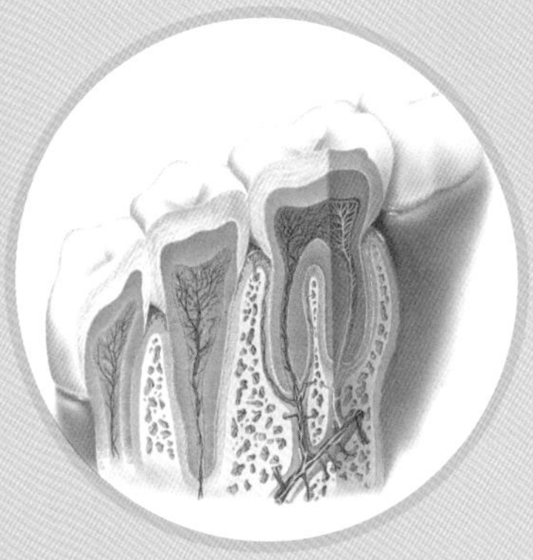

消化系统

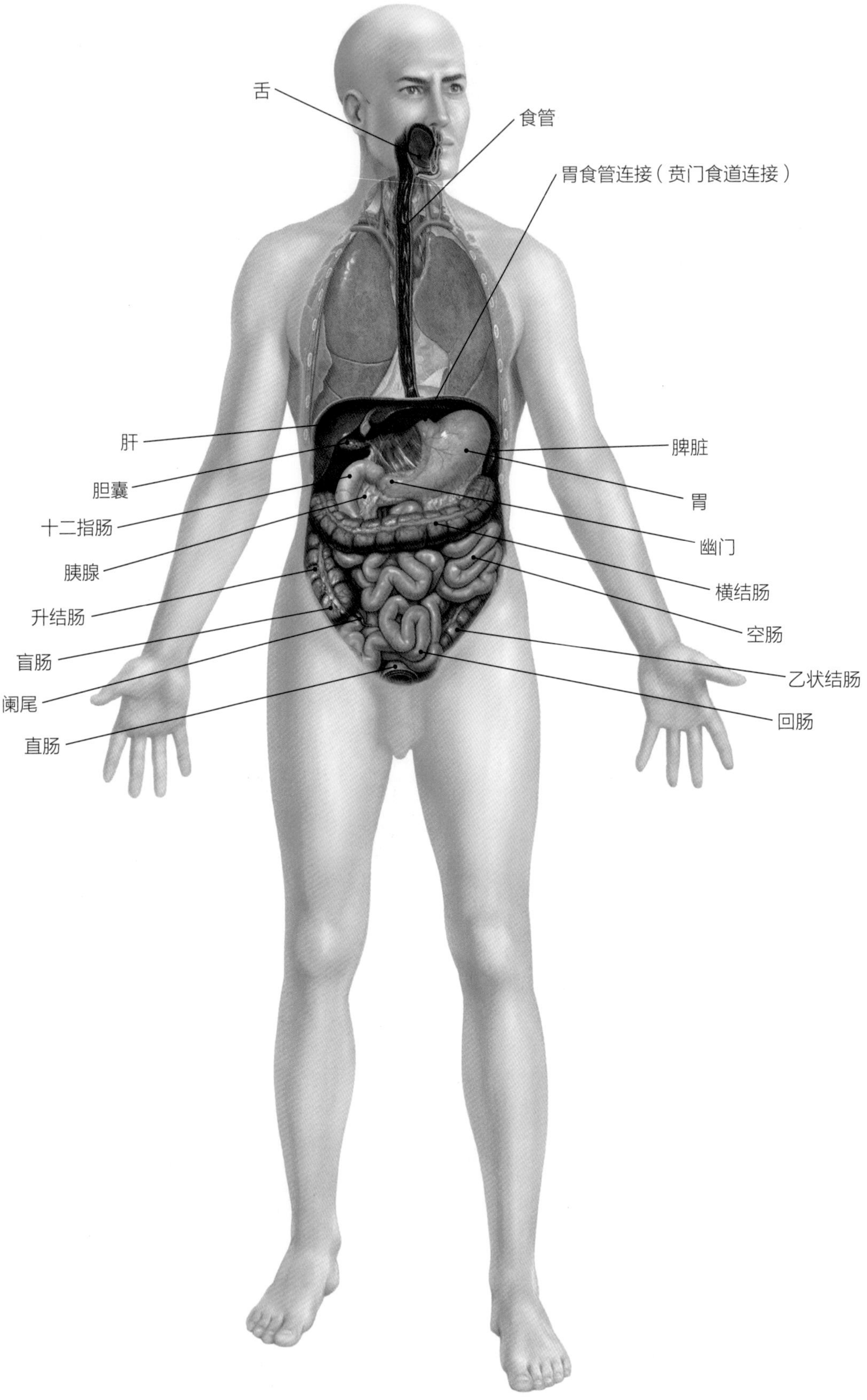
舌
食管
胃食管连接（贲门食道连接）
肝
胆囊
十二指肠
胰腺
升结肠
盲肠
阑尾
直肠
脾脏
胃
幽门
横结肠
空肠
乙状结肠
回肠

图 10-1 消化系统——前面观

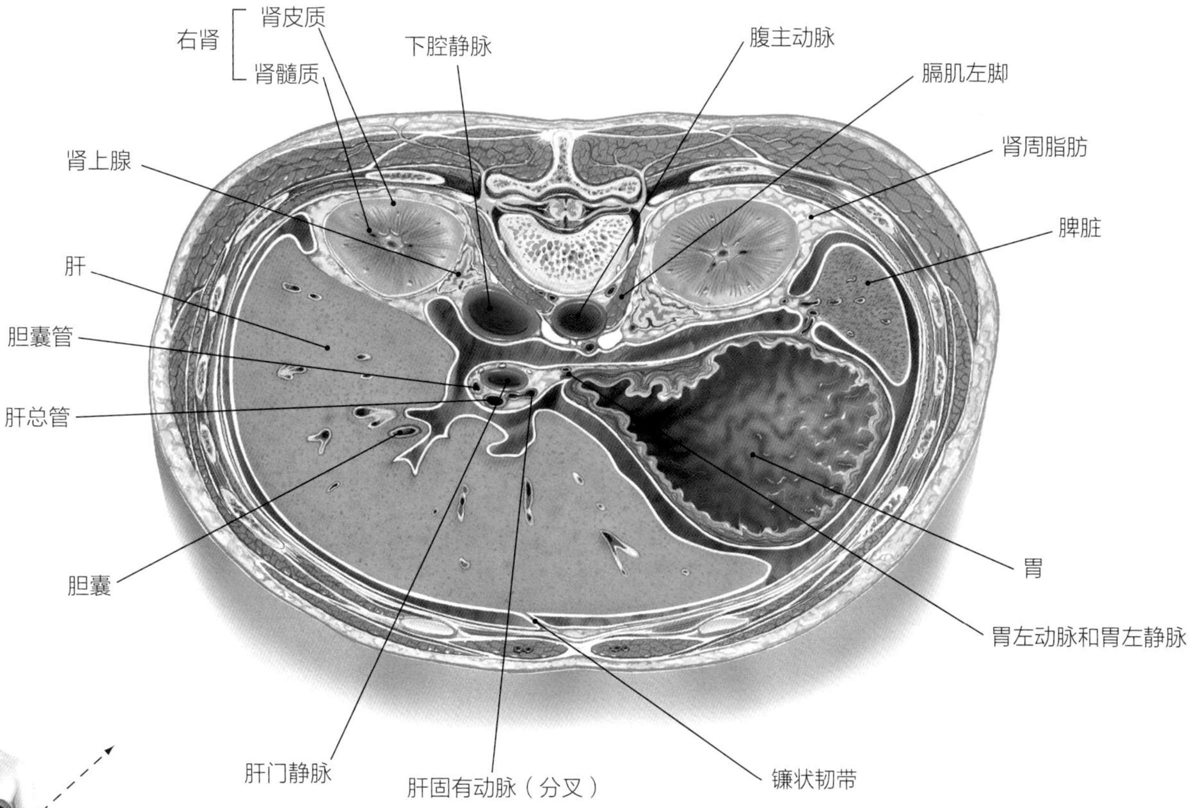
右肾
肾皮质
肾髓质
下腔静脉
腹主动脉
膈肌左脚
肾周脂肪
肾上腺
脾脏
肝
胆囊管
肝总管
胆囊
胃
胃左动脉和胃左静脉
肝门静脉
肝固有动脉（分叉）
镰状韧带

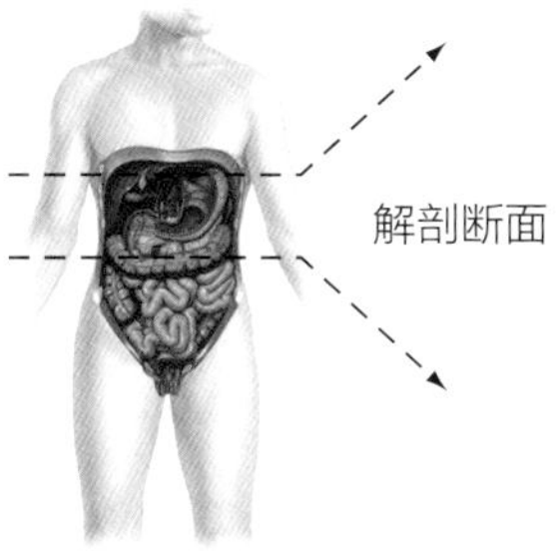
解剖断面

图 10-2 上腹部——横断面观

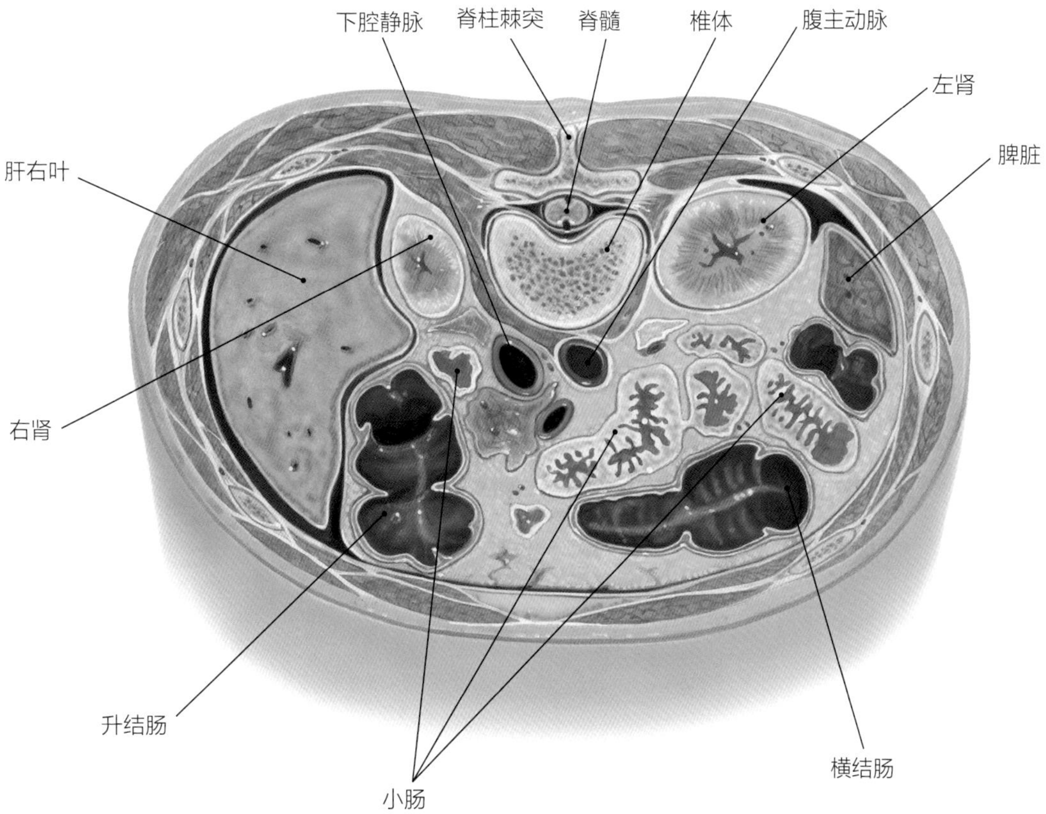
下腔静脉
脊柱棘突
脊髓
椎体
腹主动脉
左肾
脾脏
肝右叶
右肾
升结肠
横结肠
小肠

图 10-3 中腹部——横断面观

口和舌

1. **尖牙** canine 见 32—33 页。
2. **中切牙** central incisor 口腔前部呈弧形排列的凿刀形牙。主要功能是咬切食物。
3. **消化管** digestive tract 食物和液体通过的连续管道，包括口腔、咽、食管、胃、小肠和大肠。
4. **会厌** epiglottis 见 170—171 页。
5. **丝状乳头** filiform papillae 见 128—129 页。
6. **第 1 磨牙** first molar 最靠近中线的磨牙。下颌第 1 磨牙的牙冠上有 5 个齿尖，上颌第 1 磨牙有 4 个齿尖，用以研磨和粉碎食物。
7. **第 1 前磨牙** first premolar 位于犬齿后部，用于研磨和粉碎食物。其牙冠上有 2 个齿尖，因此又称为双尖牙。
8. **叶状乳头** foliate papillae 见 128—129 页。
9. **菌状乳头** fungiform papillae 见 128—129 页。
10. **侧切牙** lateral incisor 较外侧的凿刀形前牙。
11. **舌扁桃体（舌淋巴结）** lingual tonsil（lingual lymph nodes）见 136—137 页。
12. **舌正中沟** median sulcus of tongue 见 128—129 页。
13. **腭扁桃体** palatine tonsil 见 128—129 页。
14. **腭舌弓和腭舌肌** palatoglossus arch and muscle 见 128—129 页。
15. **腭咽弓和腭咽肌** palatopharyngeal arch and muscle 见 128—129 页。
16. **咽后壁** posterior wall of pharynx 由覆盖在咽中缩肌上的黏膜组成。第 2 和第 3 颈椎位于咽后壁后部，髓膜环绕上颈脊髓，因此，吃冰激凌时，会出现“大脑冻结”。
17. **呼吸道** respiratory tract 空气通过鼻咽、口咽和喉入口到达下呼吸道。
18. **第 2 磨牙** second molar 位于上、下牙弓正中线两侧的第 7 牙。上、下颌的第 2 磨牙通常有 4 个齿尖。
19. **第 2 前磨牙** second premolar 位于第 1 前磨牙后侧，有 2 个齿尖。
20. **软腭** soft palate 见 170—171 页。
21. **界沟** terminal sulcus 见 128—129 页。
22. **舌** tongue 见 128—129 页。
23. **腭垂** uvula 口腔内软腭中部游离缘向下突出的部分。腭垂的核心结构是骨骼肌（腭垂肌）。当人张口说“啊”时，腭垂就会抬起。
24. **轮廓乳头** vallate papillae 见 128—129 页。
25. **会厌谷** epiglottic vallecula 见 128—129 页。
26. **迟牙** wisdom tooth 见 34—35 页。

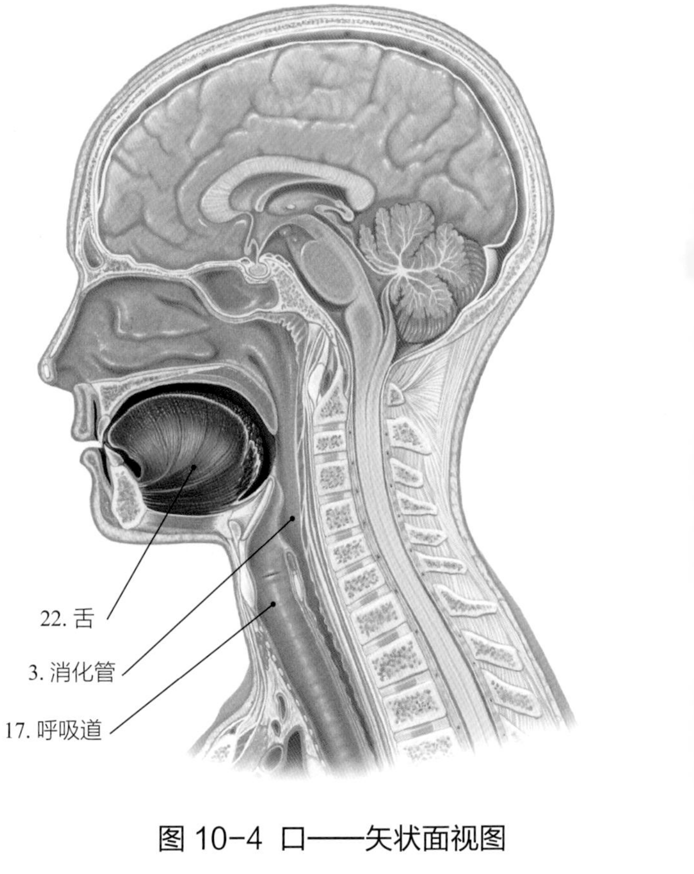

22. 舌
3. 消化管
17. 呼吸道

图 10-4 口——矢状面视图

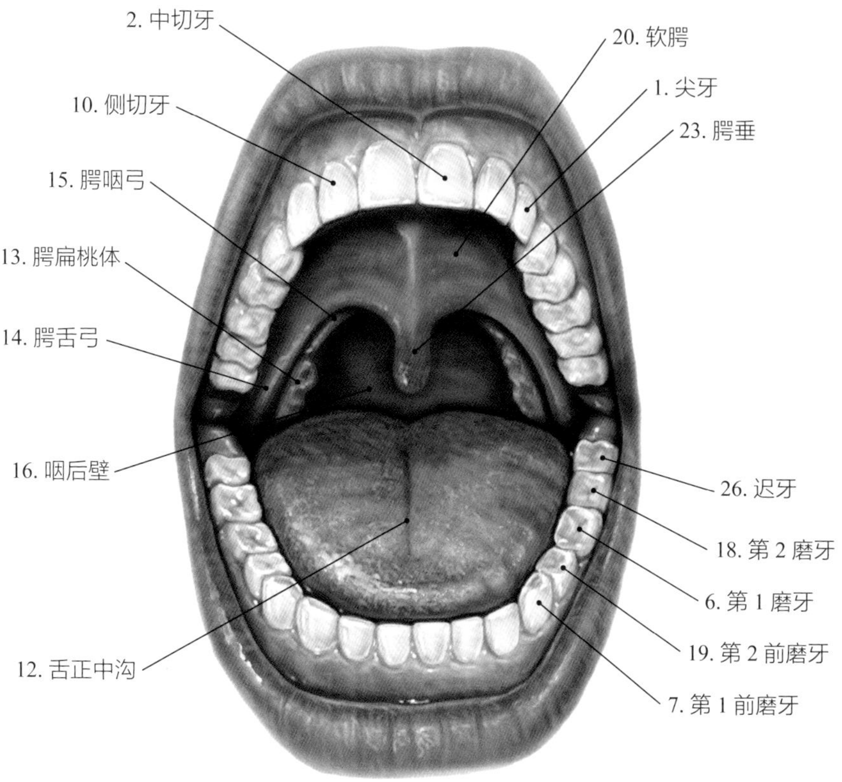

2. 中切牙
20. 软腭
1. 尖牙
10. 侧切牙
23. 腭垂
15. 腭咽弓
13. 腭扁桃体
14. 腭舌弓
16. 咽后壁
26. 迟牙
18. 第 2 磨牙
6. 第 1 磨牙
19. 第 2 前磨牙
12. 舌正中沟
7. 第 1 前磨牙

图 10-5 口——前面观

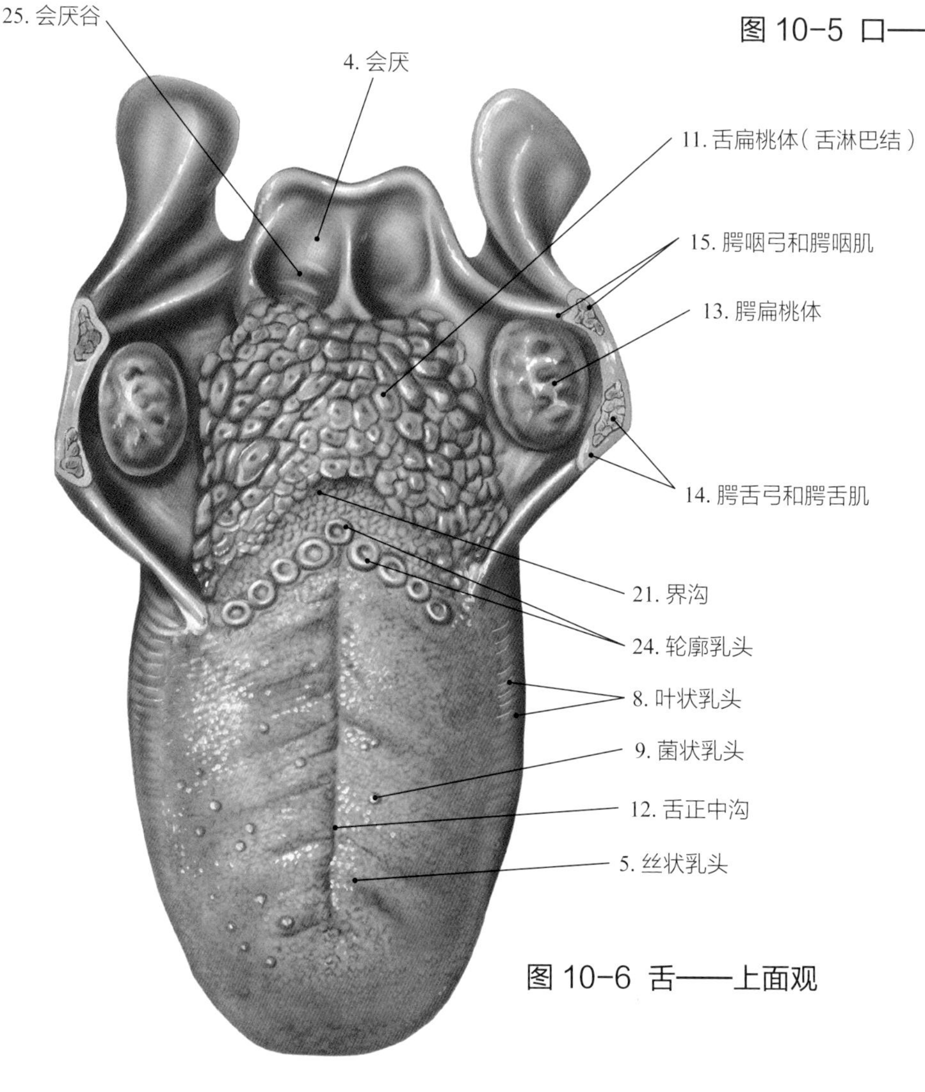

25. 会厌谷
4. 会厌
11. 舌扁桃体（舌淋巴结）
15. 腭咽弓和腭咽肌
13. 腭扁桃体
14. 腭舌弓和腭舌肌
21. 界沟
24. 轮廓乳头
8. 叶状乳头
9. 菌状乳头
12. 舌正中沟
5. 丝状乳头

图 10-6 舌——上面观

牙

1. **牙槽动脉** alveolar artery 为上、下颌骨的牙槽部和上、下牙弓供给血液的动脉。

2. **牙槽动脉和牙槽静脉的牙槽支** alveolar branch of alveolar arteries and veins 牙槽血管的分支，供应上、下颌骨的骨性牙槽边缘。

3. **牙槽神经** alveolar nerve 支配牙槽部的感觉，分为上颌骨支和下颌骨支，每颗牙均有其分支。

4. **牙槽突** alveolar process 上颌体和下颌体的突起部分。牙周韧带将牙固定在牙槽内。

5. **牙槽静脉** alveolar vein 收集上、下颌骨的牙槽部分以及相应牙弓处血液的静脉。

6. **牙根尖孔** apical foramen 牙根管在牙根尖端的开口，使神经和血管进入或离开牙内部。

7. **尖牙** canine 见 32—33 页。

8. **牙腔毛细血管丛** capillary plexus in pulp cavity 牙腔内的毛细血管丛，供应牙冠的牙质。

9. **牙骨质和牙周韧带** cementum and periodontal ligament 牙根周围的钙化组织。牙周韧带将牙骨质固定在上颌骨或下颌骨上。

10. **中切牙** central incisor 见 184—185 页。

11. **牙冠** crown of tooth 解剖牙冠是牙体外层被釉质覆盖的部分，临床牙冠是暴露于口腔、露出牙龈以外的部分。随着年龄的增长，牙龈萎缩，牙冠越发暴露。

12. **牙槽动脉和牙槽静脉的牙支** dental branch of alveolar arteries and veins 牙槽血管的小分支，供应牙髓和牙质。

13. **牙槽神经的牙支** dental branch of alveolar nerve 牙槽神经发出的小分支，支配牙髓和牙质的感觉。

14. **牙质** dentine 牙冠、牙颈和牙根内的一种钙化组织。牙质含有由羟基磷灰石结晶矿化的胶原蛋白。牙冠处的牙质被釉质所覆盖。

15. **釉质** enamel 人体内最坚硬的组织，覆盖在每颗牙的牙冠部牙质表面。成熟的釉质含 99% 的羟基磷灰石结晶，只含 1% 的蛋白质。

16. **第 1 磨牙** first molar 见 184—185 页。

17. **第 1 前磨牙** first premolar 见 184—185 页。

18. **牙龈** gingiva 由致密的纤维组织构成，为包绕在上、下颌骨牙槽突及牙颈部的口腔黏膜（复层鳞状上皮）。牙龈覆盖于牙槽边缘，与牙颈和每个下牙冠接触。

19. **牙槽动脉和牙槽静脉的牙龈支** gingival branch of alveolar arteries and veins 牙槽血管供应牙龈的分支。

20. **牙槽神经的牙龈支** gingival branch of alveolar nerve 牙槽神经发出的分支，支配牙龈的感觉。

21. **侧切牙** lateral incisor 见 184—185 页。

22. **牙颈** neck of tooth 位于牙冠与牙根之间，被牙龈所包盖的部分。患有牙龈疾病时，牙颈可能会暴露，使牙极易被蛀蚀和感染。

23. **牙腔** dental cavity 牙最内部的腔。牙腔中有血管和感觉神经，并含有参与形成牙质的成牙质细胞。

24. **牙根管** root canal 位于牙根之内的细管，传输牙神经和血管。

25. **牙根** root of tooth 牙嵌入上、下颌骨牙槽内的部分。牙根被牙骨质覆盖，并被牙周韧带固定在牙槽内。

26. **第 2 磨牙** second molar 见 184—185 页。

27. **第 2 前磨牙** second premolar 见 184—185 页。

28. **牙** teeth 牙包括表面覆有釉质的牙冠，与牙冠相邻并被牙龈所包盖的牙颈，以及嵌入上、下颌骨牙槽内的牙根。

29. **迟牙** wisdom tooth 见 34—35 页。

图 10-7 上颌牙

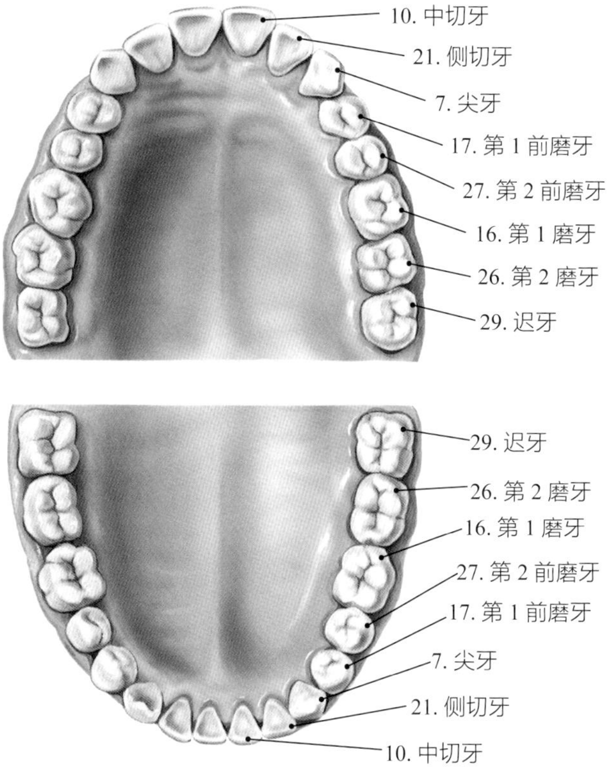
10. 中切牙
21. 侧切牙
7. 尖牙
17. 第 1 前磨牙
27. 第 2 前磨牙
16. 第 1 磨牙
26. 第 2 磨牙
29. 迟牙
29. 迟牙
26. 第 2 磨牙
16. 第 1 磨牙
27. 第 2 前磨牙
17. 第 1 前磨牙
7. 尖牙
21. 侧切牙
10. 中切牙

图 10-8 下颌牙

图 10-9 上颌牙

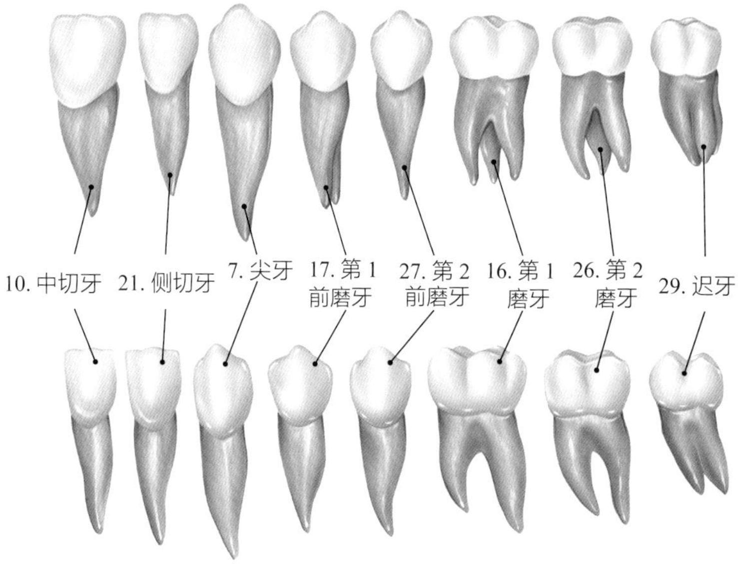
10. 中切牙
21. 侧切牙
7. 尖牙
17. 第 1 前磨牙
27. 第 2 前磨牙
16. 第 1 磨牙
26. 第 2 磨牙
29. 迟牙

图 10-10 下颌牙

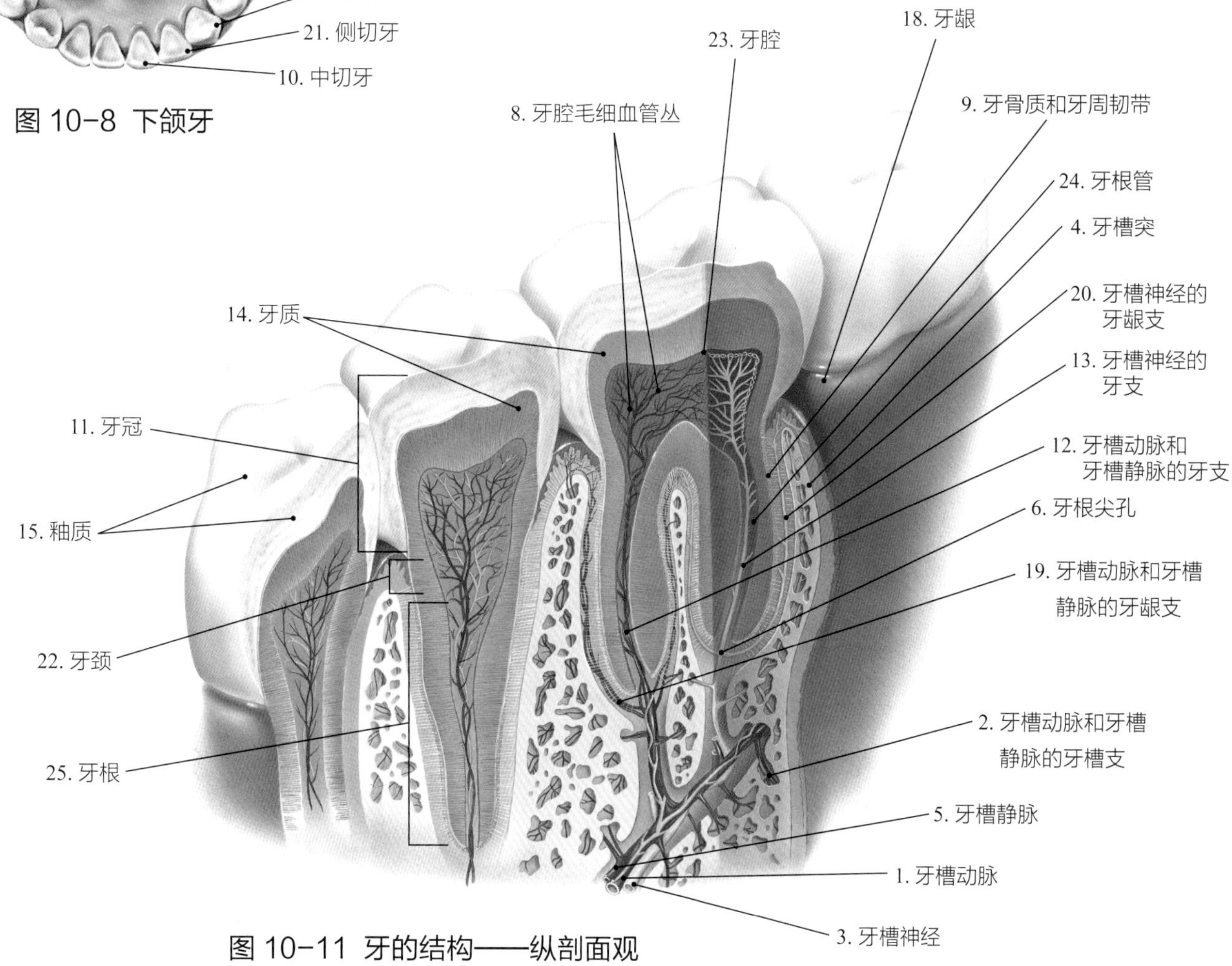
18. 牙龈
23. 牙腔
9. 牙骨质和牙周韧带
8. 牙腔毛细血管丛
24. 牙根管
4. 牙槽突
20. 牙槽神经的牙龈支
14. 牙质
13. 牙槽神经的牙支
11. 牙冠
12. 牙槽动脉和牙槽静脉的牙支
6. 牙根尖孔
15. 釉质
19. 牙槽动脉和牙槽静脉的牙龈支
22. 牙颈
2. 牙槽动脉和牙槽静脉的牙槽支
25. 牙根
5. 牙槽静脉
1. 牙槽动脉
3. 牙槽神经

图 10-11 牙的结构——纵剖面观

唾液腺

1. **副腮腺** accessory parotid gland 腮腺的一小部分，附着在腮腺管的上缘。

2. **腺泡细胞** acinar cell 腺体的分泌部分。腺泡细胞分为浆液性腺泡细胞（产生酶、富含脯氨酸的蛋白质和乳铁蛋白）和黏液性腺泡细胞（产生黏蛋白）。

3. **舌前小唾液腺** anterior lingual minor salivary gland 位于舌下的小唾液腺。

4. **动脉** artery 见 144—145 页。

5. **舌深动脉和舌深静脉** deep lingual artery and veins 分别为供应和引流舌下的血管。当舌抬起抵到上腭时可见舌深静脉。

6. **伞襞** fimbriated fold 舌下肉眼可见的黏膜皱襞。

7. **舌系带** frenulum of tongue 舌黏膜在舌下正中线上形成的黏膜褶皱，连接舌和口腔底部。舌系带较短是导致“结舌”而发音不准的原因。

8. **闰管** intercalated duct 见 200—201 页。

9. **小叶间导管** interlobular duct 位于腺体内小叶间的大导管之一，也称为排泄管输出管，管壁由单层柱状上皮逐渐变为假复层柱状上皮，并汇入叶间导管。

10. **舌神经** lingual nerve 三叉神经的下颌支，支配舌前 2/3 的感觉。

11. **黏液细胞** mucous cell 存在于下颌下腺和舌下唾液腺中。下颌下腺为混合腺，有黏液腺泡和浆液腺泡；舌下唾液腺仅有黏液腺泡。

12. **黏液小管** mucous tubule 分泌黏液的腺泡腔。

13. **口腔** oral cavity 见 170—171 页。

14. **腮腺管** parotid duct 腮腺分泌物的排出管，长约 5 cm，穿过颊脂垫和颊肌，腮腺管口位于口腔内，正对上颌第 2 磨牙牙冠。

15. **腮腺** parotid gland 主要的唾液腺之一，位于外耳道的前下方。

16. **唾液腺** salivary gland 口腔有大、小两种唾液腺，大唾液腺包括腮腺、下颌下腺和舌下腺，小唾液腺分布在口腔各部黏膜内。人体每天可分泌大约 500 mL 的唾液。唾液中含有酶、糖蛋白（黏液）、离子、水和免疫球蛋白 A。

17. **隔膜** septum 一种结缔组织壁，由被膜产生，穿过腺体并把腺体分割成小叶。

18. **浆液细胞（形成新月形浆液细胞）**serous cell（forming a serous crescent）一种分泌性细胞，可以分泌富含脯氨酸的蛋白质、酶（淀粉酶、过氧化物酶和溶菌酶）和抗菌蛋白。

19. **新月形浆液细胞（浆半月）**serous crescent（serous demilune）围绕黏液腺泡的浆液性细胞形成的新月形结构，从而形成浆液腺泡。

20. **纹状管** striated duct 最常见于下颌下腺，纹状管上皮由立方上皮细胞渐变为柱状上皮细胞，上述细胞的基底内褶含有大量线粒体，纹状管参与离子和水的运输。

21. **舌下阜的下颌下腺管开口** sublingual caruncle with opening of submandibular duct 下颌下腺管开口位于舌系带基底部的突起（乳头状突起）。

22. **舌下襞的舌下腺管开口** sublingual folds with openings of sublingual gland ducts 舌下腺均位于舌下襞之下，舌下腺管通过许多微小的导管进入口腔。

23. **舌下腺** sublingual gland 位于舌下襞的深面，其周围无致密的包膜。舌下腺是一个混合腺，腺泡由浆液细胞和黏液细胞组成，但以黏液腺泡为主。

24. **下颌下腺** submandibular gland 位于下颌骨后下缘，是复管泡状腺，内有浆液黏液腺泡和浆液腺泡。

25. **下颌下腺管** submandibular duct 长约 5 cm，从舌骨肌和舌骨舌肌之间穿过，开口于舌下阜。

26. **静脉** vein 见 146—147 页。

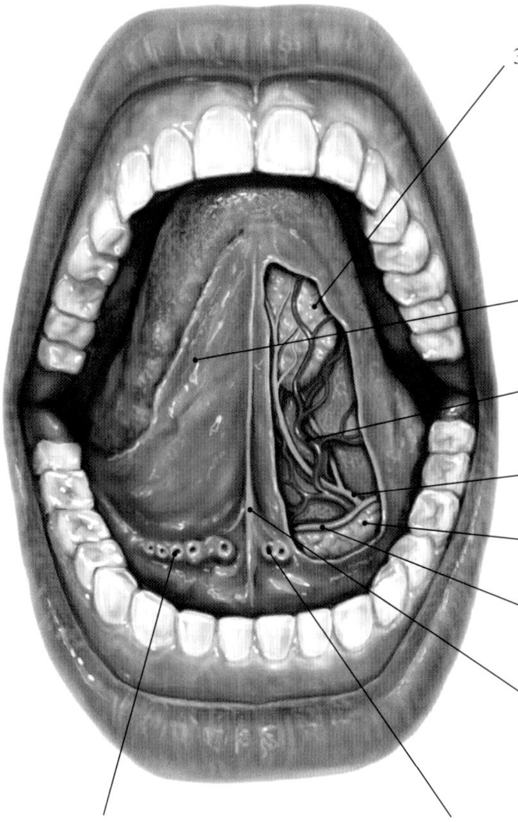
3. 舌前小唾液腺
6. 伞襞
5. 舌深动脉和舌深静脉
10. 舌神经
23. 舌下腺
25. 下颌下腺管
7. 舌系带
22. 舌下襞的舌下腺管
开口（放大视图）
21. 舌下阜的下颌下
腺管开口（放大视图）

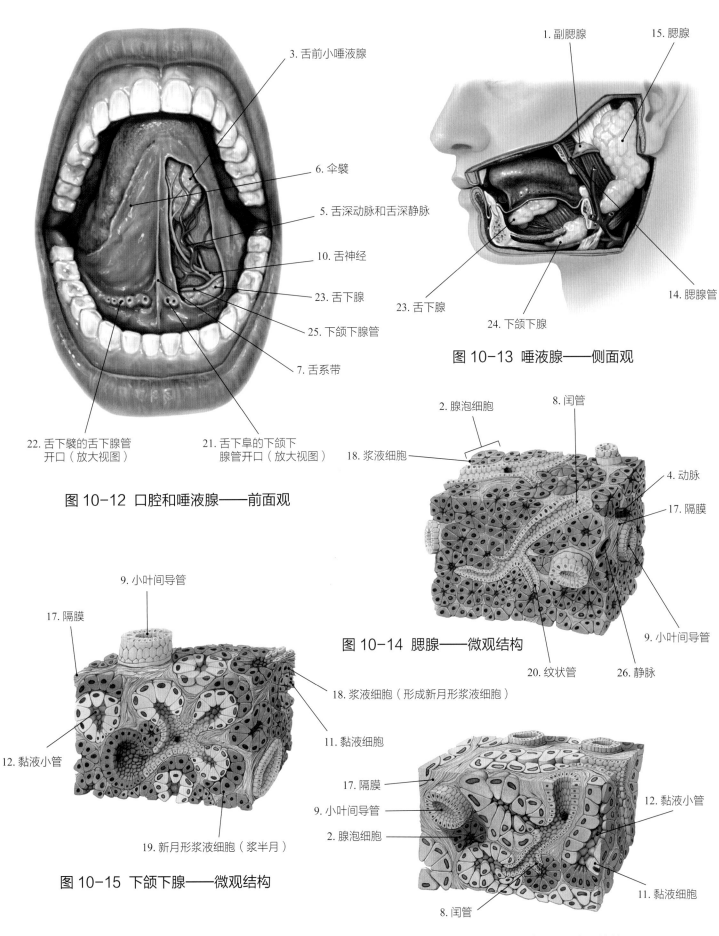

图 10–12 口腔和唾液腺——前面观

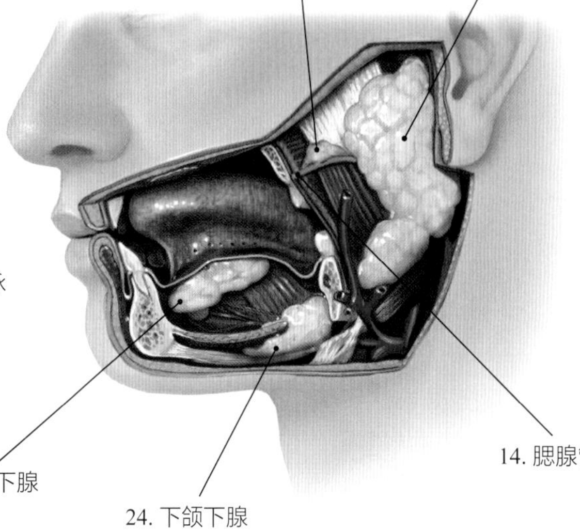
1. 副腮腺
15. 腮腺
14. 腮腺管
23. 舌下腺
24. 下颌下腺

图 10–13 唾液腺——侧面观

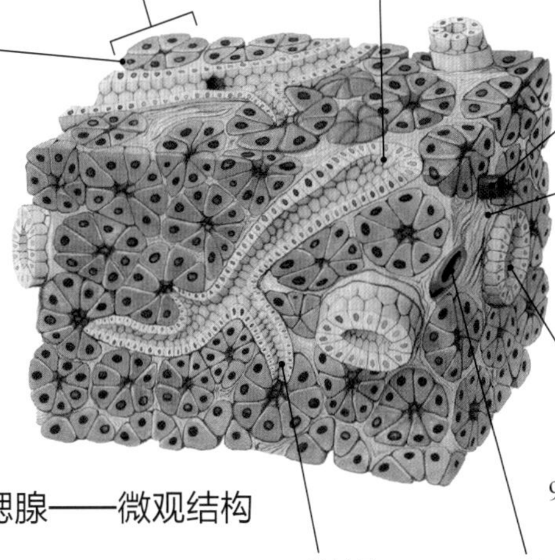
2. 腺泡细胞
8. 闰管
18. 浆液细胞
4. 动脉
17. 隔膜
9. 小叶间导管
20. 纹状管
26. 静脉

图 10–14 腮腺——微观结构

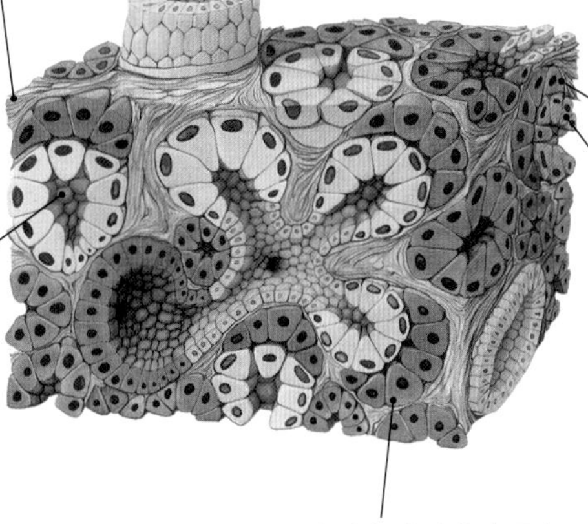
9. 小叶间导管
17. 隔膜
18. 浆液细胞（形成新月形浆液细胞）
11. 黏液细胞
12. 黏液小管
19. 新月形浆液细胞（浆半月）

图 10–15 下颌下腺——微观结构

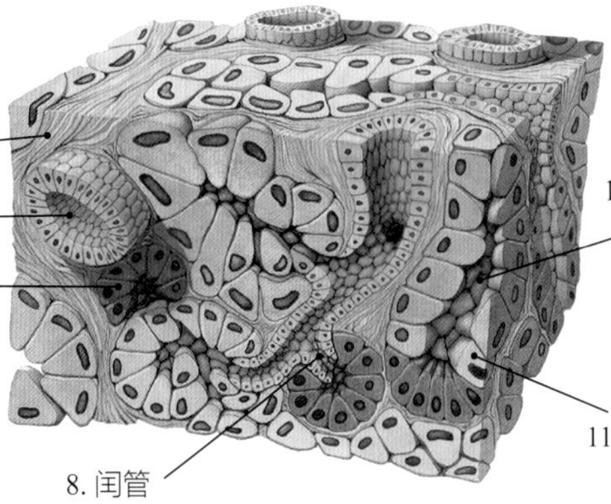
17. 隔膜
9. 小叶间导管
2. 腺泡细胞
12. 黏液小管
11. 黏液细胞
8. 闰管

图 10–16 舌下腺——微观结构

消化器官

1. **腹主动脉** abdominal aorta 见 74—75 页。

2. **肛柱** anal column 肛管内细长纵行的黏膜皱襞。相邻肛柱的下端由肛瓣互相连接。

3. **肛门** anus 消化管的末端。肛管长度约为 3 cm，指从上盆膈至肛门的部分。肛管被肛门内、外括约肌所包围，其内面有黏膜形成的纵行皱襞，称为肛柱。

4. **升结肠** ascending colon 为大肠的一部分，位于盲肠和结肠右曲之间。

5. **十二指肠** duodenum 见 196—197 页。

6. **肛门外括约肌** external anal sphincter / sphincter ani externus 见 196—197 页。

7. **胆囊** gallbladder 位于肝脏面的胆囊窝内，呈梨形的囊袋结构。具有储存和浓缩胆汁的功能，通过胆囊管将胆汁排入胆道。

8. **大网膜** greater omentum 从胃大弯处垂下的腹膜皱襞，呈围裙状。具有高度的流动性，含有淋巴组织。大网膜具有保护、防御作用，可以防止炎症和感染部位侵袭腹壁。

9. **肝动脉** hepatic artery 见 160—161 页。

10. **髂骨** ilium 见 52—53 页。

11. **下腔静脉** inferior vena cava 见 74—75 页。

12. **肛门内括约肌** internal anal sphincter / sphincter ani internus 见 196—197 页。

13. **胃左动脉** left gastric artery 腹腔干的分支，沿胃小弯右行，供应胃小弯区域和食管下端。

14. **肝左叶** left lobe of liver 在肝的膈面，肝镰状韧带左侧的部分；在脏面，位于静脉韧带裂和肝圆韧带裂左侧；在肝内，位于正中裂左侧的部分。肝左叶贴近胃前壁。

15. **肝门静脉** portal vein 见 160—161 页。

16. **耻骨** pubis 构成髋骨的 3 块骨骼之一，位于骨盆前方，参与构成耻骨联合，两侧结构相同。

17. **直肠** rectum 大肠位于乙状结肠和肛管之间的部分，长约 15 cm。直肠上半部分有直肠横襞，下部膨大称为直肠壶腹。

18. **肝右叶** right lobe of liver 镰状韧带右侧的部分。肝右叶位于膈的右穹窿下，与右肾、右肾上腺、胆囊和结肠右曲相连。

19. **乙状结肠** sigmoid colon 大肠的一部分，呈“乙”字形，从骨盆边缘伸向骶椎中段。乙状结肠由乙状结肠系膜连于左下腹。

20. **小肠** small intestine 分为十二指肠、空肠及回肠三段，其中十二指肠大部分固定于腹后壁，而空肠与回肠均由肠系膜连于腹后壁，可以活动。

21. **脾动脉** splenic artery 由腹腔干发出的最粗最长的弯曲分支，位于胃的后侧，沿着胰腺上缘一直延伸到脾门。

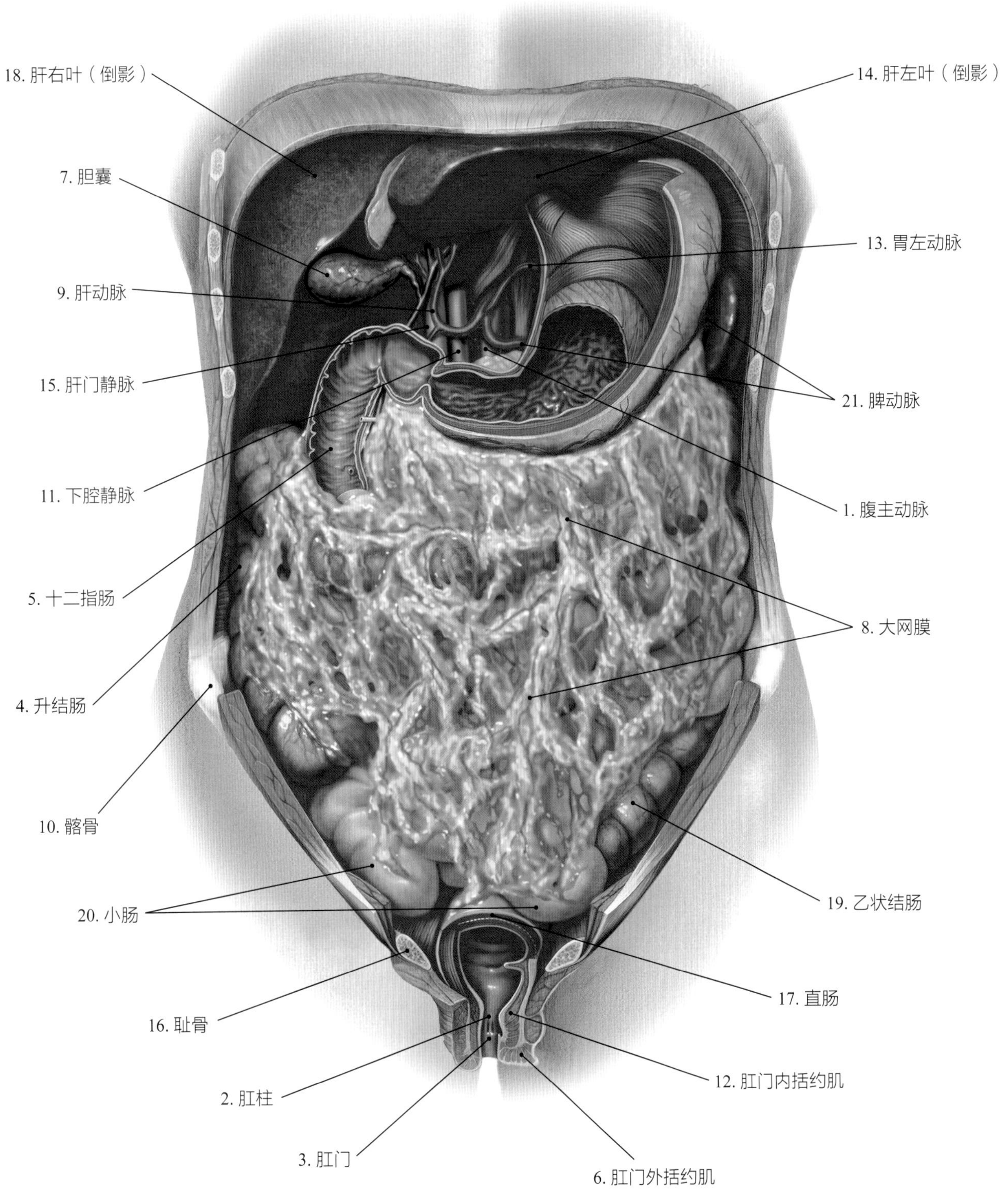
18. 肝右叶（倒影）
14. 肝左叶（倒影）
7. 胆囊
13. 胃左动脉
9. 肝动脉
15. 肝门静脉
21. 脾动脉
11. 下腔静脉
1. 腹主动脉
5. 十二指肠
8. 大网膜
4. 升结肠
10. 髂骨
19. 乙状结肠
20. 小肠
17. 直肠
16. 耻骨
12. 肛门内括约肌
2. 肛柱
3. 肛门
6. 肛门外括约肌

图 10-17 消化器官和大网膜——前面观

腹部器官

1. **腹主动脉** abdominal aorta 见 74—75 页。
2. **腹部器官** abdominal organs 可以分为腹膜前器官（即与肠系膜相连的脏器，如胃或小肠）和腹膜后器官（即位于腹膜腔之后的脏器，如肾、肾上腺或腹主动脉）。
3. **副胰管** accessory pancreatic duct 胰腺外分泌部的小胰管，将胰液从胰头引流至十二指肠小乳头。
4. **肛门** anus 见 190—191 页。
5. **升结肠** ascending colon 见 190—191 页。
6. **胰体** body of pancreas 胰的中间部，位于主动脉前方。
7. **盲肠** cecum 大肠的起始部。与回肠末端相连，有孔与阑尾相连，延续为升结肠。
8. **胆总管** common bile duct 输送胆汁的管道，将肝分泌的胆汁从胆囊输送至十二指肠的第二部分。胆总管由胆囊管与肝总管汇合而成，穿过胰头，与主胰管共同在十二指肠大乳头处开口。
9. **肝总动脉** common hepatic artery 腹腔干的分支。行向右，发出胃十二指肠动脉供应胃右部、胰头和十二指肠上部，并发出肝动脉供应肝和胆囊。
10. **肝总管** common hepatic duct 从肝输出胆汁的管道。由肝左、右管汇合而成，与胆囊管汇合成胆总管。
11. **胆囊管** cystic duct 连接胆囊颈与胆道之间的管道，输送胆汁，其黏膜呈螺旋瓣样皱襞。
12. **膈** diaphragm 见 8—9 页。
13. **十二指肠空肠曲** duodenojejunal flexure 十二指肠的升部和空肠起始部的连接处。十二指肠悬韧带（treitz 韧带）将十二指肠空肠曲固定在腹后壁上形成弯曲。
14. **胆囊** gallbladder 见 190—191 页。
15. **十二指肠大乳头** major duodenal papilla 位于十二指肠的降部内侧壁黏膜上的小突起，肝胰壶腹（由胆总管与主胰管汇合而成）在此处开口。
16. **大网膜** greater omentum 见 190—191 页。
17. **胰头** head of pancreas 见 200—201 页。
18. **结肠右曲** right colic flexure 见 196—197 页。
19. **回肠** ileum 小肠的最后一段。回肠的肠壁比空肠薄，血管更少，但回肠是吸收维生素 B_{12} 的重要部位，内有丰富的淋巴组织（派尔集合淋巴结）。
20. **下腔静脉** inferior vena cava 见 74—75 页。
21. **空肠** jejunum 小肠的中间部分，是吸收营养物质的主要场所，有丰富的血管和高度折叠的黏膜。
22. **胃左动脉** left gastric artery 见 190—191 页。
23. **胃网膜左动脉** left gastroepiploic artery 脾动脉的分支，供应胃大弯的左侧。
24. **肝固有动脉左支** left branch of proper hepatic artery 肝固有动脉的分支，供应肝左叶。
25. **肝左叶** left lobe of liver 见 190—191 页。
26. **主胰管** main pancreatic duct 引流胰尾、胰体、胰颈和胰头的主要管道。主胰管与胆总管汇合形成肝胰腺壶腹，开口于十二指肠乳头。
27. **十二指肠环状襞** plica circularis of duodenum 十二指肠黏膜和黏膜下层的皱襞。在距离胃幽门部约 3 cm 处开始出现，在空肠和回肠近端也可见。
28. **肝门静脉** portal vein 见 160—161 页。
29. **幽门括约肌** pyloric sphincter 由平滑肌组成，从胃的出口处至十二指肠的上部均有幽门括约肌环绕，可以控制食糜向小肠的运动。
30. **幽门** pylorus 胃的一部分，内侧面有黏膜覆盖，内有腺体。幽门部又可分为左侧的幽门窦和右侧的幽门管，幽门管由幽门括约肌构成。
31. **直肠** rectum 见 190—191 页。
32. **肝右叶** right lobe of liver 见 190—191 页。
33. **乙状结肠** sigmoid colon 见 190—191 页。
34. **脾** spleen 见 138—139 页。
35. **脾动脉** splenic artery 见 190—191 页。
36. **胃** stomach 见 194—195 页。
37. **肠系膜上动脉** superior mesenteric artery 腹主动脉的分支，供应不成对脏器（十二指肠远端、空肠、回肠、盲肠、阑尾、升结肠和横结肠）。
38. **肠系膜上静脉** superior mesenteric vein 肝门静脉的分支，与同名动脉伴行。
39. **横结肠** transverse colon 大肠的一部分，结肠右曲至结肠左曲之间的部分，由横结肠系膜连于腹后壁。
40. **胰钩突** uncinate process of pancreas 胰头后下部向左后下方的突起，呈钩状，由此形成胰腺切迹，肠系膜上动脉和肠系膜上静脉从中通过。
41. **阑尾** vermiform appendix 一根长约 10 cm 的盲管，盲肠底部的蚓状突起。炎症和异物会导致阑尾管腔阻塞、排空欠佳，从而引起阑尾炎。

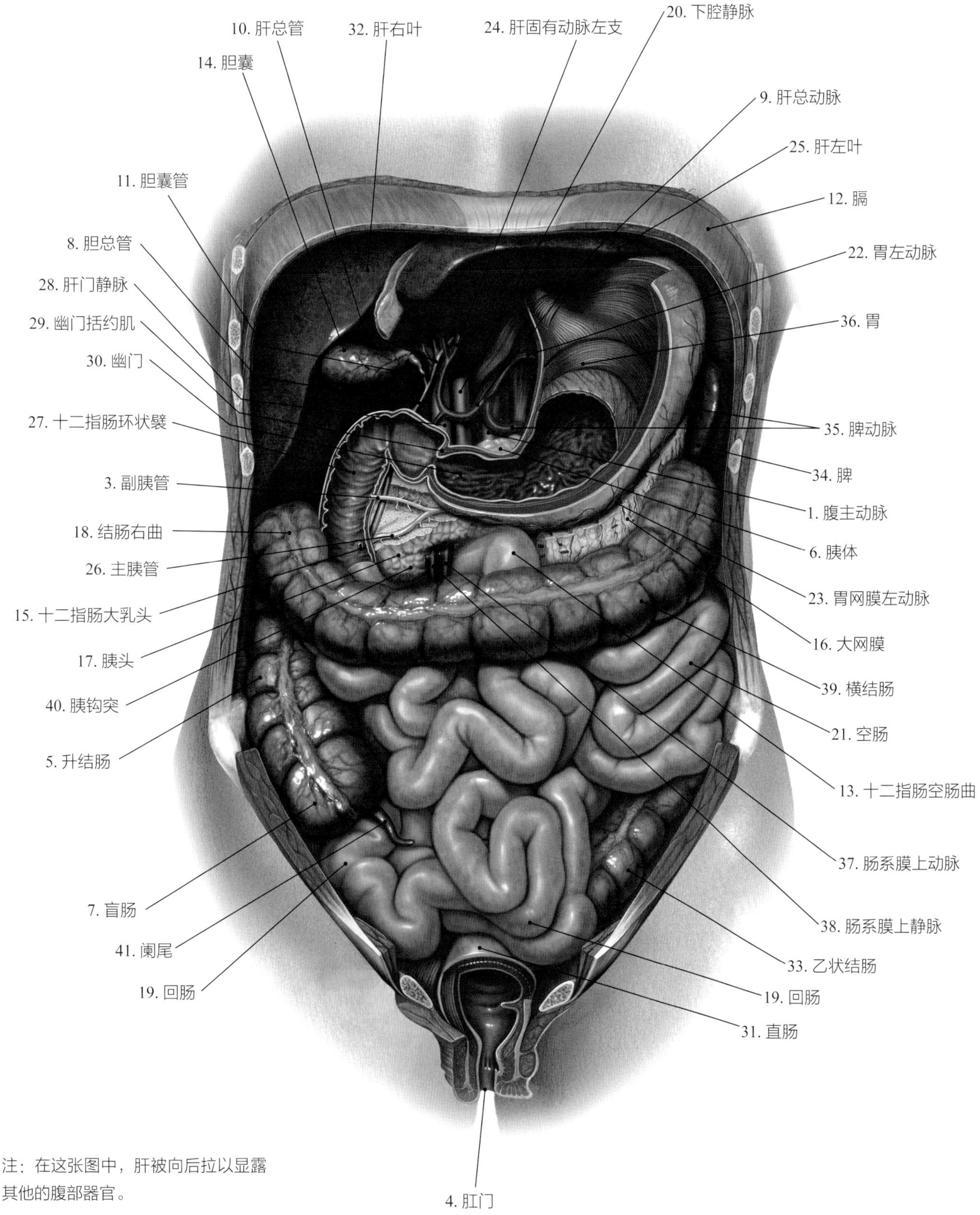
10. 肝总管
32. 肝右叶
24. 肝固有动脉左支
20. 下腔静脉
14. 胆囊
9. 肝总动脉
25. 肝左叶
11. 胆囊管
12. 膈
8. 胆总管
22. 胃左动脉
28. 肝门静脉
29. 幽门括约肌
36. 胃
30. 幽门
27. 十二指肠环状襞
35. 脾动脉
34. 脾
3. 副胰管
1. 腹主动脉
18. 结肠右曲
6. 胰体
26. 主胰管
23. 胃网膜左动脉
15. 十二指肠大乳头
16. 大网膜
17. 胰头
39. 横结肠
40. 胰钩突
21. 空肠
5. 升结肠
13. 十二指肠空肠曲
37. 肠系膜上动脉
38. 肠系膜上静脉
7. 盲肠
33. 乙状结肠
41. 阑尾
19. 回肠
19. 回肠
31. 直肠
4. 肛门

注：在这张图中，肝被向后拉以显露其他的腹部器官。

图 10-18 腹部器官——前面观

胃和肠

1. **胃体** body of stomach 胃底与幽门之间的大部分。胃体有前、后表面，胃大弯和胃小弯。

2. **环层** circular muscle layer 胃壁由 3 层平滑肌构成，环层为其中一层。外层为纵行肌，内层为斜行肌。环行肌层在幽门处增厚，形成幽门括约肌。

3. **十二指肠** duodenum 见 196—197 页。

4. **胃底** fundus of stomach 胃的上部，在胃食管交界处（胃贲门）上方。人体直立时，为胃底存留气体。

5. **胆囊** gallbladder 见 190—191 页。

6. **胃食管连接（贲门食道连接）** gastroesophageal（cardioesophageal）junction 腹部食管与胃贲门的交界处。与胃幽门处不同，此处没有括约肌。

7. **胃大弯** greater curvature of stomach 胃部的左下缘，与大网膜相连。

8. **回肠** ileum 见 192—193 页。

9. **肠** intestine 见 196—197 页。

10. **空肠** jejunum 见 192—193 页。

11. **胃小弯** lesser curvature of stomach 胃部的右上缘，与小网膜相连。

12. **纵层** longitudinal muscle layer 胃壁由 3 层平滑肌构成，纵层为外层。

13. **黏膜和黏膜下层** mucosa and submucosa 胃黏膜中存在壁细胞（分泌胃酸）、主细胞（分泌胃蛋白酶原）和黏液细胞（分泌黏液）。黏膜下层由致密的不规则结缔组织构成，内含血管和神经丛。

14. **斜行肌** oblique muscle layer 胃壁由 3 层平滑肌构成，斜行肌为内层。

15. **幽门括约肌** pyloric sphincter 见 192—193 页。

16. **幽门** pylorus 见 192—193 页。

17. **乙状结肠** sigmoid colon 见 190—191 页。

18. **小肠** small intestine 见 190—191 页。

19. **胃** stomach 将食物搅拌均匀并进行化学处理的器官。胃壁有一层很厚的肌层，可以帮助搅拌食物，分泌酸性物质对食物进行杀菌和消化，分泌酶把蛋白质分解成更小的多肽。

20. **横结肠** transverse colon 见 192—193 页。

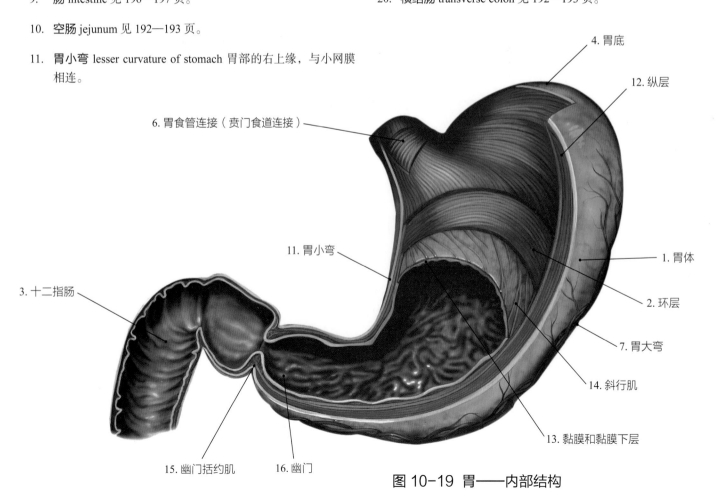

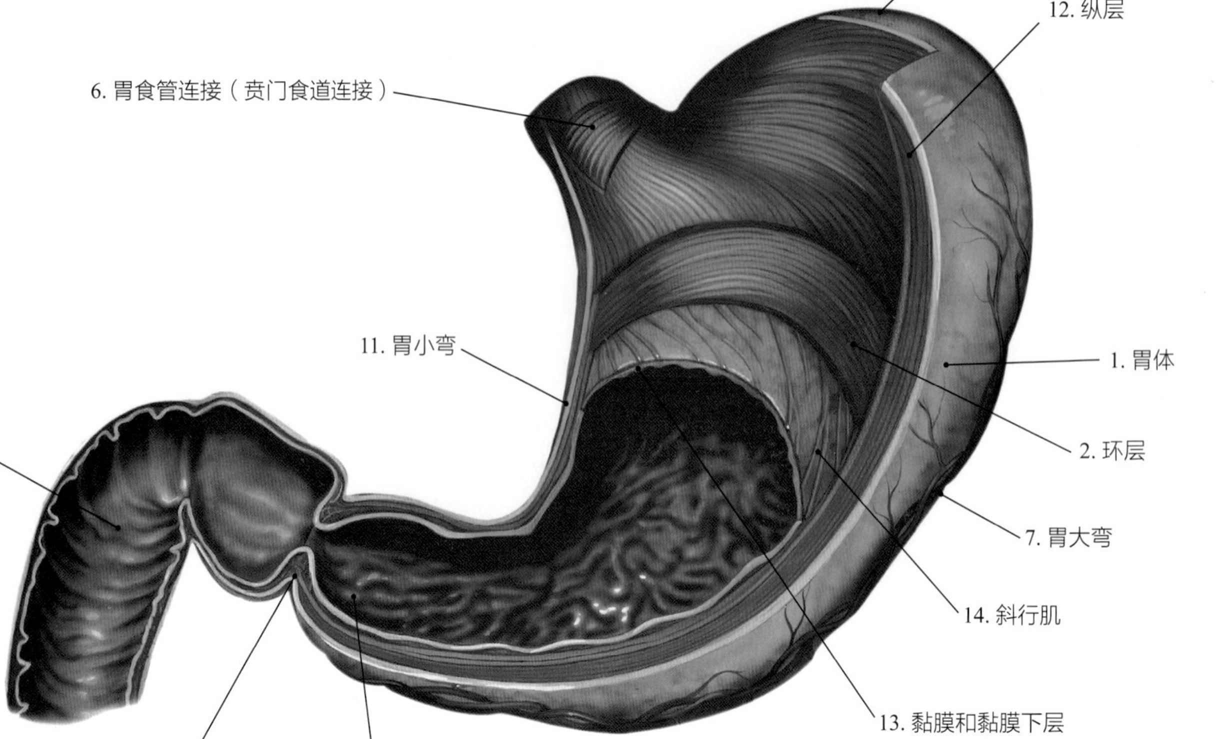
4. 胃底
12. 纵层
6. 胃食管连接（贲门食道连接）
11. 胃小弯
1. 胃体
3. 十二指肠
2. 环层
7. 胃大弯
14. 斜行肌
13. 黏膜和黏膜下层
15. 幽门括约肌
16. 幽门

图 10-19 胃——内部结构

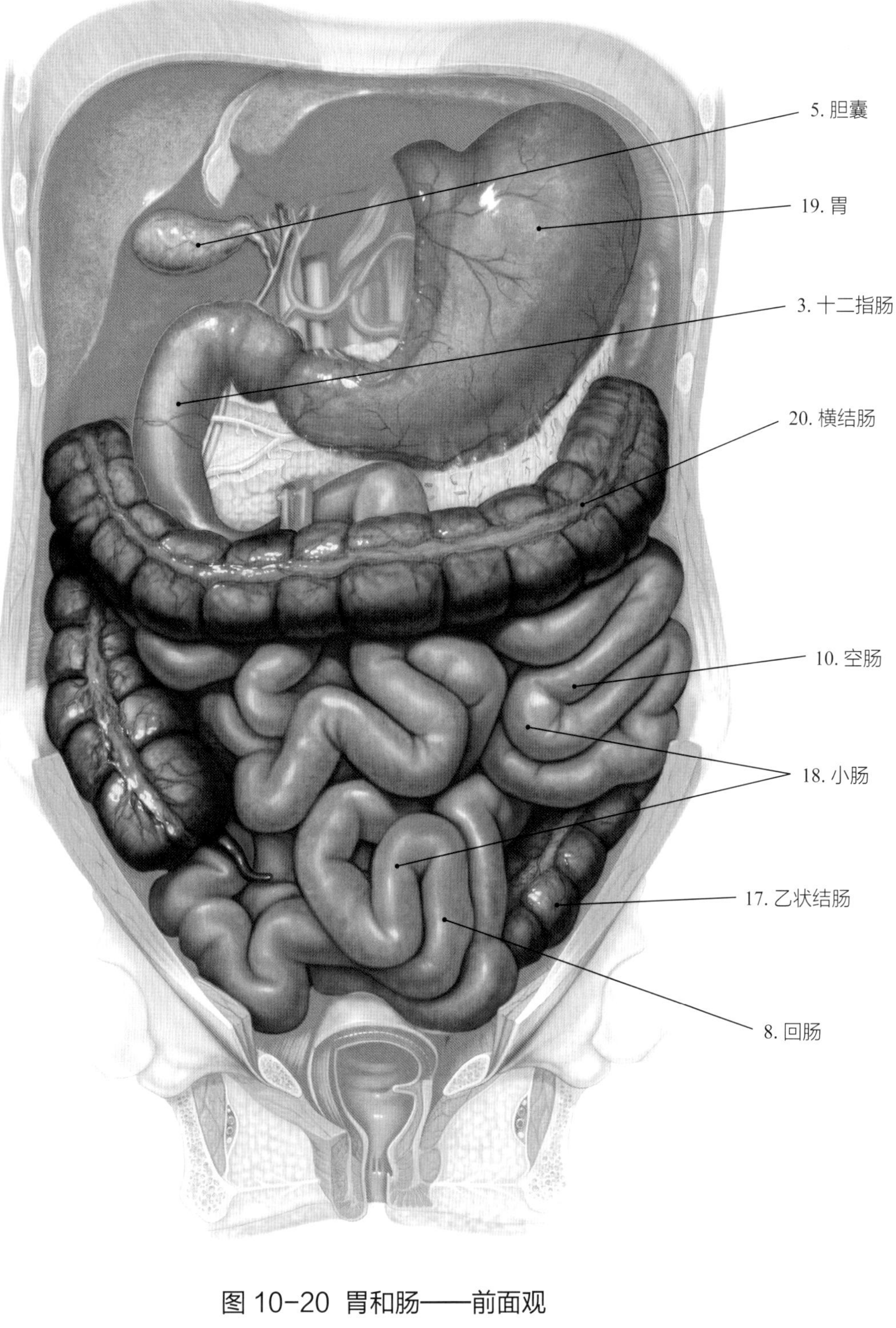
5. 胆囊
19. 胃
3. 十二指肠
20. 横结肠
10. 空肠
18. 小肠
17. 乙状结肠
8. 回肠

图 10-20 胃和肠——前面观

肠（一）

1. **肛柱** anal column 见 190—191 页。
2. **肛瓣** anal valve 为相邻肛柱下端彼此相连的半月形黏膜皱襞。每个肛瓣上方的小窝称为肛门窦，含有肛门黏膜腺。
3. **肛门** anus 见 190—191 页。
4. **升结肠** ascending colon 见 190—191 页。
5. **盲肠** cecum 见 192—193 页。
6. **结肠** colon 位于盲肠与直肠起始部之间的一段大肠。特征是存在结肠带（纵行肌增厚形成的条带状样结构）和肠脂垂（肠壁浆膜下脂肪组织形成的小突起）。
7. **十二指肠** duodenum 小肠的一部分，呈“C”形，包绕胰头。十二指肠分为 4 个部分（球部、降部、水平部和升部），胆总管和主胰管及副胰管均开口于十二指肠的降部。
8. **肛门外括约肌** external anal sphincter / sphincter ani externus 围绕肛门的环形骨骼肌。分为皮下部、浅部和深部 3 个部分。
9. **结肠右曲** right colic flexure 又称肝曲（hepatic flexure），为升结肠和横结肠的交汇处。结肠右曲与肝的脏面接触。
10. **回肠** ileum 见 192—193 页。
11. **肛门内括约肌** internal anal sphincter / sphincter ani internus 直肠壁环形肌增厚形成的平滑肌管，为大肠内环形肌的延续。
12. **肠** intestine 肠是一个管状器官，进行酶消化并吸收食物中的营养，吸收水分和电解质以形成粪便。
13. **空肠** jejunum 见 192—193 页。
14. **直肠** rectum 见 190—191 页。
15. **乙状结肠** sigmoid colon 见 190—191 页。
16. **结肠左曲** left colic flexure 又称脾曲（splenic flexure），为横结肠和降结肠的交界处。结肠左曲与脾的脏面接触。
17. **横结肠** transverse colon 见 192—193 页。
18. **阑尾** vermiform appendix 见 192—193 页。

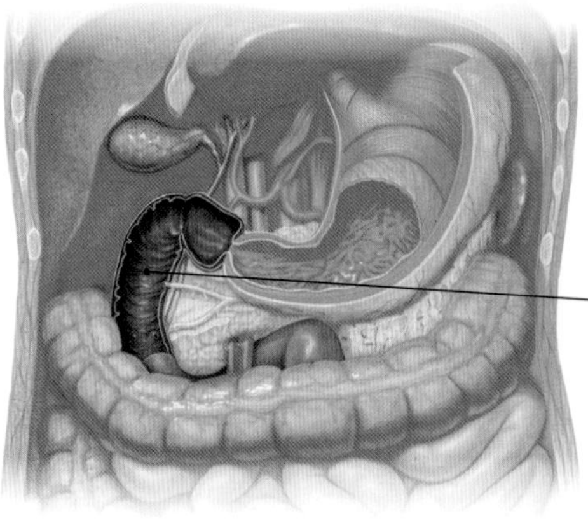
7. 十二指肠

图 10-21 十二指肠

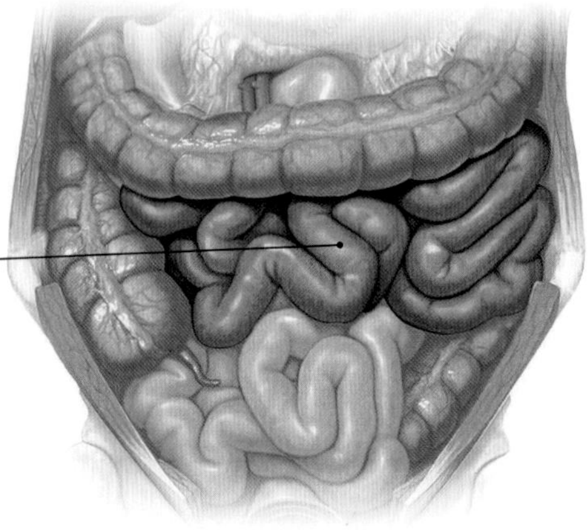
13. 空肠

图 10-22 空肠

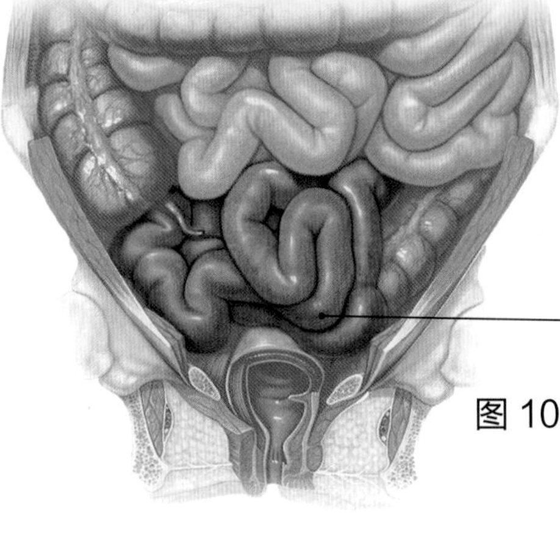
10. 回肠

图 10-23 回肠

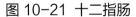

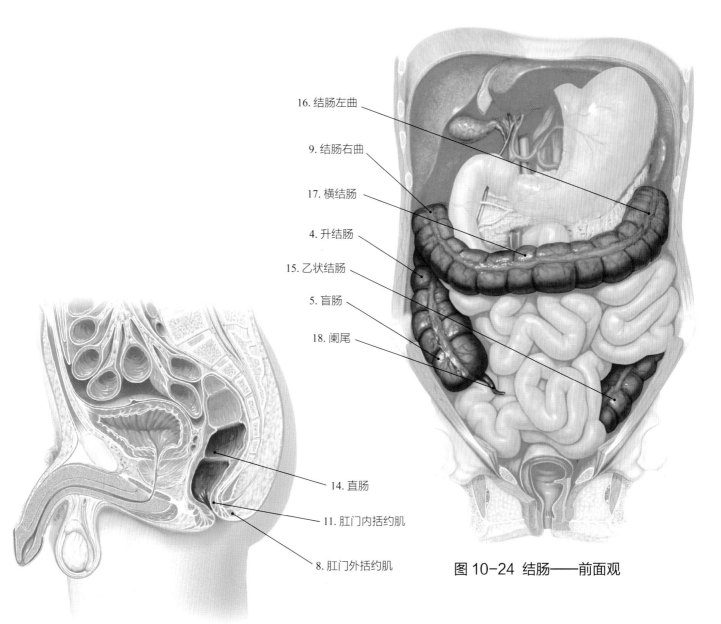

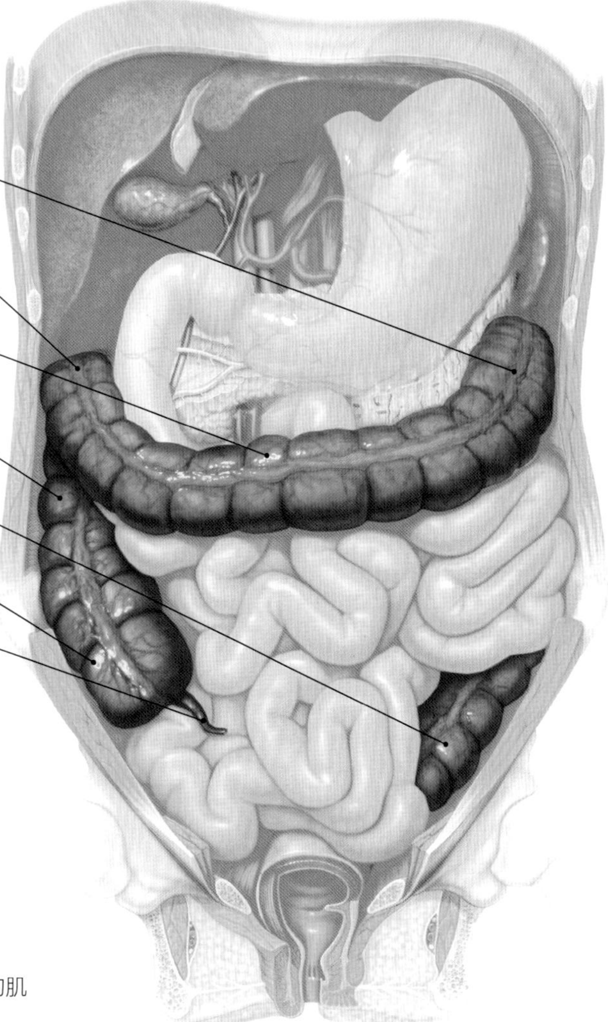
16. 结肠左曲
9. 结肠右曲
17. 横结肠
4. 升结肠
15. 乙状结肠
5. 盲肠
18. 阑尾

图 10-24 结肠——前面观

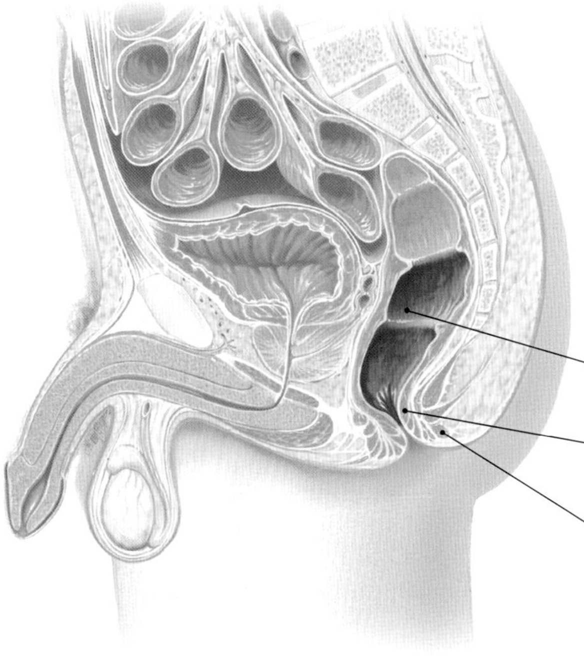
14. 直肠
11. 肛门内括约肌
8. 肛门外括约肌

图 10-25 直肠——矢状面观

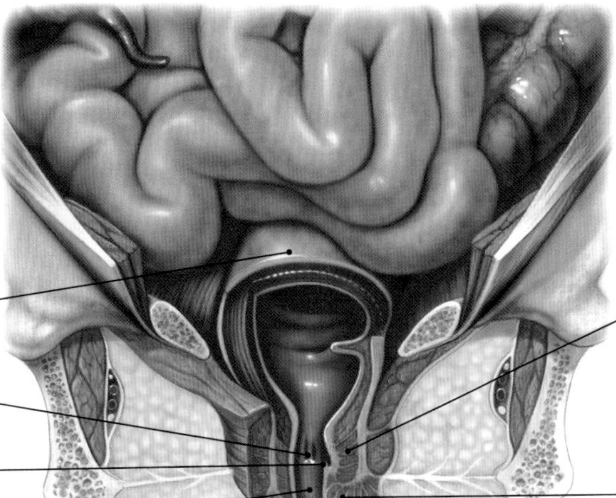
14. 直肠
11. 肛门内括约肌
1. 肛柱
2. 肛瓣
8. 肛门外括约肌
3. 肛门

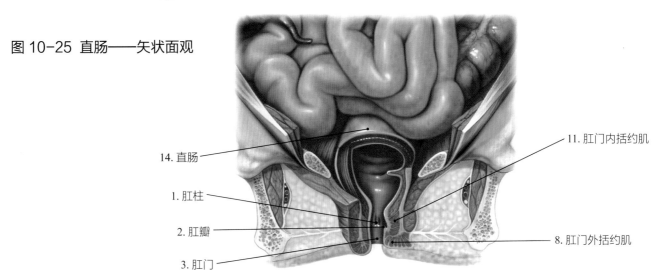

图 10-26 肛门——冠状面观

肠（二）

1. **动脉** artery 见 144—145 页。
2. **基膜** basal lamina 见 14—15 页。
3. **有孔毛细血管** fenestrated capillary 见 142—143 页。
4. **外肌层的内环肌层** inner circular layer of muscularis externa 肠管周围排列的平滑肌细胞层。肠道平滑肌节律性收缩，将食物分成多段，以便食糜的吸收和沿肠管移动（蠕动）。
5. **肠黏膜上皮** intestinal epithelium 肠道内表面的一层结构，由肠上皮细胞（具有吸收的功能）、杯状细胞（具有分泌黏液的功能）和肠内分泌细胞（具有控制肠道功能的作用）组成。
6. **肠黏膜** intestinal mucosa 由肠上皮、固有层和黏膜肌层组成。
7. **肠** intestine 见 196—197 页。
8. **空肠** jejunum 见 192—193 页。
9. **固有层** lamina propria 固有层为黏膜上皮下方的疏松结缔组织，内含血管。
10. **淋巴乳糜管** lymphatic lacteal 肠绒毛中以盲端起始的淋巴管，用于输送从肠道吸收的甘油三酯。
11. **淋巴小结** lymphatic nodule 肠壁上的淋巴细胞聚集体称为派尔集合淋巴结（Peyer's patch）。派尔集合淋巴结是肠相关的淋巴组织（gut-associated lymphoid tissue，GALT）的主要组成部分，为肠黏膜免疫监测外来异物和微生物。
12. **淋巴管** lymphatic vessel 见 136—137 页。
13. **淋巴细胞** lymphocyte 见 136—137 页。
14. **肠系膜** mesentery 为双层腹膜结构，用于固定肠管和相关腺体。在两层系膜之间有血管、神经和脂肪组织分布。
15. **黏膜肌层** muscularis mucosae 平滑肌层，介于黏膜和黏膜下层之间，为两者的分界线，可以使黏膜与食物接触。
16. **神经** nerves 在黏膜下层及外纵肌层的内、外两层平滑肌层之间均有神经丛和神经细胞。具有协调肠道运动的功能。
17. **肌间神经丛** myenteric nervous plexus 也称为奥尔巴克神经丛（Auerbach's plexus），是指位于内、外平滑肌层之间的神经纤维网络。
18. **外肌层的外纵肌层** outer longitudinal layer of muscularis externa 外纵肌层含有纵向肌纤维，可以缩短肠管的长度。
19. **环行皱襞** plicae circulares 位于黏膜和黏膜下层的皱襞，可以增加肠黏膜的表面积，使肠吸收面积最大化。
20. **浆膜层（结缔组织）** serosa（connective tissue）脏腹膜（间皮）下的结缔组织层。
21. **浆膜层（间皮）** serosa（mesothelium）单层鳞状上皮，为肠道的最外层，表面光滑。
22. **平滑肌细胞** smooth muscle cell 外肌层由内环行和外纵行的平滑肌纤维组成。肠道平滑肌可以节律性地收缩，将食物分割成多段并使食糜沿肠道移动（蠕动）。
23. **黏膜下层** submucosa 见 174—175 页。
24. **静脉** vein 见 146—147 页。
25. **肠绒毛** intestinal villus 肠黏膜表面的指状突起，使肠黏膜表面积增加，有利于食物的消化和吸收。
26. **小肠壁** wall of small intestine 由黏膜层、黏膜下层、外肌层和浆膜层构成。

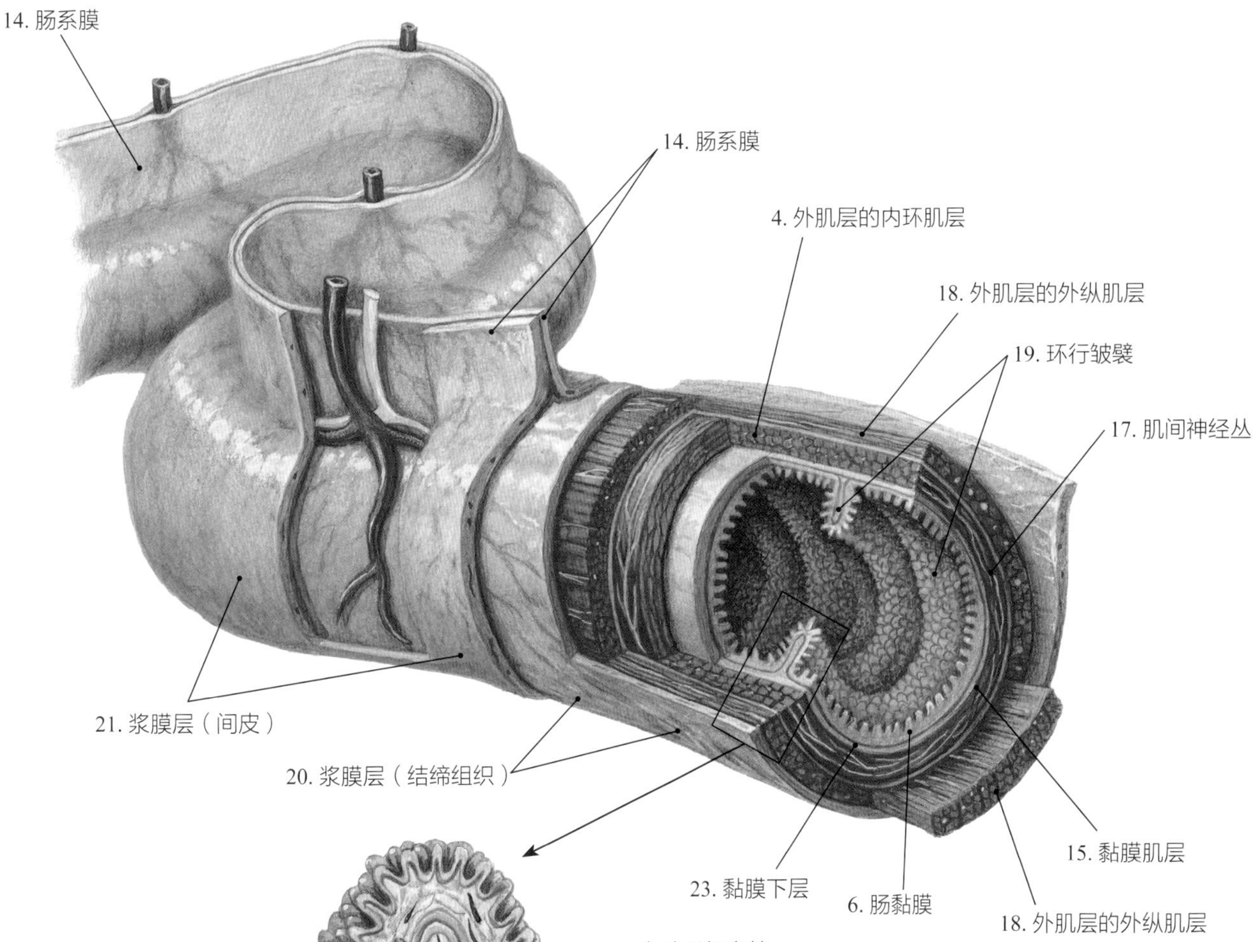
14. 肠系膜
14. 肠系膜
4. 外肌层的内环肌层
18. 外肌层的外纵肌层
19. 环行皱襞
17. 肌间神经丛
21. 浆膜层（间皮）
20. 浆膜层（结缔组织）
23. 黏膜下层
6. 肠黏膜
15. 黏膜肌层
18. 外肌层的外纵肌层

图 10-27 空肠——断面观

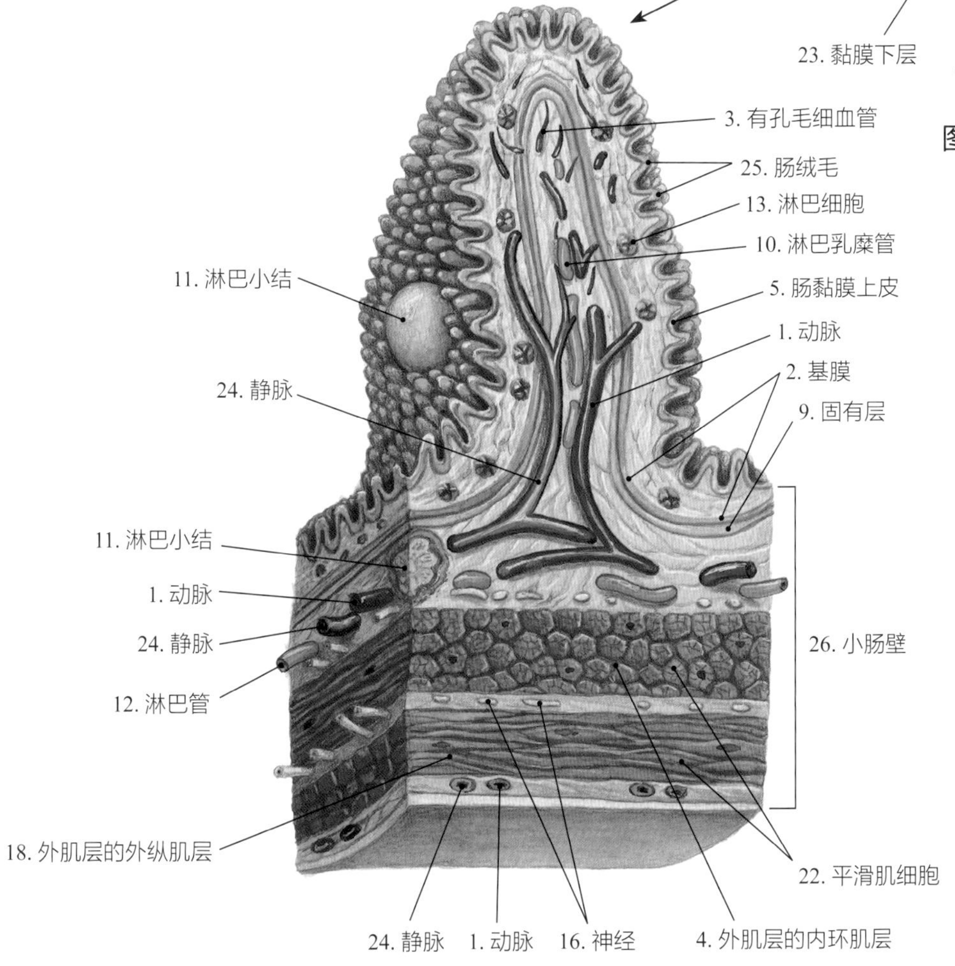
3. 有孔毛细血管
25. 肠绒毛
13. 淋巴细胞
10. 淋巴乳糜管
11. 淋巴小结
5. 肠黏膜上皮
1. 动脉
24. 静脉
2. 基膜
9. 固有层
11. 淋巴小结
1. 动脉
24. 静脉
26. 小肠壁
12. 淋巴管
18. 外肌层的外纵肌层
22. 平滑肌细胞
24. 静脉
1. 动脉
16. 神经
4. 外肌层的内环肌层

图 10-28 空肠皱襞——断面观

空肠皱襞

空肠内壁有许多小皱褶（环行皱襞），其特征是有指状突起，称为肠绒毛。

环行皱襞和肠绒毛可以大大增加肠道表面积，有利于吸收营养物质。

肝、胆囊和胰腺

1. **副胰管** accessory pancreatic duct 见 192—193 页。
2. **动脉** artery 见 144—145 页。
3. **胆小管** bile canaliculus 微细的管道，将肝细胞产生的胆汁输送到小叶间胆管分支。
4. **胆道** bile duct 运输胆汁的所有管道，包括肝管。
5. **胆囊体** body of gallbladder 胆囊最大的部分。胆囊体壁上有平滑肌，在食用油腻的大餐后，平滑肌收缩并释放胆汁。
6. **胰体** body of pancreas 见 192—193 页。
7. **中央静脉** central vein 肝小叶中央的静脉。收集来自肝血窦的血液并汇入肝静脉。
8. **胆总管** common bile duct 见 192—193 页。
9. **肝总管** common hepatic duct 见 192—193 页。
10. **冠状韧带** coronary ligament 从肝表面到膈的腹膜反褶。冠状韧带的两层之间就是肝裸区，该区域没有腹膜覆盖。
11. **胆囊动脉** cystic artery 肝右动脉的一个分支，供应胆囊和胆囊管。
12. **胆囊管** cystic duct 见 192—193 页。
13. **红细胞** erythrocyte 见 14—15 页。
14. **外分泌细胞** exocrine cell 胰腺的外分泌细胞，分泌消化酶并排入十二指肠。
15. **镰状韧带** falciform ligament 连接肝前表面和前腹壁的三角形韧带。其下缘与肝圆韧带相连（肝圆韧带是胎儿出生后脐静脉闭锁形成的韧带）。
16. **胆囊底** fundus of gallbladder 胆囊的下部，呈钝圆形的盲端。胆囊底突出在肝下缘。
17. **胆囊** gallbladder 见 190—191 页。
18. **胰头** head of pancreas 胰的右端膨大部分，被十二指肠包绕。胰头有主胰管、副胰管和胆道通过。
19. **肝动脉** hepatic artery 见 160—161 页。
20. **肝管** hepatic duct 从肝各个功能部分收集胆汁的管道。
21. **肝血窦** hepatic sinusoid 为相邻肝板之间的腔隙，由有孔毛细血管组成。肝血窦周围的空隙（窦周隙）是肝细胞与血液之间交换蛋白质的场所。肝血窦的窦壁中存在巨噬细胞。
22. **肝细胞** hepatocyte 肝的基本细胞类型。肝细胞可以分泌胆汁、储存糖原、合成血浆蛋白和凝血因子，并处理来自肠道的营养和毒素。
23. **肝板** hepatic plate 肝细胞单层排列形成的板状结构。肝板之间有胆小管，窦周隙位于肝血窦与肝板之间。
24. **肝下缘** inferior border of liver 肝下缘尖锐，当肝增大时，可于腹壁触及。
25. **闰管** intercalated duct 闰管细胞分泌水和碳酸氢盐离子，以中和进入十二指肠的胃酸。
26. **小叶间胆管** interlobular bile duct 肝小叶之间的胆道，与门静脉的分支和肝动脉分支伴行（形成肝门三联）。
27. **小叶间导管** interlobular duct 见 188—189 页。
28. **小叶内导管** intralobular duct 在胰腺小叶内的外分泌腺导管。
29. **胰岛** pancreas islet 见 218—219 页。
30. **肝左管** left hepatic duct 从肝左叶输出胆汁的管道。
31. **肝左叶** left lobe of liver 见 190—191 页。
32. **肝圆韧带** ligamentum teres hepatis 胎儿出生后闭锁形成的韧带，为脐静脉从脐至肝的一段血管。
33. **肝** liver 人体最大的腺体。可以合成血浆蛋白和凝血因子，处理来自肠道的营养物质和毒素，储存糖原，并分泌胆汁以乳化肠道内的脂类。
34. **肝小叶** lobule of liver 肝的主要组织成分。每个小叶的中央有一条静脉穿过，而肝门三联（胆道、肝动脉和肝门静脉的分支）位于肝小叶的角缘处。
35. **主胰管** main pancreatic duct 见 192—193 页。
36. **胆囊颈** neck of gallbladder 胆囊体移行为胆囊管的部分。
37. **胰颈** neck of pancreas 连接胰头与胰体之间的狭窄部分。
38. **胰腺** pancreas 具有外分泌和内分泌双重功能的器官。胰岛为内分泌部，分泌胰岛素、胰高血糖素和生长抑素；外分泌部则分泌蛋白酶、淀粉酶和脂肪酶，用于消化。
39. **胰腺泡细胞** pancreatic acinar cell 胰腺腺泡是胰脏外分泌的功能单位。胰腺泡细胞是构成胰腺腺泡的浆液细胞，分泌非活性的胰蛋白酶原、胰糜蛋白酶原、核酸酶以及活性的胰脂肪酶和胰淀粉酶。
40. **肝门静脉** hepatic portal vein 见 160—161 页。
41. **肝右管** right hepatic duct 从肝右叶输出胆汁的管道。
42. **肝右叶** right lobe of liver 见 190—191 页。
43. **小叶下静脉** sublobular vein 由中央静脉汇集形成的静脉。
44. **胰尾** tail of pancreas 胰脏的一部分，胰尾伸入脾肾韧带并可达脾门。
45. **胰钩突** uncinate process of pancreas 见 192—193 页。

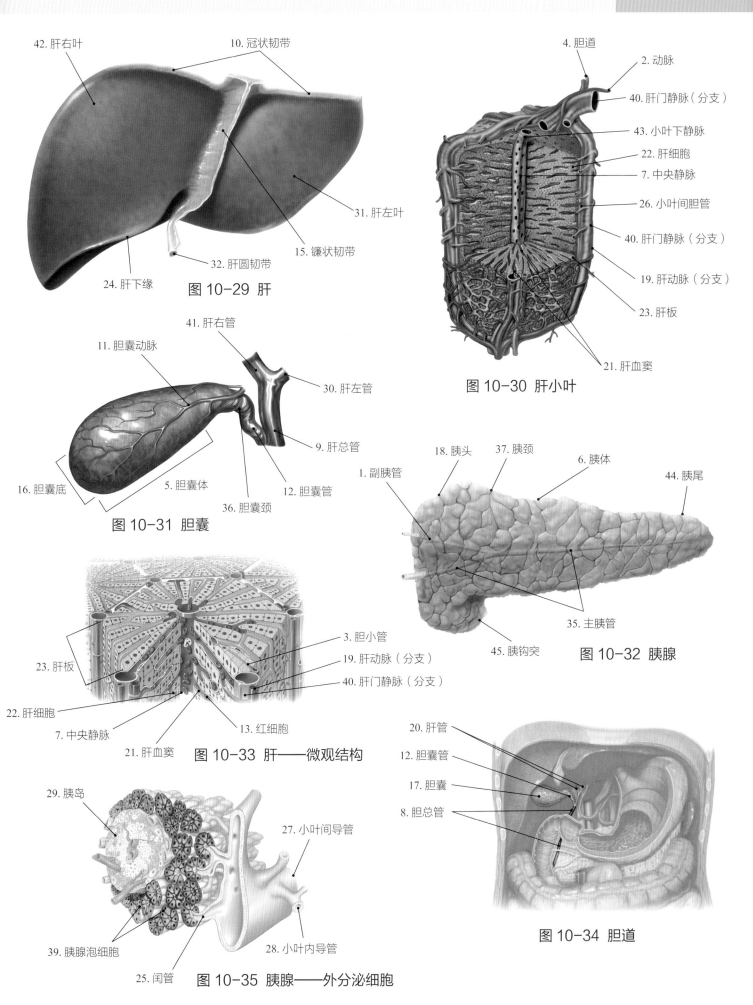

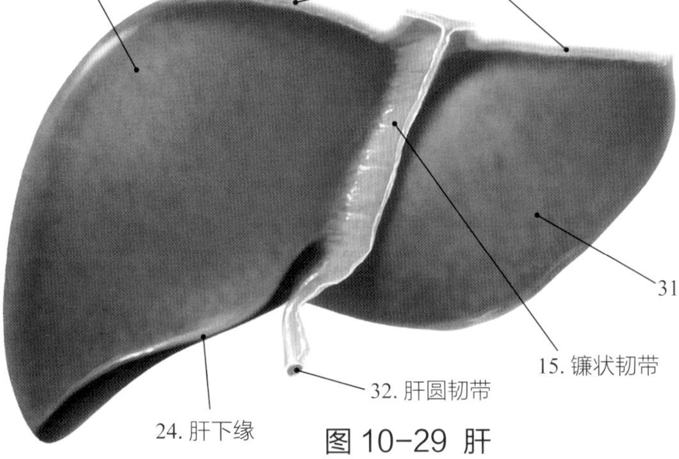
42. 肝右叶
10. 冠状韧带
31. 肝左叶
15. 镰状韧带
32. 肝圆韧带
24. 肝下缘

图 10-29 肝

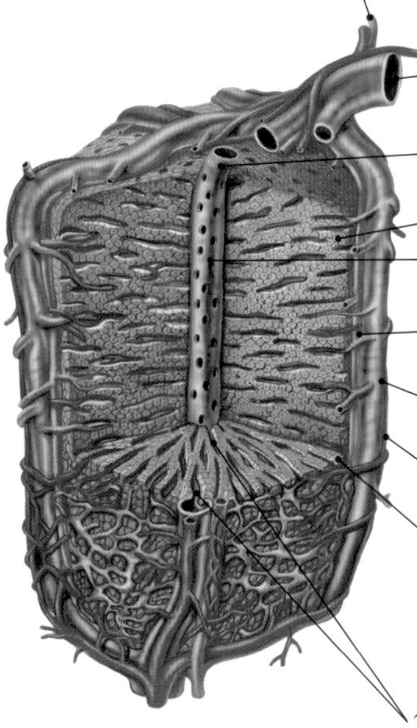
4. 胆道
2. 动脉
40. 肝门静脉（分支）
43. 小叶下静脉
22. 肝细胞
7. 中央静脉
26. 小叶间胆管
40. 肝门静脉（分支）
19. 肝动脉（分支）
23. 肝板
21. 肝血窦

图 10-30 肝小叶

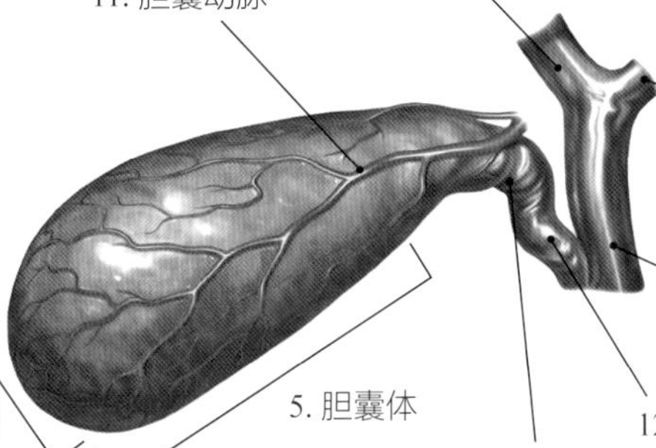
41. 肝右管
11. 胆囊动脉
30. 肝左管
9. 肝总管
16. 胆囊底
5. 胆囊体
12. 胆囊管
36. 胆囊颈

图 10-31 胆囊

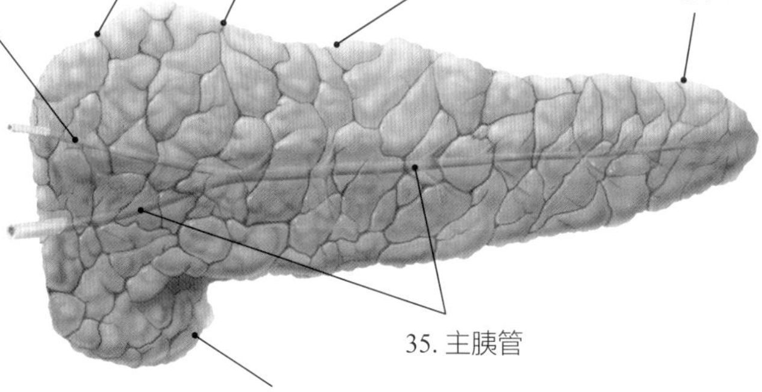
18. 胰头
37. 胰颈
6. 胰体
44. 胰尾
1. 副胰管
35. 主胰管
45. 胰钩突

图 10-32 胰腺

3. 胆小管
19. 肝动脉（分支）
40. 肝门静脉（分支）
23. 肝板
22. 肝细胞
7. 中央静脉
13. 红细胞
21. 肝血窦

图 10-33 肝——微观结构

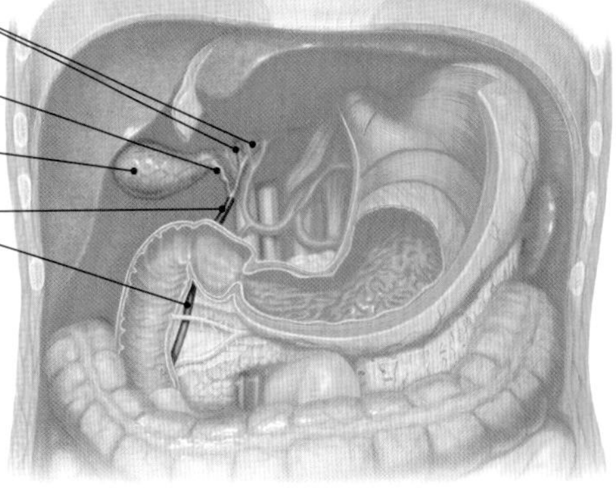
20. 肝管
12. 胆囊管
17. 胆囊
8. 胆总管

图 10-34 胆道

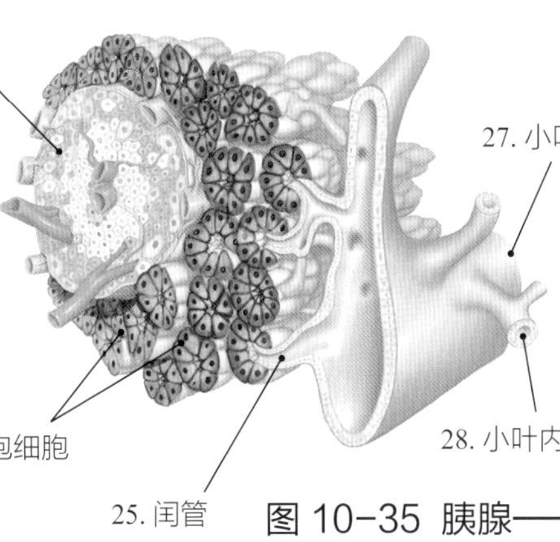
29. 胰岛
27. 小叶间导管
39. 胰腺泡细胞
28. 小叶内导管
25. 闰管

图 10-35 胰腺——外分泌细胞

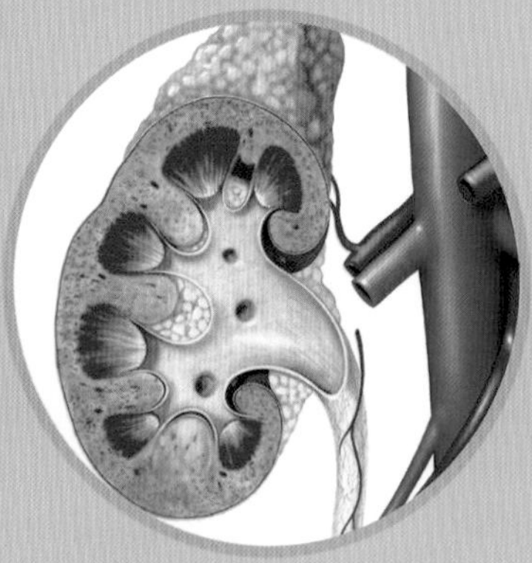
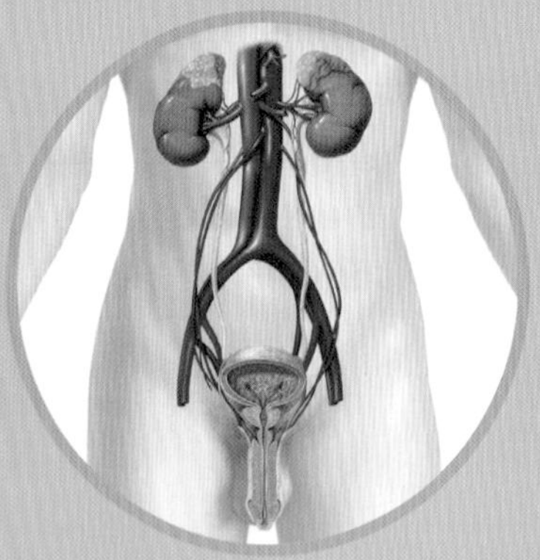
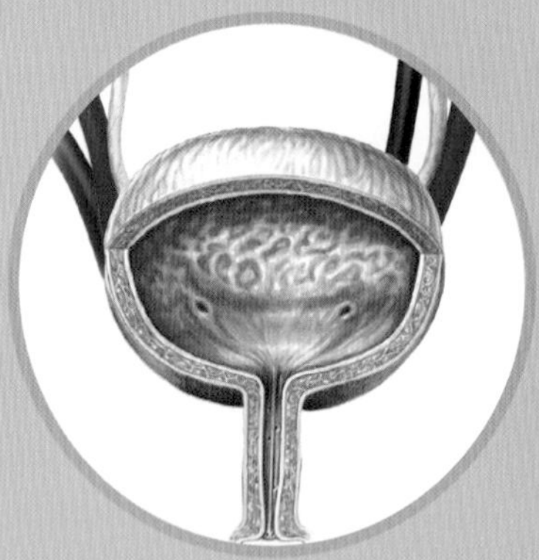

第十一章

泌尿系统

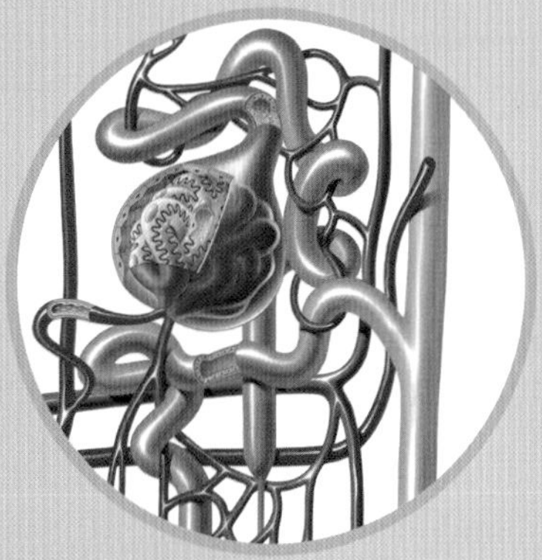 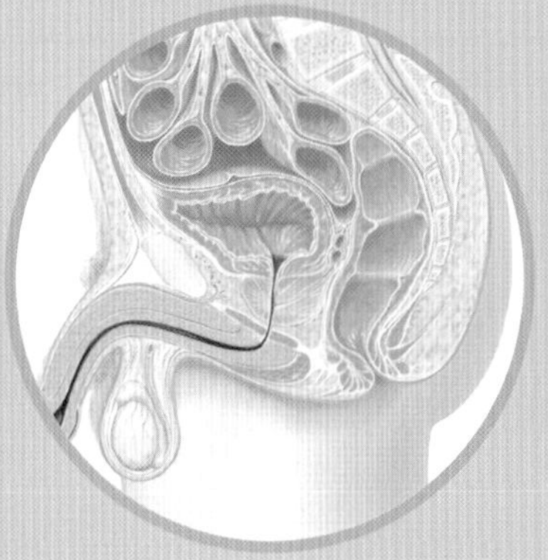 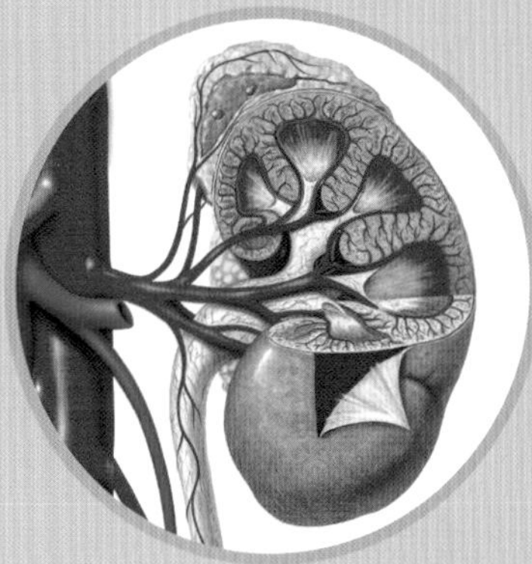

泌尿系统

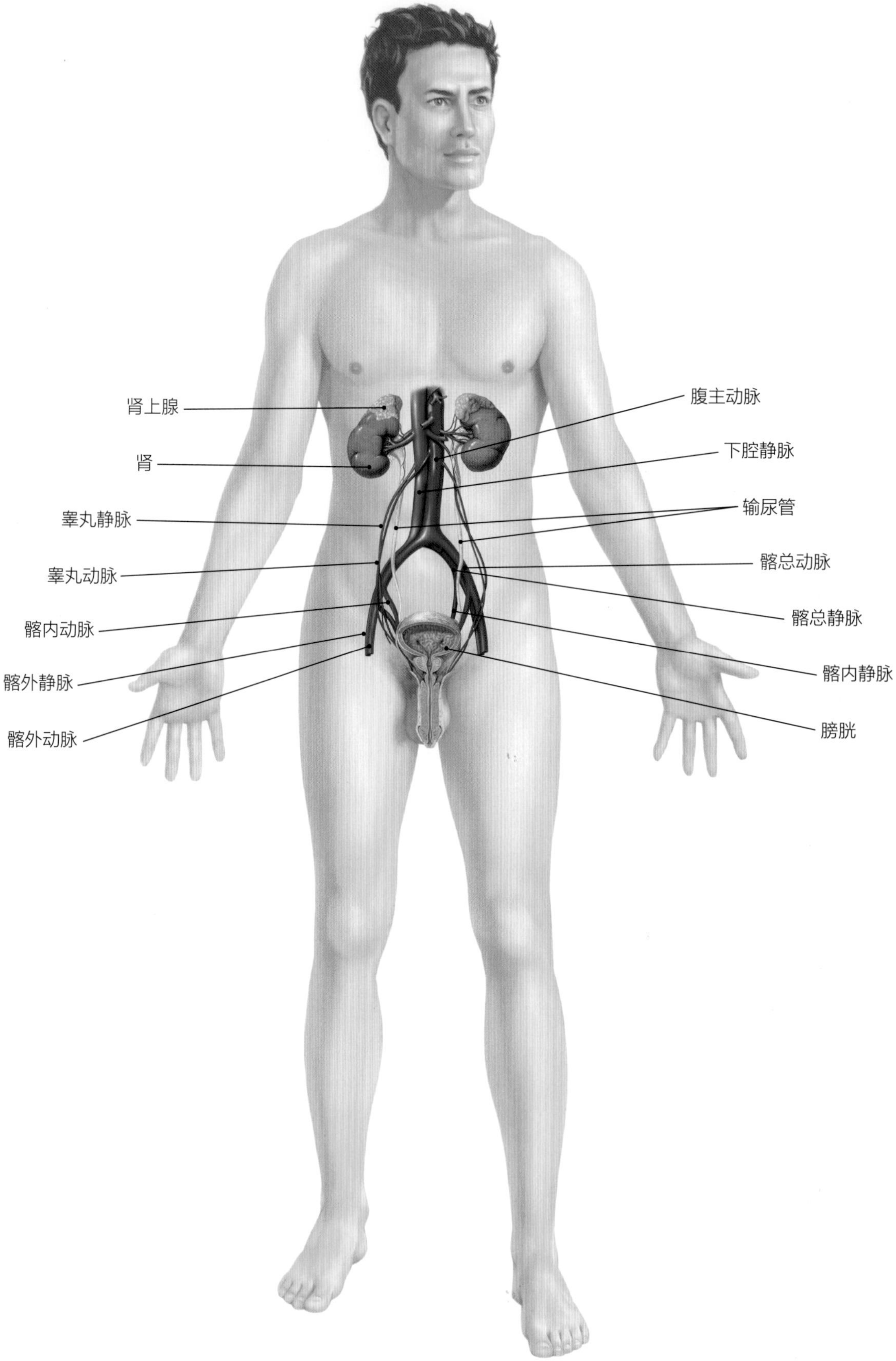
肾上腺
肾
睾丸静脉
睾丸动脉
髂内动脉
髂外静脉
髂外动脉
腹主动脉
下腔静脉
输尿管
髂总动脉
髂总静脉
髂内静脉
膀胱

图 11-1 男性泌尿系统——前面观

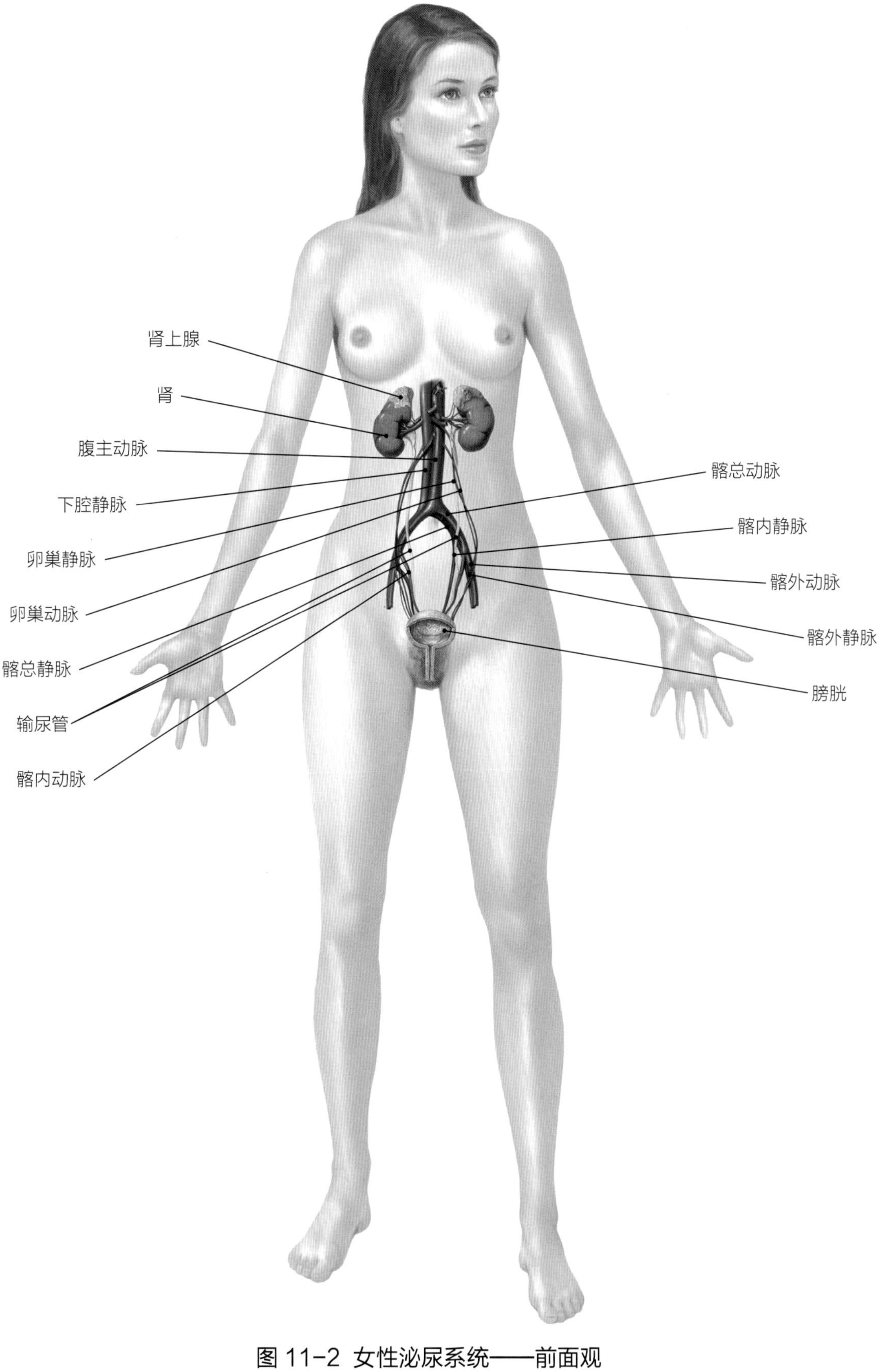
肾上腺
肾
腹主动脉
下腔静脉
卵巢静脉
卵巢动脉
髂总静脉
输尿管
髂内动脉
髂总动脉
髂内静脉
髂外动脉
髂外静脉
膀胱

图 11-2 女性泌尿系统——前面观

肾（一）

1. **腹主动脉** abdominal aorta 见 74—75 页。
2. **肾上腺** adrenal gland 见 158—159 页。
3. **弓状动脉** arcuate artery 沿肾皮质与髓质交界处走行的动脉分支。叶间动脉直接延续为弓状动脉，之后发出小叶间动脉。
4. **腹腔干** celiac trunk 腹主动脉发出的第一个分支，供应胃到十二指肠、肝和胆囊等脏器。
5. **肾皮质** renal cortex 位于肾外层，被膜之下，包括肾小球、近曲小管、远曲小管及集合管起始段。
6. **下腔静脉** inferior vena cava 见 74—75 页。
7. **小叶间动脉** interlobular artery 从弓状动脉发出，进入肾皮质，发出入球小动脉。
8. **肾** kidney 肾排出含氮废物，维持体液酸碱平衡，调节体液离子浓度、血液 pH 值和血压。肾在控制红细胞的产生中起着关键作用。
9. **左肾上腺** left adrenal gland 左肾上方的内分泌腺，由肾皮质和髓质组成。肾皮质分泌皮质醇和醛固醇，肾髓质分泌肾上腺素和去甲肾上腺素。
10. **左肾动脉** left renal artery 左肾动脉供应左肾，并向左肾上腺和左输尿管发出分支。
11. **肾大盏** major renal calice 肾大盏汇合形成肾盂。尿液通过肾小盏流向肾大盏。
12. **肾小盏** minor renal calice 肾盏系统中的末端杯状结构。肾小盏边缘包绕肾乳头，2 ~ 3 个相邻的肾小盏合并成 1 个肾大盏。
13. **肾周脂肪** perirenal fat 包绕肾周的脂肪组织，存在于肾小囊与肾筋膜之间。
14. **肾柱** renal column 肾锥体之间的肾皮质。
15. **肾乳头** renal papilla 肾椎体尖端合并而成的结构。尿液经集合管在肾乳头的开口处进入肾小盏。
16. **肾盂** renal pelvis 泌尿道中漏斗状的部分，连接肾大盏和输尿管。
17. **肾锥体（肾髓质）** renal pyramid（medulla）位于肾髓质内的圆锥形结构。其底部位于肾皮质和肾髓质交界处，顶端（肾乳头）通向肾小盏。
18. **肾窦** renal sinus 肾门向肾内延续的一个较大腔隙。肾窦内包含脂肪、血管和神经。
19. **肾静脉** renal vein 见 146—147 页。
20. **右肾上腺** right adrenal gland 右肾上方的内分泌腺，由肾皮质和髓质组成。肾皮质分泌皮质醇和醛固醇，肾髓质分泌肾上腺素和去甲肾上腺素。
21. **肾段动脉** segmental artery 肾动脉的分支，分为 5 个肾段动脉。肾段动脉是分散型的，肾段动脉与相关联的肾节段之间存在最小吻合连接。
22. **肠系膜上动脉** superior mesenteric artery 见 192—193 页。
23. **输尿管** ureter 一条长约 25 cm 的肌性管道，将尿液从肾盂输送至膀胱。输尿管壁内层是一层可伸缩的移行上皮，周围有平滑肌，外膜为结缔组织。

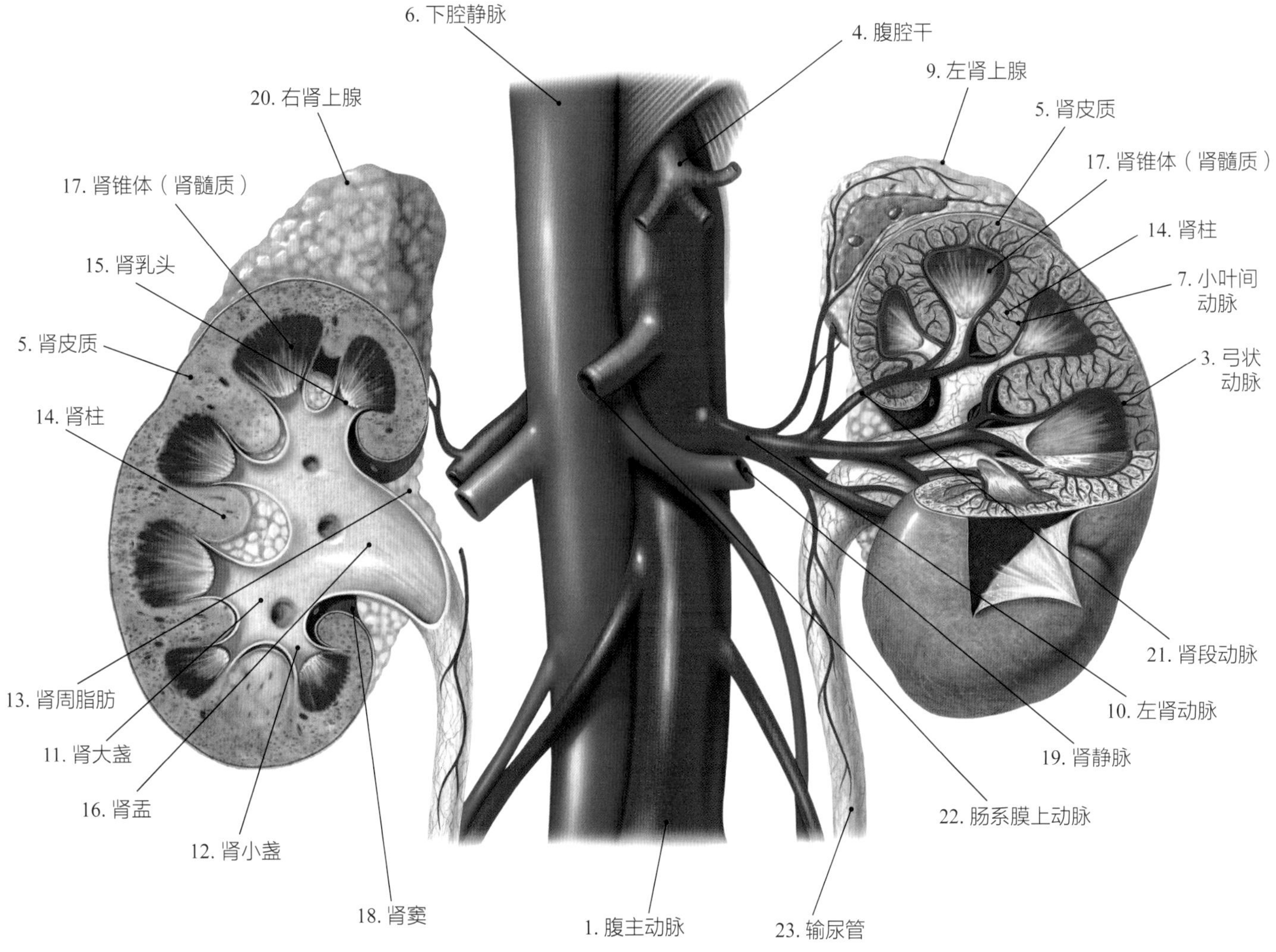
6. 下腔静脉
4. 腹腔干
9. 左肾上腺
20. 右肾上腺
5. 肾皮质
17. 肾锥体（肾髓质）
17. 肾锥体（肾髓质）
14. 肾柱
15. 肾乳头
7. 小叶间动脉
5. 肾皮质
3. 弓状动脉
14. 肾柱
21. 肾段动脉
13. 肾周脂肪
10. 左肾动脉
11. 肾大盏
19. 肾静脉
16. 肾盂
22. 肠系膜上动脉
12. 肾小盏
18. 肾窦
1. 腹主动脉
23. 输尿管

图 11-3 肾和肾上腺——前面观

肾（二）

1. **入球小动脉** afferent glomerular arteriole 小叶间动脉的小动脉分支，进入肾小球。

2. **弓状动脉** arcuate artery 见 206—207 页。

3. **弓状静脉** arcuate vein 沿肾皮质与髓质交界处走行的静脉分支。

4. **基膜** basal lamina 见 14—15 页。

5. **肾小囊腔** capsular space 又称鲍曼腔（Bowman's space），为肾小囊壁层和脏层之间的腔隙。肾小囊是环绕肾小球周围的杯状结构。肾小球生成的超滤液进入肾小囊腔。

6. **足细胞体** cell body of podocyte 足细胞的足突环绕毛细血管。相邻两个足细胞之间的突起相互交错穿插并由滤过裂隙分离。

7. **集合管** collecting duct 收集尿液的肾小管，通过连接小管与肾小管的远曲小管连接，并在肾乳头处开口进入肾小盏。尿液中氯化钠在集合管进行重吸收。

8. **连接小管** connecting tubule 连接远曲小管和集合管的短管。

9. **远曲小管** distal convoluted tubule 在抗利尿激素的作用下，远曲小管的远端可以渗透水分、重吸收氯化钠。

10. **出球小动脉** efferent glomerular arteriole 由肾小体内血管球发出的细小动脉。

11. **内皮细胞** endothelial cell 见 136—137 页。

12. **足细胞足突** foot process of podocyte 足细胞的次级突起，足突相互交错穿插，紧贴在毛细血管基膜外。相邻的足细胞之间由滤过裂隙分离，滤过裂隙中有滤过膜，可以阻挡大分子进入肾小囊腔。

13. **肾小球毛细血管团** glomerular tuft of capillaries 肾小球中的有孔毛细血管，被系膜支持细胞和足细胞足突包围。

14. **肾小球** glomerulus 由肾小球毛细血管网、基质中的肾小球系膜细胞和足细胞组成，形成围绕肾小囊的脏层。

15. **小叶间动脉** interlobular artery 见 206—207 页。

16. **小叶间静脉** interlobular vein 引流肾皮质组织血液的静脉。

17. **肾** kidney 见 206—207 页。

18. **致密斑** macula densa 由一种特殊的上皮细胞构成，位于髓袢升支粗段与远曲小管连接部位。致密斑对氯化钠浓度敏感，会影响球旁细胞释放肾素。

19. **肾小管周围毛细血管的髓丛** medullary plexus of peritubular capillaries 肾髓质中的毛细血管网，将营养物质和氧气输送到髓袢中，去除多余的水和溶质。

20. **肾单位** nephron 肾结构和功能的基本单位，具有过滤作用，由肾小球、肾小球囊和肾小管组成。

21. **肾小囊壁层** parietal layer of Bowman's capsule 肾小囊的壁层，由围绕肾小囊腔的鳞状（扁平）上皮细胞组成。

22. **肾小管周围毛细血管** peritubular capillaries 供应近曲小管和远曲小管的毛细血管，位于肾小球出球小动脉的下端。

23. **近曲小管** proximal convoluted tubule 紧挨着肾小球的小管。肾小球过滤的 70% 的水、葡萄糖、钠、氯化物和钾在近曲小管处被重吸收。

24. **髓袢升支粗段（远直小管）** thick ascending limb of henle's loop（distal straight tubule）与远曲小管相连，管壁内衬立方上皮。

25. **髓袢降支粗段（近直小管）** thick descending limb of henle's loop（proximal straight tubule）近曲小管的延续，管壁内衬立方上皮。

26. **髓袢升支细段** thin ascending limb of henle's loop 由于上皮细胞中存在钠钾 ATP 酶（钠钾泵），髓袢升支细段是重吸收尿素进入小管液和氯化钠从小管液中重吸收的重要部位。

27. **髓袢降支细段** thin descending limb of henle's loop 髓袢降支细段可以渗透水。当小管液流入高渗性的肾髓质时，水分可以从髓袢中被重吸收，浓缩肾小管液体。

28. **尿极** urinary pole 肾单位（肾小体）的末端，近曲小管于此出现。

29. **直小血管** vasa recta 出入肾髓质的血管网。吸收从髓袢进入组织间液的过量水和溶质。

30. **血管极** vascular pole 肾单位的末端。入球小动脉和出球小动脉分别由血管极出入。

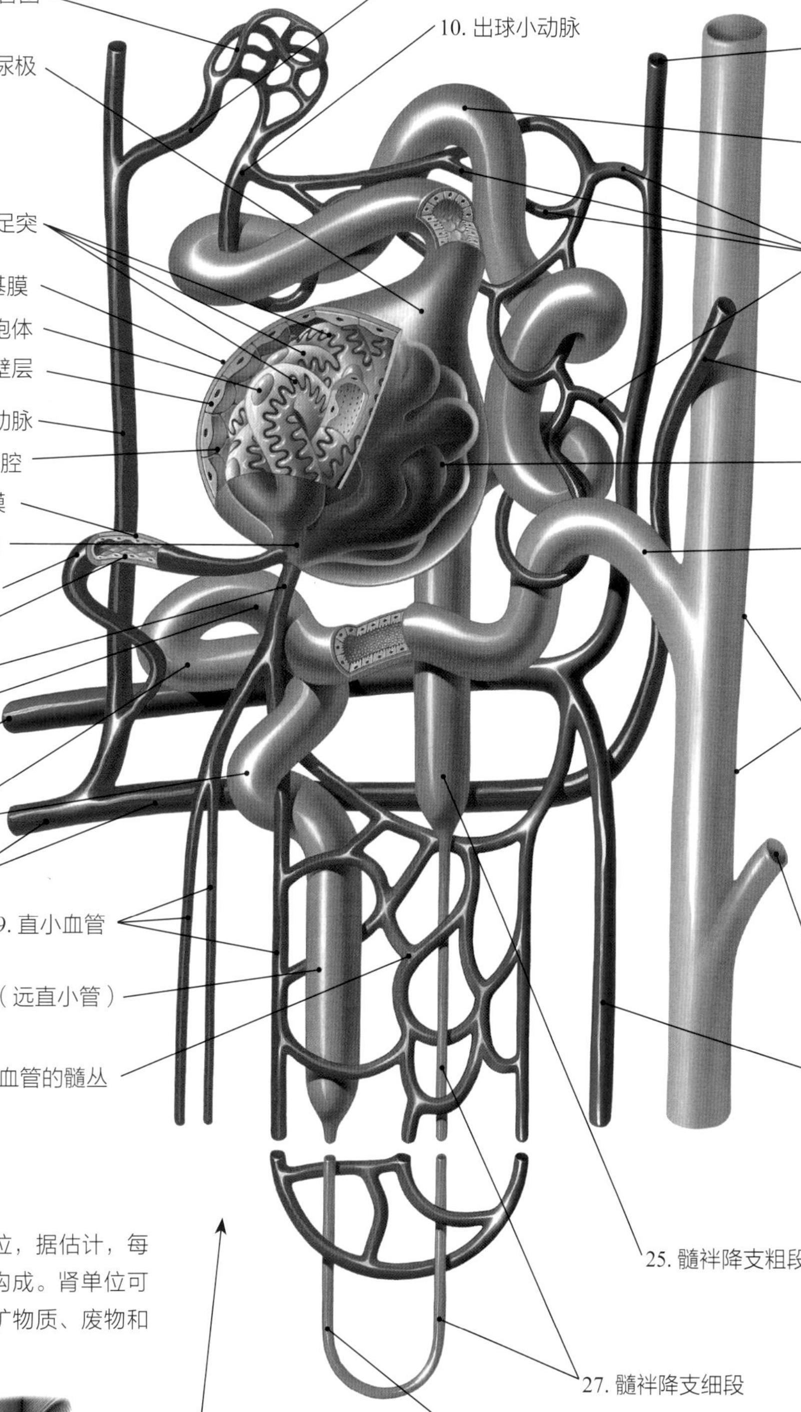
13. 肾小球毛细血管团
1. 入球小动脉
10. 出球小动脉
28. 尿极
16. 小叶间静脉
23. 近曲小管
12. 足细胞足突
22. 肾小管周围毛细血管
4. 基膜
6. 足细胞体
21. 肾小囊壁层
15. 小叶间动脉
15. 小叶间动脉
5. 肾小囊腔
14. 肾小球
4. 基膜
30. 血管极
8. 连接小管
1. 入球小动脉
11. 内皮细胞
10. 出球小动脉
18. 致密斑
7. 集合管
3. 弓状静脉
9. 远曲小管
2. 弓状动脉
29. 直小血管
8. 连接小管
24. 髓袢升支粗段（远直小管）
19. 肾小管周围毛细血管的髓丛
16. 小叶间静脉
25. 髓袢降支粗段（近直小管）
27. 髓袢降支细段
26. 髓袢升支细段

肾单位

肾单位是肾功能的基本单位，据估计，每个肾约由 120 万个肾单位构成。肾单位可以过滤血液，并产生含有矿物质、废物和水的液体（滤液）。

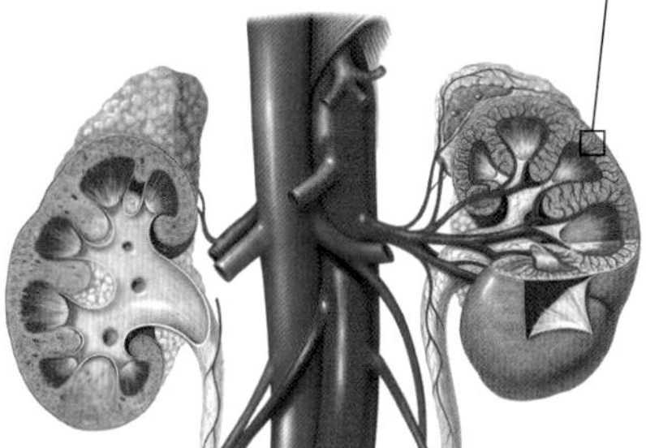

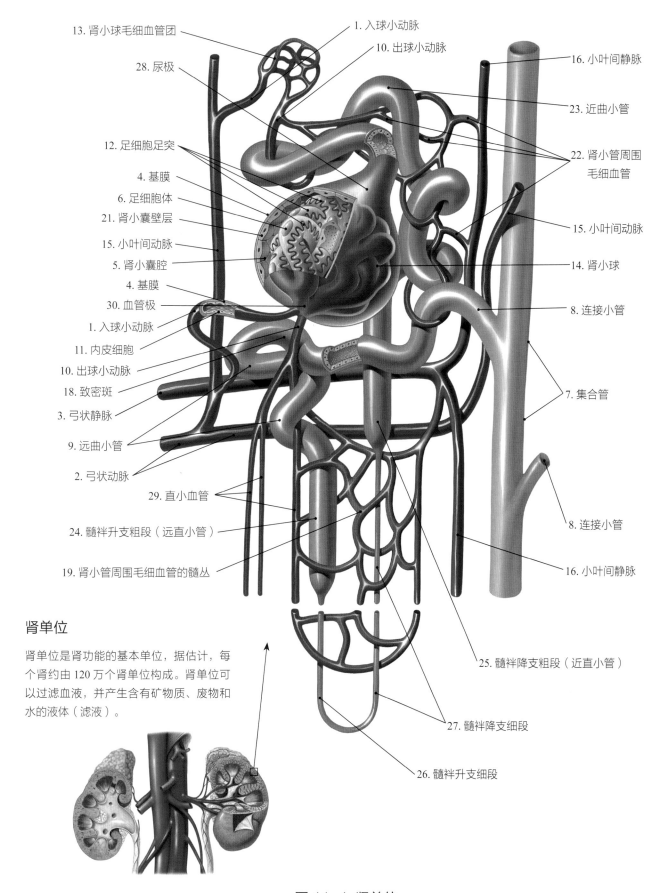

图 11-4 肾单位

尿道和膀胱

1. **腹主动脉** abdominal aorta 见 74—75 页。
2. **膀胱** bladder 储存尿液的肌性囊状器官。膀胱壁由一层可伸展的移行上皮组成，周围是厚平滑肌（逼尿肌）和外膜层。
3. **膀胱内膜** bladder lining 由一种称为移行上皮或尿路上皮的上皮组织构成。由柱状上皮组成，当膀胱充盈时可以伸展成鳞状上皮。
4. **尿道球** bulb of urethra 阴茎勃起组织的一部分。尿道球后与阴茎海绵体相连。尿道海绵体部穿过尿道球中心。
5. **尿道球腺** bulbourethral gland 又称考珀腺（Cowper's gland），为分泌黏液的腺体，黏液流入海绵体（阴茎）尿道球部。其分泌的黏液是精液的成分之一。
6. **精阜** seminal colliculus 尿道嵴中部的微小隆起。射精管和前列腺小囊开口于精阜。
7. **髂总动脉** common iliac artery 见 144—145 页。
8. **髂总静脉** common iliac vein 见 146—147 页。
9. **阴茎头冠** corona glandis 阴茎头底隆突的游离缘。
10. **阴茎海绵体** cavernous body of penis 为一对勃起组织结构，位于尿道海绵体背侧。阴茎海绵体被一层称为海绵体白膜的坚韧结缔组织所包裹。阴茎勃起时，阴茎海绵体充血，阴茎即变粗变硬。
11. **尿道海绵体** cavernous body of urethra 位于阴茎部呈圆柱体的勃起组织的延续，前端膨大为阴茎头。尿道海绵体部穿过阴茎海绵体中心。
12. **髂外动脉** external iliac artery 见 144—145 页。
13. **髂外静脉** external iliac vein 见 146—147 页。
14. **尿道外口** external orifice of urethra 位于阴茎头尖端，海绵部（阴茎）尿道的开口。
15. **阴茎头** glans penis 见 224—225 页。
16. **下腔静脉** inferior vena cava 见 74—75 页。
17. **髂内动脉** internal iliac artery 见 144—145 页。
18. **髂内静脉** internal iliac vein 见 146—147 页。
19. **尿道内口** internal urethral orifice 位于膀胱颈下端的尿道开口。尿道内口的平滑肌排列复杂，以控制尿液从膀胱中流出。
20. **膀胱颈** neck of bladder 尿道内口周围的膀胱区域。在排尿过程中，纵向插入的平滑肌纤维有助于打开颈部，其他环形平滑肌可以起到括约肌的作用。
21. **射精管开口** opening of ejaculatory duct 输精管和精囊排出管汇合形成射精管，开口于精阜。
22. **输尿管开口** opening of ureters 两条输尿管的开口为膀胱三角的两个顶端，尿道内口为膀胱三角的顶端之一。
23. **左输尿管开口（左输尿管口）**opening（meatus）of left ureter 每条输尿管都在斜穿膀胱壁后开口，形成阀门装置阻止尿液逆流进入输尿管。
24. **卵巢动脉** ovarian artery 发自腹主动脉降至卵巢悬韧带的动脉，供应卵巢和输卵管。
25. **卵巢静脉** ovarian vein 卵巢静脉血回流血管。经卵巢悬韧带上升，左侧卵巢静脉汇入左肾静脉，右侧卵巢静脉汇入下腔静脉。
26. **包皮** prepuce/foreskin 覆盖阴茎头的环形皮肤皱襞。包皮下是包皮囊。包皮尿道外口附近的系带附着于阴茎头腹侧。
27. **前列腺** prostate gland 见 224—225 页。
28. **前列腺小囊** prostatic utricle 旁中肾管尾端退化后的遗迹。在女性体内，该部分形成子宫和阴道。
29. **阴囊** scrotum 阴茎与会阴间的皮肤囊袋，被中隔分为两半，每侧含睾丸、附睾和精索的下部，由皮肤和肉膜肌构成。
30. **睾丸动脉** testicular artery 见 158—159 页。
31. **睾丸静脉** testicular vein 见 158—159 页。
32. **膀胱三角** trigone of bladder 位于膀胱底内面的光滑的三角形区域，由两侧输尿管口与尿道内口包围形成。
33. **输尿管** ureter 见 206—207 页。
34. **尿道** urethra 将尿液从膀胱输送到体外的管道。男性尿道有前列腺部、膜部和海绵体部（阴茎部）3 个部分。

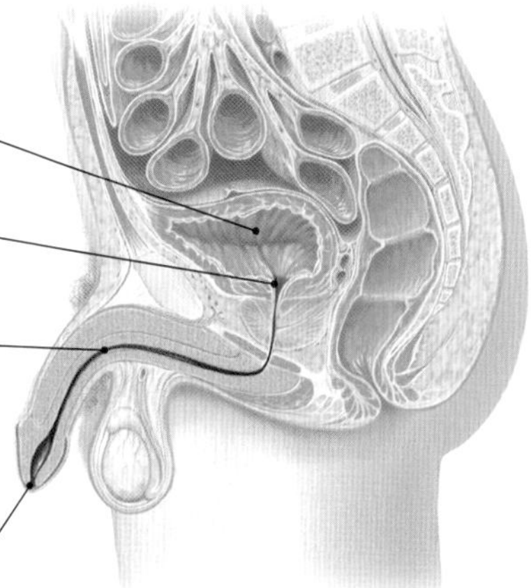
2. 膀胱
19. 尿道内口
34. 尿道
14. 尿道外口

图 11-5 男性尿道

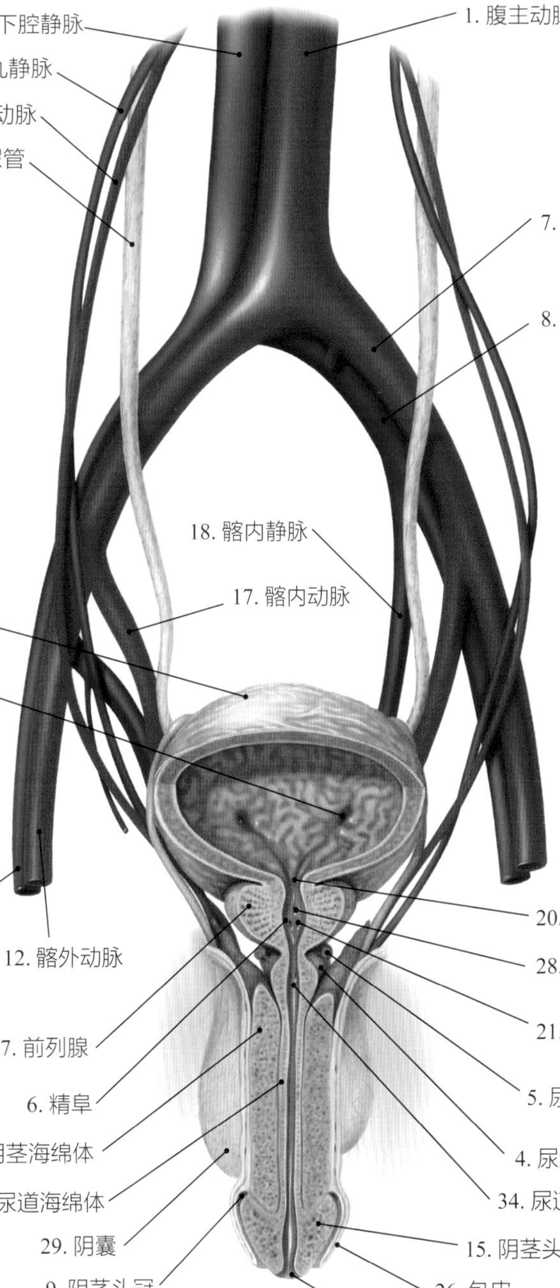
16. 下腔静脉
1. 腹主动脉
31. 睾丸静脉
30. 睾丸动脉
33. 输尿管
7. 髂总动脉
8. 髂总静脉
18. 髂内静脉
17. 髂内动脉
2. 膀胱
23. 左输尿管开口（左输尿管口）
20. 膀胱颈
13. 髂外静脉
12. 髂外动脉
28. 前列腺小囊
21. 射精管开口
27. 前列腺
6. 精阜
5. 尿道球腺
10. 阴茎海绵体
4. 尿道球
11. 尿道海绵体
34. 尿道
29. 阴囊
15. 阴茎头
9. 阴茎头冠
26. 包皮
14. 尿道外口

图 11-6 男性膀胱——前面观

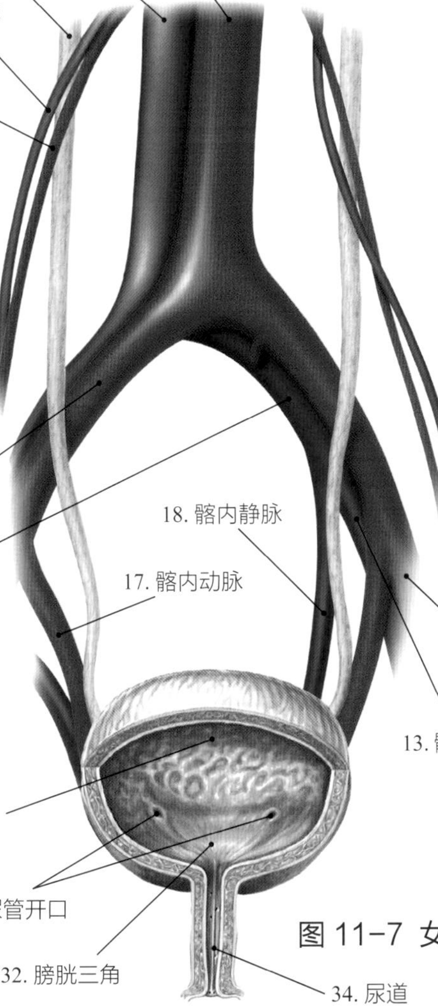
1. 腹主动脉
16. 下腔静脉
33. 输尿管
25. 卵巢静脉
24. 卵巢动脉
7. 髂总动脉
18. 髂内静脉
8. 髂总静脉
17. 髂内动脉
12. 髂外动脉
13. 髂外静脉
3. 膀胱内膜
22. 输尿管开口
32. 膀胱三角
34. 尿道

图 11-7 女性膀胱——前面观

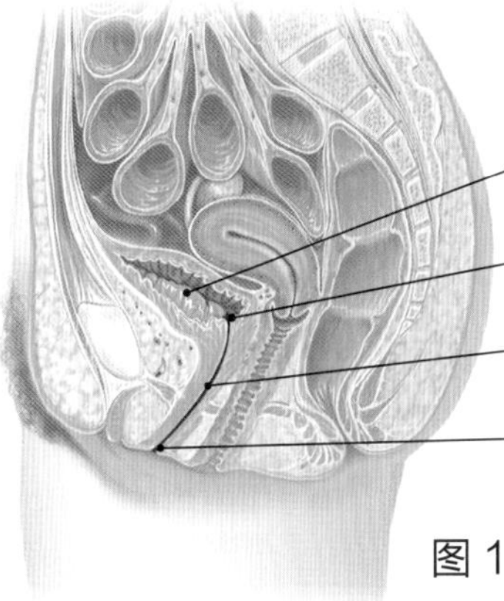
2. 膀胱
19. 尿道内口
34. 尿道
14. 尿道外口

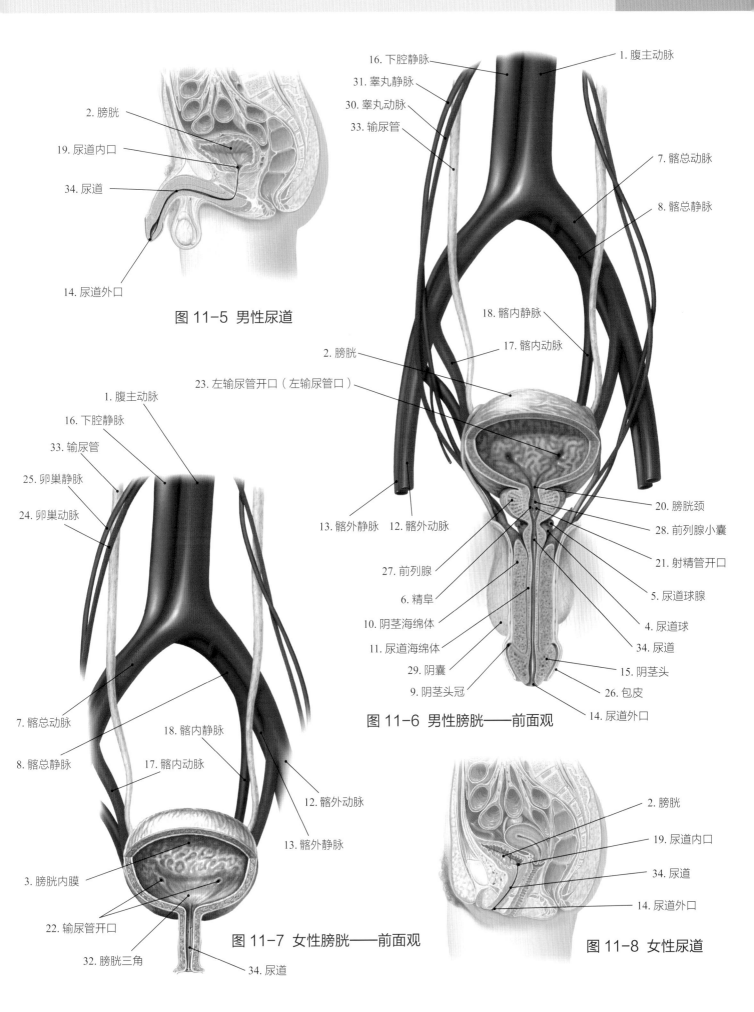

图 11-8 女性尿道

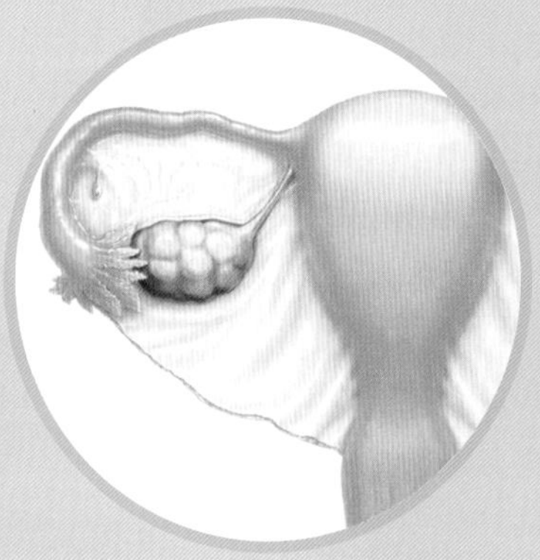

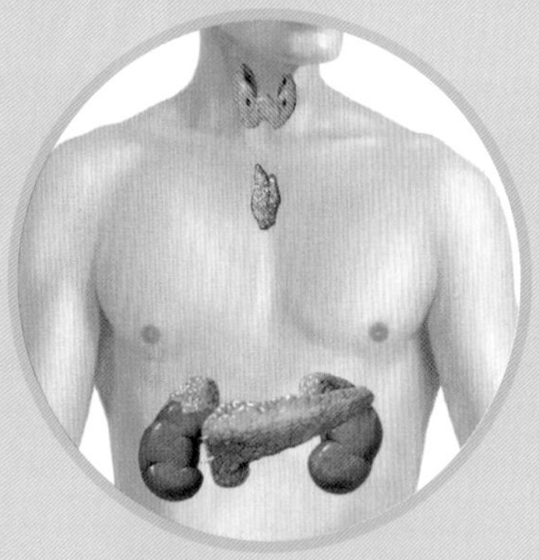

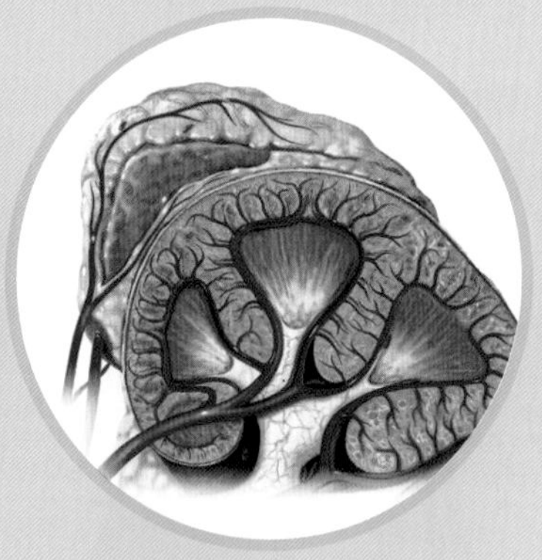

第十二章

内分泌系统

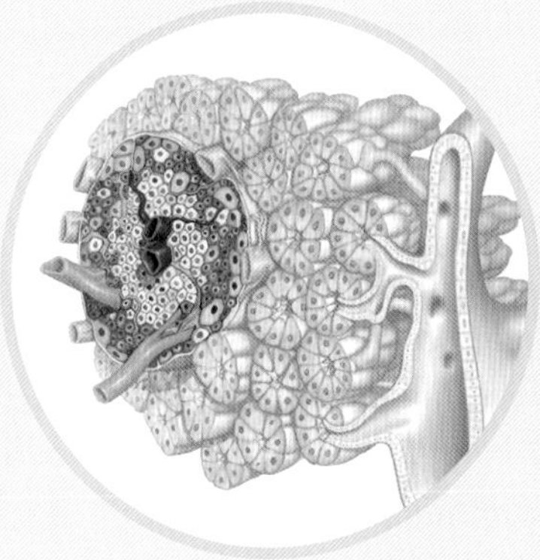

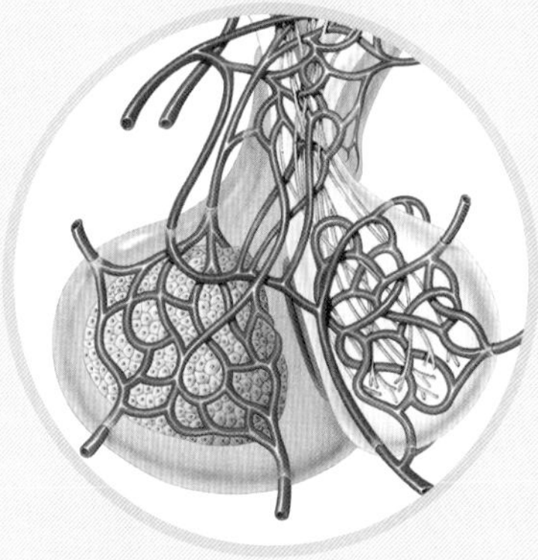

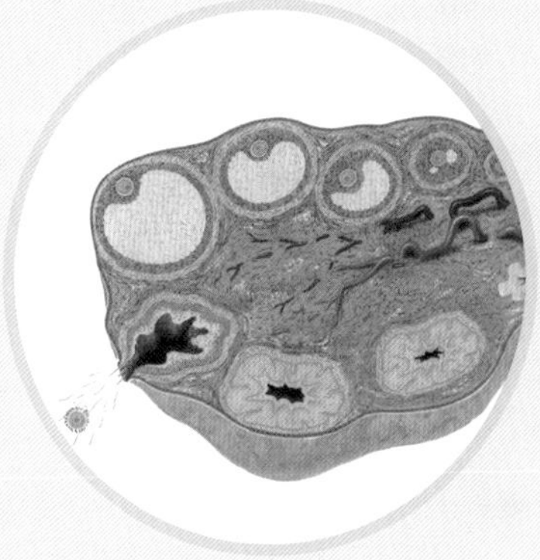

内分泌系统

1. **肾上腺** adrenal gland / suprarenal gland 见 158—159 页。
2. **卵巢** ovary 卵巢可以产生女性生殖细胞，分泌雌激素和黄体酮，调节生殖器官的生长发育和第二性征的发育（如阴毛、女性的脂肪分布）。
3. **胰腺** pancreas 见 200—201 页。
4. **甲状旁腺** parathyroid gland 位于甲状腺叶后方，有 4 个小腺体。甲状旁腺可以分泌甲状旁腺素，调节体内钙与磷的代谢。
5. **垂体** pituitary gland / hypophysis 见 108—109 页。
6. **睾丸** testis 睾丸是内分泌器官（产生睾酮），也是产生精子的场所。
7. **胸腺** thymus 见 138—139 页。
8. **甲状腺** thyroid gland 甲状腺浓缩血液中的碘以产生甲状腺素和三碘甲状腺原氨酸，以调节机体代谢。

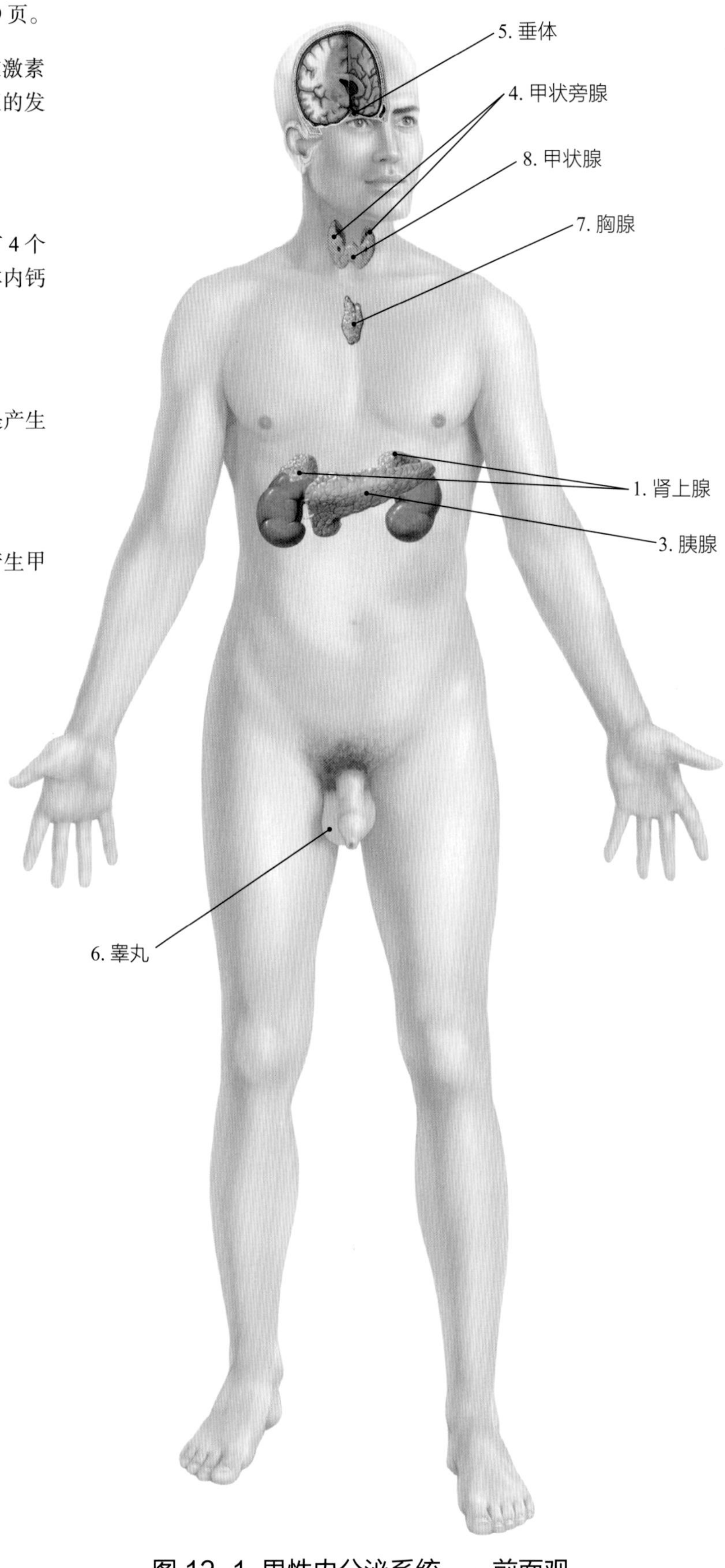
5. 垂体
4. 甲状旁腺
8. 甲状腺
7. 胸腺
1. 肾上腺
3. 胰腺
6. 睾丸

图 12-1 男性内分泌系统——前面观

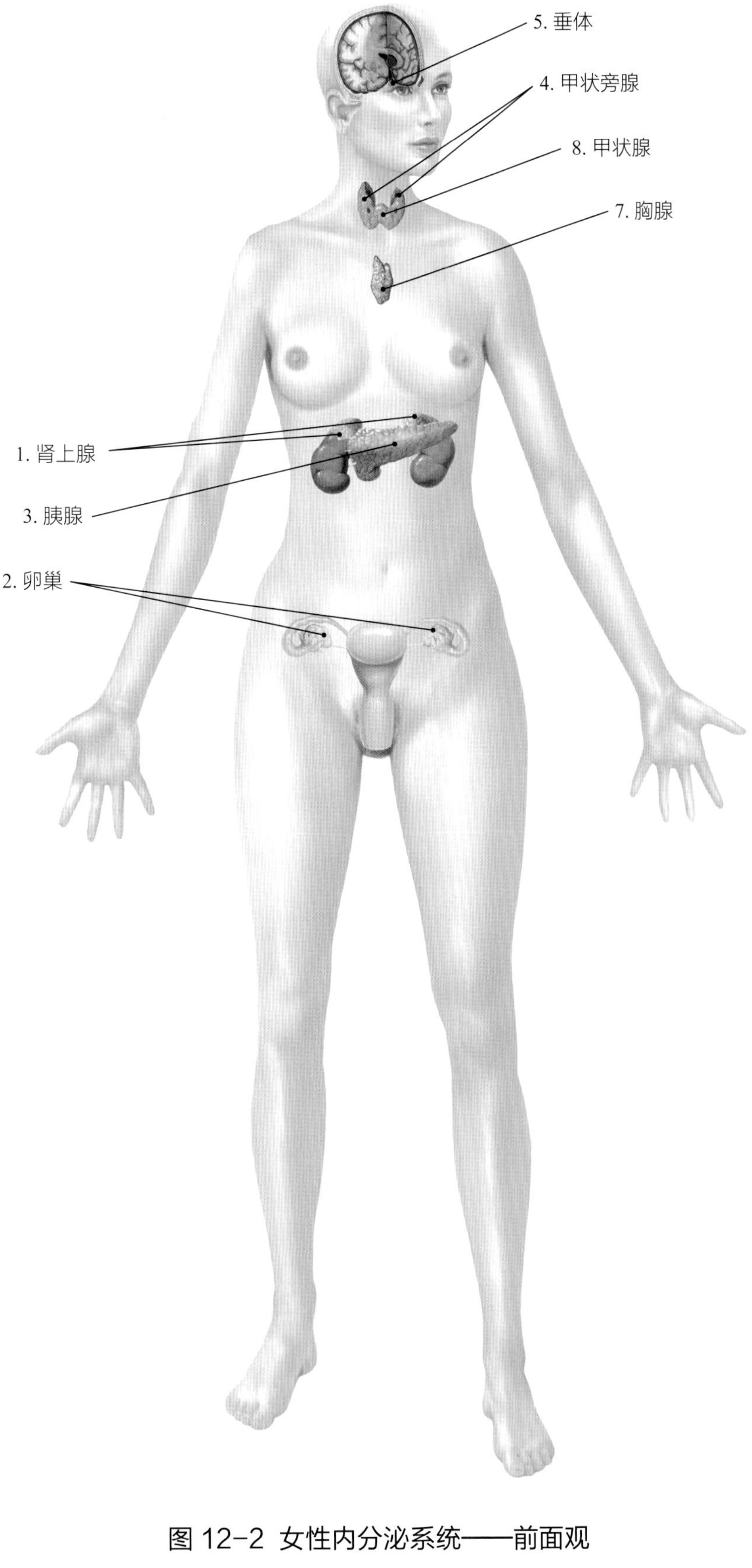
5. 垂体
4. 甲状旁腺
8. 甲状腺
7. 胸腺
1. 肾上腺
3. 胰腺
2. 卵巢

图 12-2 女性内分泌系统——前面观

垂体和内分泌腺

1. **垂体前叶（腺垂体）**anterior hypophysis（adenohypophysis）垂体的前叶部分，是高度血管化的结构，其上皮细胞产生激素，分泌的激素储存在颗粒中并在需要时释放。

2. **轴突** axon 见 12—13 页。

3. **基膜** basement membrane 甲状腺滤泡的上皮细胞位于被称为基膜的结缔组织层上。

4. **毛细血管** capillary 见 142—143 页。

5. **甲状旁腺被膜** capsule of parathyroid 甲状旁腺周围的结缔组织鞘，但是甲状旁腺与甲状腺组织直接接触，被膜发育不良。

6. **主细胞** chief cell 甲状旁腺实质中的主细胞。可以合成和分泌甲状旁腺激素，控制参与骨形成和重建过程的骨细胞的功能（分别指成骨细胞和破骨细胞）。

7. **胼胝体** corpus callosum 见 102—103 页。

8. **内分泌腺** endocrine gland 内分泌腺分泌到血液和体腔中的化学媒介，称为激素。人体主要的内分泌腺有垂体、松果体、肾上腺、甲状腺、甲状旁腺和胰腺的内分泌部分。

9. **滤泡细胞** follicle cell 甲状腺滤泡的内衬细胞。滤泡细胞将碘转化为碘化物，并将其与酪氨酸结合，形成甲状腺素和三碘甲状腺原氨酸。

10. **垂体动脉** hypophyseal artery 颈内动脉的分支，供应垂体。

11. **垂体门脉系统** hypophyseal portal system 一种门静脉系统，将具有释放因子和调节因子的血液从下丘脑神经核团输送到垂体前叶。

12. **下丘脑** hypothalamus 见 108—109 页。

13. **充满胶体的滤泡腔** lumen filled with colloid 甲状腺滤泡腔内充满了胶质物质（甲状腺球蛋白），为甲状腺素提供储存场所。

14. **乳头体** mammillary body 见 108—109 页。

15. **微绒毛** microvillus 见 12—13 页。

16. **神经分泌细胞** neurosecretory cell 下丘脑的细胞，产生催产素和升压素，并将神经分泌细胞的轴突传递到垂体后叶。

17. **视交叉** optic chiasma 见 108—109 页。

18. **嗜酸性细胞** oxyphil cell 青春期之后甲状旁腺内出现嗜酸性细胞。嗜酸性细胞可能是主细胞的过渡型细胞。

19. **甲状旁腺** parathyroid gland 见 214—215 页。

20. **松果体** pineal body 见 102—103 页。

21. **垂体** pituitary gland / hypophysis 见 108—109 页。

22. **漏斗** infundibulum 连接垂体至下丘脑下部的部分。漏斗连接门静脉系统到垂体前叶，连接下丘脑垂体束的轴突到垂体后叶。

23. **垂体后叶（神经垂体）**posterior hypophysis（neurohypophysis）垂体的后叶部分，含有下丘脑神经内神经分泌细胞的轴突末端。

24. **上丘和下丘** superior and inferior colliculus 见 108—109 页。

25. **丘脑** thalamus 见 108—109 页。

26. **甲状腺上皮** thyroid epithelium 甲状腺滤泡的内衬上皮。当分泌不活跃时，上皮细胞呈低矮的单层简单立方状；但在分泌活跃时，细胞呈柱状。

27. **甲状腺滤泡** thyroid follicle 甲状腺结构和功能的基本单位。由单层立方上皮细胞构成，周围的滤泡腔内充满胶质（甲状腺球蛋白）。

28. **甲状腺** thyroid gland 见 214—215 页。

29. **静脉** vein 见 146—147 页。

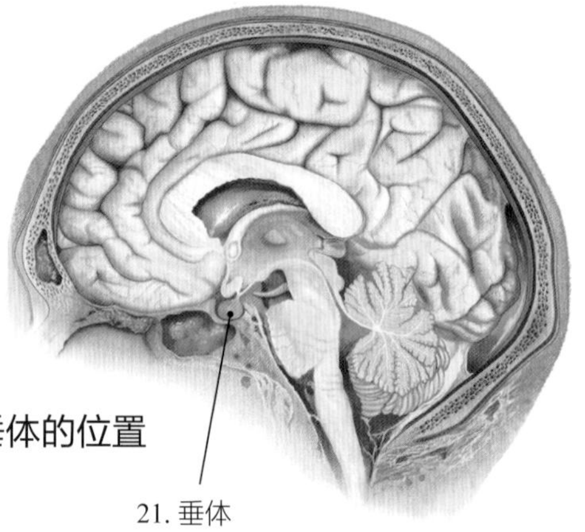
21. 垂体

图 12-3 垂体的位置

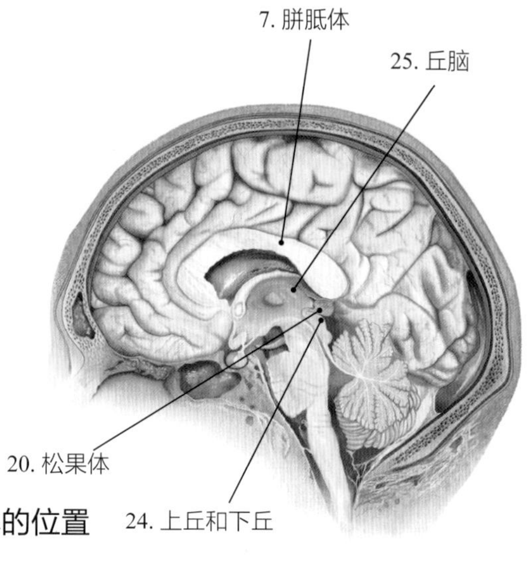
7. 胼胝体
25. 丘脑
20. 松果体
24. 上丘和下丘

图 12-4 松果体的位置

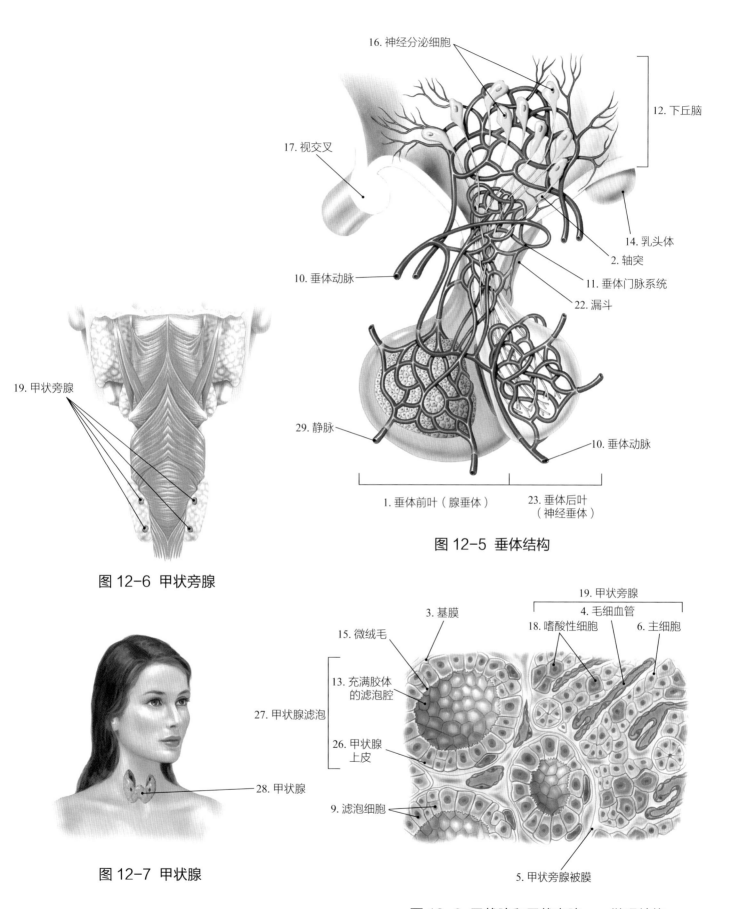

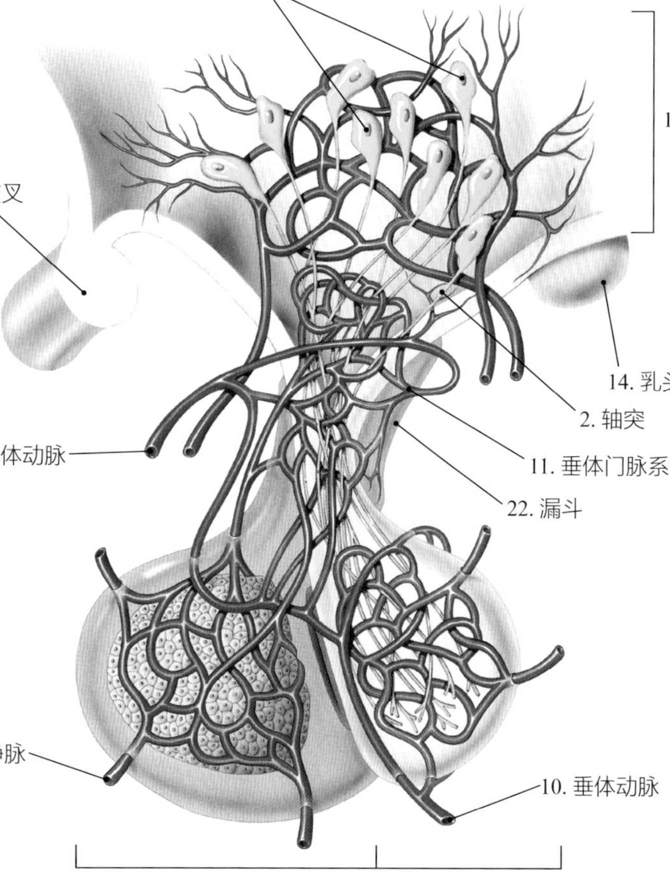
16. 神经分泌细胞
12. 下丘脑
17. 视交叉
14. 乳头体
2. 轴突
10. 垂体动脉
11. 垂体门脉系统
22. 漏斗
29. 静脉
10. 垂体动脉
1. 垂体前叶（腺垂体）
23. 垂体后叶
（神经垂体）

图 12-5 垂体结构

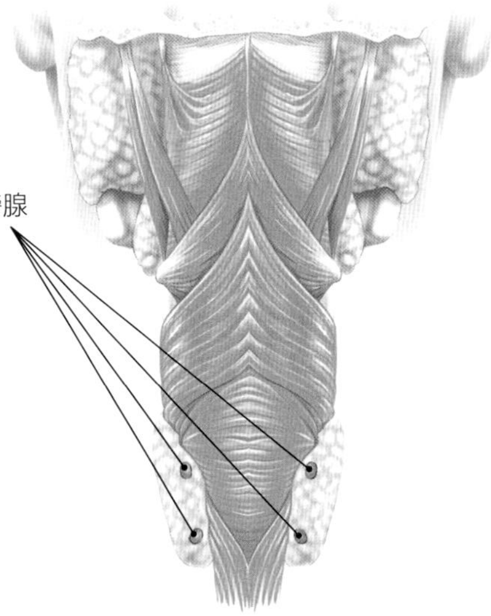
19. 甲状旁腺

图 12-6 甲状旁腺

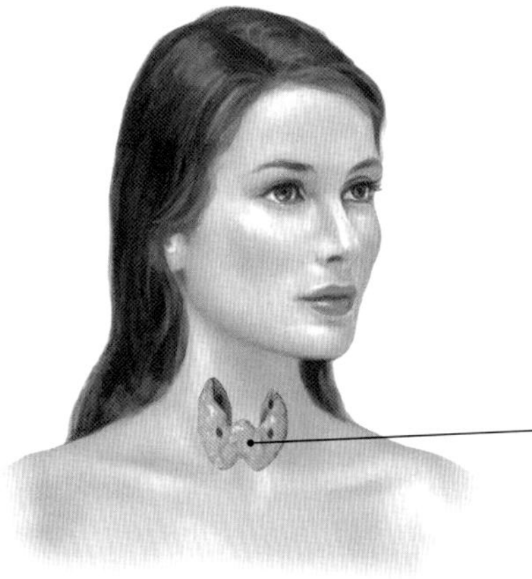
28. 甲状腺

图 12-7 甲状腺

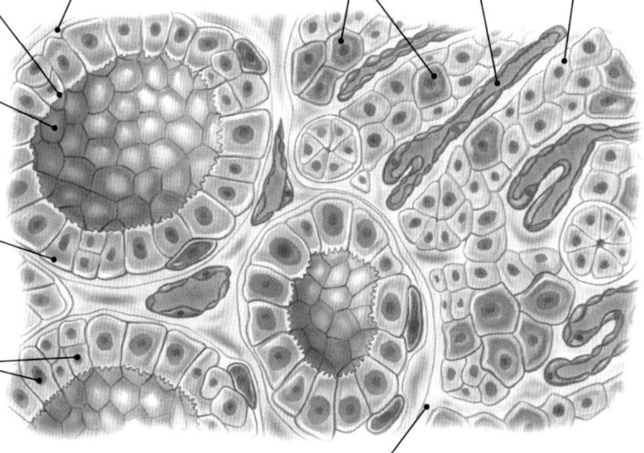
19. 甲状旁腺
3. 基膜
4. 毛细血管
15. 微绒毛
18. 嗜酸性细胞
6. 主细胞
13. 充满胶体
的滤泡腔
27. 甲状腺滤泡
26. 甲状腺
上皮
9. 滤泡细胞
5. 甲状旁腺被膜

图 12-8 甲状腺和甲状旁腺——微观结构

内分泌腺

1. **副胰管** accessory pancreatic duct 见 192—193 页。
2. **肾上腺皮质** adrenal cortex 构成肾上腺外层的内分泌腺组织。可分为 3 个区域：球状带（分泌醛固酮）、束状带（分泌皮质醇）和网状带（分泌类固醇激素）。
3. **肾上腺** adrenal gland 见 158—159 页。
4. **肾上腺髓质** adrenal medulla 含有交感神经节细胞，可以合成和分泌肾上腺素及去甲肾上腺素。
5. **胰体** body of pancreas 见 192—193 页。
6. **肾囊动脉** capsular artery 穿过肾上腺被膜的动脉之一。
7. **囊** capsule 肾上腺周围的结缔组织膜。
8. **深丛** deep plexus 网状带的毛细血管网，之后与髓质毛细血管汇合。
9. **内分泌腺** endocrine gland 见 216—217 页。
10. **胰头** head of pancreas 见 200—201 页。
11. **胰岛 A 细胞** islet A cell 又称胰岛 α 细胞（islet α cell），占胰岛细胞的 18% ~ 20%，位于胰岛的边缘，能分泌胰高血糖素，具有升血糖的作用。
12. **胰岛 B 细胞** islet B cell 又称胰岛 β 细胞（islet β cell），占胰岛细胞的 75% ~ 80%，能分泌胰岛素，具有降血糖的作用。
13. **胰岛 D 细胞** islet D cell 又称胰岛 δ 细胞（islet δ cell），约占胰岛细胞的 10%，能分泌促胃液素和生长抑素。
14. **胰岛－腺泡门脉系统** islet-acinus portal vessels 该系统将胰岛的血液输送到附近的外分泌腺泡，这样胰岛激素就可以影响胰腺酶的产生。
15. **胰岛** pancreas islet 又称朗格汉斯岛（islet of Langerhans），是胰腺内由内分泌细胞构成的球形细胞团，约占胰腺质量的 2%。每一个胰岛细胞都有内分泌细胞索和血管系统，血管可以输送分泌的激素。
16. **肾** kidney 见 206—207 页。
17. **主胰管** main pancreatic duct 见 192—193 页。
18. **髓丛** medullary plexus 髓质中的静脉丛，可以输送肾上腺皮质和髓质分泌的激素。
19. **髓质静脉** medullary vein 肾上腺髓质的大静脉，将血液和激素引流到肾上腺静脉。
20. **胰颈** neck of pancreas 见 200—201 页。
21. **胰腺** pancreas 见 200—201 页。
22. **窦状毛细血管** sinusoidal vessel 窦状毛细血管为有孔毛细血管，穿过球状带和束状带，收集分泌的激素。
23. **被膜下丛** subcapsular plexus 来自肾上腺上、中动脉的血管。被膜下丛发出有孔的窦状毛细血管。
24. **肾上腺动脉** suprarenal artery 肾上腺有丰富的动脉供应，肾上腺上、中、下动脉分别发自膈下动脉、腹主动脉和肾动脉。
25. **胰尾** tail of pancreas 见 200—201 页。
26. **胰钩突** uncinate process of pancreas 见 192—193 页。
27. **束状带** zona fasciculata 束状带区域占肾上腺皮质体积的 75%，由排列成束状的多边形细胞构成。束状带可以分泌糖皮质激素。
28. **球状带** zona glomerulosa 球状带区域占肾上腺皮质体积的 10% ~ 15%。其中的腺细胞排列成球团状，细胞质内含有脂滴。球状带可以分泌盐皮质激素，主要代表为醛固酮。
29. **网状带** zona reticularis 网状带区域占肾上腺皮质体积的 5% ~ 10%。其中的腺细胞排列成索并相互交织成网，其间存在有孔毛细血管。网状带可以分泌类固醇激素。

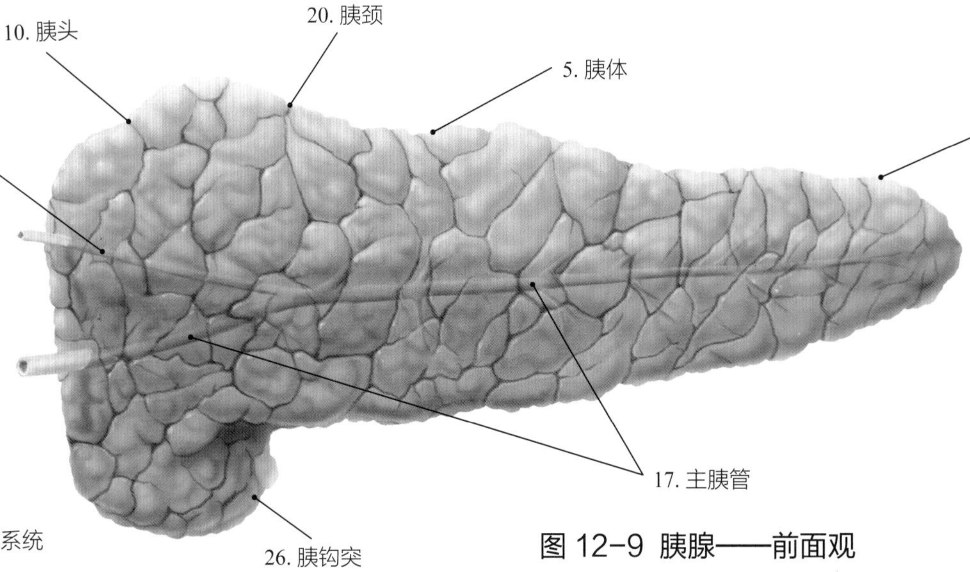
10. 胰头
20. 胰颈
5. 胰体
25. 胰尾
1. 副胰管
17. 主胰管
26. 胰钩突

图 12-9 胰腺——前面观

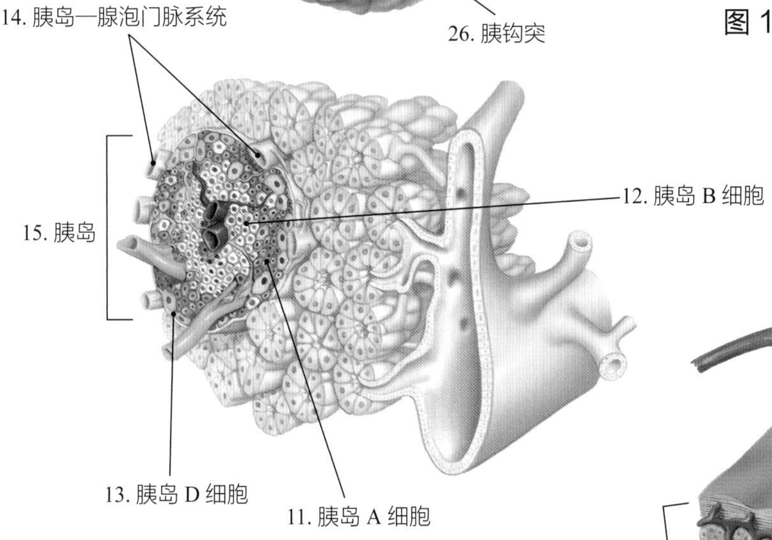
14. 胰岛一腺泡门脉系统
15. 胰岛
12. 胰岛 B 细胞
13. 胰岛 D 细胞
11. 胰岛 A 细胞

图 12-10 胰腺内分泌细胞

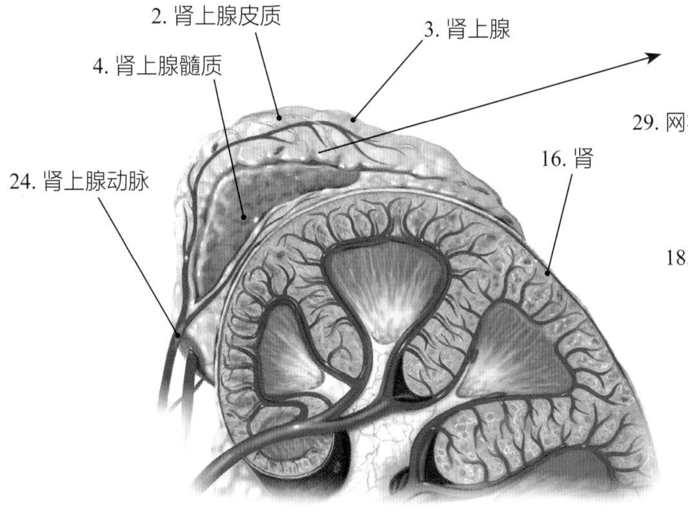
2. 肾上腺皮质
3. 肾上腺
4. 肾上腺髓质
24. 肾上腺动脉
16. 肾

图 12-11 肾上腺——断面观（左肾上腺）

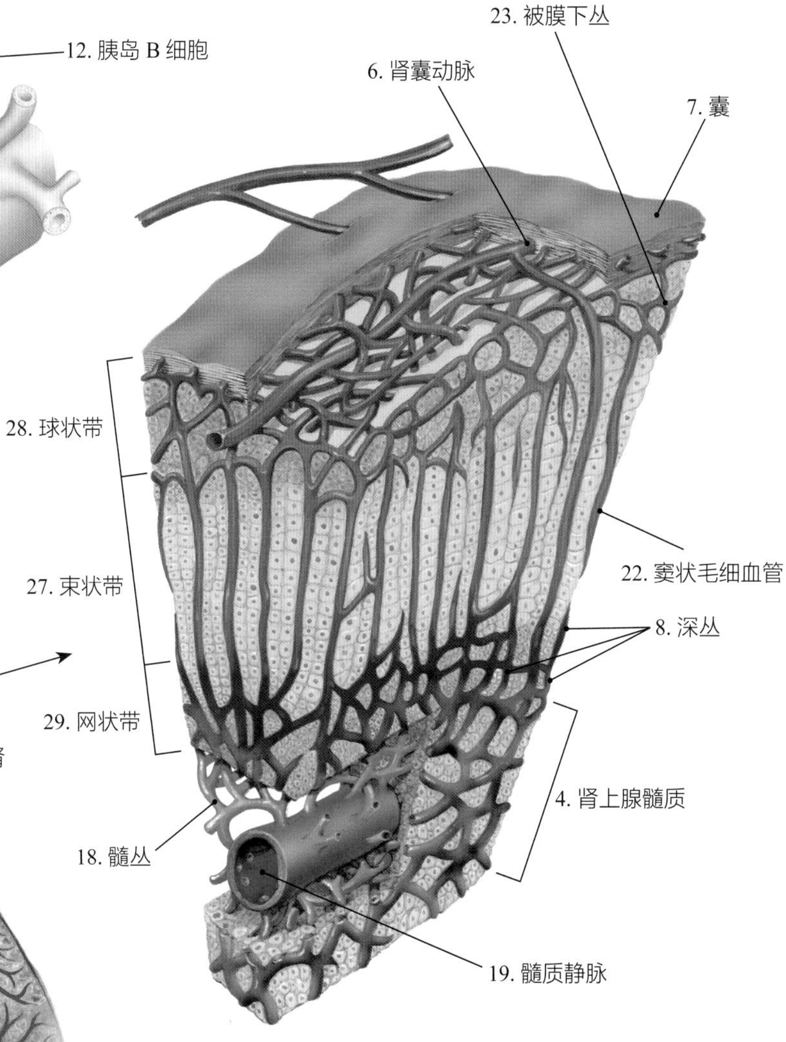
23. 被膜下丛
6. 肾囊动脉
7. 囊
28. 球状带
27. 束状带
22. 窦状毛细血管
8. 深丛
29. 网状带
4. 肾上腺髓质
18. 髓丛
19. 髓质静脉

图 12-12 肾上腺——微观结构

男性内分泌腺和女性内分泌腺

1. **阔韧带** broad ligament 包被子宫体、输卵管和卵巢的双层腹膜皱襞。血管位于各层之间。
2. **白体** corpus albicans 黄体退化后留下的结缔组织形成的瘢痕。
3. **黄体** corpus luteum 排卵后卵泡细胞层形成的结构，可以分泌激素。在月经周期的分泌期和妊娠期，黄体可以分泌孕酮和雌激素。
4. **排出的卵泡** discharging follicle 当卵泡成熟时，会从卵巢表面向外凸出。促黄体生成激素水平激增引起的酶活性升高会使卵泡破裂。
5. **内分泌功能** endocrine function 睾丸和卵巢具有内分泌功能。睾丸分泌睾酮，促进男性第二性征；卵巢在月经期和妊娠期时分泌雌激素和孕酮。
6. **内分泌腺** endocrine gland 见 216—217 页。
7. **输卵管** fallopian tube / uterine tube 精子和卵子相遇的场所，也是向子宫腔运送受精卵的管道。
8. **成熟卵泡** mature follicle 成熟的卵泡包含一个卵子、一个充满泡液的空间（腔）以及包绕在周围的卵泡内膜和外膜。
9. **卵巢** ovary 见 214—215 页。
10. **卵子** ovum 卵母细胞。排卵时，释放的“卵子”实际上包括卵母细胞及周围的透明带和放射冠。
11. **阴囊** scrotum 见 210—211 页。
12. **睾丸** testis 见 214—215 页。
13. **子宫** uterus 孕育胎儿的肌性器官，可分为底、体和颈 3 个部分。输卵管连于子宫底和子宫体的交界处。
14. **阴道** vagina 见 228—229 页。

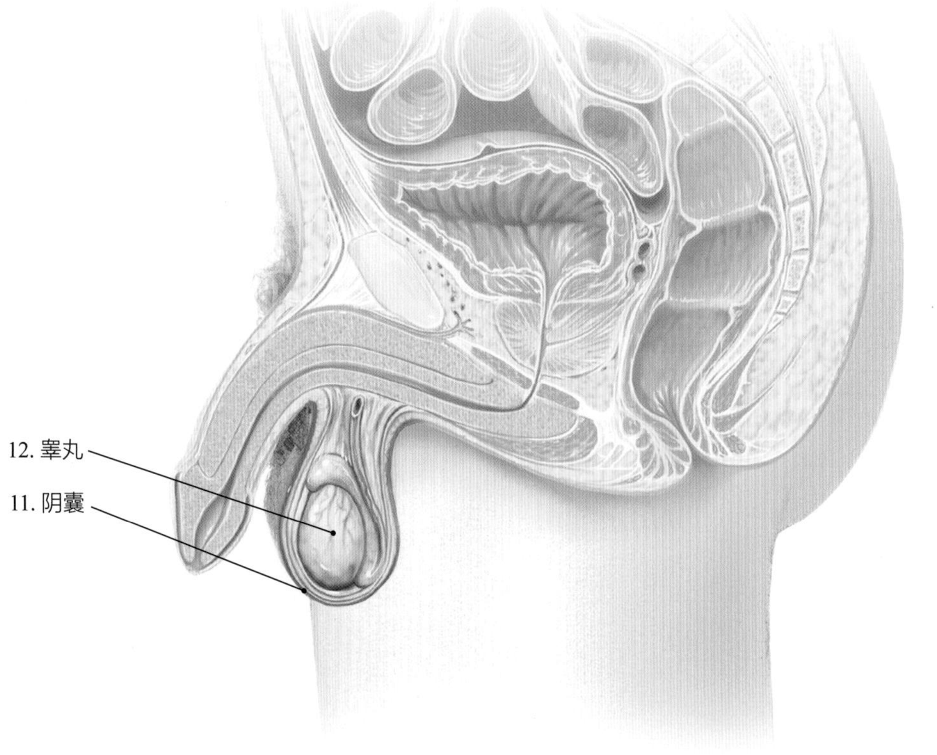
12. 睾丸
11. 阴囊

图 12-13 睾丸——内分泌功能

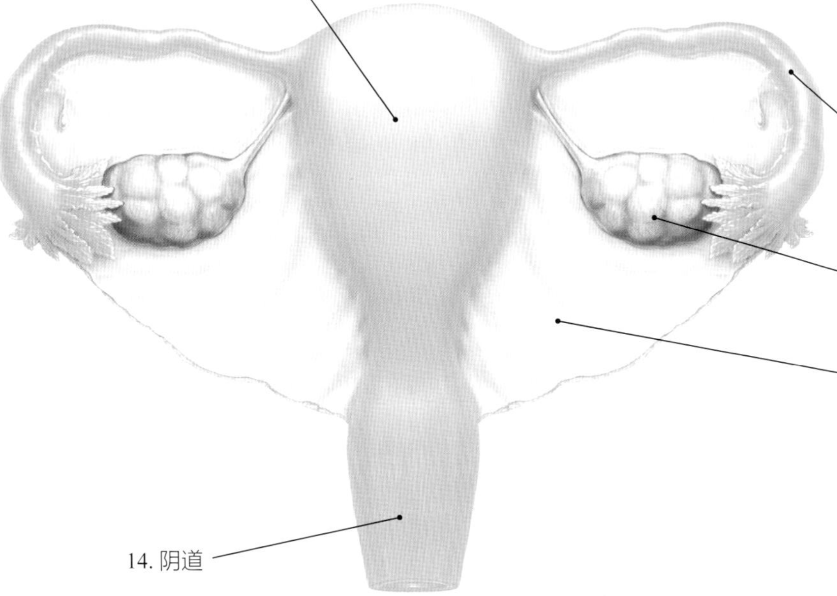
13. 子宫
7. 输卵管
9. 卵巢
1. 阔韧带
14. 阴道

图 12-14 卵巢——内分泌功能

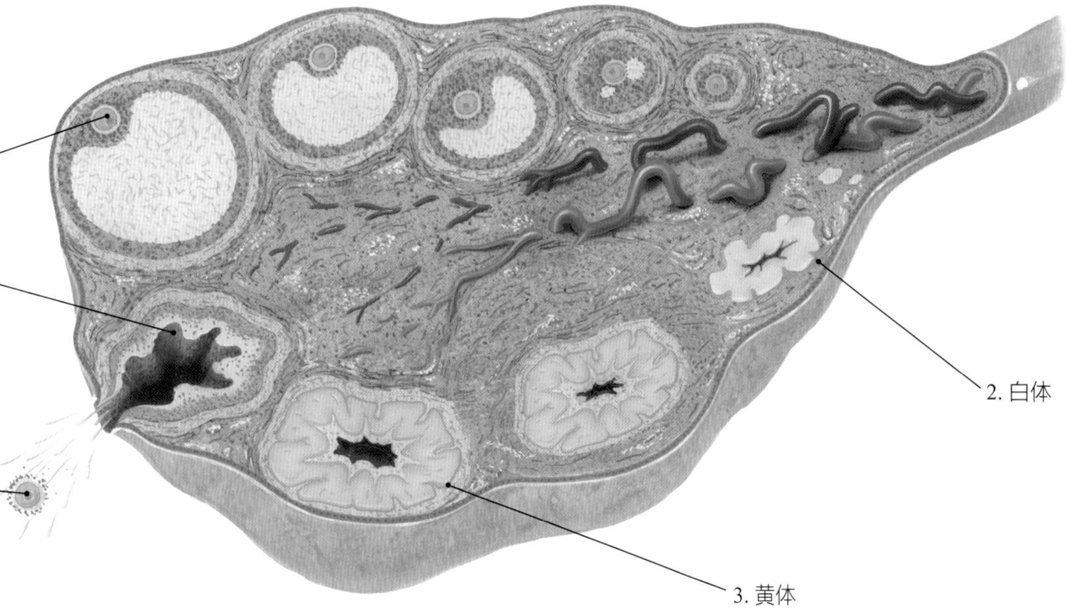
8. 成熟卵泡
4. 排出的卵泡
10. 卵子
2. 白体
3. 黄体

图 12-15 卵巢——断面观

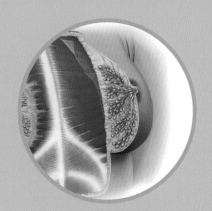

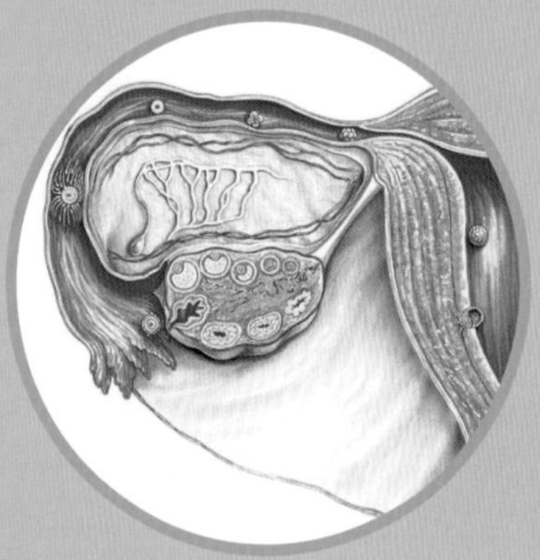

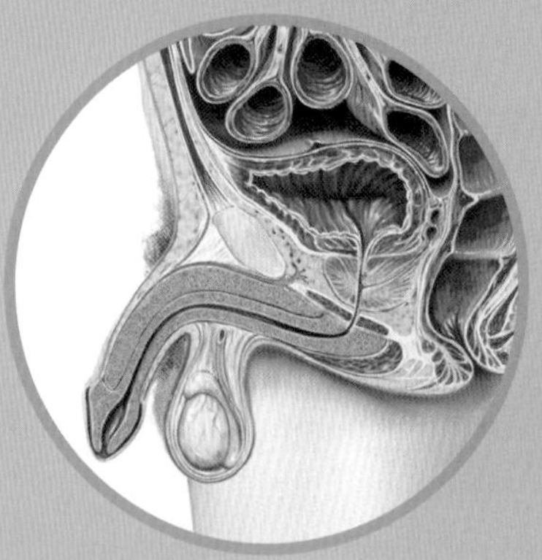

第十三章

生殖系统

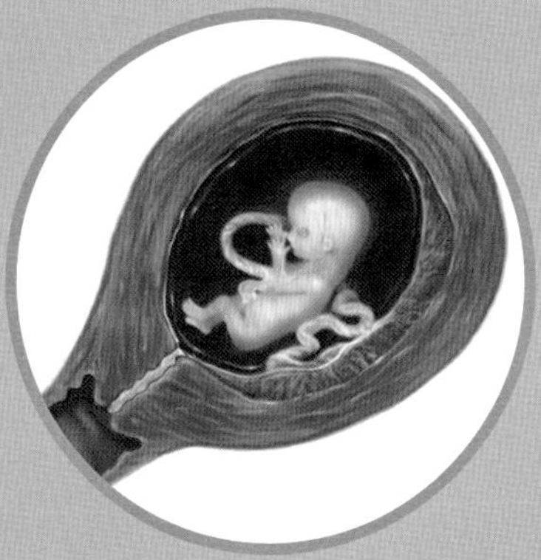

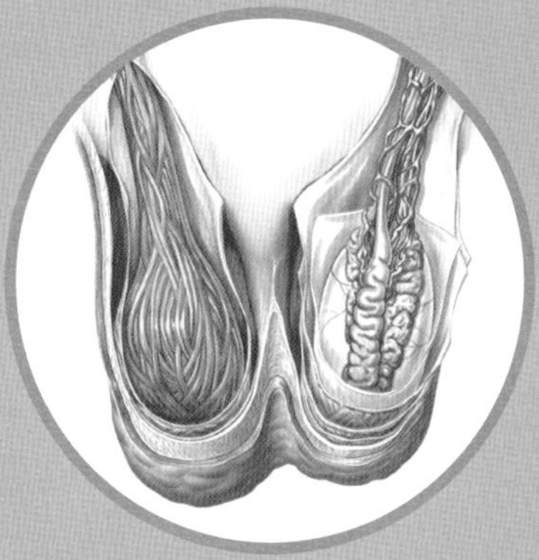

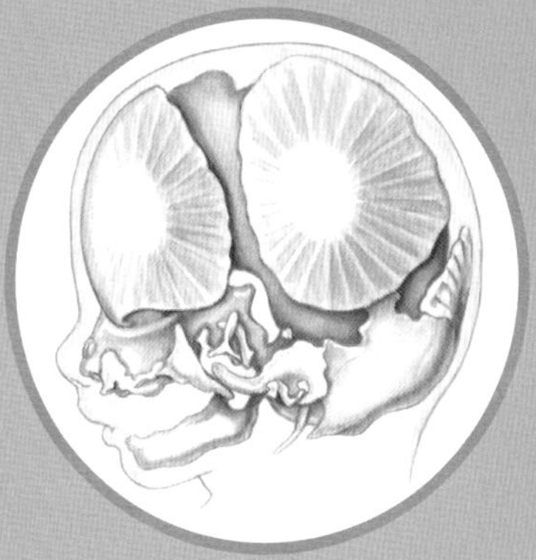

男性生殖系统

1. **输精管壶腹** ampulla of ductus deferens 输精管末端的膨大。输精管壶腹远端与精囊的排出管汇合形成射精管。

2. **膀胱** bladder 见 210—211 页。

3. **膀胱逼尿肌** detrusor of bladder 逼尿肌为膀胱壁的其中一层，由平滑肌纤维构成，纤维呈螺旋形和纵向排列。

4. **尿道球** bulb of urethra 见 210—211 页。

5. **尿道球腺** bulbourethral gland 见 210—211 页。

6. **阴茎海绵体** cavernous body of penis 见 210—211 页。

7. **尿道海绵体** cavernous body of urethra 见 210—211 页。

8. **输精管** ductus deferens / vas deferens 将精液从附睾管远端运送到射精管的管道。输精管穿过腹股沟管，之后弯向膀胱后方。

9. **射精管** ejaculatory duct 由输精管的末端和精囊的排出管汇合而成的管道，开口于精阜前列腺小囊上。

10. **附睾** epididymis 位于睾丸的上端和后缘，暂时储存精子并使精子继续发育成熟。其近端连接睾丸输出管，远端连接输精管。

11. **阴茎筋膜** fascia penis 环绕阴茎的结缔组织，有两层：阴茎浅筋膜移行于阴囊的肉膜，阴茎深筋膜移行于会阴的深筋膜。

12. **阴茎头** glans penis 尿道海绵体前端的膨大。阴茎头的尖端有尿道外口。如果男性未进行包皮环切术，阴茎头会被包皮覆盖。

13. **尿道膜部** membranous part of urethra 男性尿道穿过尿生殖膈的一段。

14. **阴茎** penis 男性的性交和排尿器官。阴茎根藏于阴囊和会阴部皮肤深面，固定于耻骨下支和坐骨支。阴茎有 3 个勃起组织，其中 2 个位于起始部的勃起组织被称为阴茎脚，阴茎脚附着在骨盆上，阴茎海绵体可以自由活动；尿道球固定在尿生殖膈的下面，外面包绕海绵体肌。在勃起过程中，阴茎海绵体 / 阴茎脚会产生最高的压力和最大的硬度，而尿道球 / 阴茎海绵体内有阴茎尿道通过。

15. **包皮** prepuce / foreskin 见 210—211 页。

16. **前列腺** prostate 男性最大的附属性腺器官。前列腺会产生前列腺特异性酸性磷酸酶、前列腺特异性抗原、淀粉酶和纤维蛋白溶酶。前列腺有前列腺部和射精管穿过，所以尿液和精子都会通过前列腺。

17. **前列腺部** prostatic part 尿道通过前列腺的部分，长约 3 cm。前列腺部有射精管、前列腺小囊和前列腺输出管的开口。

18. **阴囊** scrotum 见 210—211 页。

19. **精囊** seminal vesicle 为一种附属性腺，位于膀胱底的后方。精囊分泌的黏性液体中含有大量的果糖（精子的主要能量来源），该液体占射精量的 50% ~ 70%。

20. **阴茎背浅静脉** superficial dorsal vein of penis 位于阴茎背侧的大静脉，汇入大隐静脉。

21. **睾丸** testis 见 214—215 页。

22. **输尿管** ureter 见 206—207 页。

23. **尿道** urethra 见 210—211 页。

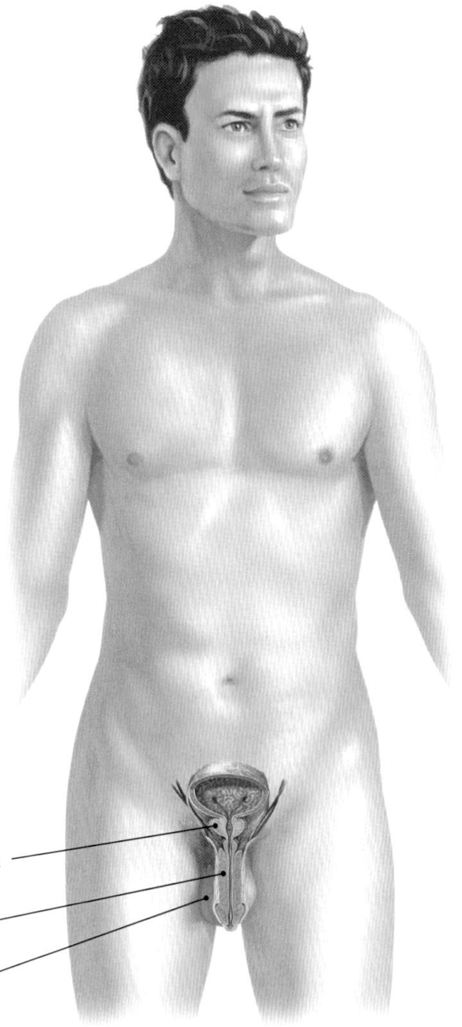
16. 前列腺
14. 阴茎
21. 睾丸

图 13-1 男性生殖器官——前面观

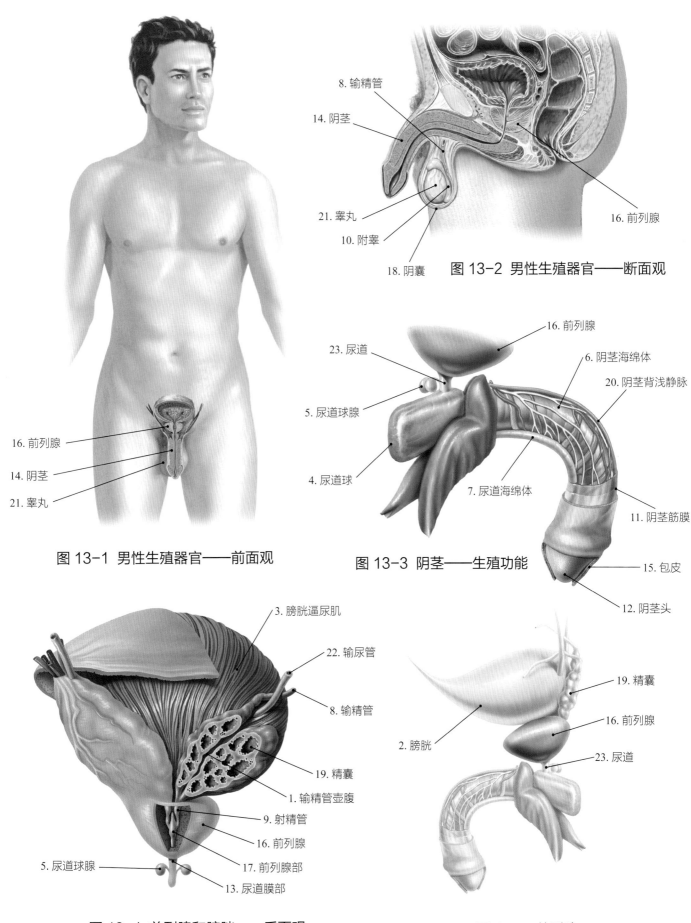

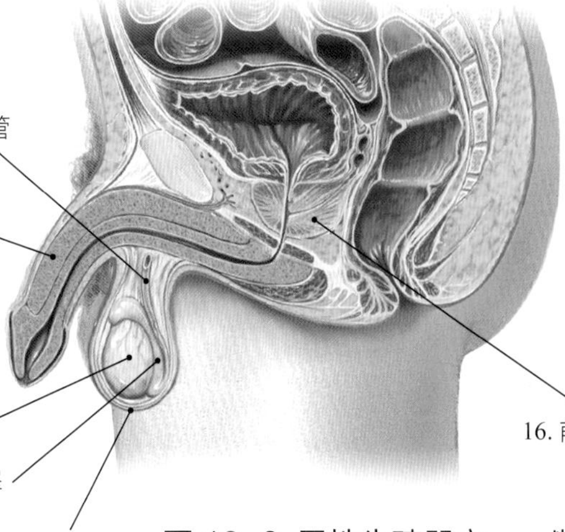
8. 输精管
14. 阴茎
21. 睾丸
10. 附睾
18. 阴囊
16. 前列腺

图 13-2 男性生殖器官——断面观

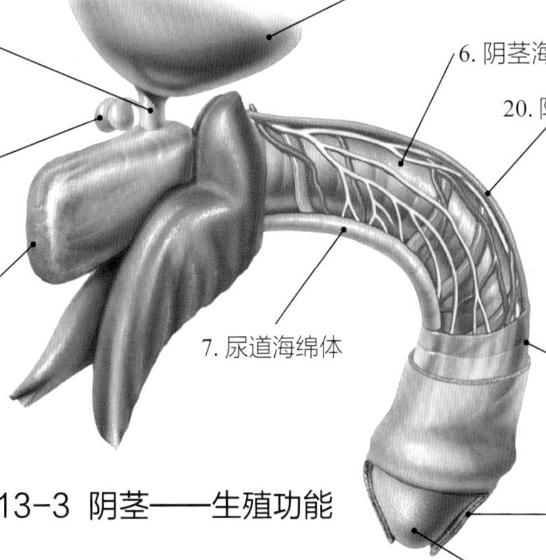
16. 前列腺
23. 尿道
6. 阴茎海绵体
20. 阴茎背浅静脉
5. 尿道球腺
4. 尿道球
7. 尿道海绵体
11. 阴茎筋膜
15. 包皮
12. 阴茎头

图 13-3 阴茎——生殖功能

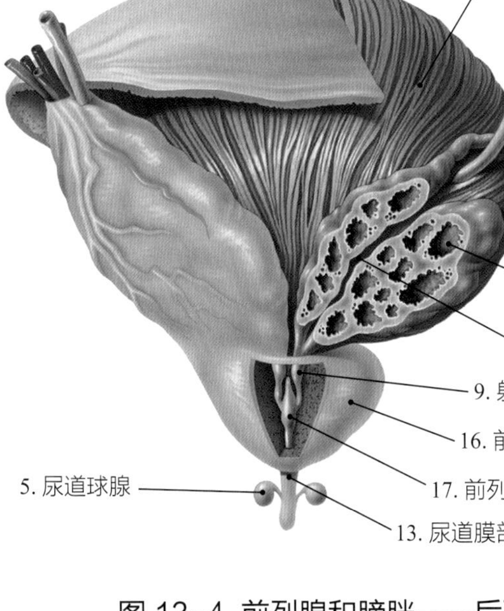
3. 膀胱逼尿肌
22. 输尿管
8. 输精管
19. 精囊
1. 输精管壶腹
9. 射精管
16. 前列腺
5. 尿道球腺
17. 前列腺部
13. 尿道膜部

图 13-4 前列腺和膀胱——后面观

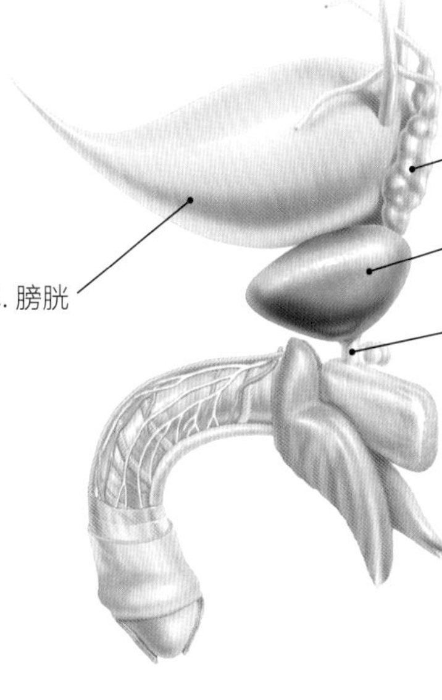
19. 精囊
16. 前列腺
2. 膀胱
23. 尿道

图 13-5 前列腺

睾丸和精子

1. **顶体** acrosome 顶体内含有各种水解酶（顶体蛋白酶、酸性磷酸酶和透明质酸酶），在受精过程中，精子顶体释放顶体酶，促进精子穿过放射冠和卵子周围的透明带。

2. **附睾体** body of epididymis 由附睾管盘曲形成，长 4 ~ 6 cm。附睾的中间部分，位于睾丸后方。附睾的体部和尾部可以促进精子成熟，使精子具有受精的功能。

3. **中心粒** centriole 见 12—13 页。

4. **提睾肌和筋膜** cremaster muscle and fascia 精索内、外筋膜之间的骨骼肌称为提睾肌。当处于寒冷环境中或性唤起时，提睾肌收缩可以提升睾丸。

5. **输精管动脉** deferential artery 供应精囊和输精管，并与睾丸动脉相吻合。

6. **输精管** ductus deferens / vas deferens 见 224—225 页。

7. **睾丸输出小管** efferent ductule of testis 将精子从睾丸网输送到附睾头部的导管。管腔上皮由低柱状细胞和高柱状纤毛细胞交替排列而成，具有吸收管腔内物的作用，纤毛细胞通过摆动促使精子移动。

8. **精索外筋膜** external spermatic fascia 精索被膜的最外层，由腹外斜肌腱膜延续而成。

9. **生殖股神经生殖支** genital branch of genitofemoral nerve 通过腹股沟管，支配提睾肌和阴囊（或女性的大阴唇）皮肤感觉的神经。

10. **精子头部** head 精子头部含有细胞核（遗传物质）和顶体，它们都被原生质膜包围。

11. **附睾头** head of epididymis 附睾的上端膨大，覆盖于睾丸上端后方。睾丸输出小管将生精细胞从睾丸运送到附睾头，但是刚从睾丸输出的生精细胞不具备受精能力。

12. **睾丸小叶** lobule of testis 睾丸中的楔形区域，内有盘曲的精曲小管，精曲小管的上皮能产生精子。睾丸小叶被结缔组织壁（睾丸小隔）分开。

13. **睾丸纵隔和直管** mediastinum testis and straight ductules 睾丸中央的部分。直管是连通生精小管和睾丸网的小管。

14. **线粒体鞘（位于精子尾部中段）** mitochondrial sheath（middle piece）线粒体鞘呈螺旋状排列于精子尾部中段，为精子尾部摆动提供能量。

15. **线粒体** mitochondrion 见 12—13 页。

16. **颈部** neck 也称为连接部（connecting piece），包含近端中心粒和远端中心粒。后者产生尾部的微管。

17. **细胞核** nucleus 见 12—13 页。

18. **蔓状静脉丛** pampiniform plexus 精索内包绕睾丸动脉的静脉丛。从睾丸动脉吸收热量（逆流热交换），使睾丸内温度降至 35 ℃。

19. **睾丸鞘膜壁层** parietal layer of tunica vaginalis 睾丸鞘膜分为壁层和脏层，壁层为外层，覆盖于睾丸的前部和侧面。在胎儿中，睾丸鞘膜是腹膜的延伸；但出生后，睾丸鞘膜之间形成的鞘膜囊不再与腹腔相通。

20. **睾丸网** rete testis 睾丸纵隔中的交织网状管道，连接直小管和睾丸输出小管。

21. **阴囊皮肤** scrotal skin 阴囊的皮肤有着色且有毛发。肉膜肌收缩时，睾丸靠近人体，有助于取暖，同时阴囊皮肤会出现皱褶。

22. **生精小管** seminiferous tubule 精子生成的场所（结构分化）。每一个生精小管都由一个中央管腔组成，管壁由专门的生精上皮围成，管壁上皮包含支持细胞和生精细胞。

23. **睾丸小隔** septulum testis 睾丸小叶之间的结缔组织壁，是睾丸白膜的延伸。

24. **阴囊中隔** septum of scrotum 位于阴囊的正中线，将阴囊分为左、右 2 个腔，分别容纳两侧的睾丸。

25. **支持细胞** sertoli cell 为发育中的精子提供支持和营养的细胞。支持细胞能够分泌抑制素和激活素，分别对垂体产生负反馈和正反馈作用。

26. **精子** sperm / spermatozoon 男性的生殖细胞。精子分为头部、连接部和尾部 3 个部分。精子必须穿越放射冠和透明带后才能与卵子结合。睾丸中的精子细胞具有精子的形态，但仍然不具有受精能力。

27. **精子细胞** spermatid 次级精母细胞经减数分裂产生的单倍体细胞。精子细胞位于支持细胞质的隐窝中。

28. **精母细胞** spermatocyte 精母细胞是一种生精细胞，分为初级精母细胞和次级精母细胞，通过减数分裂产生精子细胞。

29. **阴囊浅筋膜** superficial fascia of scrotum 肉膜与皮肤之间的结缔组织。

30. **腹股沟管浅环** superficial inguinal ring 腹股沟管的浅口。通常位于耻骨结节上方 1 cm、外侧 1 cm 处。精索穿过腹股沟管浅环，精索内包括输精管、睾丸动脉和睾丸静脉。

31. **尾部** tail 精子细胞的尾部，中段由线粒体鞘集中形成，主段周围有纤维鞘包围。

32. **附睾尾** tail of epididymis 附睾的远端，移行于输精管。

33. **睾丸** testis 见 214—215 页。

34. **睾丸动脉** testicular artery 见 158—159 页。

35. **白膜** tunica albuginea 睾丸鞘膜脏层深面的一层坚韧的白色结缔组织膜。阴茎海绵体周围的结缔组织层也称为白膜。

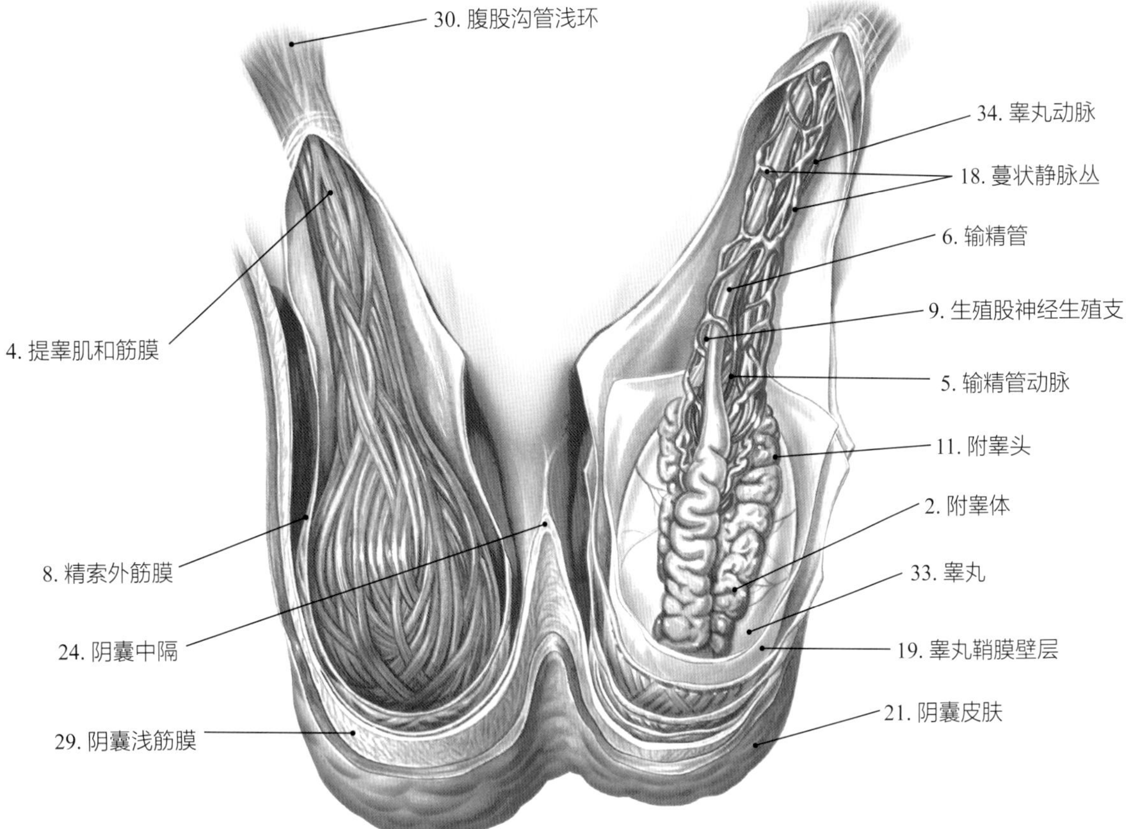
30. 腹股沟管浅环
34. 睾丸动脉
18. 蔓状静脉丛
6. 输精管
9. 生殖股神经生殖支
4. 提睾肌和筋膜
5. 输精管动脉
11. 附睾头
2. 附睾体
8. 精索外筋膜
33. 睾丸
24. 阴囊中隔
19. 睾丸鞘膜壁层
21. 阴囊皮肤
29. 阴囊浅筋膜

图 13-6 睾丸——后面观

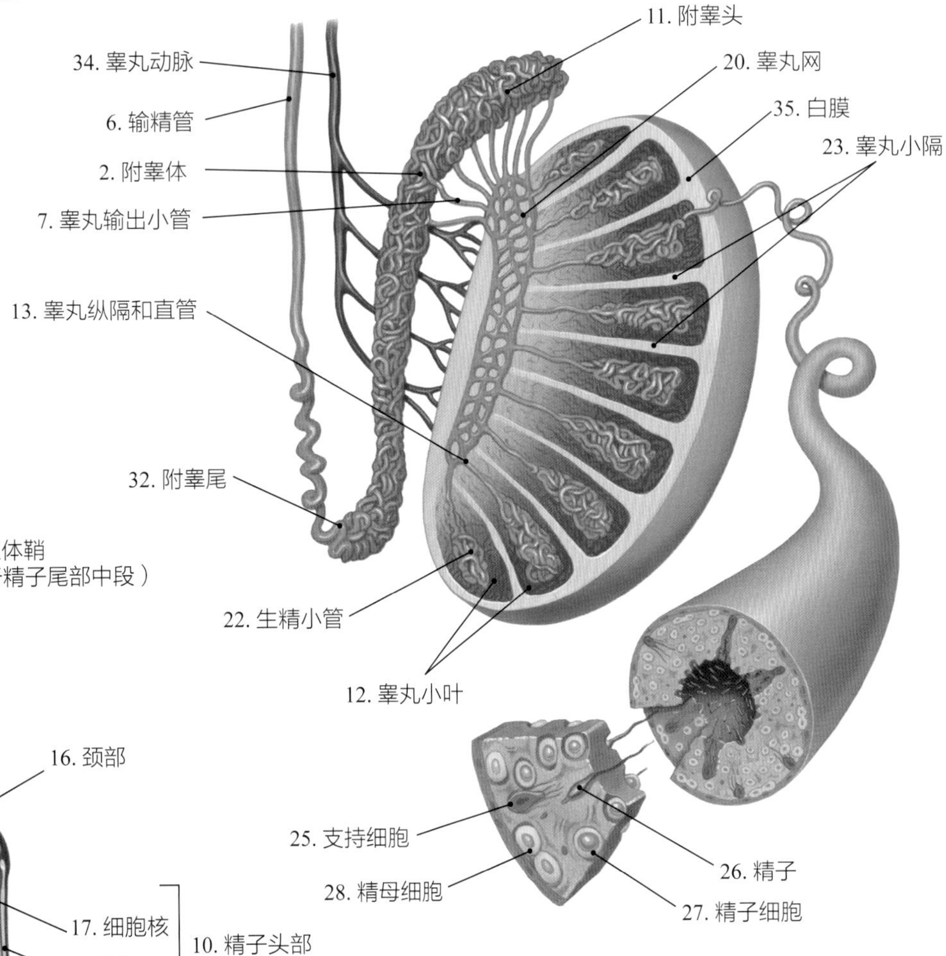
11. 附睾头
34. 睾丸动脉
20. 睾丸网
35. 白膜
6. 输精管
23. 睾丸小隔
2. 附睾体
7. 睾丸输出小管
13. 睾丸纵隔和直管
32. 附睾尾
22. 生精小管
12. 睾丸小叶
25. 支持细胞
26. 精子
28. 精母细胞
27. 精子细胞

图 13-8 睾丸——结构图

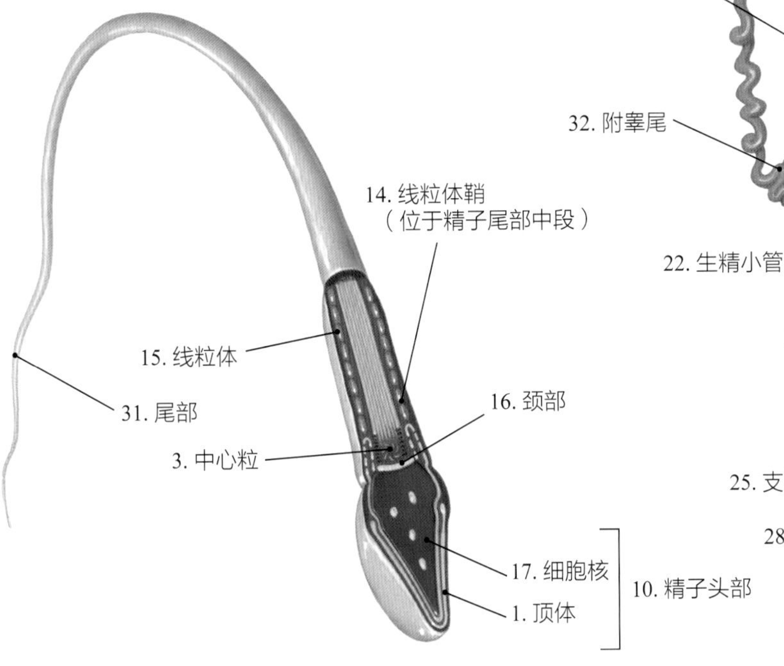
14. 线粒体鞘
（位于精子尾部中段）
15. 线粒体
31. 尾部
16. 颈部
3. 中心粒
17. 细胞核
1. 顶体
10. 精子头部

图 13-7 精子——结构图

女性生殖系统

1. **脂肪组织** adipose tissue 见 16—17 页。

2. **乳晕** areola of breast 乳头周围的环形色素沉着区。乳晕含有汗腺和皮脂腺，以保持乳头湿润。

3. **子宫颈** neck of uterus 子宫下段长而狭细的部分，又分为子宫颈阴道上部和阴道部，有一个子宫颈管穿过子宫颈。

4. **阴蒂** clitoris 小型勃起组织结构，阴蒂脚附于坐耻骨支，阴蒂头上有包皮覆盖。

5. **输卵管** fallopian (uterine) tube 见 220—221 页。

6. **大阴唇** greater lip of pudendum 一对从阴阜向后延伸的纵行皮肤皱襞，皮下有脂肪组织。阴部两侧大阴唇之间的裂隙有尿道和阴道的开口。

7. **小阴唇** lesser lip of pudendum 位于大阴唇之间的两个较小的皮肤皱襞。小阴唇位于阴道口的两侧，向前延伸形成包绕阴蒂的阴蒂包皮。

8. **输乳管** lactiferous duct 从各乳腺小叶输出乳汁的管道。在到达乳头处开口之前，输乳管在乳头根部扩张形成输乳管窦。

9. **输乳管窦** lactiferous sinus 位于乳晕深面，输乳管扩张的部分。

10. **乳腺小叶** lobule of mammary gland 乳房有 15 ~ 20 个乳腺小叶，乳腺叶被结缔组织分隔成若干小叶。

11. **乳腺** mammary gland 乳腺由汗腺分化演变而来，在女性中有哺育新个体的功能，在男性中退化。腺组织位于胸壁，部分组织延伸至腋窝。

12. **阴阜** mons pubis 位于耻骨联合前方的隆起，由大量富含皮下脂肪组织的结缔组织构成。性成熟期之后，生有阴毛。

13. **乳头** nipple 乳房中央的突起部分，内有输乳管开口。乳头由平滑肌构成，平滑肌收缩可挤压导管，使乳头勃起。

14. **尿道口** orifice of urethra 位于小阴唇皱襞之间，女性尿道的开口。

15. **卵巢** ovary 见 214—215 页。

16. **胸大肌** pectoralis major 见 176—177 页。

17. **唇后连合** posterior labial commissure 左右大阴唇的后端在阴唇系带下方会合。

18. **子宫** uterus 见 220—221 页。

19. **阴道** vagina 女性的性交器官，也是排出月经和娩出胎儿的管道，为一条肌性管道，富伸展性，从子宫颈延伸至阴道前庭。

20. **外阴** vulva 女性外生殖器。外阴包括阴阜、阴唇 (小阴唇和大阴唇)、阴蒂、阴蒂前庭、前庭球和尿道口。

21. **阴道壁** wall of vagina 阴道前壁与膀胱底部相邻。

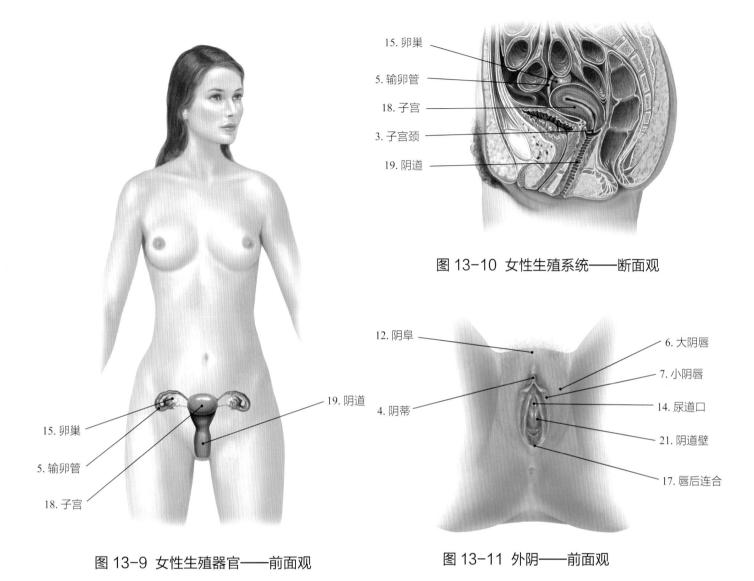

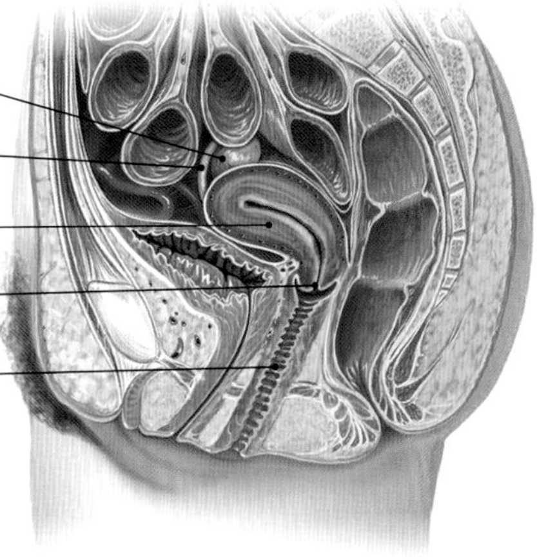
15. 卵巢
5. 输卵管
18. 子宫
3. 子宫颈
19. 阴道

图 13-10 女性生殖系统——断面观

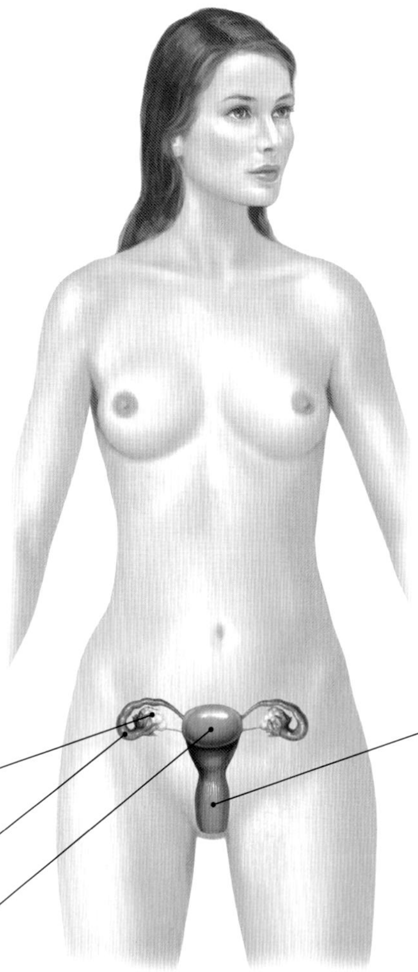
19. 阴道
15. 卵巢
5. 输卵管
18. 子宫

图 13-9 女性生殖器官——前面观

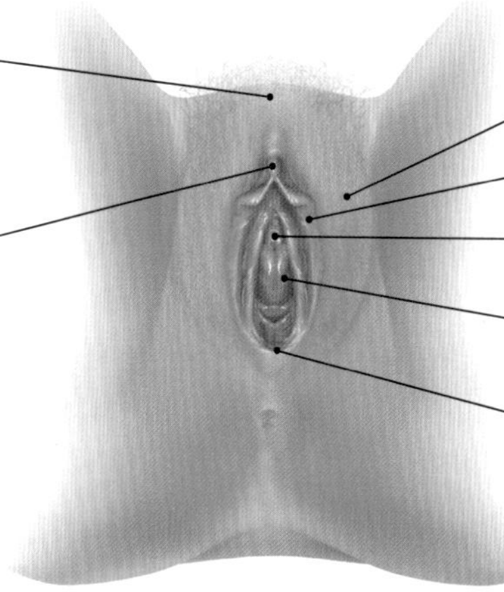
12. 阴阜
6. 大阴唇
7. 小阴唇
4. 阴蒂
14. 尿道口
21. 阴道壁
17. 唇后连合

图 13-11 外阴——前面观

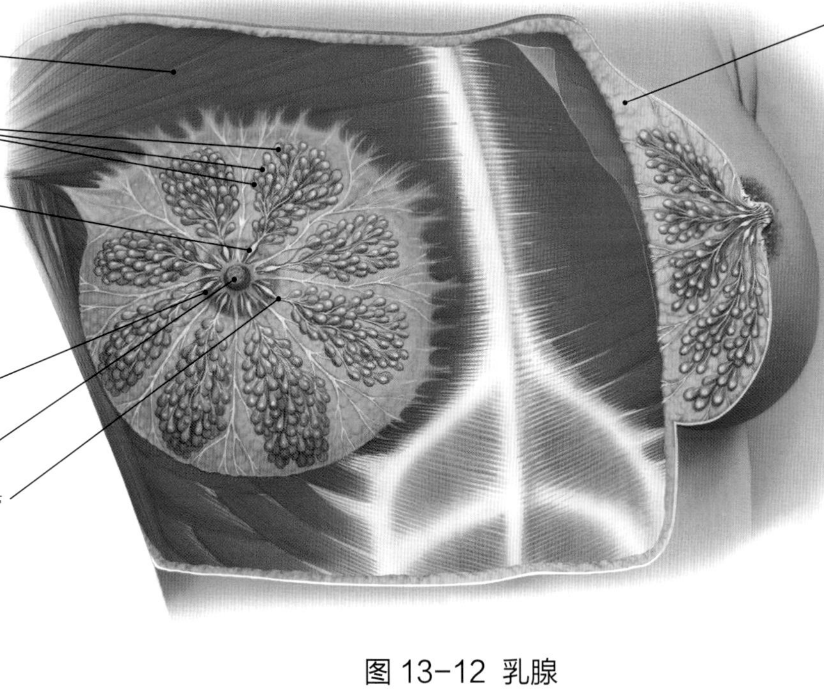
1. 脂肪组织
16. 胸大肌
10. 乳腺小叶
9. 输乳管窦
2. 乳晕
13. 乳头
8. 输乳管

图 13-12 乳腺

受孕和妊娠

1. **羊膜** amnion 羊膜是胎膜的最内层。在胚胎和胎儿周围有一个囊腔，即羊膜腔，具有保护性作用。
2. **胚泡** blastocyst 为胚胎发育的一个阶段，由中央充满液体的腔组成，周围有一层细胞。胚泡是指胚泡嵌在子宫壁上的发育阶段。
3. **绒毛膜绒毛** chorionic villus 由绒毛膜板向外发出的叶状突起物，胎儿绒毛膜的绒毛浸在绒毛间隙的母体血液中。
4. **胎盘小叶** cotyledon 胎盘的一部分，被结缔组织隔分隔开。
5. **胚胎** embryo 受精后第 8 周末之前的发育中的胎儿。
6. **子宫内膜** endometrium 子宫壁的内层结构，由单层柱状上皮和固有层构成。
7. **受精** fertilization 两性生殖细胞（配子）结合成受精卵的过程。受精通常发生在输卵管的壶腹部。
8. **胎儿** fetus 受精后第 9 周到出生前的发育中的胎儿。
9. **母体血管** maternal blood vessels 母体血管将母体血液运送到绒毛间隙，为胎儿提供营养和氧气。
10. **子宫肌层** myometrium 子宫壁的平滑肌层。子宫肌层会在妊娠期间增厚，在分娩时帮助胎儿娩出。
11. **卵子** ovum 见 220—221 页。
12. **卵周隙** perivitelline space 位于透明带膜与受精膜之间的环形狭窄腔隙。
13. **胎盘** placenta 附在子宫壁上的器官，为胚胎和胎儿提供营养。
14. **极体** polar body 卵子发生过程中，减数分裂第一阶段（生殖细胞分裂）产生的无受精能力的单倍体小细胞，含有大量的遗传物质。
15. **精子** sperm 见 226—227 页。
16. **合体滋养层** syncytiotrophoblast 胎盘膜的组成层之一。在胚胎着床过程中，合体滋养层具有高度侵袭性，侵蚀母体组织，形成绒毛间隙。
17. **脐动脉** umbilical artery 胚胎时期胎血循环的动脉，输送氧气和营养相对缺乏的血液。脐动脉是髂内动脉的分支。
18. **脐带** umbilical cord 胎儿和胎盘之间扭曲的圆柱状结构。脐带内含黏液性结缔组织、2 条脐动脉、1 条脐静脉和退化后的卵黄囊、尿囊遗迹。
19. **脐静脉** umbilical vein 将氧气和营养丰富的血液从胎盘输送到胎儿的血管。胚胎早期有 2 条脐静脉，但在胚胎发育过程中，右脐静脉逐渐消失。
20. **透明带** zona pellucida 卵母细胞周围半透明的区域，由卵母细胞产生的糖蛋白组成。放射冠细胞形成的过程中透明带可能被穿透。
21. **受精卵** fertilized ovum 由雄性生殖细胞和雌性生殖细胞结合而成的细胞，之后受精卵进行卵裂。

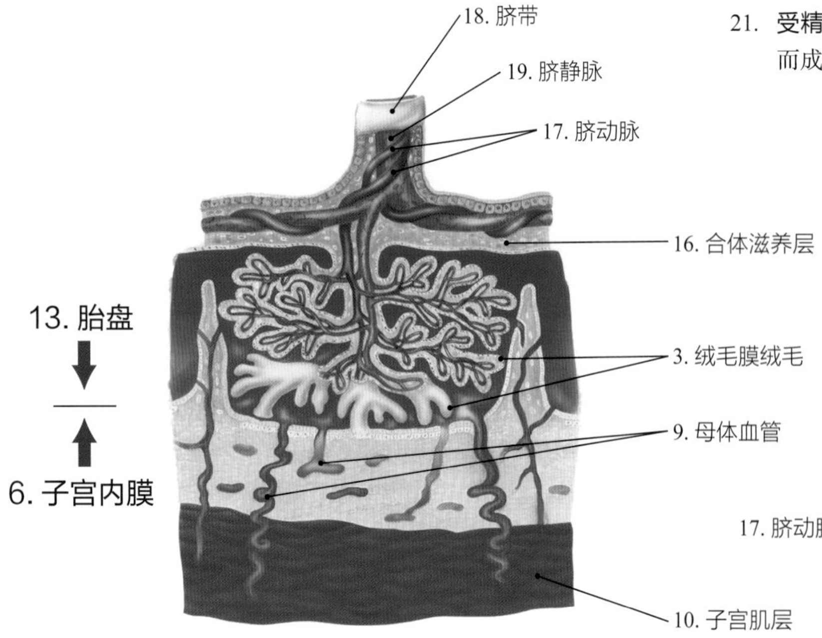
18. 脐带
19. 脐静脉
17. 脐动脉
16. 合体滋养层
13. 胎盘
3. 绒毛膜绒毛
9. 母体血管
6. 子宫内膜
10. 子宫肌层

图 13-13 胎盘——断面观

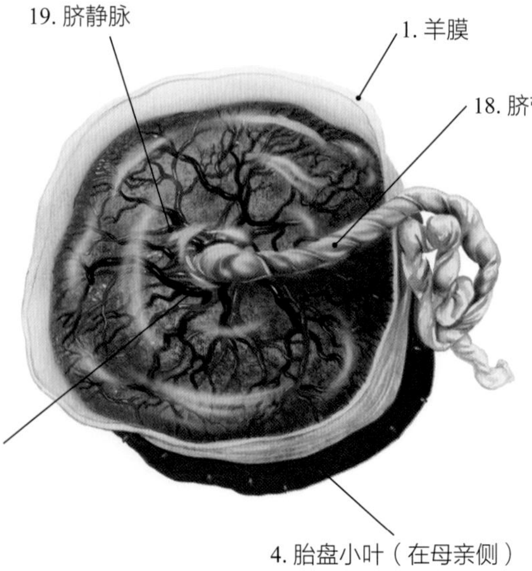
19. 脐静脉
1. 羊膜
18. 脐带
17. 脐动脉
4. 胎盘小叶（在母亲侧）

图 13-14 胎盘——前面观

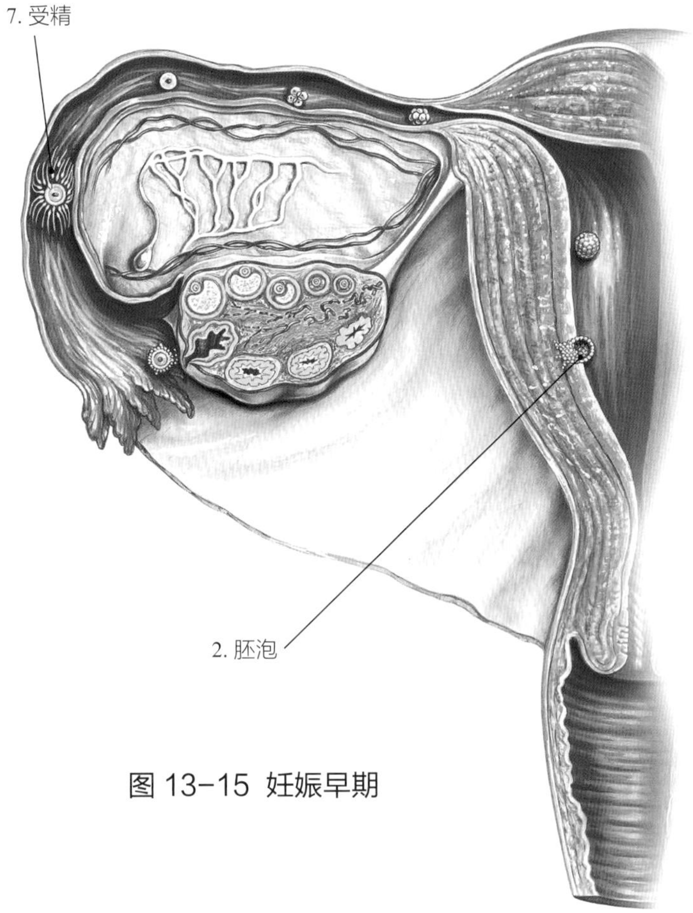
7. 受精
2. 胚泡

图 13-15 妊娠早期

妊娠早期

一旦受精，卵子即被称为受精卵，并立即开始分裂。发育中的受精卵沿着输卵管移动，在受精 5 ~ 6 天后到达子宫。大量的细胞（此处称为胚泡）植入子宫内膜，并开始发育成胚胎。

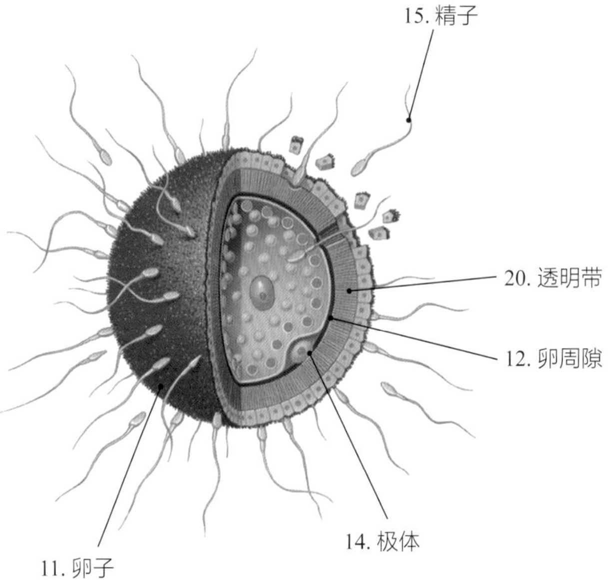
15. 精子
20. 透明带
12. 卵周隙
14. 极体
11. 卵子

图 13-16 受精卵

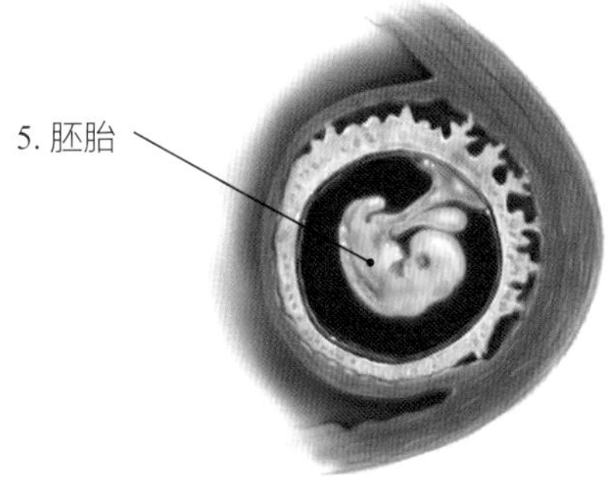
5. 胚胎

图 13-17 胚胎

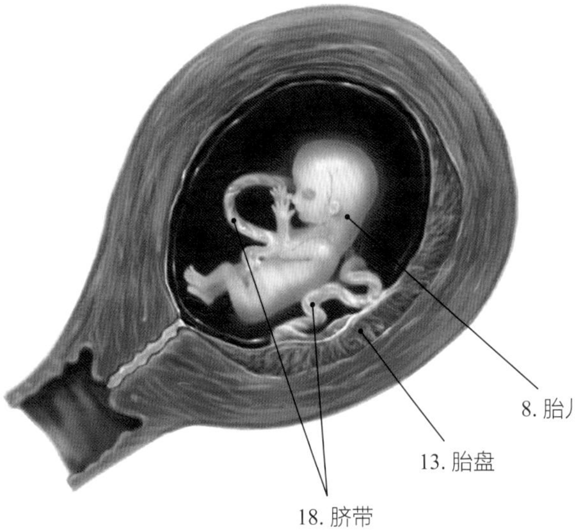
8. 胎儿
13. 胎盘
18. 脐带

图 13-18 胎儿

胎儿发育（一）

1. **前囟** anterior fontanelle 位于额骨与顶骨之间。前囟会在出生 2 年之后闭合，并在成年后成为前囟点。
2. **冠状缝** coronal suture 见 30—31 页。
3. **外耳道（听觉）** external auditory（acoustic）meatus 见 30—31 页。
4. **额骨** frontal bone 见 30—31 页。
5. **额缝** frontal suture 位于两侧额骨内侧缘之间的骨缝。通常在 6 岁左右消失。
6. **人字缝** lambdoid suture 见 30—31 页。
7. **下颌骨** mandible 由胚胎下颌突中的结缔组织发育而来。
8. **乳突囟** mastoid fontanelle 位于顶骨、枕骨和颞骨相接处的囟门。
9. **颞骨乳突部** mastoid part of temporal bone 颞骨的乳突发育成颅骨中一个独立的骨化中心。
10. **上颌骨** maxilla 面颊前部的骨骼，由胚胎面部的上颌突发育而来。
11. **鼻骨** nasal bone 见 30—31 页。
12. **枕骨** occipital bone 见 34—35 页。
13. **顶骨** parietal bone 见 30—31 页。
14. **顶结节** parietal tuber 位于顶骨外面中央，是顶骨骨化中心所在处。
15. **后囟** posterior fontanelle 位于顶骨和枕骨之间。
16. **翼点** pterion 位于额骨、顶骨、蝶骨大翼和颞骨鳞部交汇处。
17. **矢状缝** sagittal suture 见 32—33 页。
18. **枕骨鳞部** squamous part of occipital bone 枕骨的扁平部分。枕骨鳞部将形成后颅窝的下部，内有小脑。
19. **颞骨鳞部** squamous part of temporal bone 颞骨的扁平部分。颞骨鳞部将参与构成大脑周围的部分颅骨。
20. **茎突** styloid process 见 34—35 页。
21. **颞骨** temporal bone 由胎儿颅骨内离散的骨化中心发育而来。
22. **颞骨鼓环** tympanic ring of temporal bone 对鼓膜起支持作用的骨环。
23. **颧骨** zygomatic bone 见 34—35 页。
24. **颞骨颧突** zygomatic process of temporal bone 见 30—31 页。

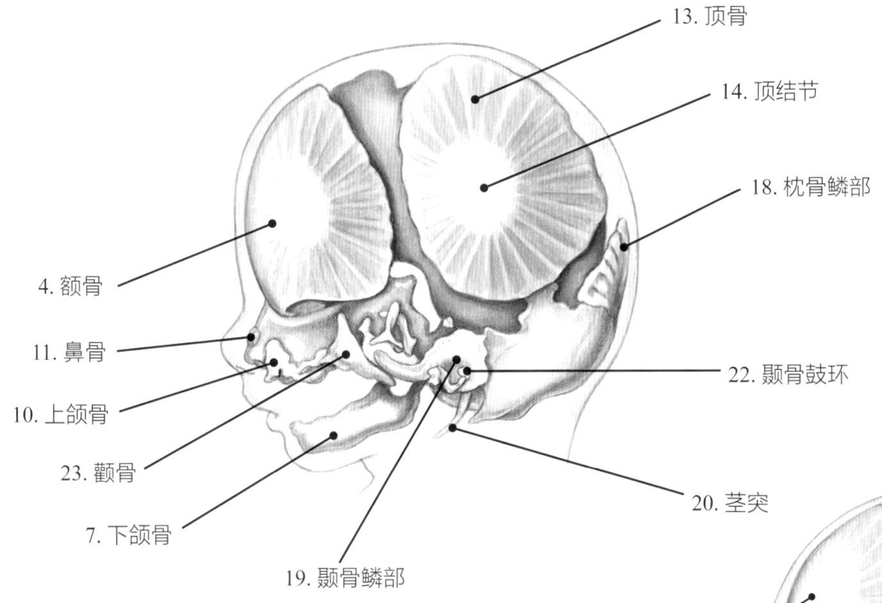
13. 顶骨
14. 顶结节
18. 枕骨鳞部
4. 额骨
11. 鼻骨
22. 颞骨鼓环
10. 上颌骨
23. 颧骨
20. 茎突
7. 下颌骨
19. 颞骨鳞部

12 周

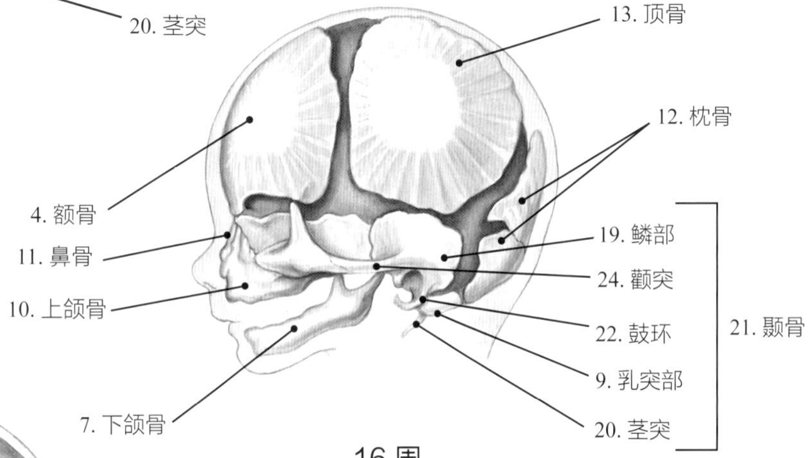
13. 顶骨
12. 枕骨
4. 额骨
19. 鳞部
11. 鼻骨
24. 颧突
10. 上颌骨
22. 鼓环
21. 颞骨
9. 乳突部
7. 下颌骨
20. 茎突

16 周

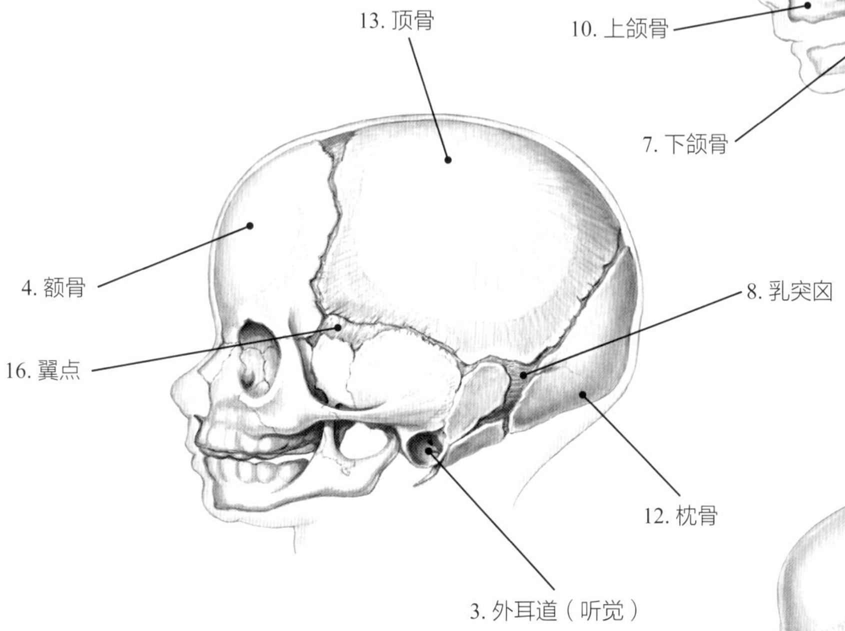
13. 顶骨
4. 额骨
8. 乳突囟
16. 翼点
12. 枕骨
3. 外耳道（听觉）

胎儿足月——侧面观

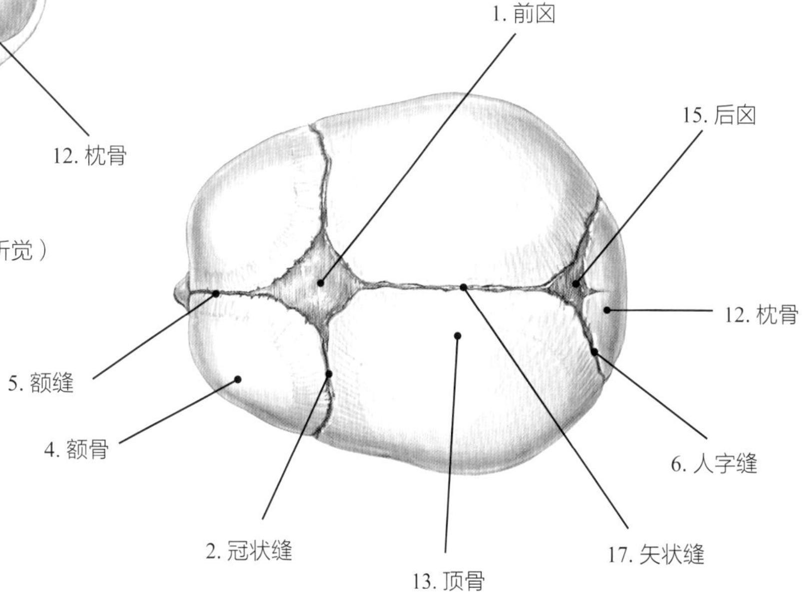
1. 前囟
15. 后囟
12. 枕骨
5. 额缝
4. 额骨
6. 人字缝
2. 冠状缝
17. 矢状缝
13. 顶骨

胎儿足月——上面观

图 13-19 胎儿颅骨的发育过程

胎儿发育（二）

1. **中央沟** central sulcus 初级运动皮质与初级躯体感觉皮质之间的沟。
2. **大脑脚** cerebral peduncle 中脑的一部分，成年之后，有上、下行的神经纤维通过大脑脚。
3. **小脑** cerebellum 脑的一部分，位于脑桥和延髓的后上方、大脑枕叶的下方。主要功能是维持身体的平衡、调节肌张力和协调共济运动。
4. **四叠体** corpora quadrigemina 中脑顶部的 4 个隆起（上丘和下丘）。
5. **间脑** diencephalon 见 112—113 页。
6. **前脑（端脑）**forebrain（telencephalon）前脑发育成端脑和间脑。端脑发育成大脑皮质和一些基底神经节。
7. **额叶** frontal lobe 额叶区域会发展成前额皮质、额叶眼区和语言相关皮质之一。
8. **小脑发育部位** future cerebellum 小脑由后脑唇（菱唇）分化而来。小脑的神经细胞来源于菱唇下部。
9. **岛叶** insular lobe 大脑皮质的一部分，隐藏在侧裂中。岛叶附着在基底神经节上，所以岛叶的扩张区域比周围的其他皮质小。
10. **外侧沟** lateral sulcus 见 102—103 页。
11. **髓质（末脑）**medulla（myelencephalon）末脑是由菱脑末端发育的脑结构，在成人大脑中形成脑干的延髓。
12. **中脑** mesencephalon 胚胎的脑泡发育为成人大脑中的中脑。中脑导水管通过中脑的中心。
13. **后脑** metencephalon 由菱脑泡的头侧部演变而来的结构，之后会发育成脑桥和小脑。
14. **枕叶** occipital lobe 脑的一个区域，初级视觉区和视觉联合区在枕叶中发育。
15. **额叶眶面** orbital surface of frontal lobe 大脑发育过程中，覆盖于眼眶之上的部分。
16. **大脑皮质（端脑）**pallium（telencephalon）端脑的层状结构，产生大脑皮质。
17. **顶叶** parietal lobe 脑的一个区域，躯体感觉联合皮质在顶叶发育。
18. **脑桥（后脑）**pons（metencephalon）后脑产生脑桥及其脑神经核，后脑的背侧唇会发育成小脑。
19. **中央后沟** postcentral sulcus 分隔初级躯体感觉皮质后缘的脑沟。
20. **中央前沟** precentral sulcus 分隔初级运动皮质前缘的脑沟。
21. **菱形窝** rhomboid fossa 呈四边形，构成第四脑室的底。
22. **颞叶** temporal lobe 大脑外侧沟以下的部分。负责听觉、嗅觉和视觉联想的区域在颞叶中发育。

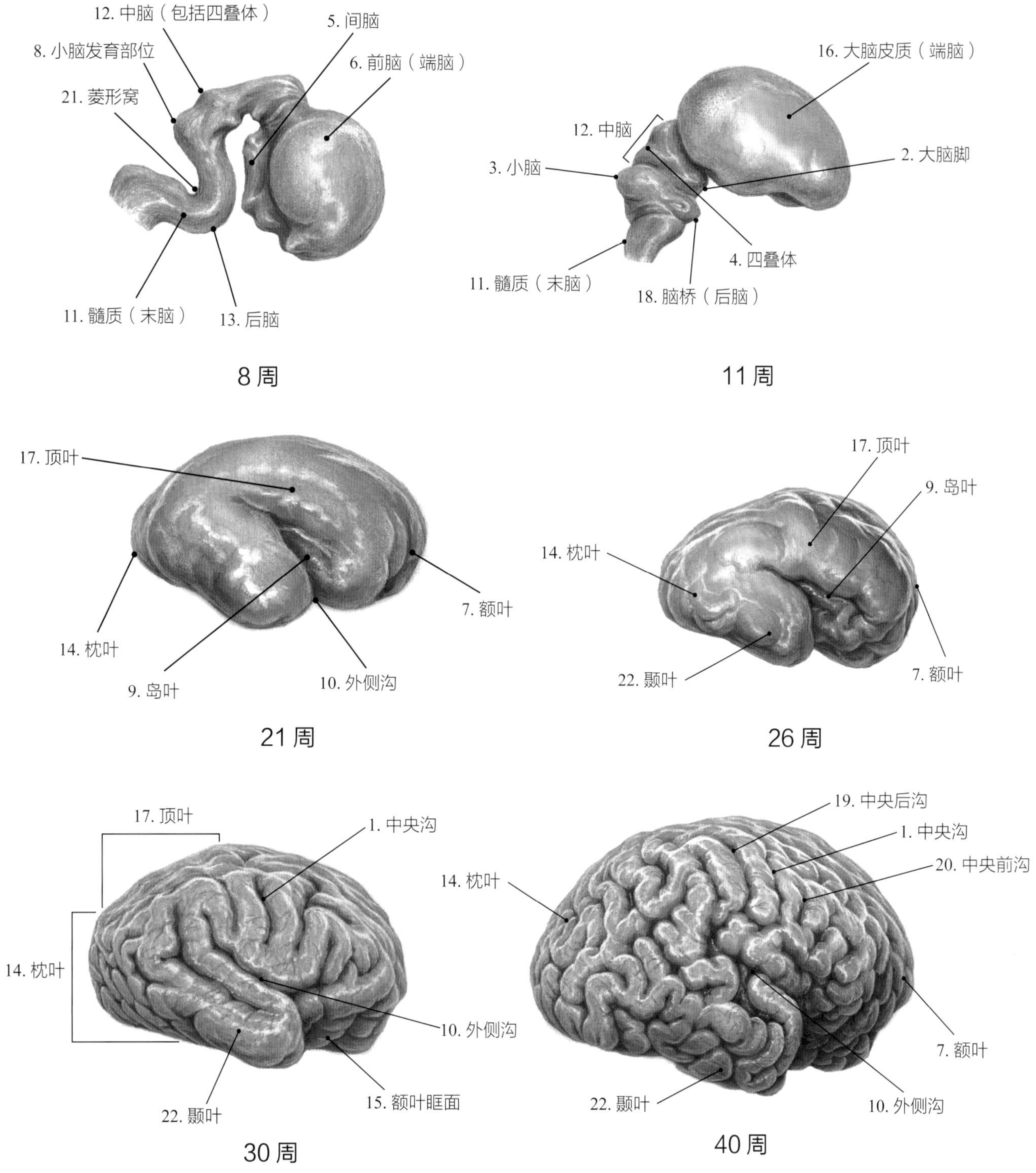
12. 中脑（包括四叠体）
5. 间脑
8. 小脑发育部位
6. 前脑（端脑）
21. 菱形窝
11. 髓质（末脑）
13. 后脑
8 周
16. 大脑皮质（端脑）
12. 中脑
3. 小脑
2. 大脑脚
4. 四叠体
11. 髓质（末脑）
18. 脑桥（后脑）
11 周
17. 顶叶
7. 额叶
14. 枕叶
9. 岛叶
10. 外侧沟
21 周
17. 顶叶
9. 岛叶
14. 枕叶
22. 颞叶
7. 额叶
26 周
17. 顶叶
1. 中央沟
14. 枕叶
10. 外侧沟
22. 颞叶
15. 额叶眶面
30 周
19. 中央后沟
1. 中央沟
14. 枕叶
20. 中央前沟
7. 额叶
22. 颞叶
10. 外侧沟
40 周

图 13-20 大脑的发育过程

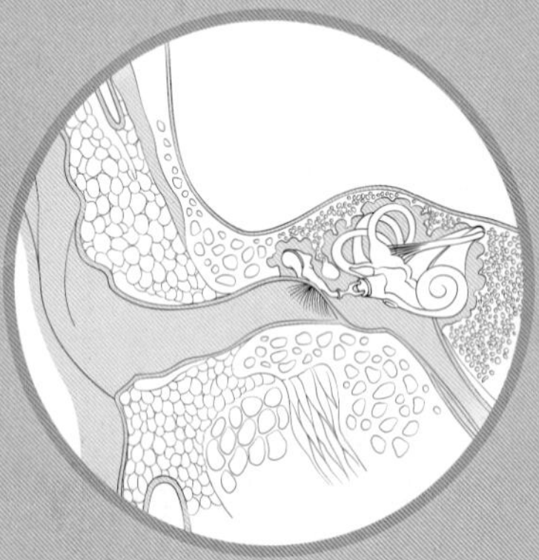
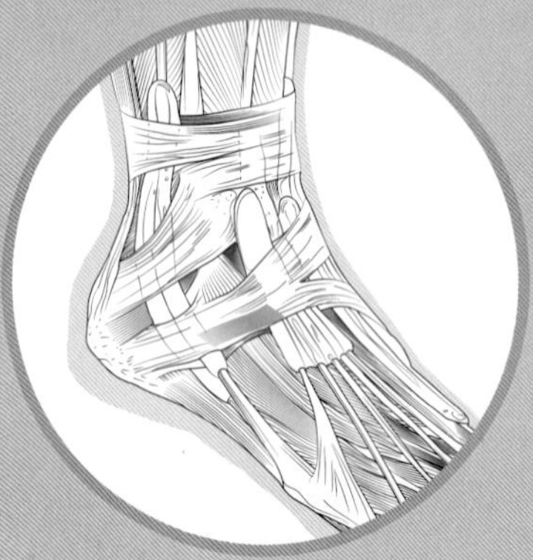
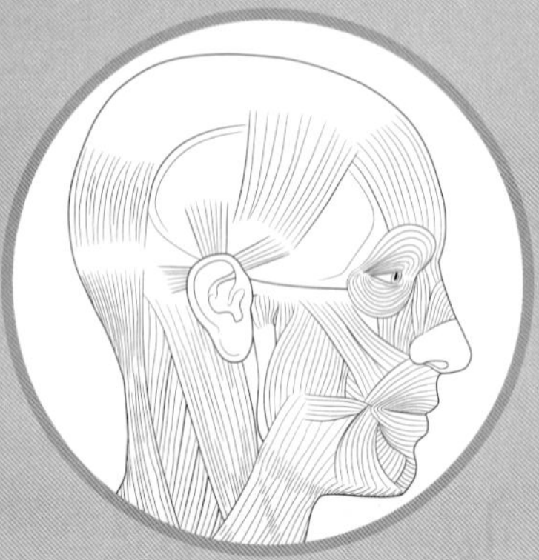

涂色练习册

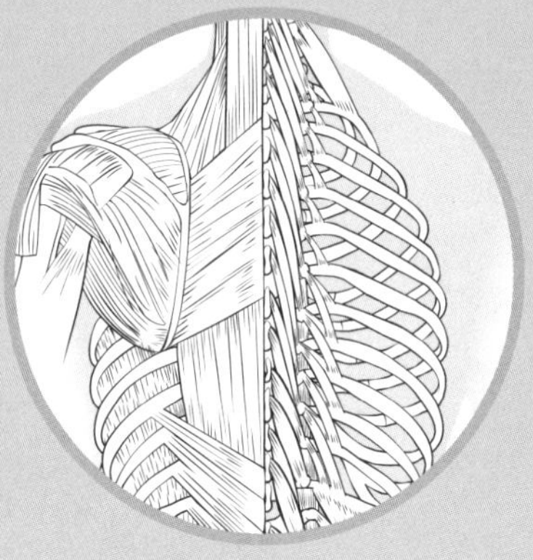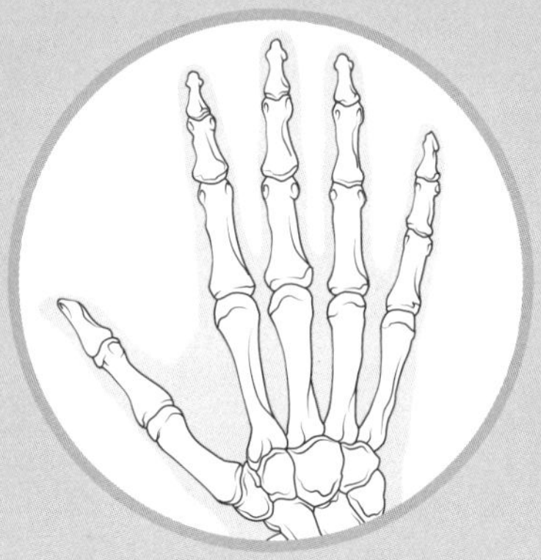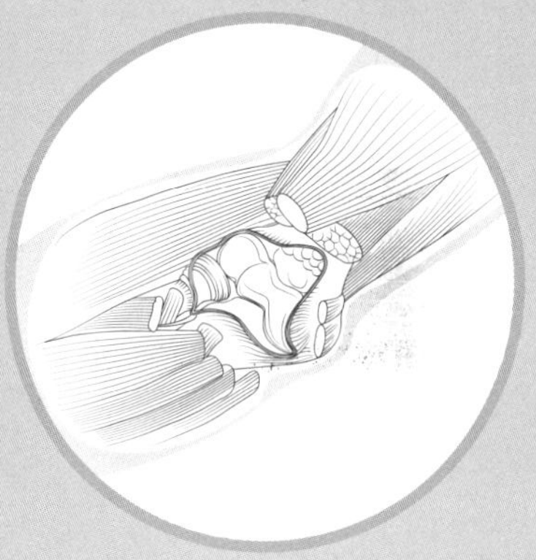

骨骼系统

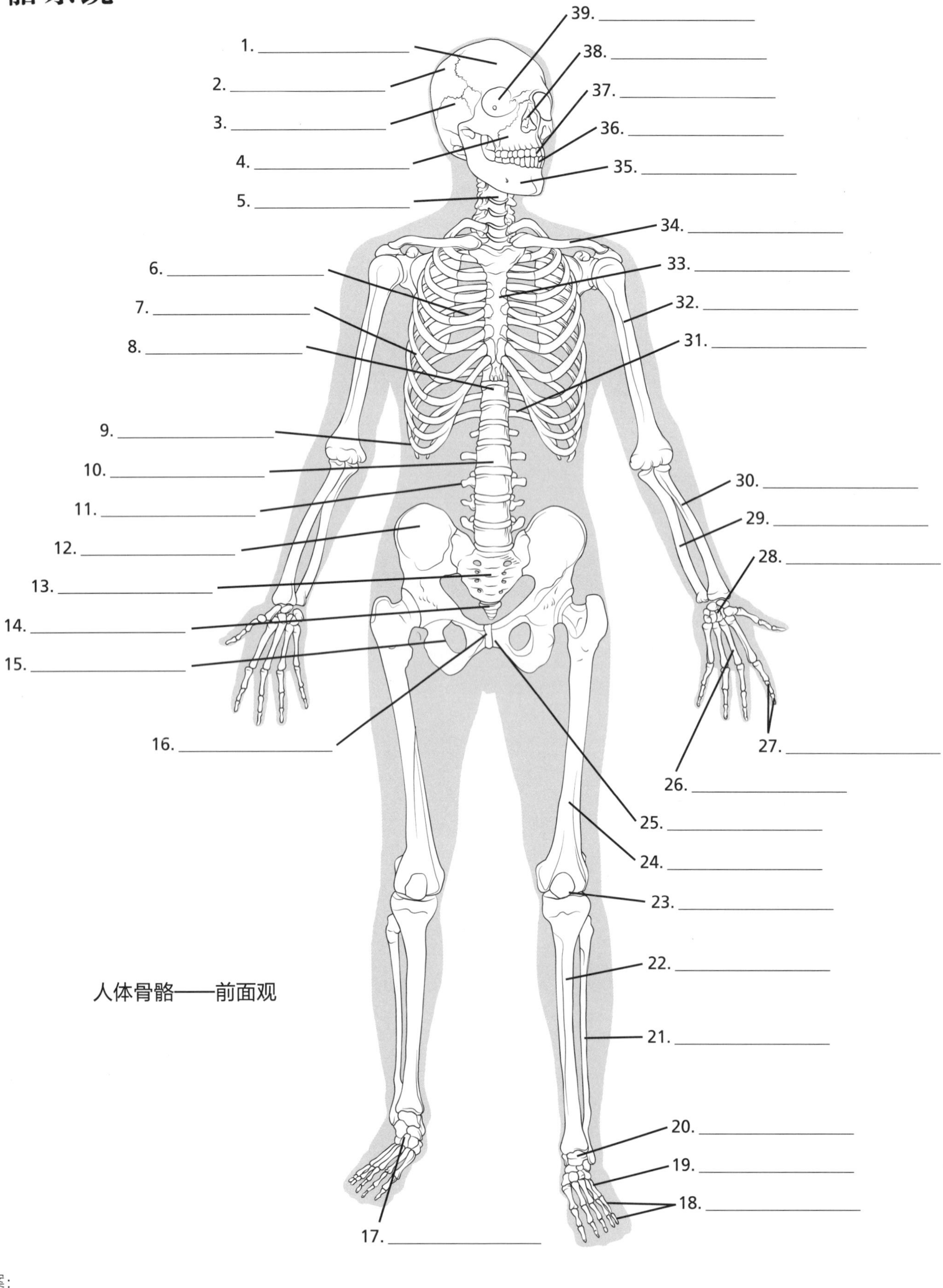
1.
2.
3.
4.
5.
6.
7.
8.
9.
10.
11.
12.
13.
14.
15.
16.
17.
18.
19.
20.
21.
22.
23.
24.
25.
26.
27.
28.
29.
30.
31.
32.
33.
34.
35.
36.
37.
38.
39.

人体骨骼——前面观

答案:

1.额骨，2.顶骨，3.颞骨，4.上颌骨，5.颈椎，6.肋软骨，7.真肋，8.胸椎，9.假肋，10.腰椎，11.横突，12.髂骨，13.骶骨，14.尾骨，15.坐骨，16.耻骨联合，17.跗骨，18.趾骨，19.跖骨，20.距骨，21.腓骨，22.胫骨，23.髌骨，24.股骨，25.耻骨，26.掌骨，27.指骨，28.腕骨，29.尺骨，30.桡骨，31.第12对肋（浮肋），32.肱骨，33.胸骨，34.锁骨，35.下颌骨，36.下颌牙，37.上颌牙，38.鼻前孔（梨状孔），39.眼眶

人体骨骼——后面观

人体骨骼——侧面观

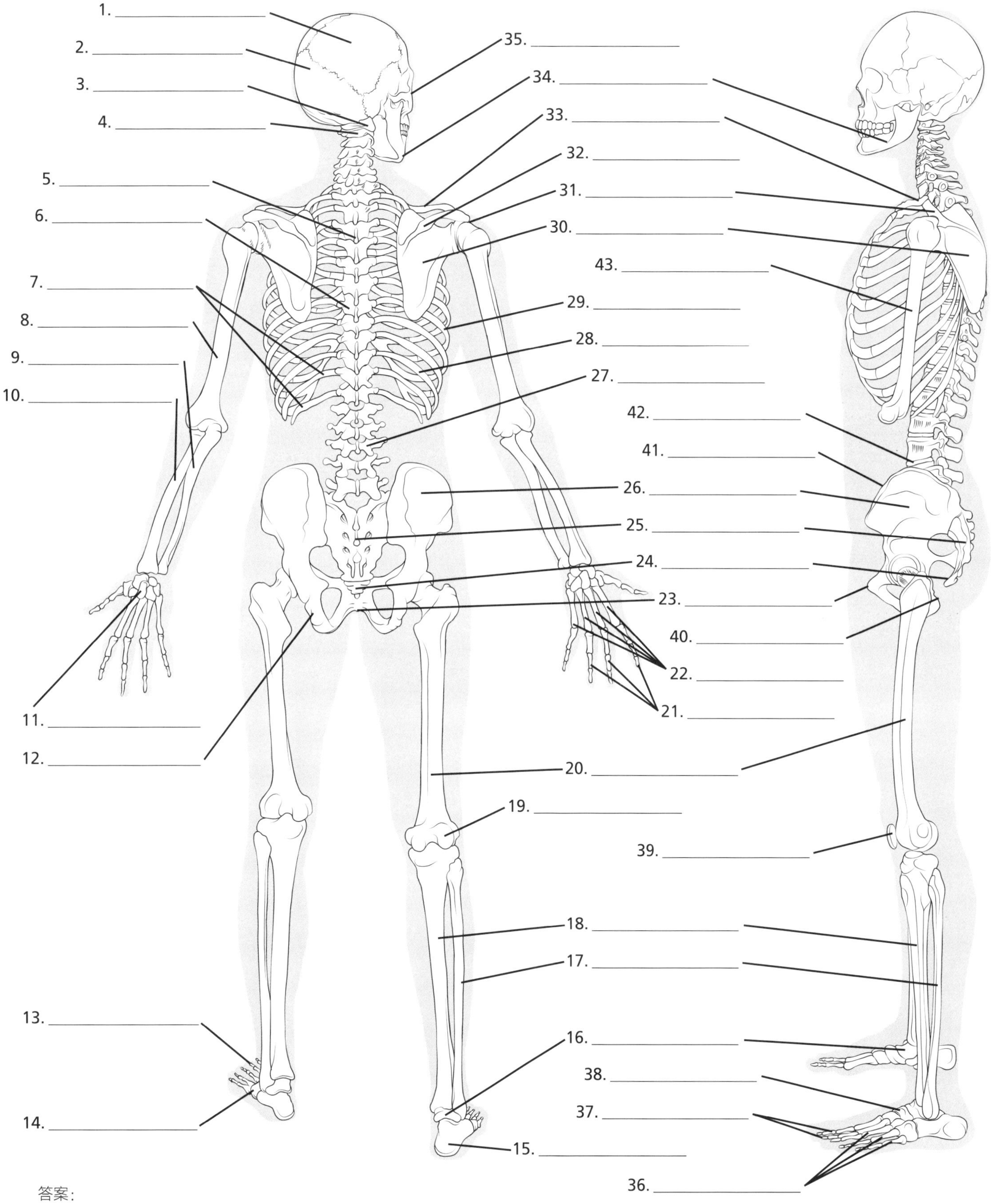
1.
2.
3.
4.
5.
6.
7.
8.
9.
10.
11.
12.
13.
14.
15.
16.
17.
18.
19.
20.
21.
22.
23.
24.
25.
26.
27.
28.
29.
30.
31.
32.
33.
34.
35.
36.
37.
38.
39.
40.
41.
42.
43.

答案：

1.顶骨，2.枕骨，3.寰椎（C_1），4.枢椎（C_2），5.棘突，6.胸椎，7.浮肋（第11、第12对肋），8.肱骨，9.尺骨，10.桡骨，11.腕骨，12.坐骨结节，13.趾骨，14.跖骨，15.跟骨，16.距骨，17.腓骨，18.胫骨，19.股骨髁，20.股骨，21.指骨，22.掌骨，23.耻骨联合，24.尾骨，25.骶骨，26.髂骨，27.腰椎，28.假肋（第8～10对肋），29.真肋（第1～7对肋），30.肩胛骨，31.肩峰，32.肩胛冈，33.锁骨，34.下颌骨，35.颧骨，36.跖骨，37.趾骨，38.足舟骨，39.髌骨，40.坐骨，41.髂嵴，42.椎间盘，43.肱骨体

骨骼结构

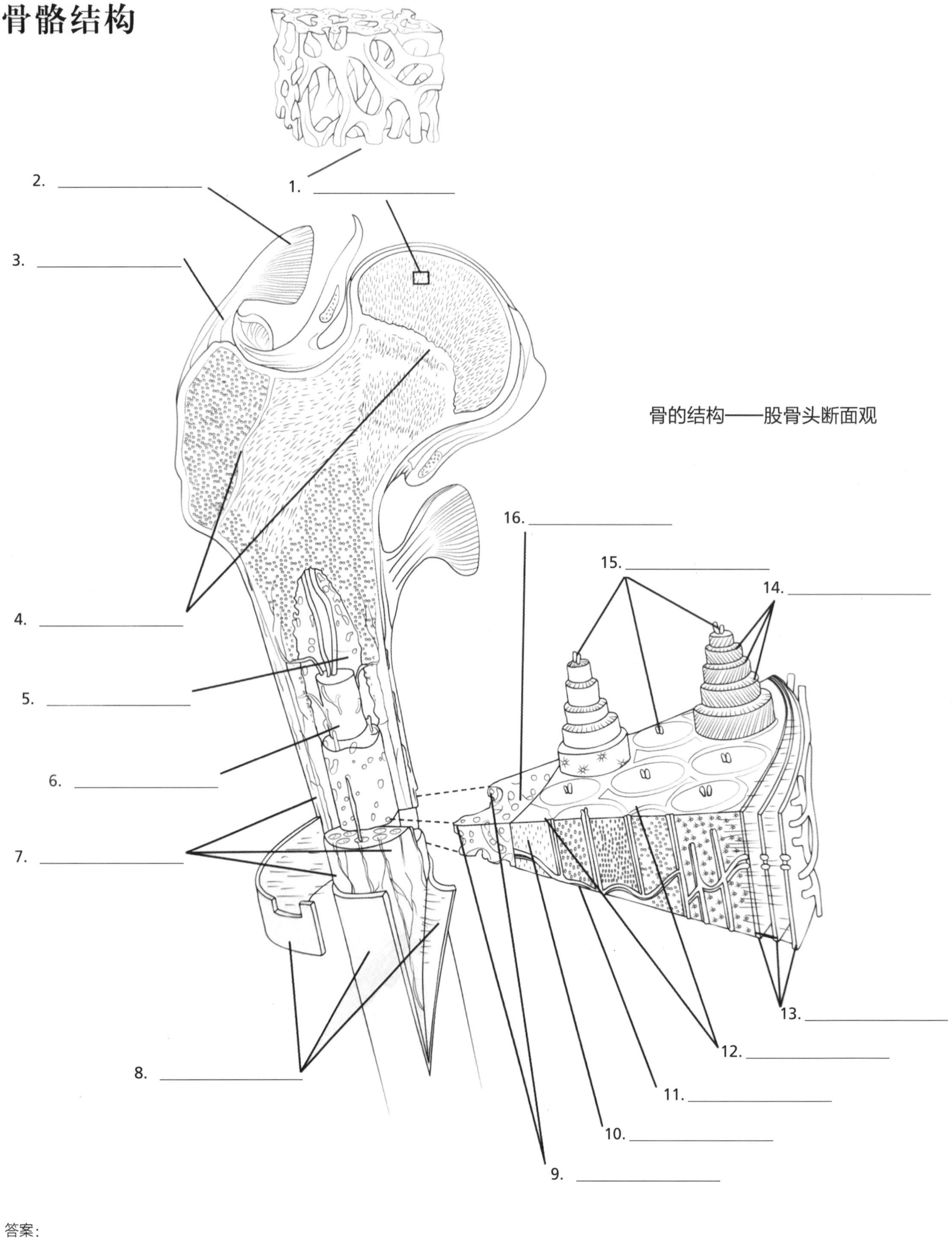
1.
2.
3.
4.
5.
6.
7.
8.
9.
10.
11.
12.
13.
14.
15.
16.

骨的结构——股骨头断面观

答案：

1.骨松质，2.肌肉，3.肌腱，4.骺线，5.骨髓腔，6.骨髓，7.骨皮质，8.骨膜，9.骨内膜，10.内环骨板，11.福尔克曼管（穿通管），12.间骨板，13.外环骨板，14.同心圆状骨板结构，15.哈弗斯管，16.骨松质的骨小梁

颅骨

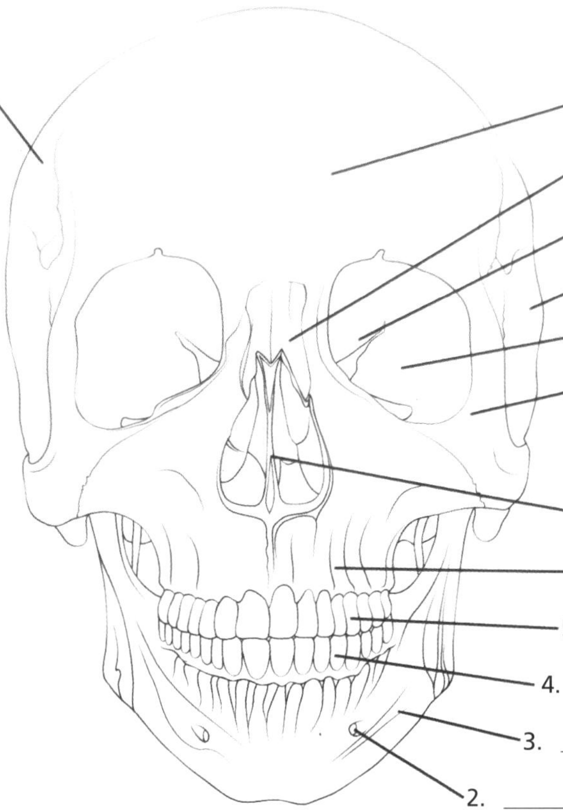
1.
2.
3.
4.
5.
6.
7.
8.
9.
10.
11.
12.
13.

颅骨——前面观

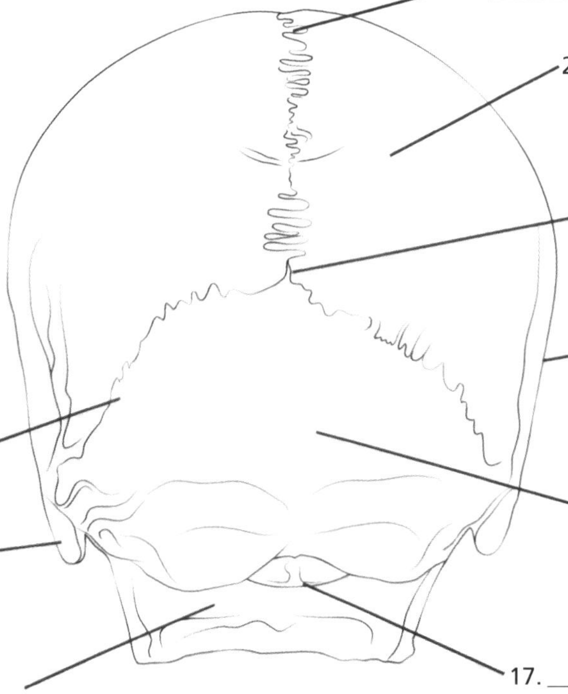
14.
15.
16.
17.
18.
19.
20.
21.
22.

颅骨——后面观

答案：

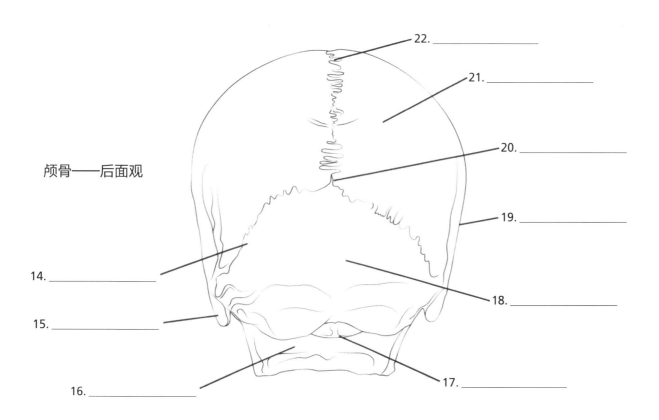

1.顶骨，2.颏孔，3.下颌体，4.下颌牙，5.上颌牙，6.上颌骨，7.筛骨垂直板，8.颧骨，9.蝶骨大翼，10.颞骨，11.蝶骨小翼，12.鼻骨，13.额骨，14.人字缝，15.乳突，16.下颌骨，17.枕外隆凸，18.枕骨，19.颞骨，20.人字点，21.顶骨，22.矢状缝

颅骨

颅骨——侧面观

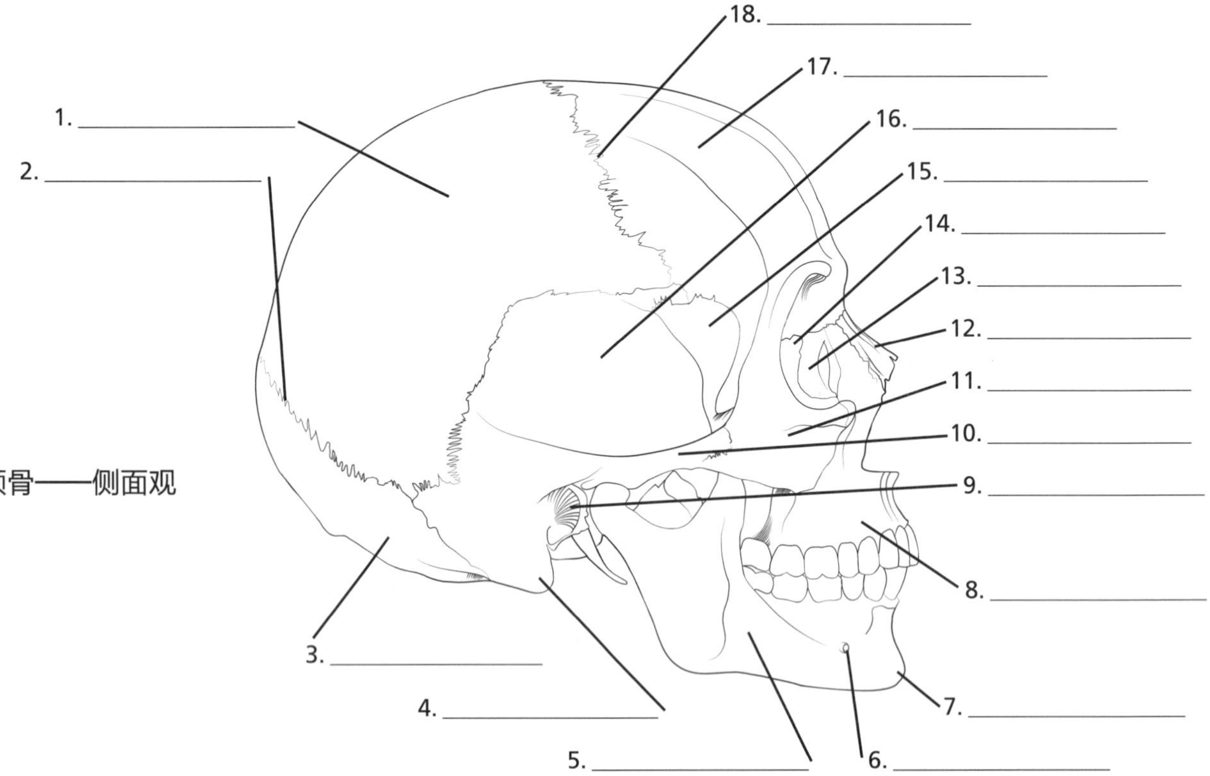
1. ____
2. ____
3. ____
4. ____
5. ____
6. ____
7. ____
8. ____
9. ____
10. ____
11. ____
12. ____
13. ____
14. ____
15. ____
16. ____
17. ____
18. ____

颅骨——矢状面视图

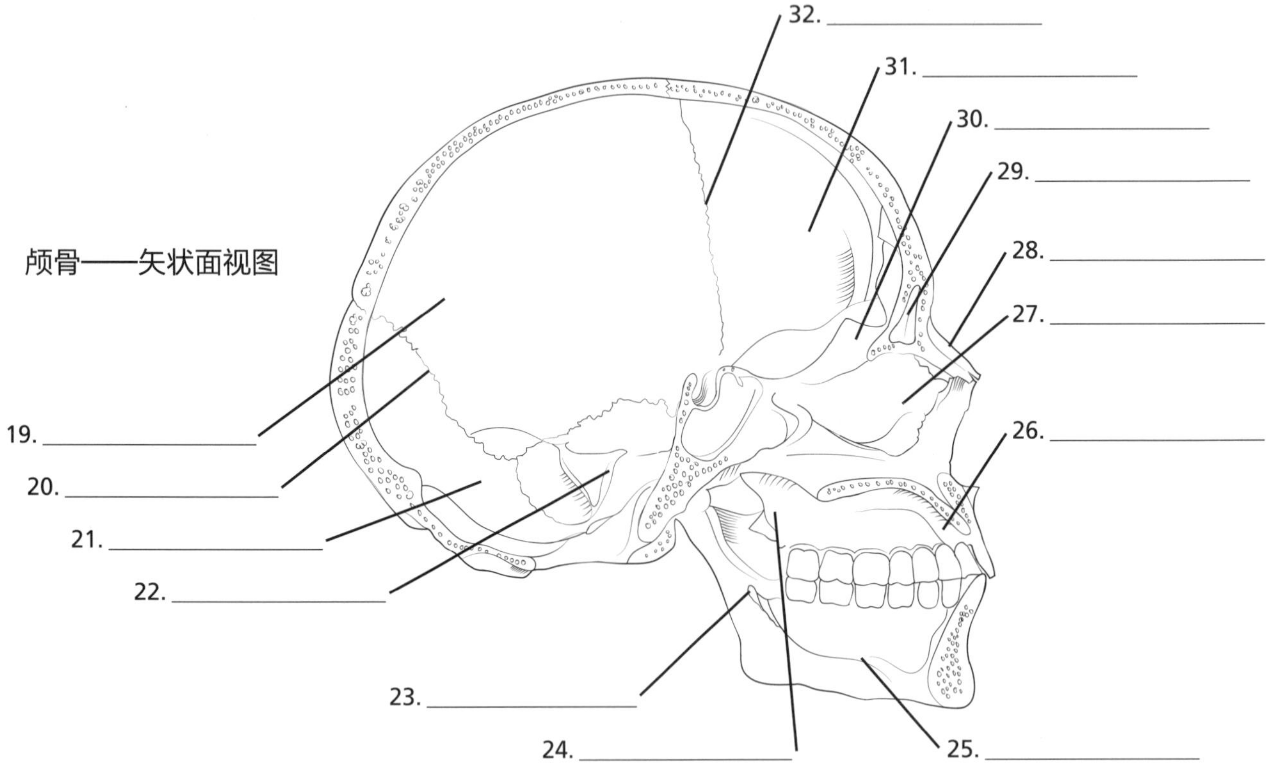
19. ____
20. ____
21. ____
22. ____
23. ____
24. ____
25. ____
26. ____
27. ____
28. ____
29. ____
30. ____
31. ____
32. ____

答案：

1.顶骨，2.人字缝，3.枕骨，4.乳突，5.下颌体，6.颏孔，7.颏隆凸，8.上颌骨，9.外耳道，10.颞骨颧突，11.颧骨，12.鼻骨，13.泪骨，14.筛骨，15.蝶骨大翼，16.颞骨鳞部，17.额骨，18.冠状缝，19.顶骨，20.人字缝，21.枕骨，22.颞骨岩部，23.下颌孔，24.翼突内侧板，25.下颌骨，26.上颌骨，27.筛骨垂直板，28.鼻骨，29.额窦，30.鸡冠（筛状的），31.额骨，32.冠状缝

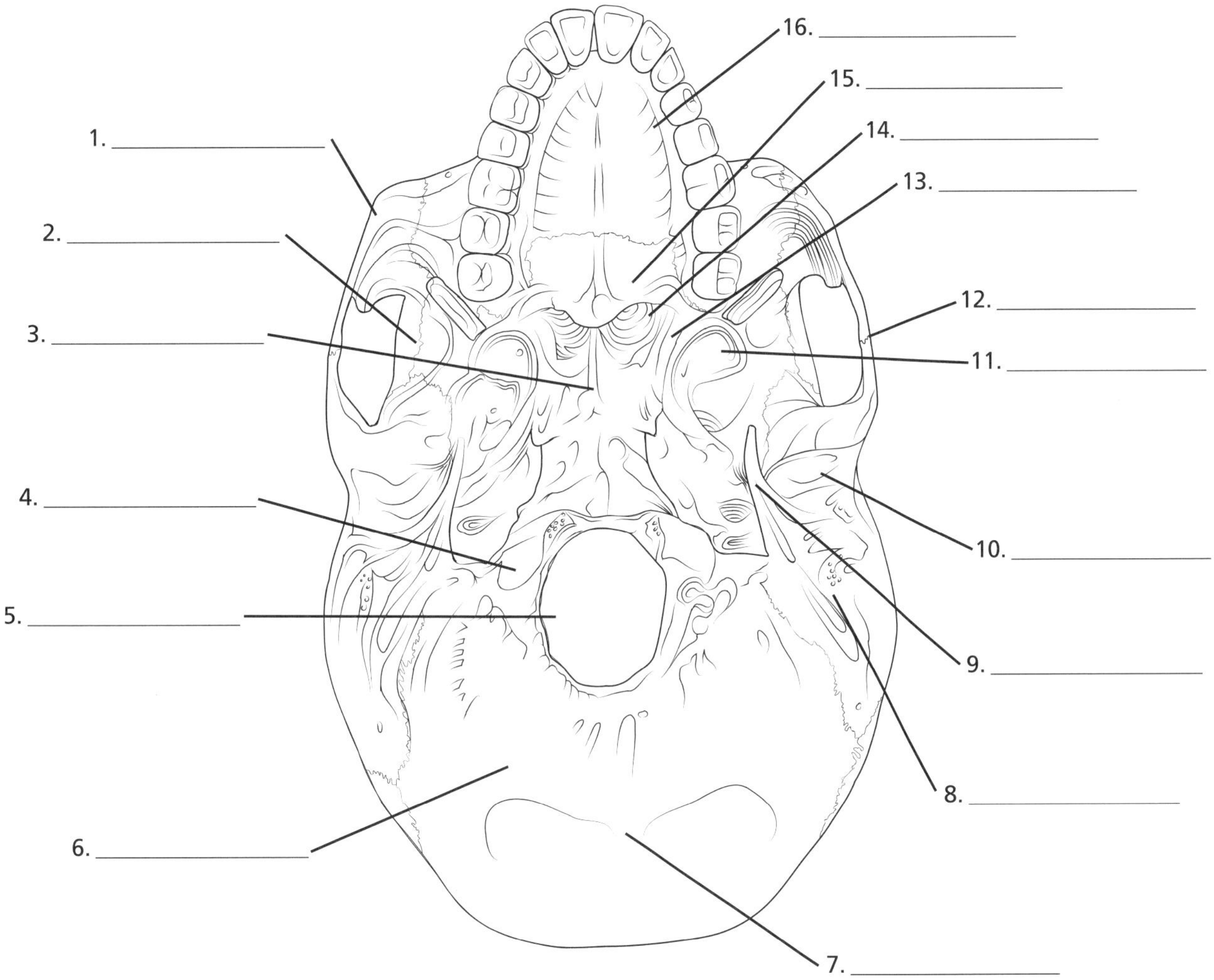
1.
2.
3.
4.
5.
6.
7.
8.
9.
10.
11.
12.
13.
14.
15.
16.

颅底——下面观

答案：

1.颧骨，2.蝶骨大翼，3.犁骨，4.枕髁，5.枕骨大孔，6.枕骨，7.枕外隆凸，8.乳突，9.茎突，10.下颌窝，11.翼突外侧板，12.颧弓，13.翼突内侧板，14.鼻后孔，15.腭骨，16.腭突（上颌骨）

头面部骨骼

颌骨——侧面观

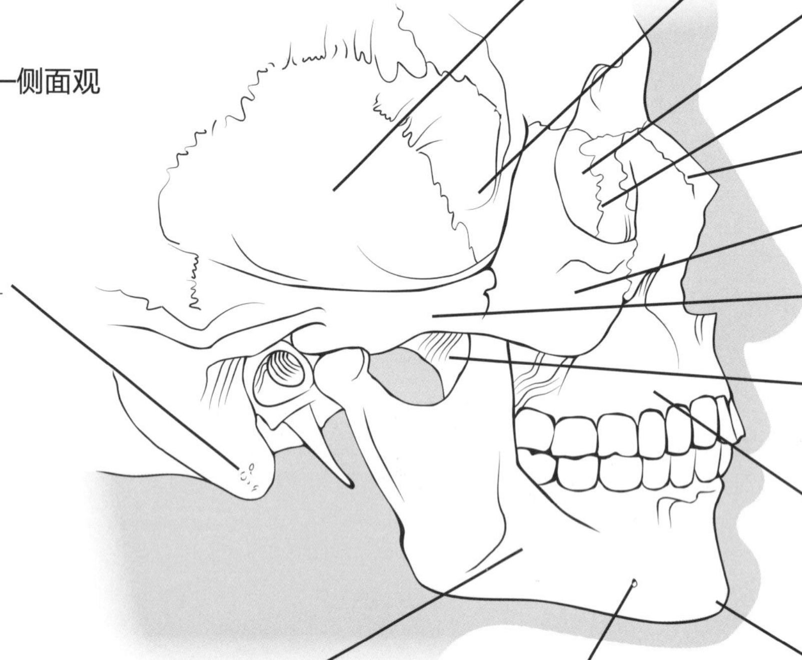
1. ______
2. ______
3. ______
4. ______
5. ______
6. ______
7. ______
8. ______
9. ______
10. ______
11. ______
12. ______
13. ______

眼眶——上面观

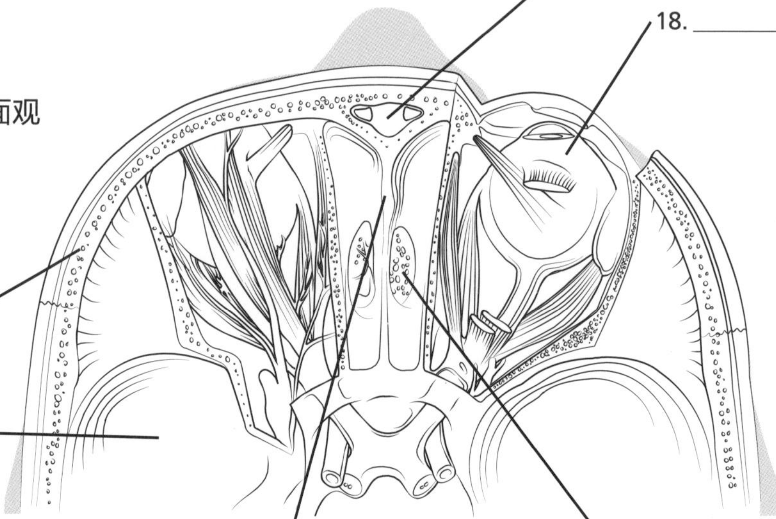
14. ______
15. ______
16. ______
17. ______
18. ______
19. ______

答案：

1.乳突，2.下颌骨，3.颏孔，4.颏隆凸，5.上颌骨，6.翼突外侧板，7.颞骨颧突，8.颧骨，9.鼻骨，10.泪骨，11.筛骨，12.蝶骨大翼，13.颞骨鳞部，14.额骨，15.颞骨，16.筛骨，17.筛骨筛板，18.眼球，19.额窦

鼻旁窦——矢状面视图

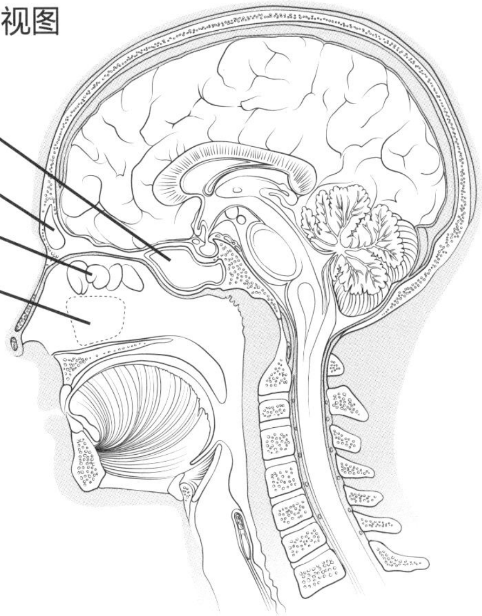
1. ______
2. ______
3. ______
4. ______

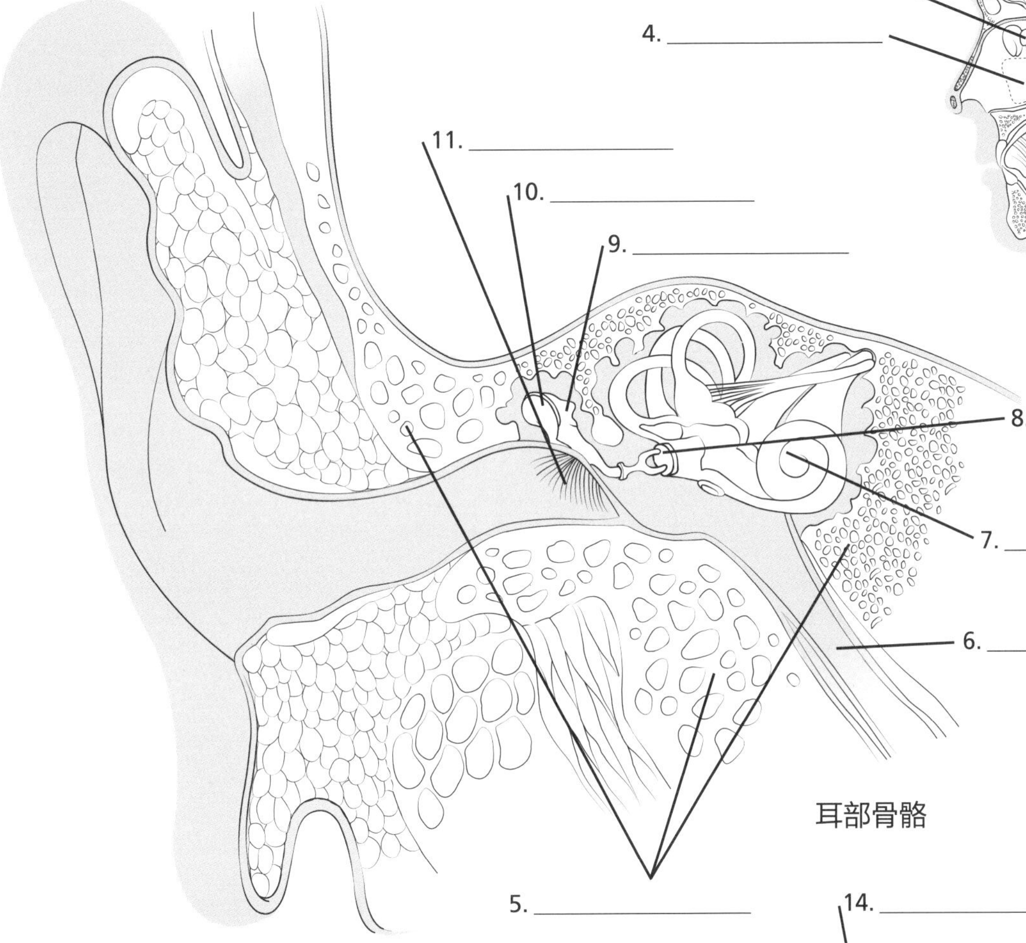
11. ______
10. ______
9. ______
8. ______
7. ______
6. ______
5. ______

耳部骨骼

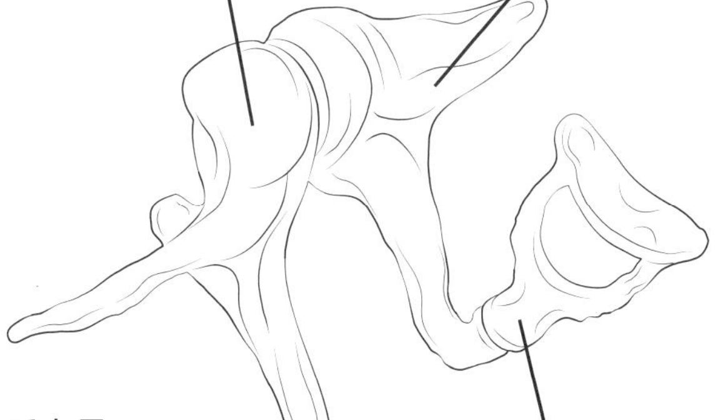
14. ______
13. ______
12. ______

听小骨

答案：

1.蝶窦，2.额窦，3.筛窦，4.上颌窦，5.颞骨，6.咽鼓管，7.耳蜗，8.镫骨，9.砧骨，10.锤骨，11.鼓膜，12.镫骨，13.砧骨，14.锤骨

脊柱骨

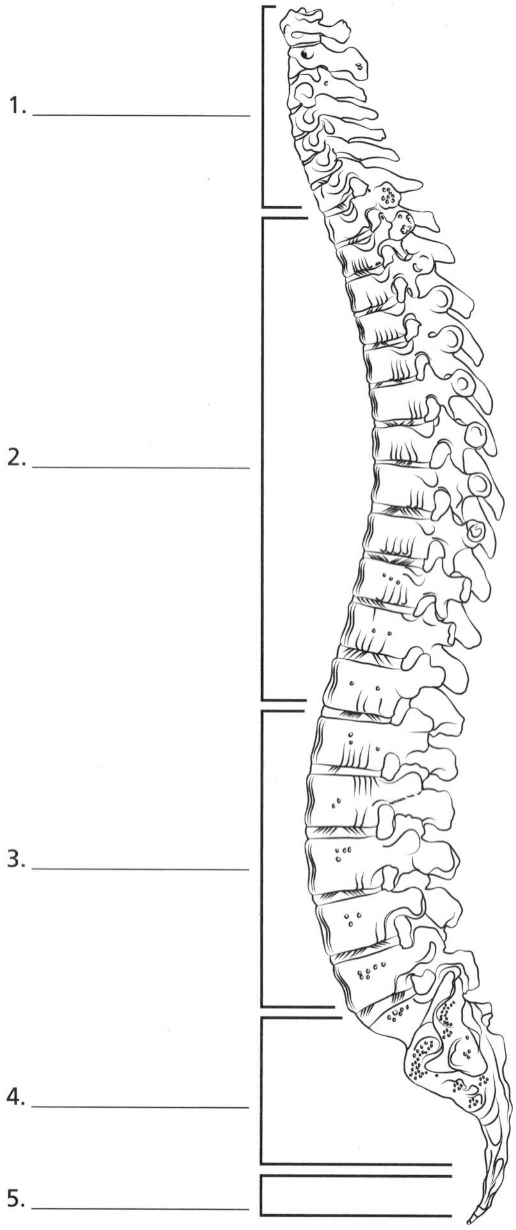

1.
2.
3.
4.
5.

脊柱——侧面观

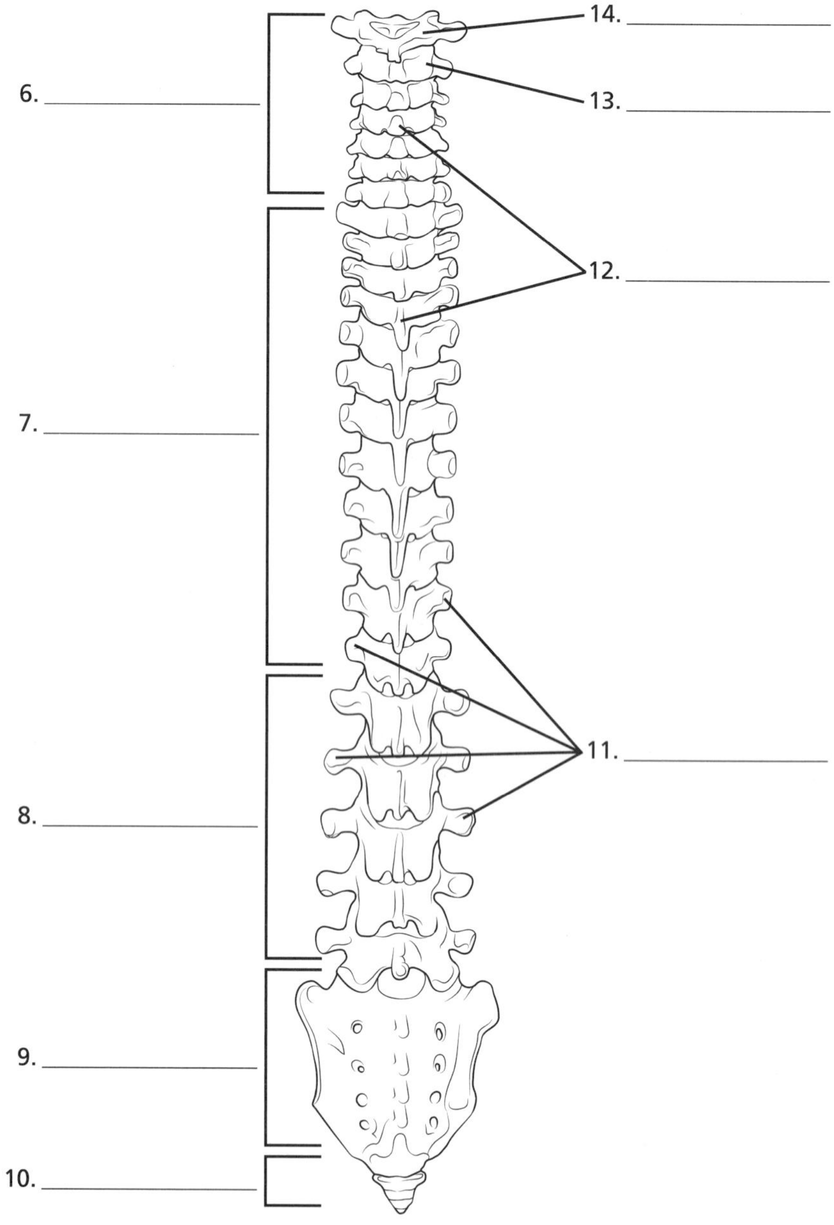

6.
7.
8.
9.
10.
11.
12.
13.
14.

脊柱——后面观

答案：

1.颈椎区域（第1~7颈椎），2.胸椎区域（第1~12胸椎），3.腰椎区域（第1~5腰椎），4.骶骨，5.尾骨，6.颈椎区域（第1~7颈椎），7.胸椎区域（第1~12胸椎），8.腰椎区域（第1~5腰椎），9.骶椎区域（第1~5骶椎），10.尾椎区域，11.横突，12.棘突，13.枢椎（C_2），14.寰椎（C_1）

颈椎：寰椎（C_1）——上面观

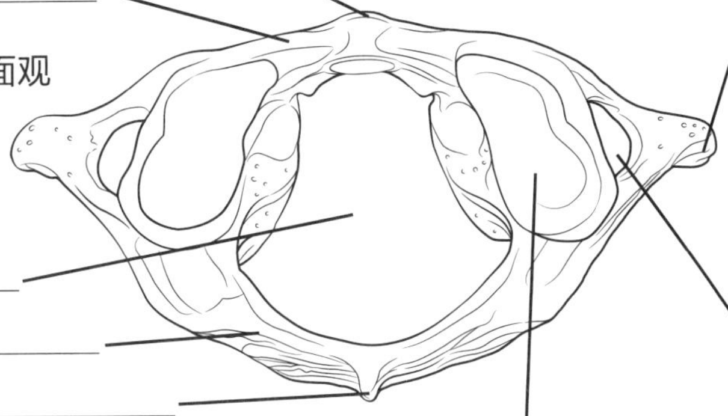
1. ____
2. ____
3. ____
4. ____
5. ____
6. ____
7. ____
8. ____

颈椎：寰椎（C_1）和枢椎（C_2）——斜视图

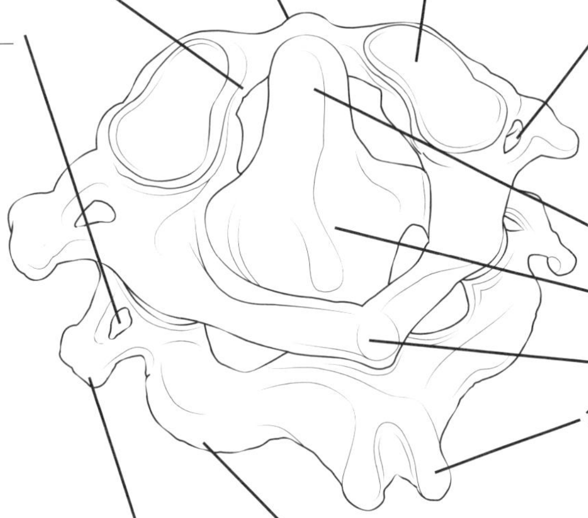
9. ____
10. ____
11. ____
12. ____
13. ____
14. ____
15. ____
16. ____
17. ____

颈椎：枢椎（C_2）——上面观

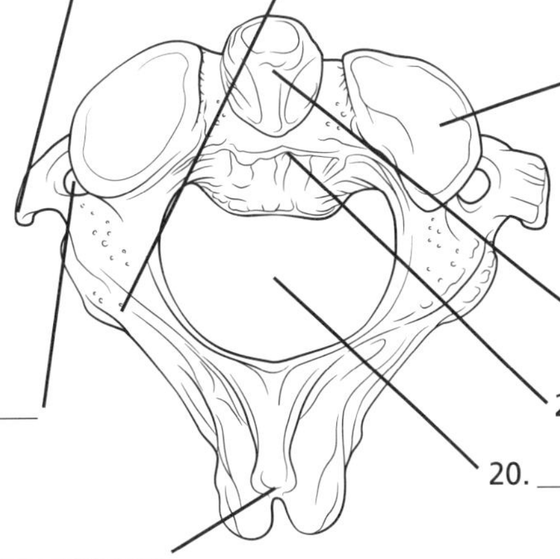
18. ____
19. ____
20. ____
21. ____
22. ____
23. ____

答案：

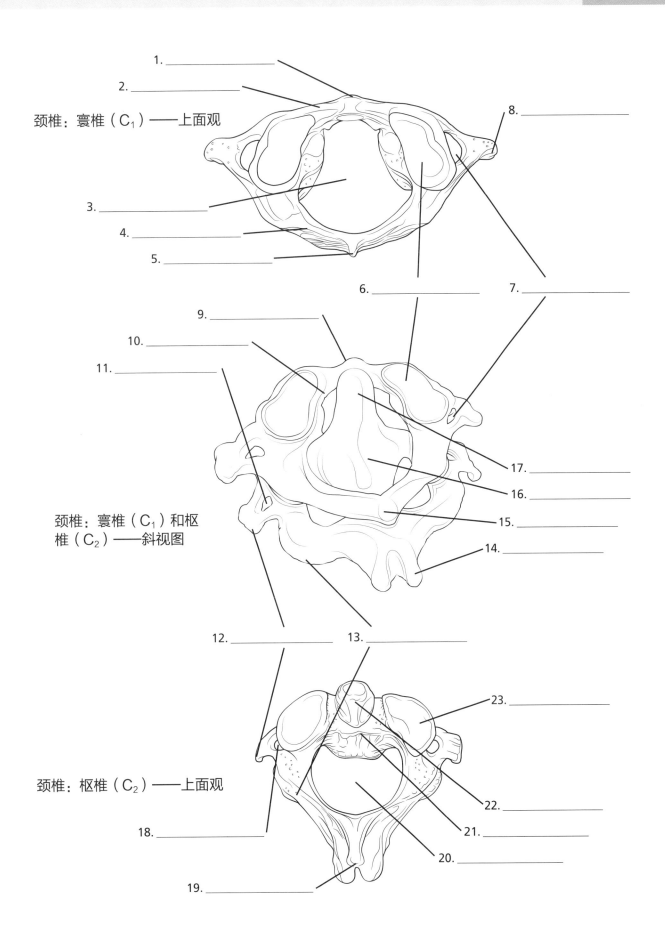

1.寰椎前结节，2.寰椎前弓，3.椎孔，4.寰椎后弓，5.寰椎后结节，6.上关节面，7.横突孔，8.横突，9.寰椎前结节，10.寰椎前弓，11.枢椎横突孔，12.枢椎横突，13.枢椎下关节突，14.枢椎棘突，15.寰椎后结节，16.枢椎椎体，17.枢椎齿突，18.横突孔，19.棘突，20.椎孔，21.枢椎椎体，22.枢椎齿突，23.上关节面

脊柱骨

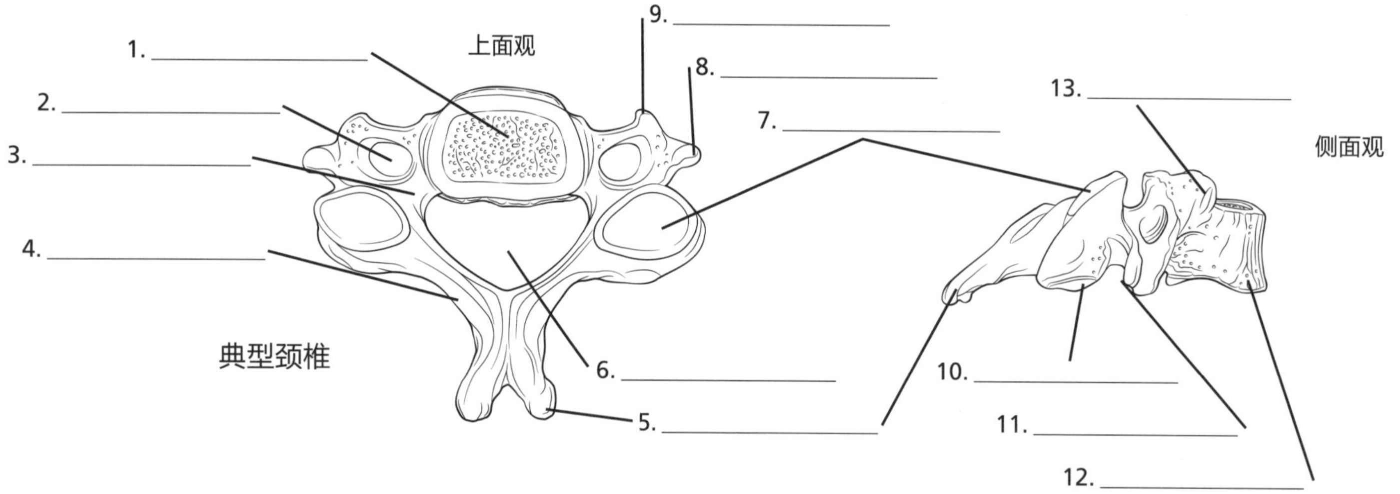
上面观
1.
2.
3.
4.
5.
6.
7.
8.
9.
典型颈椎
侧面观
10.
11.
12.
13.

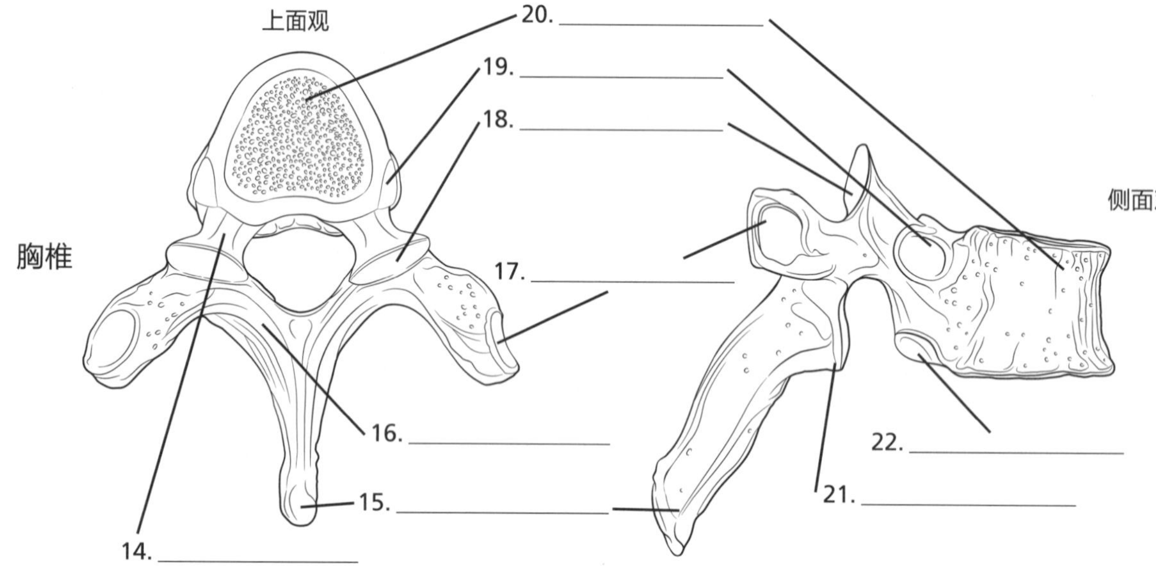
上面观
胸椎
14.
15.
16.
17.
18.
19.
20.
侧面观
21.
22.

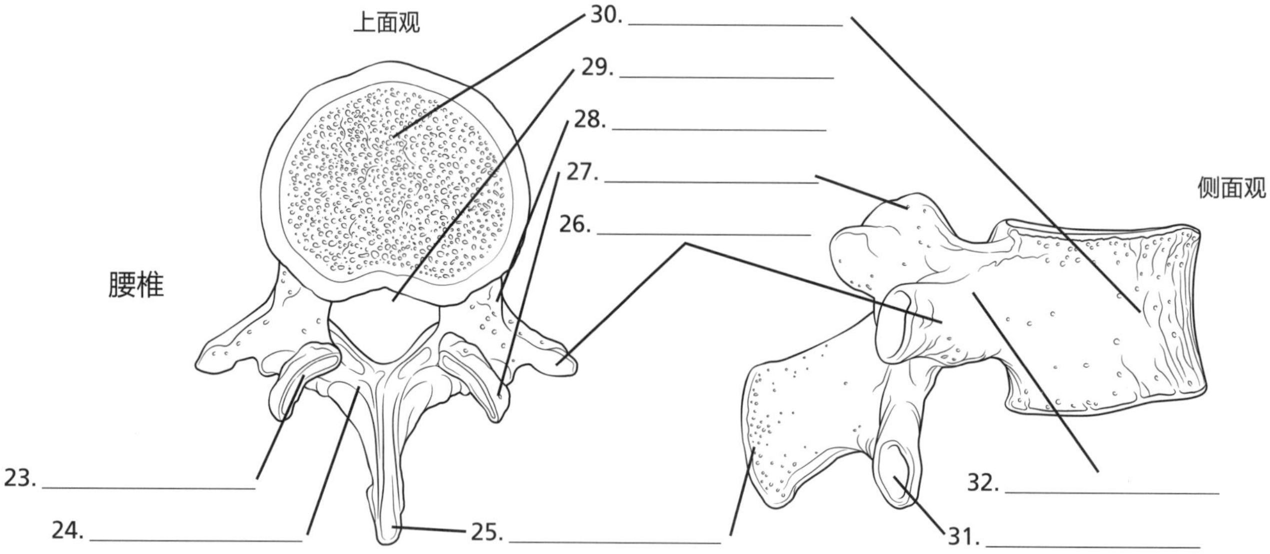
上面观
腰椎
23.
24.
25.
26.
27.
28.
29.
30.
侧面观
31.
32.

答案：

1.椎体，2.横突孔，3.椎弓根，4.椎弓板，5.棘突，6.椎孔，7.上关节突（上关节面），8.后结节，9.前结节，10.下关节突（下关节面），11.脊神经前支沟，12.椎体，13.横突，14.椎弓根（上切迹），15.棘突，16.椎弓板，17.横突肋凹，18.上关节突（上关节面），19.上肋凹，20.椎体，21.下关节突（下关节面），22.下肋凹，23.上关节突（上关节面），24.椎弓板，25.棘突，26.横突，27.乳突，28.椎弓根，29.椎孔，30.椎体，31.下关节突（下关节面），32.椎弓根

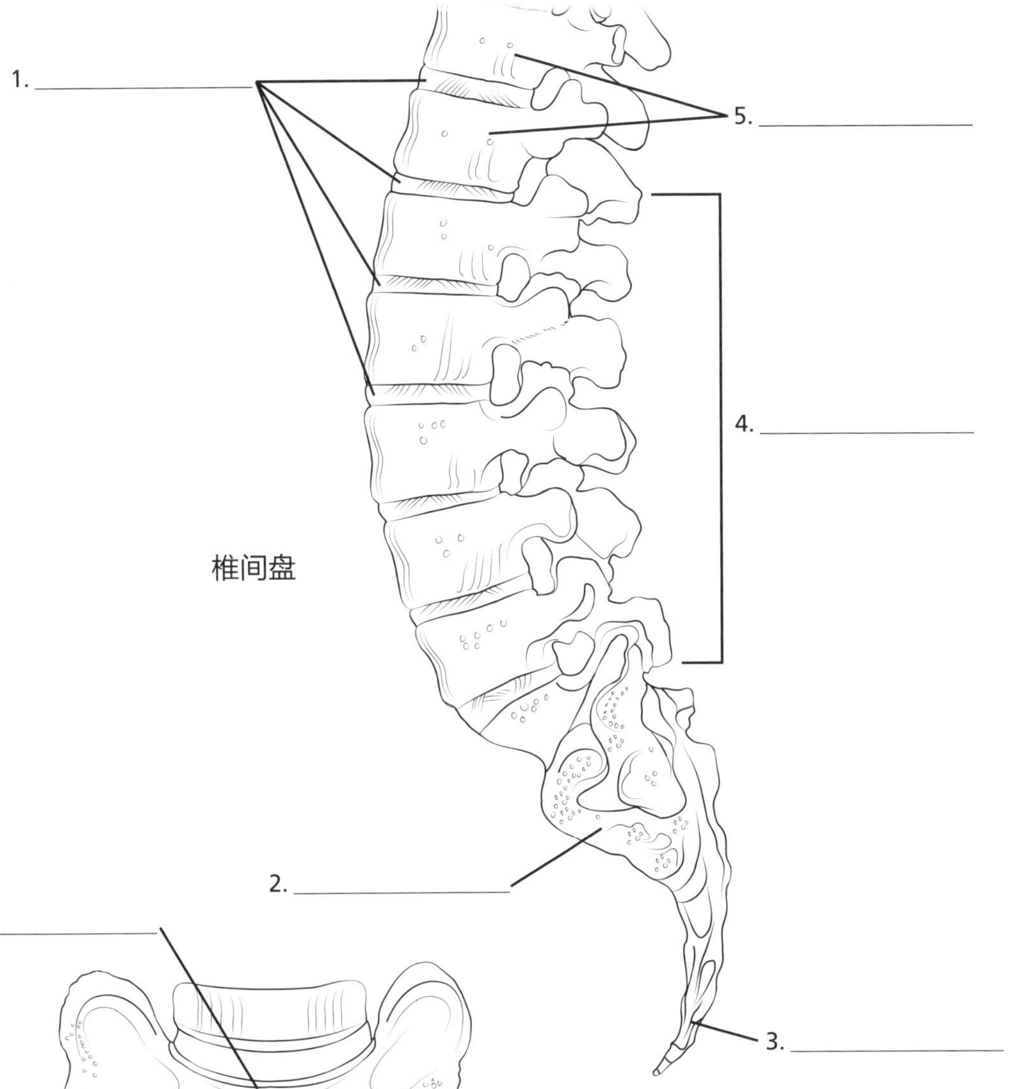
1.
5.
4.
椎间盘
2.
3.

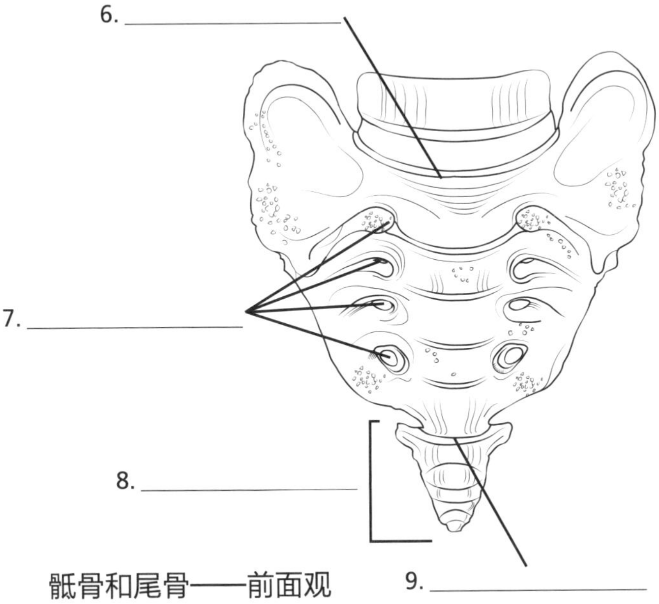
6.
7.
8.
9.

骶骨和尾骨——前面观

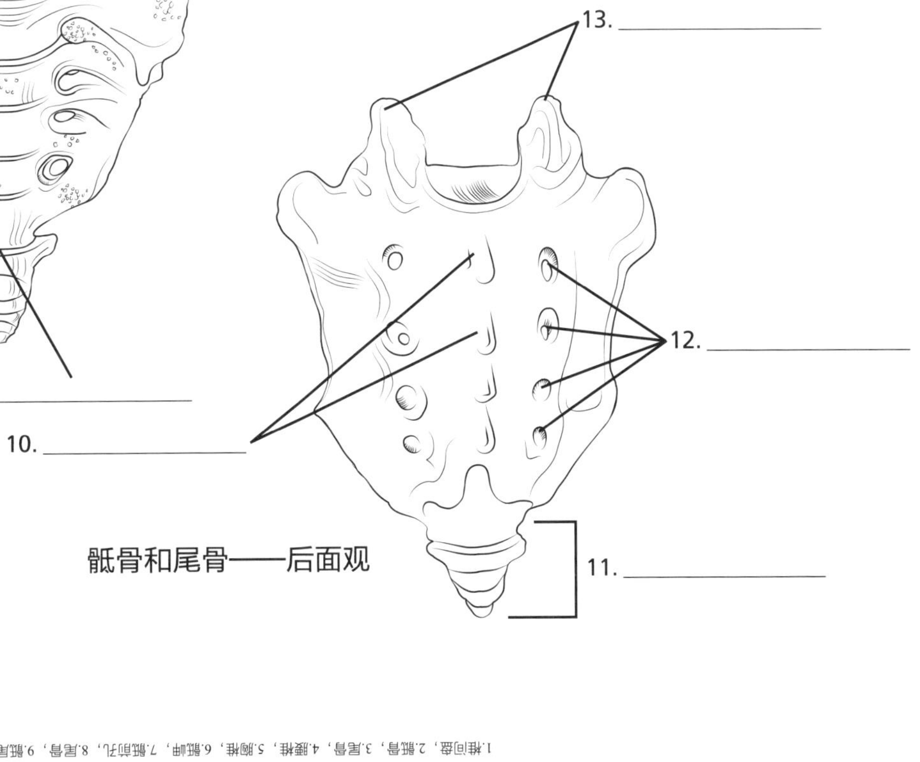
13.
12.
10.
11.

骶骨和尾骨——后面观

答案：

1.椎间盘，2.骶骨，3.尾骨，4.腰椎，5.胸椎，6.骶岬，7.骶前孔，8.尾骨，9.骶尾关节，10.骶正中嵴，11.尾骨，12.骶后孔，13.上关节突（上关节面）

胸腔

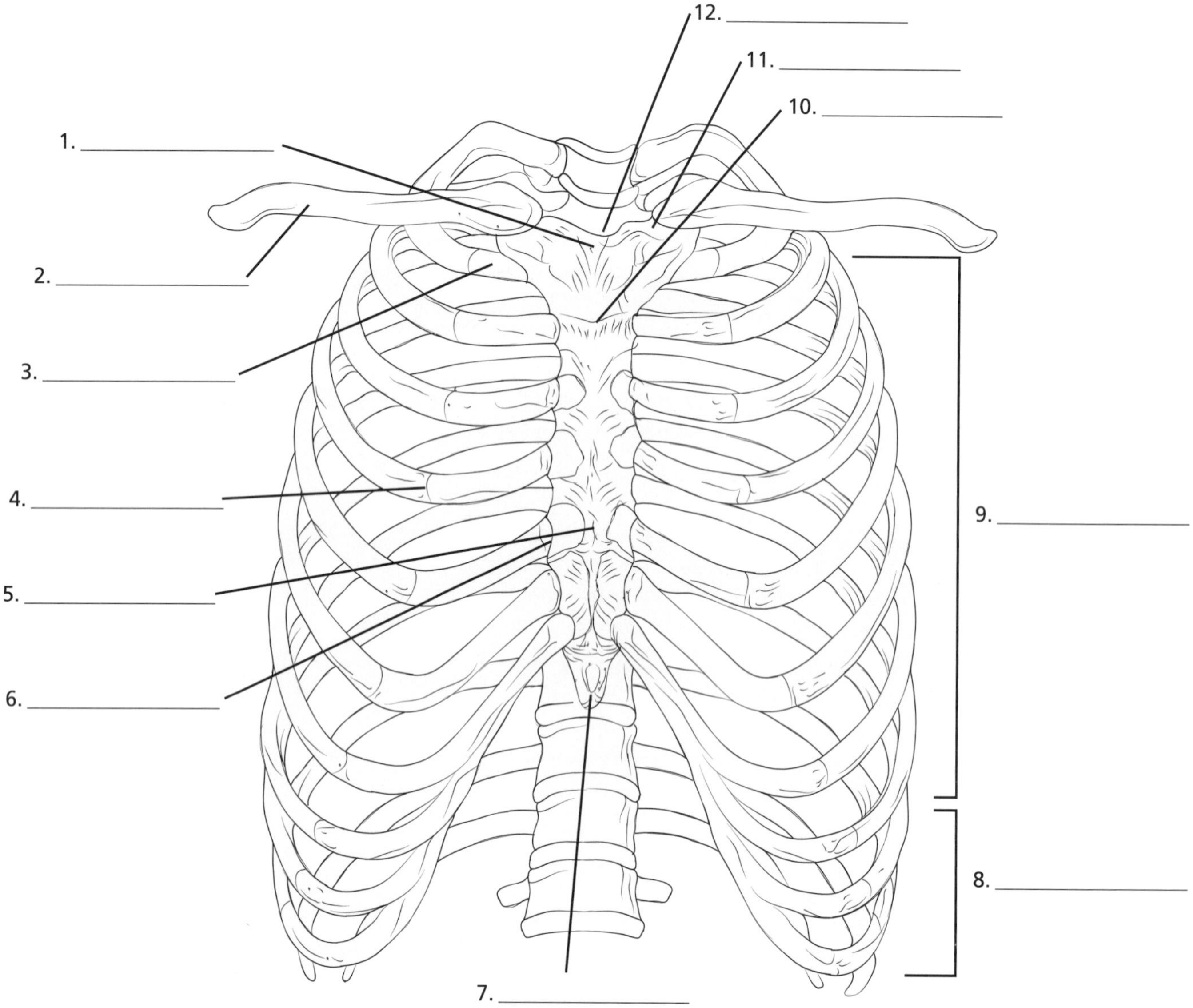
1.
2.
3.
4.
5.
6.
7.
8.
9.
10.
11.
12.

胸廓——前面观

答案：

1.胸骨柄，2.锁骨，3.肋软骨，4.肋软骨接合处，5.胸骨体，6.胸肋关节，7.胸骨剑突，8.假肋（第8~10对肋），9.真肋（第1~7对肋），10.胸骨角，11.胸锁关节，12.胸骨上（颈静脉）切迹

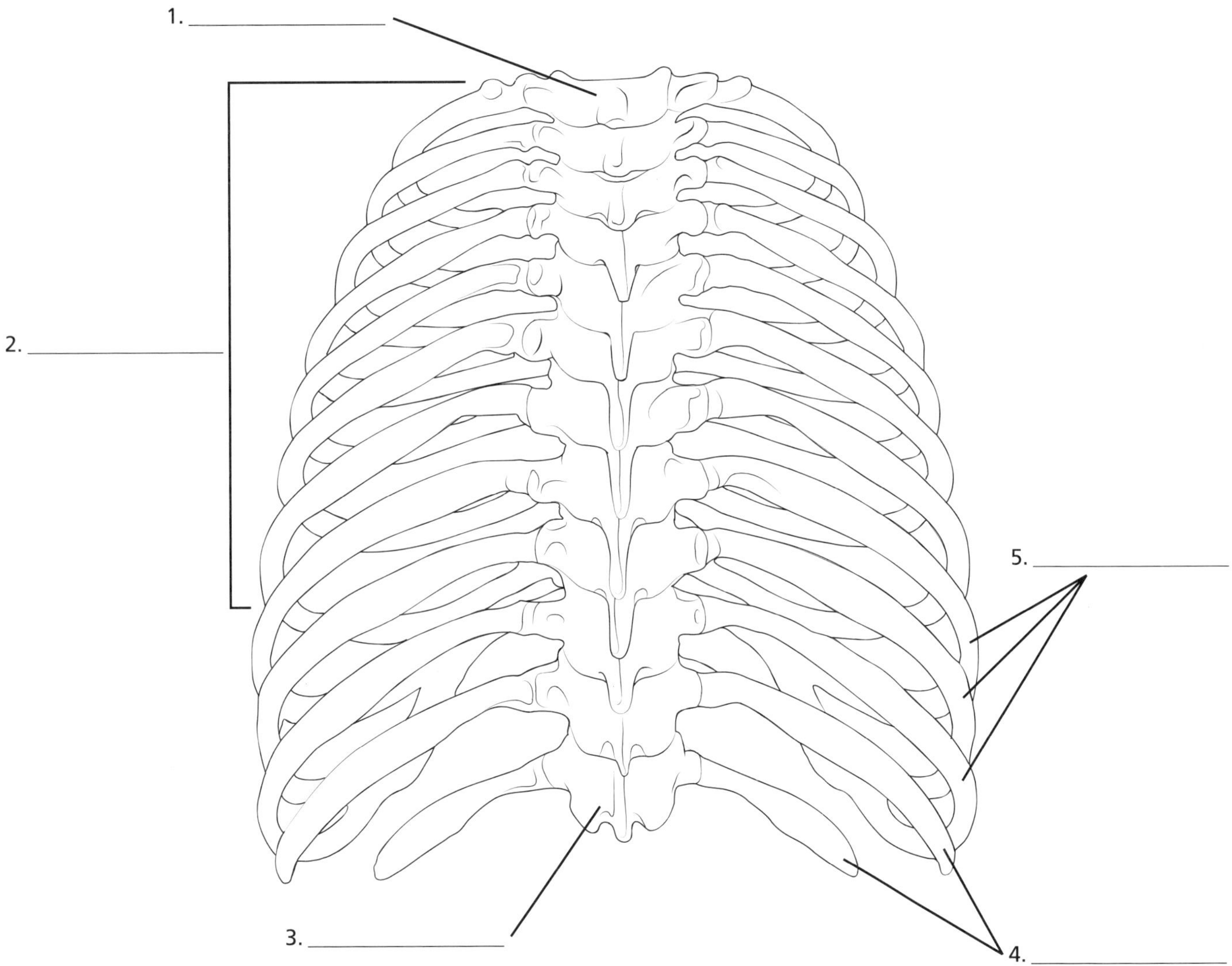
1. ________________
2. ________________
3. ________________
4. ________________
5. ________________

胸廓——后面观

答案：

1.第1胸椎，2.真肋（第1~7对肋），3.第12胸椎，4.浮肋（第11、第12对肋），5.假肋（第8~10对肋）

上肢骨

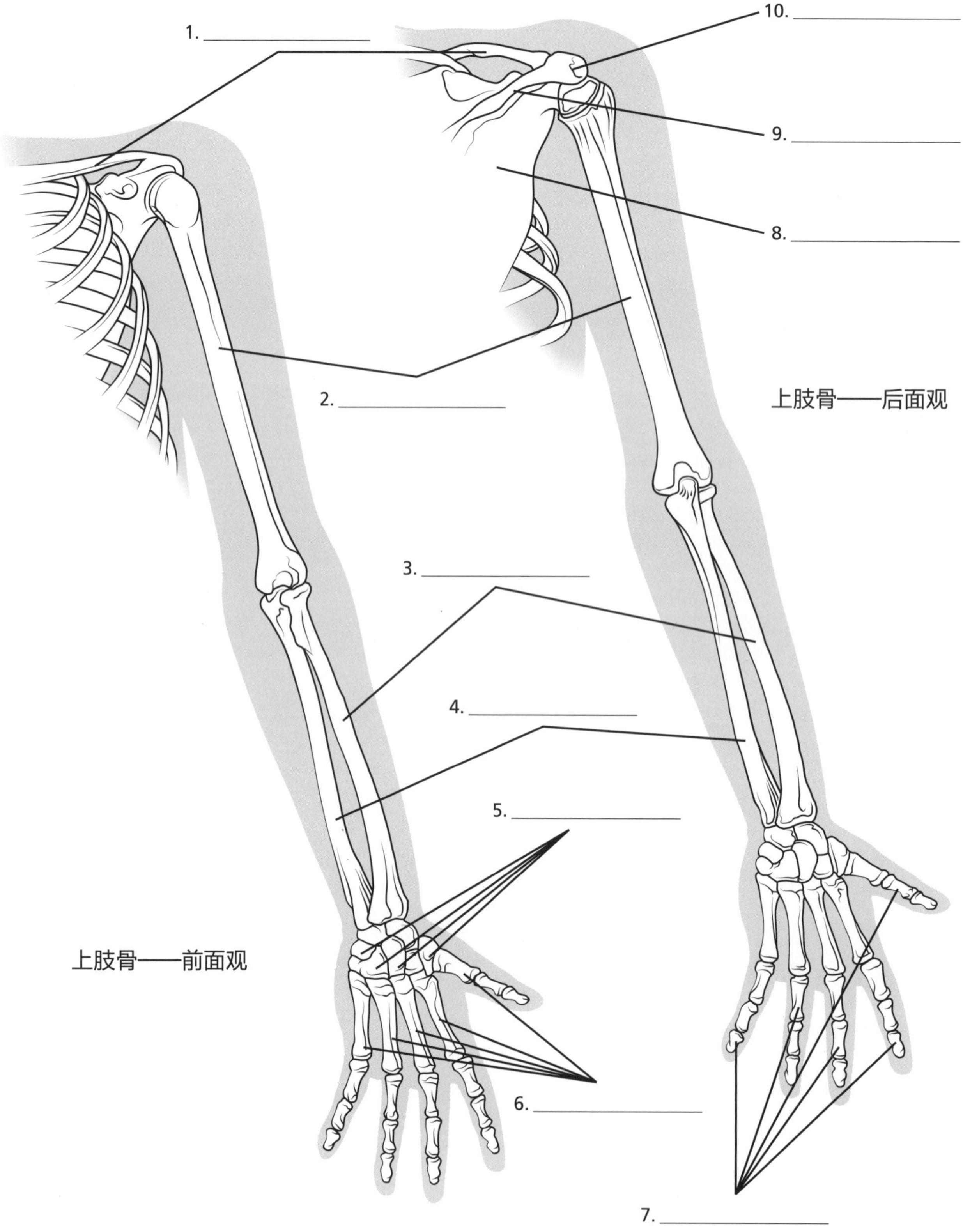
1. ______
10. ______
9. ______
8. ______
2. ______
上肢骨——后面观
3. ______
4. ______
5. ______
上肢骨——前面观
6. ______
7. ______

答案：

1.锁骨，2.肱骨，3.桡骨，4.尺骨，5.腕骨，6.掌骨，7.指骨，8.肩胛骨，9.肩胛冈，10.肩峰

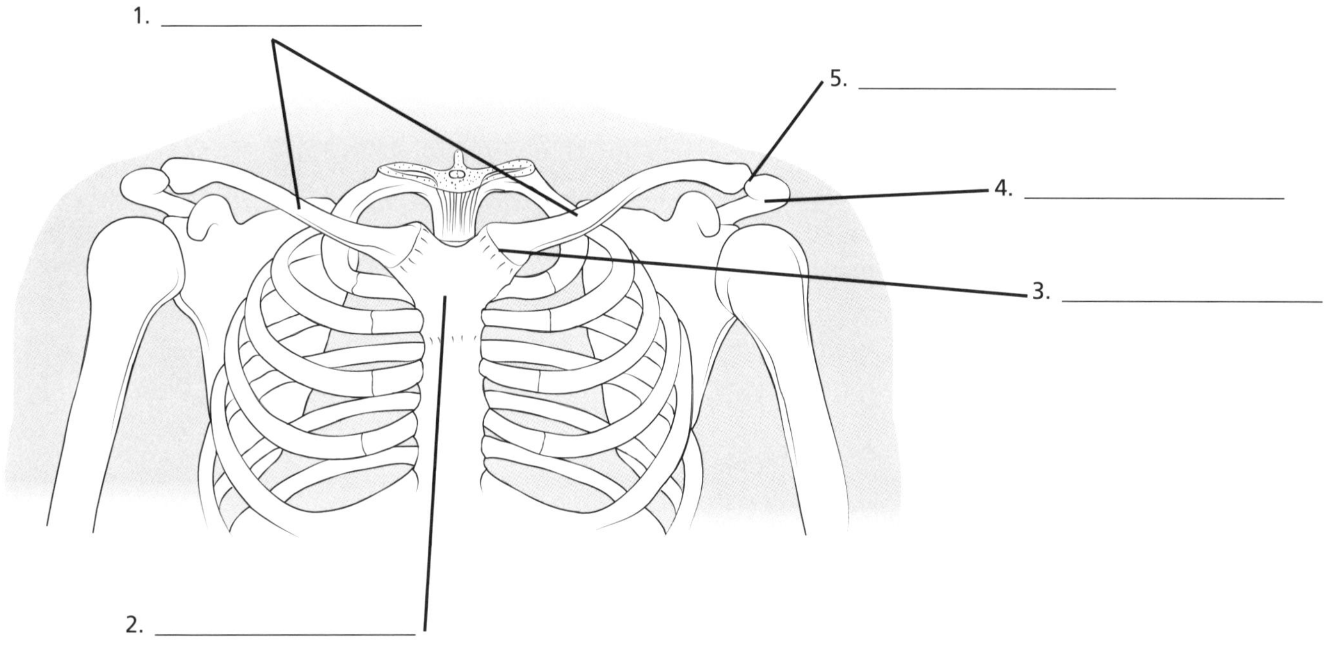
1. ____________________
2. ____________________
3. ____________________
4. ____________________
5. ____________________

锁骨——前面观

答案：

1.锁骨，2.胸骨柄，3.胸锁关节，4.肩峰，5.肩锁关节

上肢骨

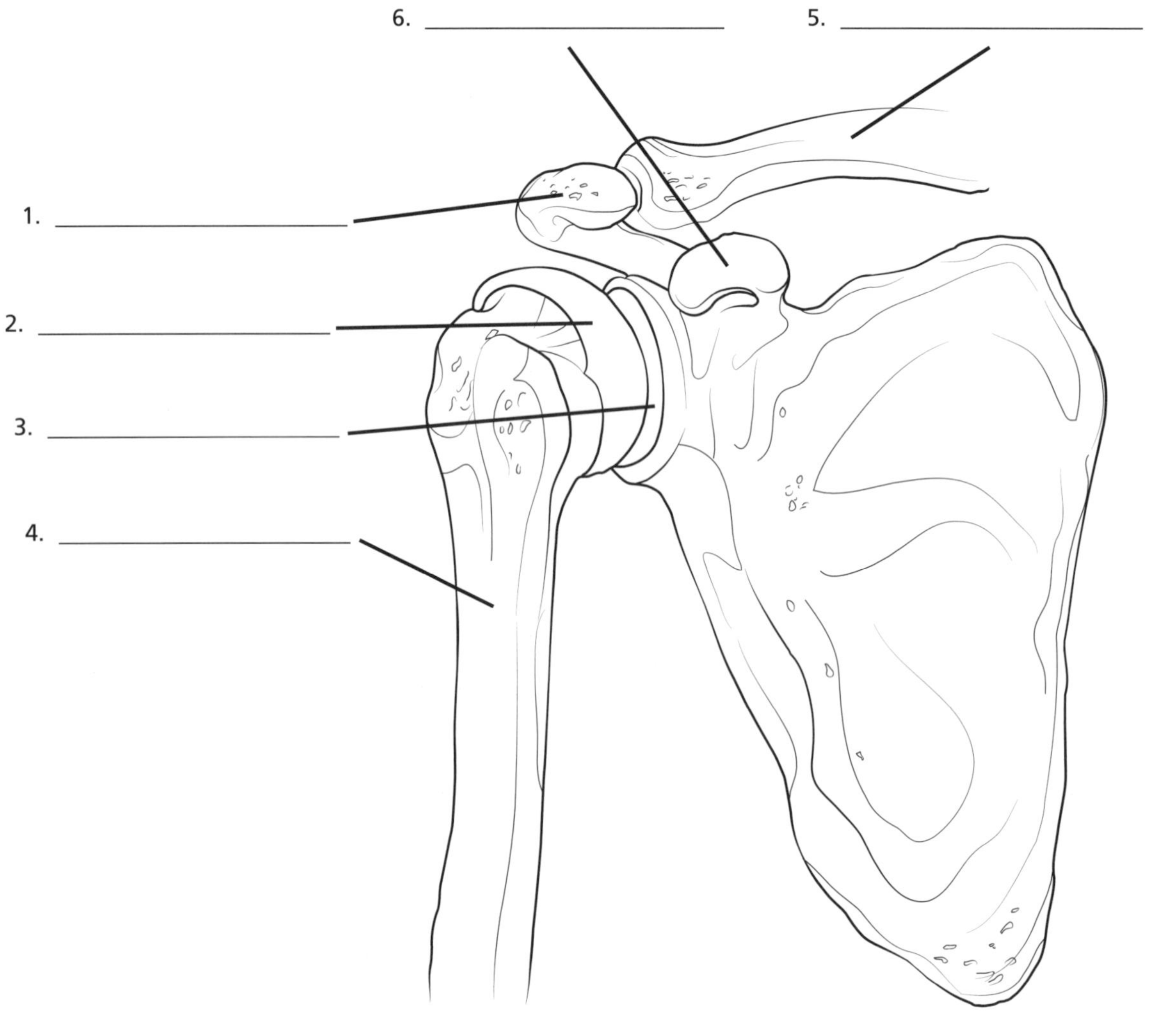
6.
5.
1.
2.
3.
4.

肩关节——前面观

答案：

1.肩峰，2.肱骨头，3.关节盂，4.肱骨，5.锁骨，6.喙突

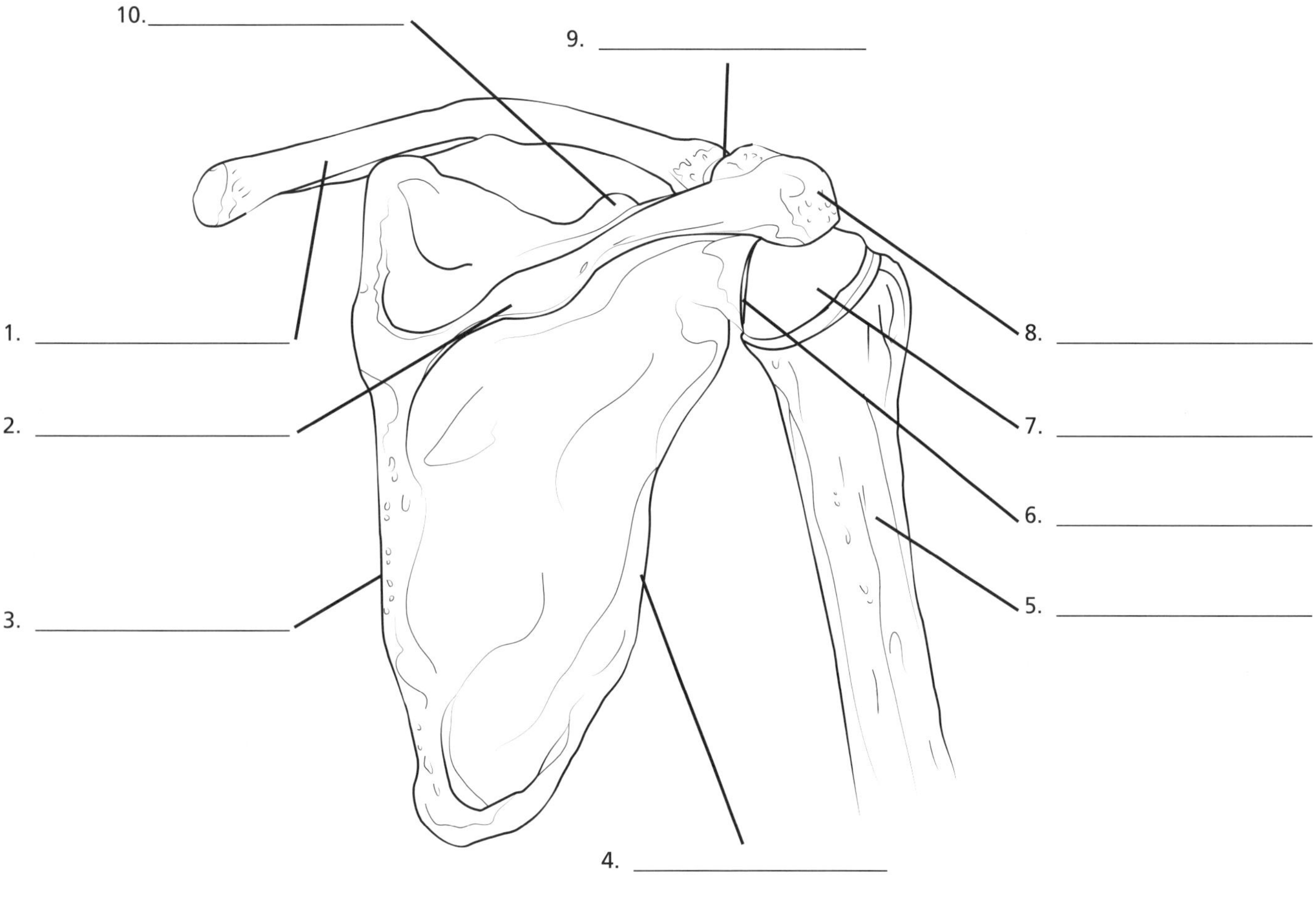
10.
9.
1.
2.
3.
8.
7.
6.
5.
4.

肩关节——后面观

答案：

1.锁骨，2.肩胛冈，3.肩胛骨内侧缘，4.肩胛骨外侧缘，5.肱骨，6.关节囊，7.肱骨头，8.肩峰，9.肩锁关节，10.喙突

上肢骨

肩关节——上面观

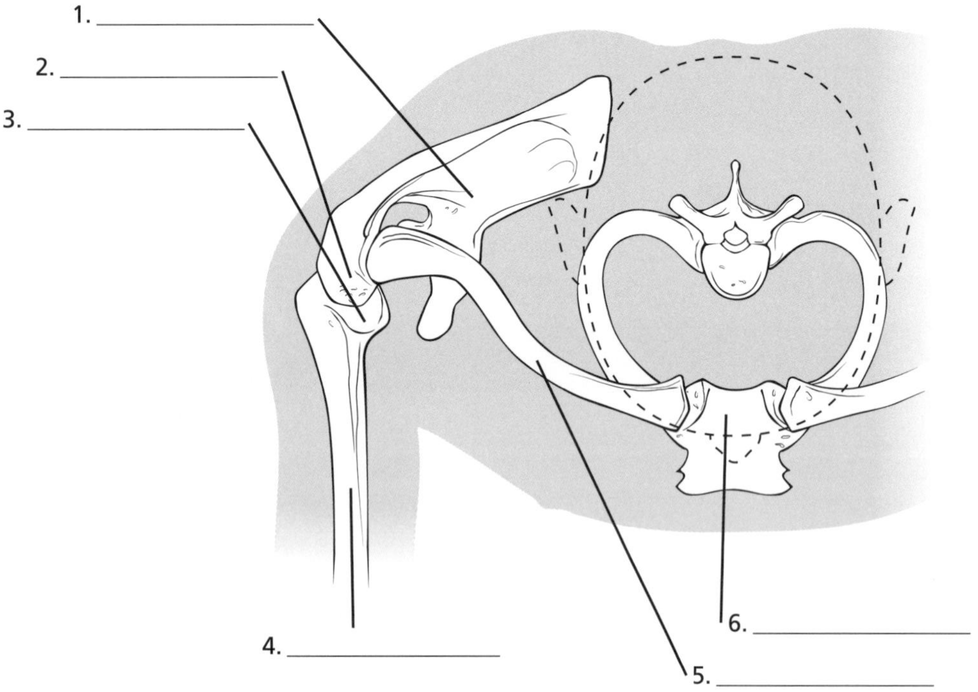
1.
2.
3.
4.
5.
6.

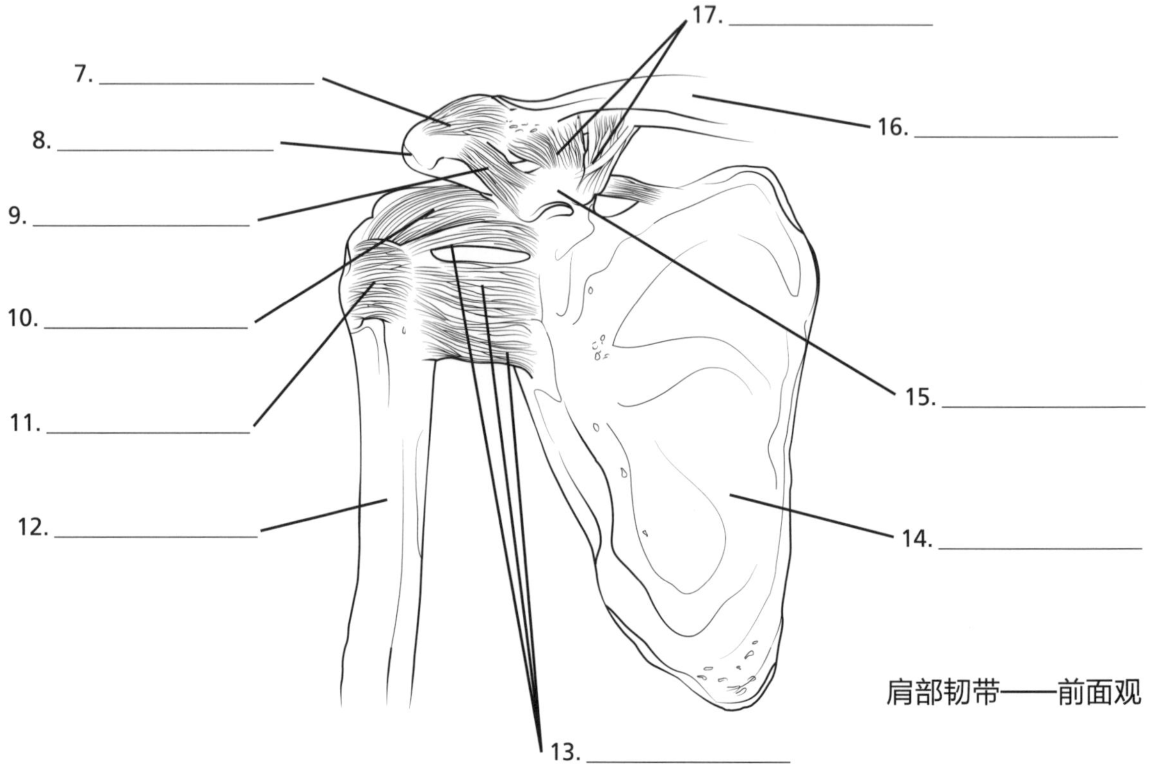
7.
8.
9.
10.
11.
12.
13.
14.
15.
16.
17.

肩部韧带——前面观

答案：

1.肩胛骨，2.肩峰，3.肱骨头，4.肱骨体，5.锁骨，6.胸骨柄，7.肩锁韧带，8.肩峰，9.喙肩韧带，10.喙肱韧带，11.肱横韧带，12.肱骨体，13.盂肱韧带，14.肩胛骨，15.喙突，16.锁骨，17.喙锁韧带

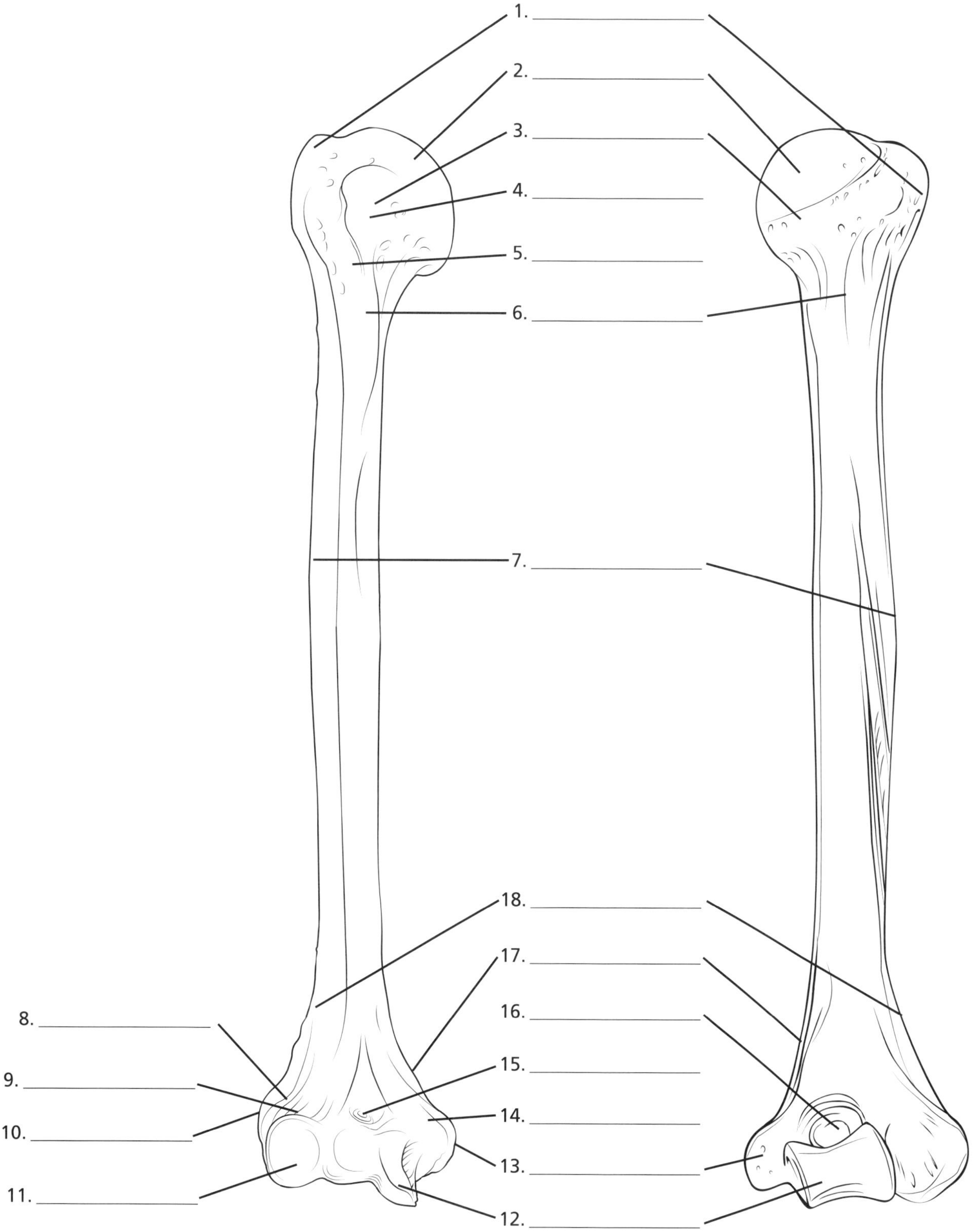
1.
2.
3.
4.
5.
6.
7.
18.
17.
16.
15.
14.
13.
12.
8.
9.
10.
11.

肱骨——前面观

肱骨——后面观

答案：

1.肱骨大结节，2.肱骨头，3.解剖颈，4.肱骨小结节，5.结节间沟，6.外科颈，7.三角肌粗隆，8.肱骨外侧髁，9.桡窝，10.肱骨外上髁，11.肱骨小头，12.肱骨滑车，13.肱骨内上髁，14.肱骨内侧髁，15.冠突窝，16.鹰嘴窝，17.内侧髁上嵴，18.外侧髁上嵴

上肢骨

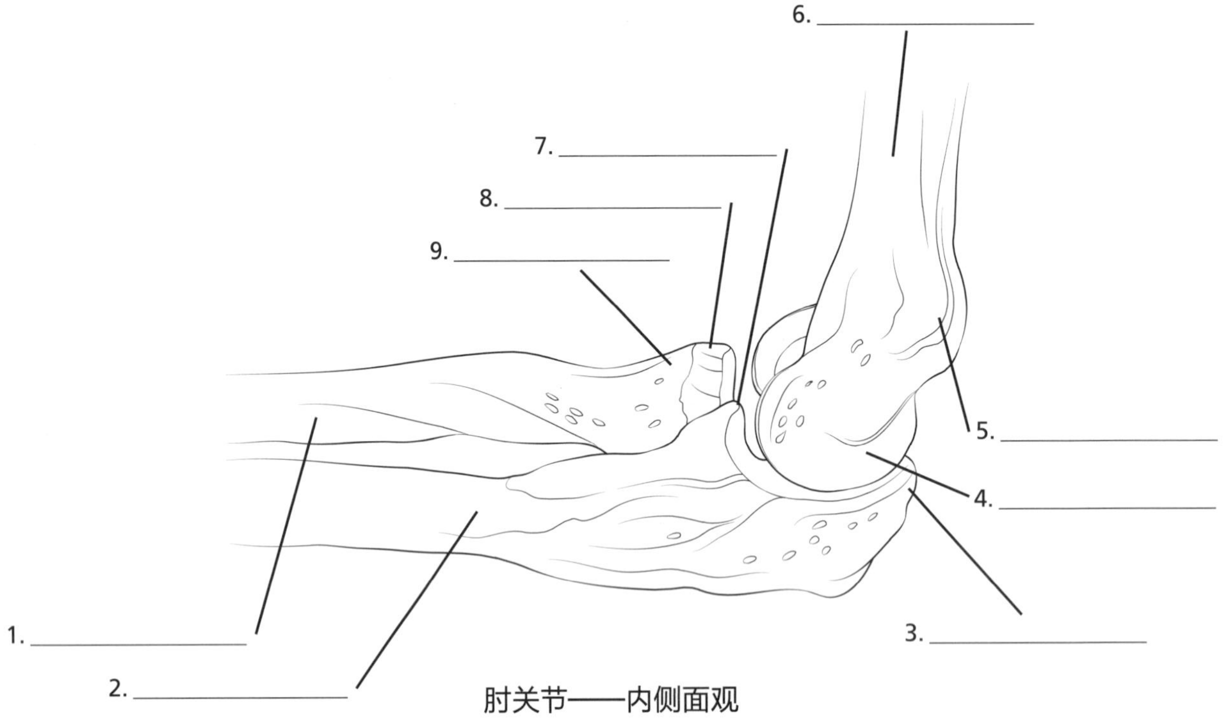
6.
7.
8.
9.
5.
4.
1.
3.
2.

肘关节——内侧面观

肘韧带——内侧面观

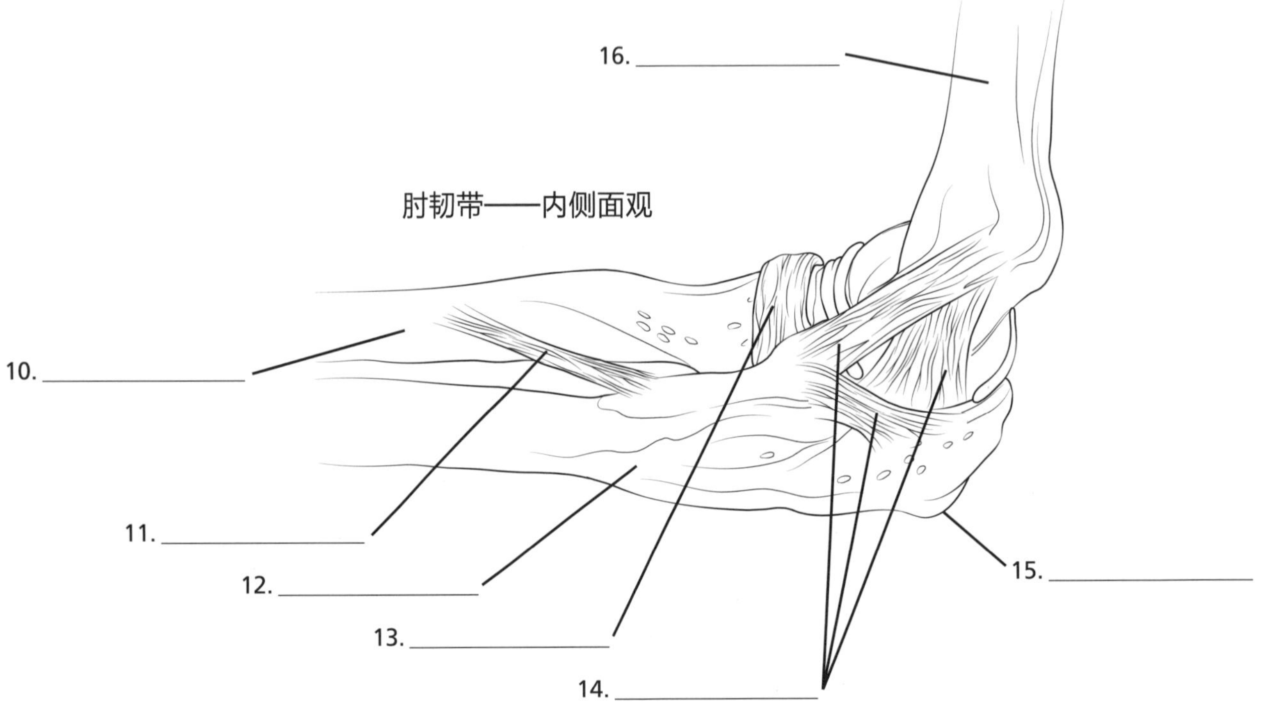
16.
10.
11.
15.
12.
13.
14.

答案：

1.桡骨，2.尺骨，3.鹰嘴，4.肱骨滑车，5.肱骨内上髁，6.肱骨，7.尺骨冠突，8.桡骨头，9.桡骨颈，10.桡骨，11.斜索，12.尺骨，13.桡骨环状韧带，14.尺侧副韧带，15.鹰嘴，16.肱骨

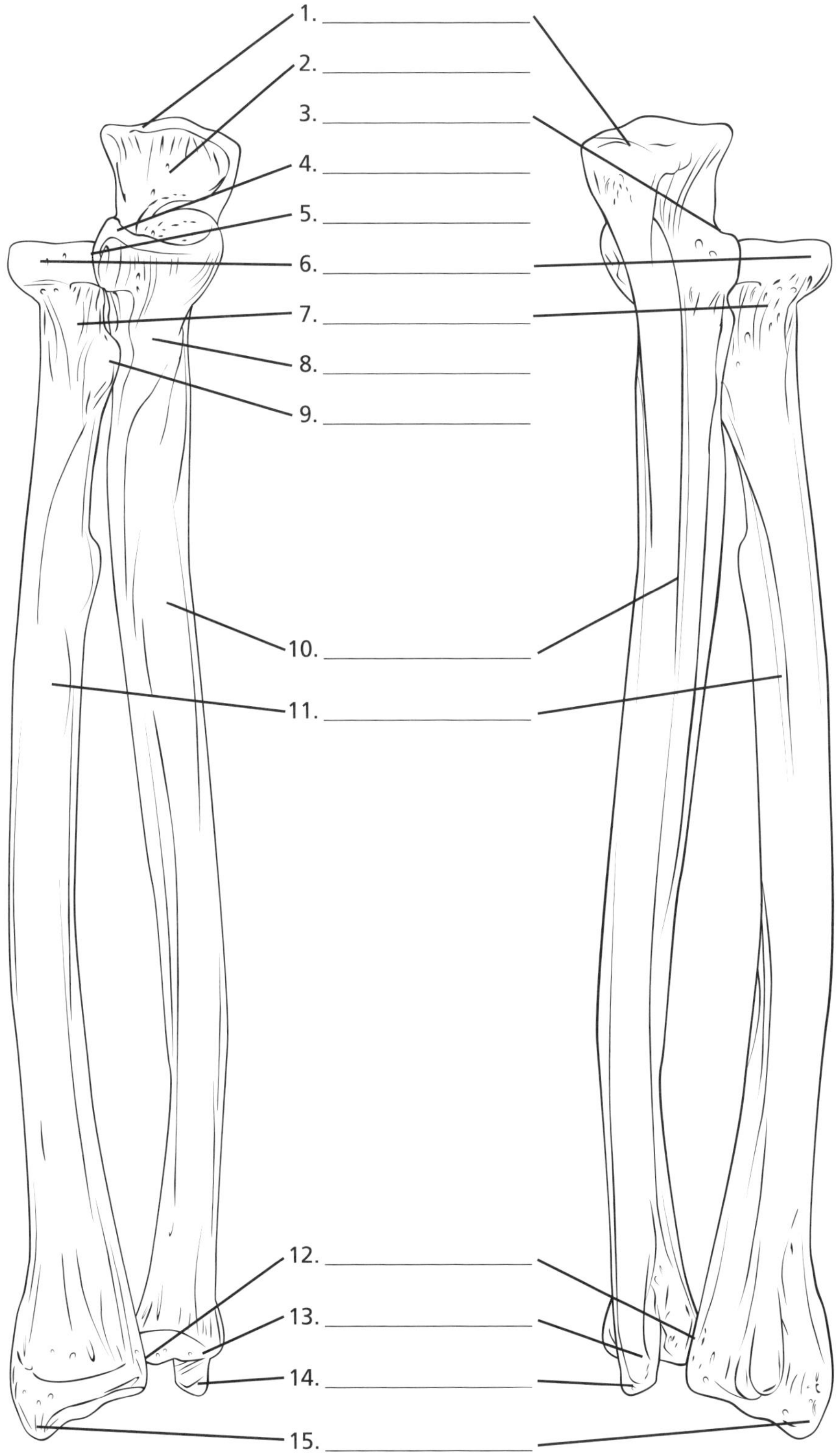
1.
2.
3.
4.
5.
6.
7.
8.
9.
10.
11.
12.
13.
14.
15.

桡骨和尺骨——前面观　　桡骨和尺骨——后面观

答案:

1.鹰嘴，2.滑车切迹，3.桡尺近端关节，4.尺骨冠突，5.尺骨桡切迹，6.桡骨头，7.桡骨颈，8.尺骨结节，9.桡骨粗隆，10.尺骨体，11.桡骨体，12.桡尺远侧关节，13.尺骨头，14.尺骨茎突，15.桡骨茎突

腕骨和手骨

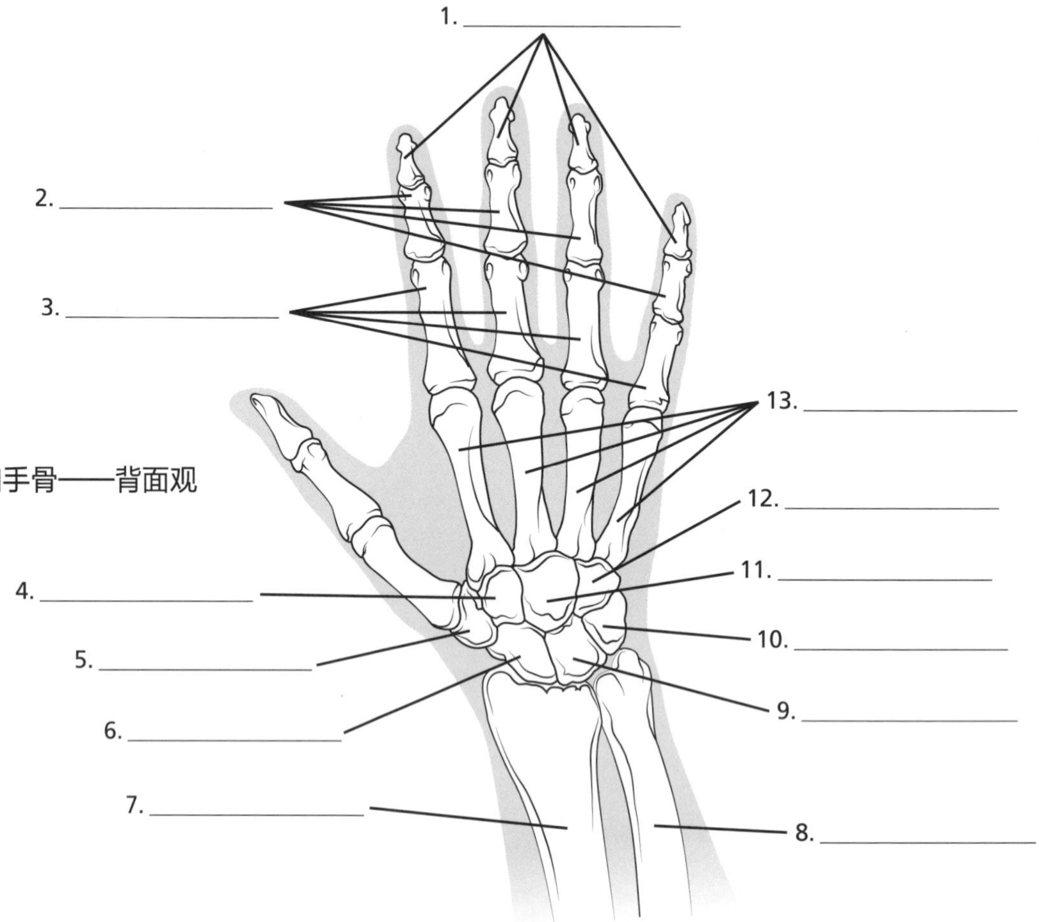
1. ____
2. ____
3. ____
13. ____
腕骨和手骨——背面观
12. ____
4. ____
11. ____
10. ____
5. ____
9. ____
6. ____
7. ____
8. ____

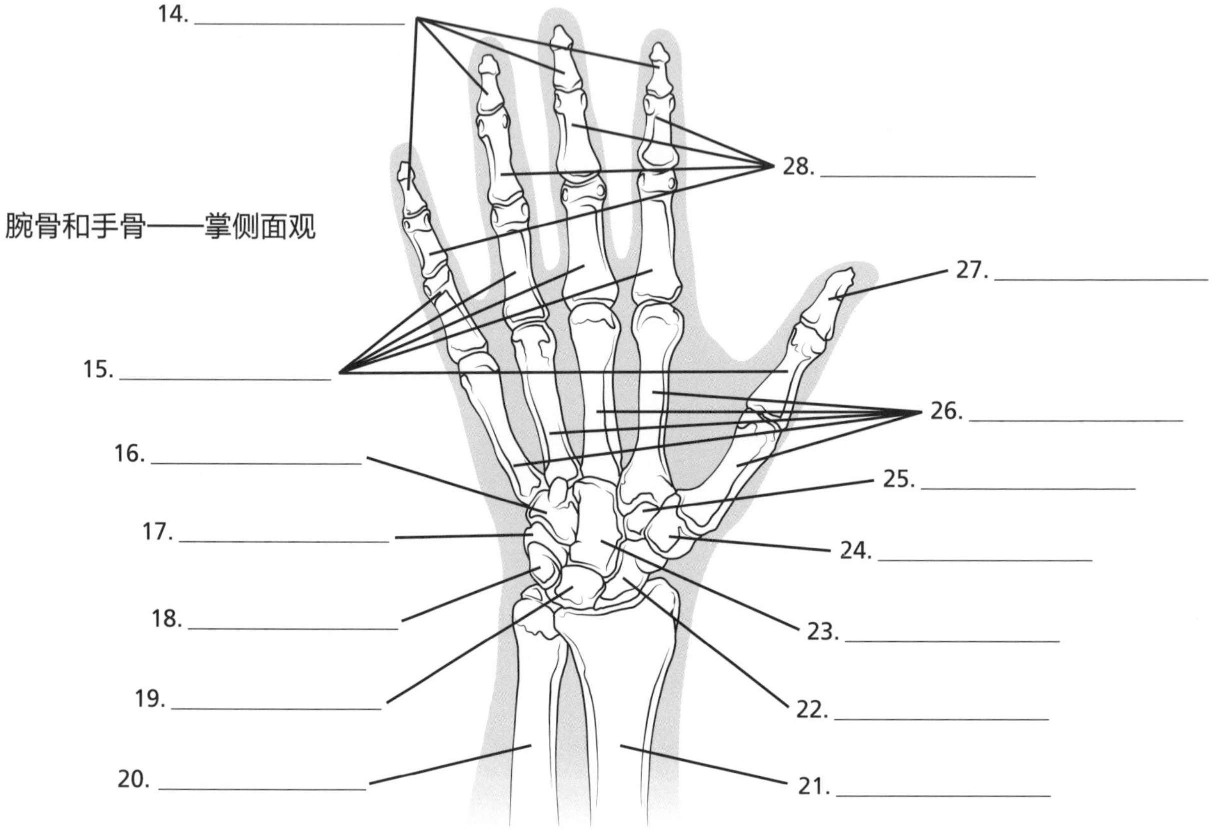
14. ____
28. ____
腕骨和手骨——掌侧面观
27. ____
15. ____
26. ____
16. ____
25. ____
17. ____
24. ____
18. ____
23. ____
19. ____
22. ____
20. ____
21. ____

答案：

1.远节指骨，2.中节指骨，3.近节指骨，4.小多角骨，5.大多角骨，6.手舟骨，7.桡骨，8.尺骨，9.月骨，10.三角骨，11.头状骨，12.钩骨，13.掌骨，14.远节指骨，15.近节指骨，16.钩骨，17.三角骨，18.豌豆骨，19.月骨，20.尺骨，21.桡骨，22.手舟骨，23.头状骨，24.大多角骨，25.小多角骨，26.掌骨，27.拇指远节指骨，28.中节指骨

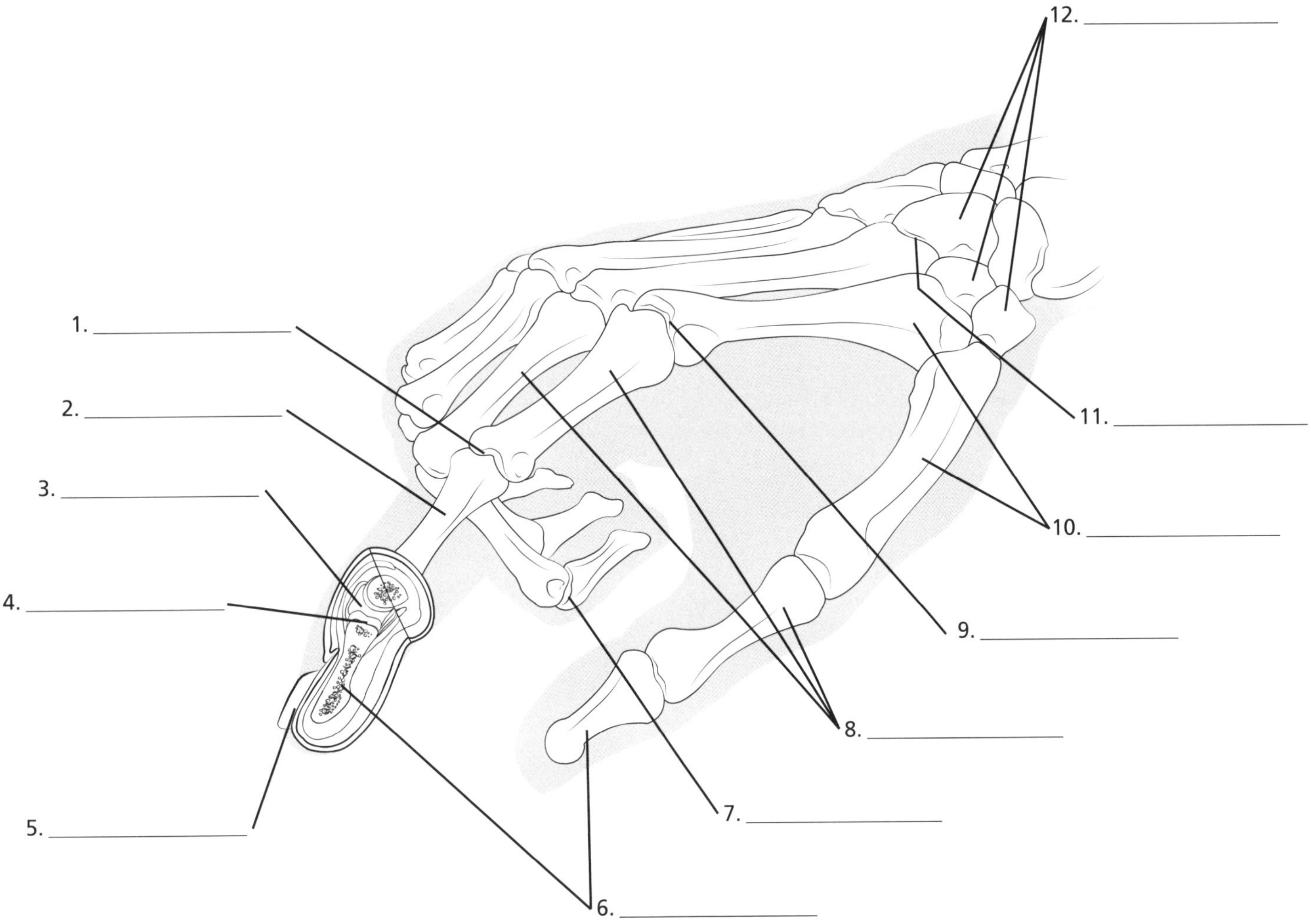
1.
2.
3.
4.
5.
6.
7.
8.
9.
10.
11.
12.

手指——内侧面观

答案：

1.近指间关节，2.中节指骨，3.关节囊，4.关节软骨，5.指甲，6.远节指骨，7.远指间关节，8.近节指骨，9.掌指关节，10.掌骨，11.腕掌关节，12.腕骨

骨盆骨骼

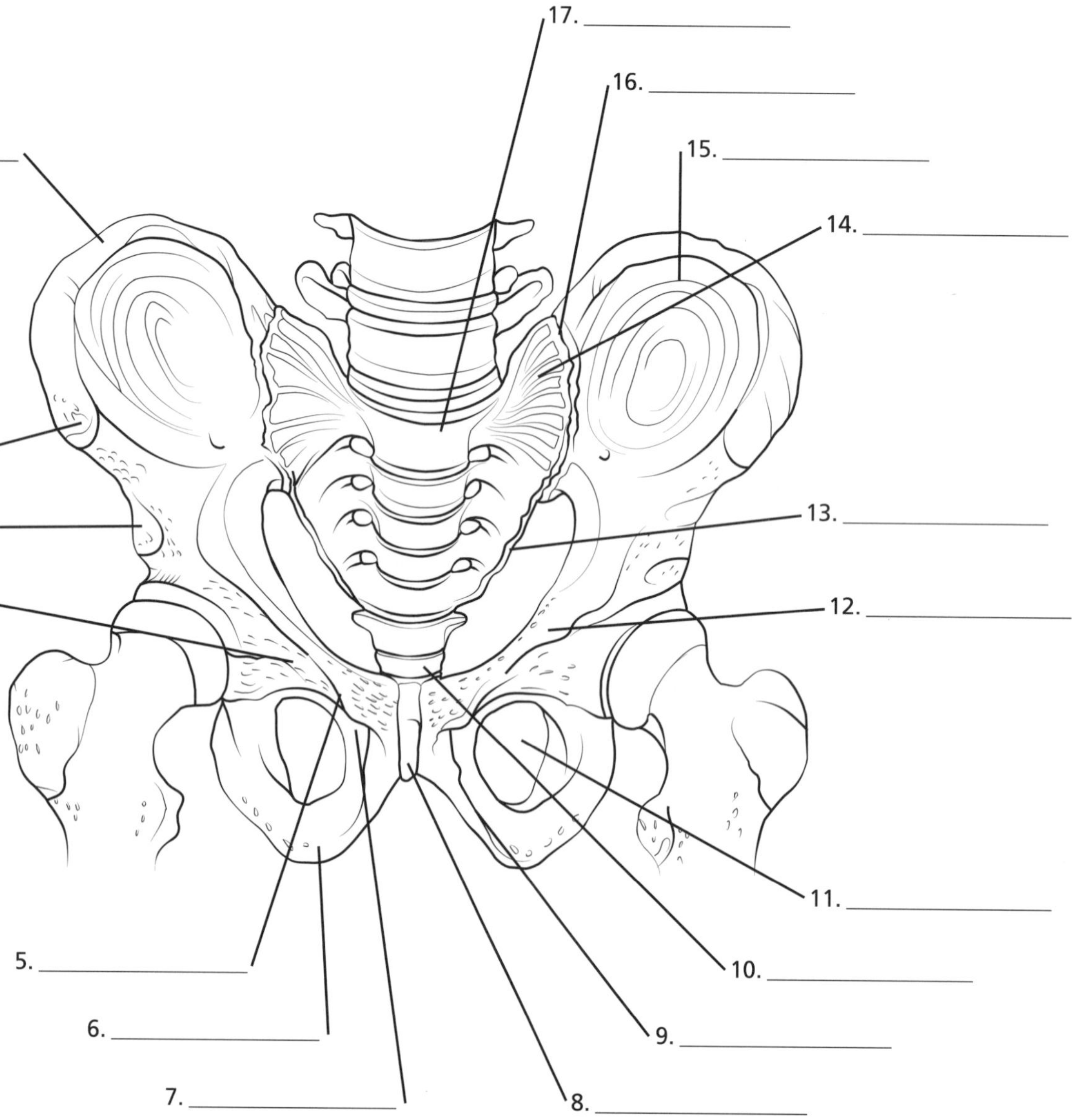

17.
16.
15.
14.
1.
2.
3.
13.
4.
12.
11.
5.
10.
6.
9.
7.
8.

男性骨盆——前面观

答案：

1.髂嵴，2.髂前上棘，3.髂前下棘，4.耻骨上支，5.耻骨肌线，6.坐骨结节，7.耻骨结节，8.耻骨联合，9.耻骨下支，10.尾骨，11.闭孔，12.髂耻隆起，13.骶骨，14.骶骨翼，15.髂骨，16.骶髂关节，17.骶岬

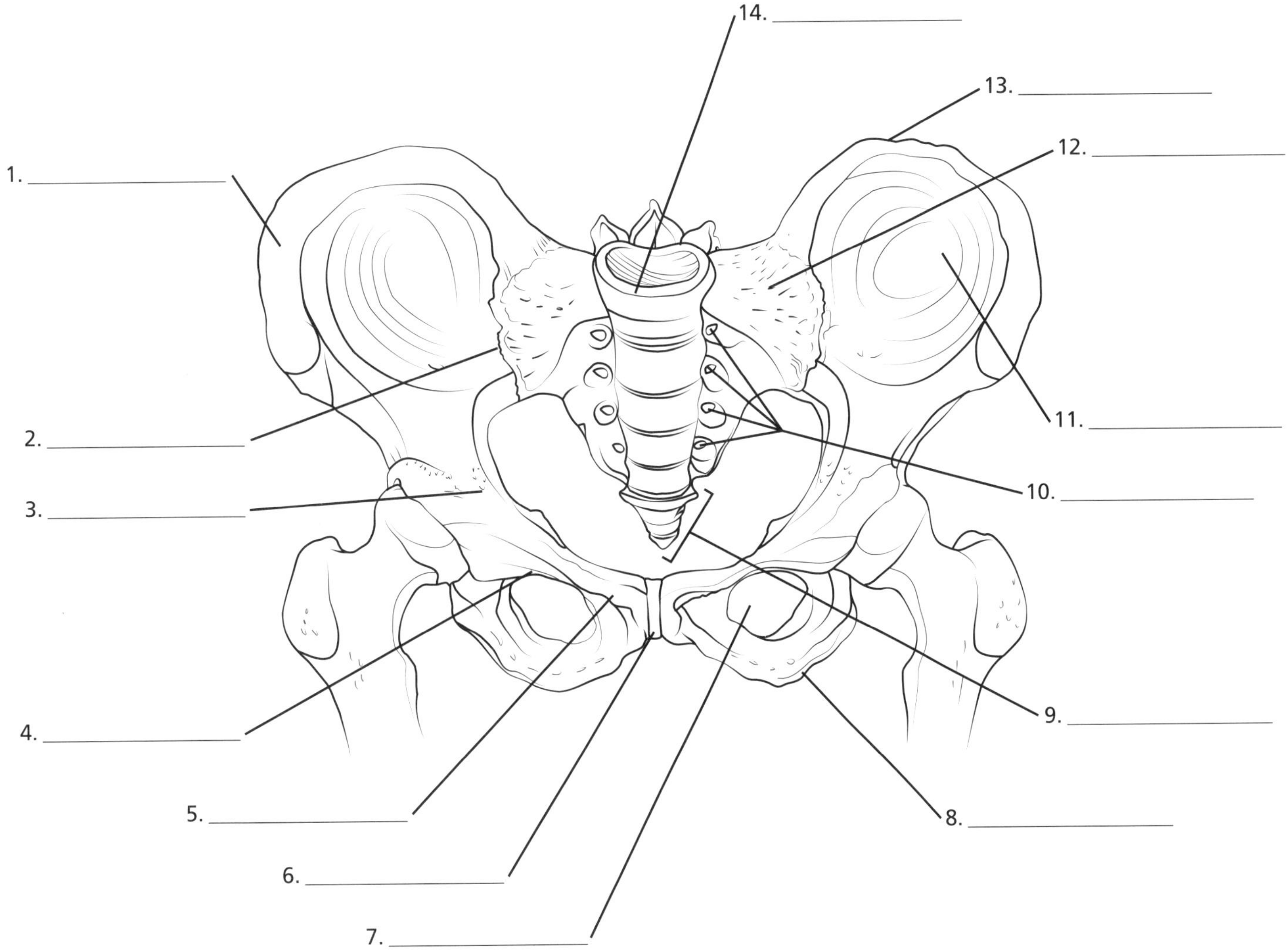
1.
2.
3.
4.
5.
6.
7.
8.
9.
10.
11.
12.
13.
14.

女性骨盆——前面观

答案：

1.髂前上棘，2.骶髂关节，3.髂耻隆起，4.耻骨上支，5.耻骨结节，6.耻骨联合，7.闭孔，8.坐骨结节，9.尾骨，10.骶前孔，11.髂窝，12.骶骨翼，13.髂嵴，14.骶岬

下肢骨

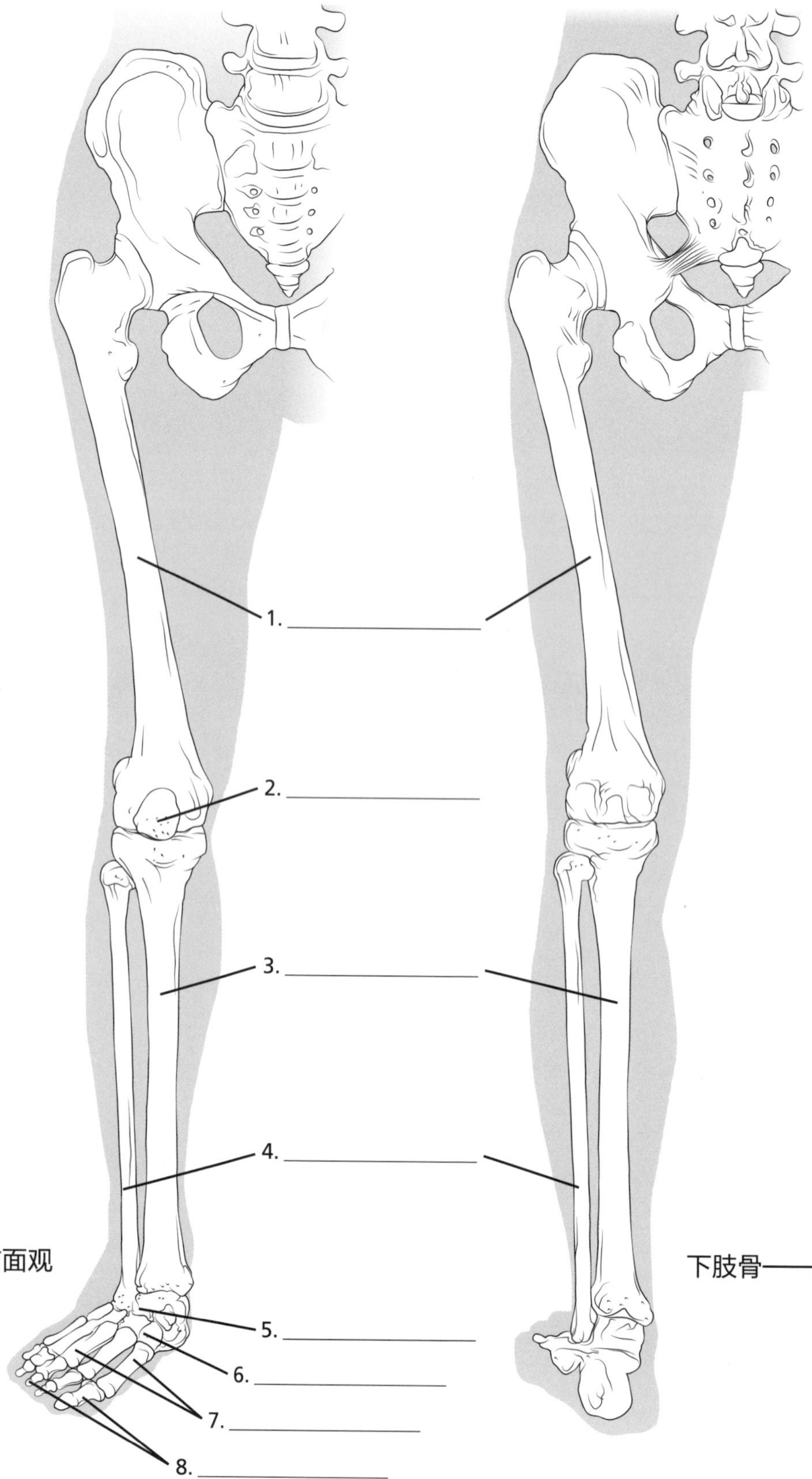
1. ____________
2. ____________
3. ____________
4. ____________
5. ____________
6. ____________
7. ____________
8. ____________

下肢骨——前面观

下肢骨——后面观

答案：

1.股骨，2.髌骨，3.胫骨，4.腓骨，5.距骨，6.跗骨，7.跖骨，8.趾骨

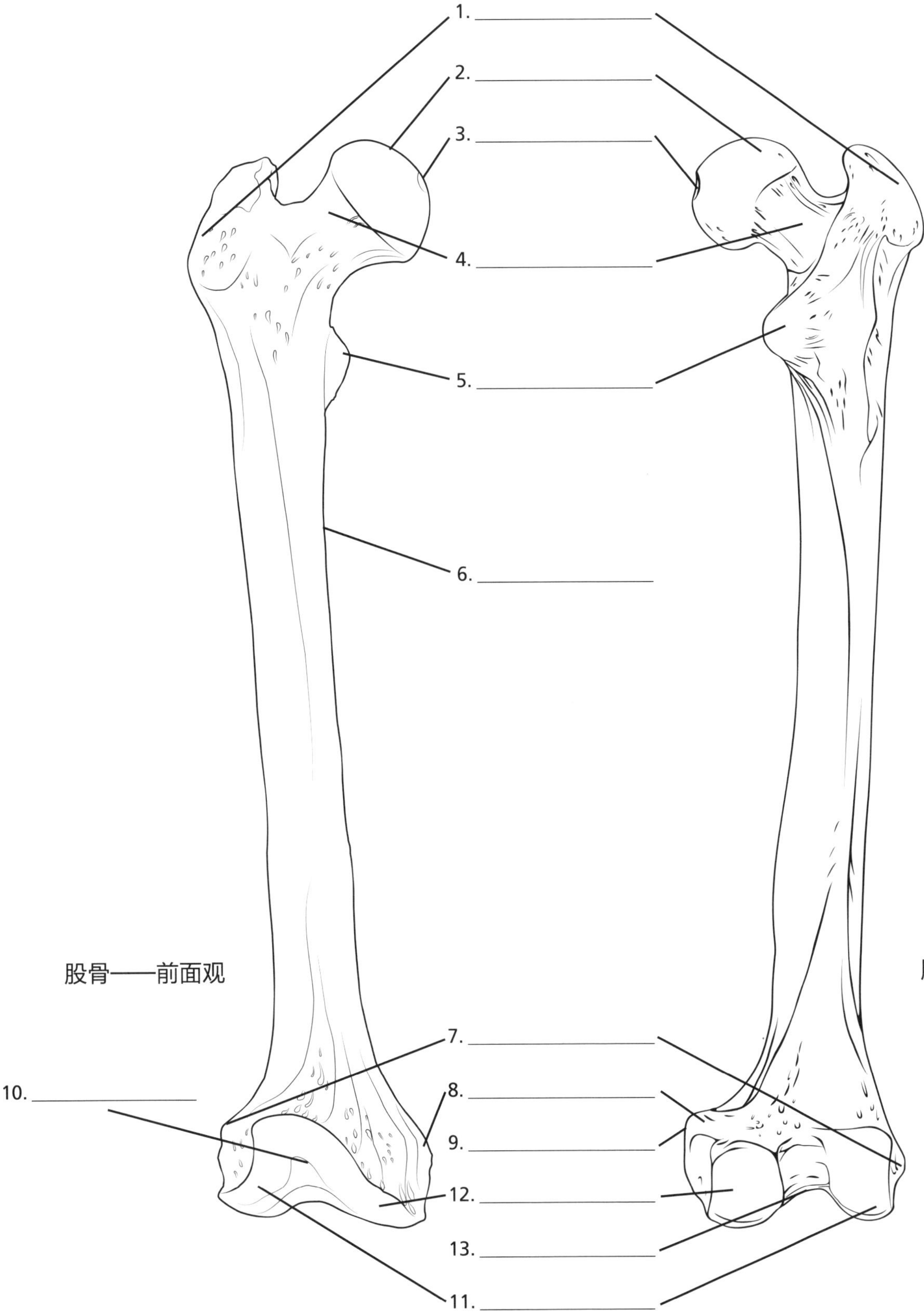
1.
2.
3.
4.
5.
6.
7.
8.
9.
10.
11.
12.
13.

股骨——前面观

股骨——后面观

答案：

1.大转子，2.股骨头，3.股骨头凹，4.股骨颈，5.小转子，6.股骨体，7.外上髁，8.内上髁，9.收肌结节，10.髌面，11.外侧髁，12.内侧髁，13.髁间窝

下肢骨

膝部的骨骼和韧带——前面观

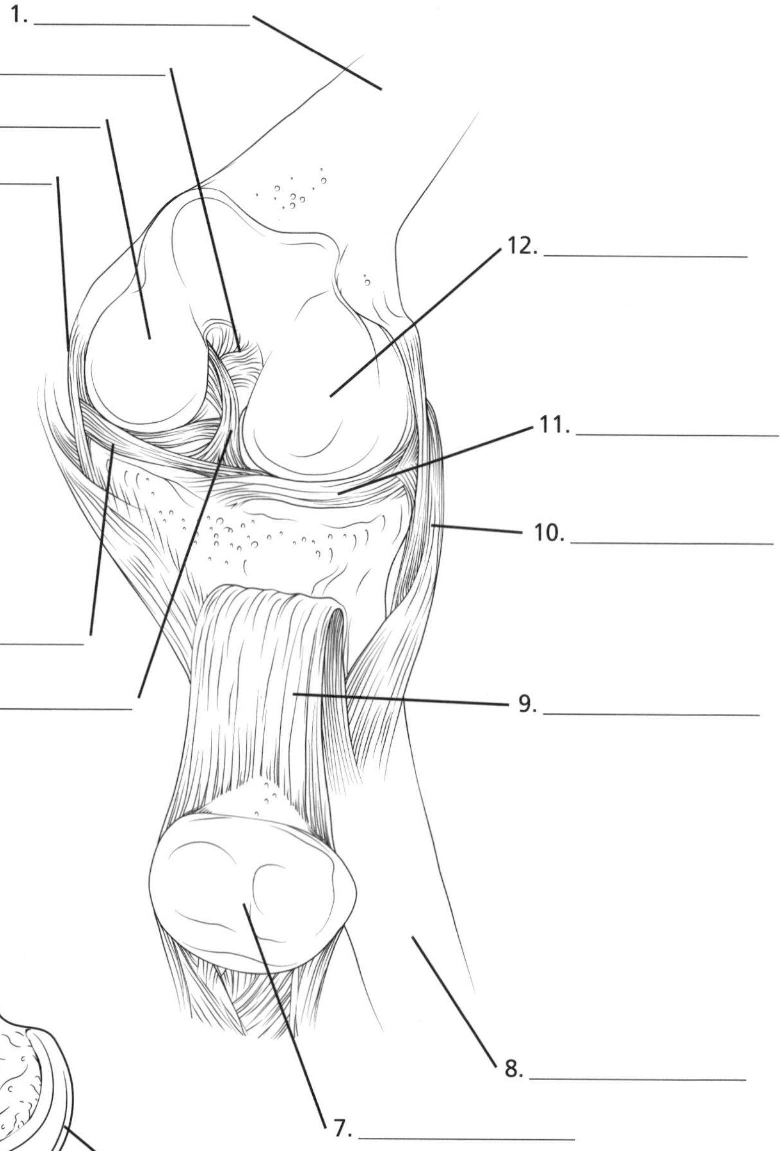
1.
2.
3.
4.
5.
6.
7.
8.
9.
10.
11.
12.

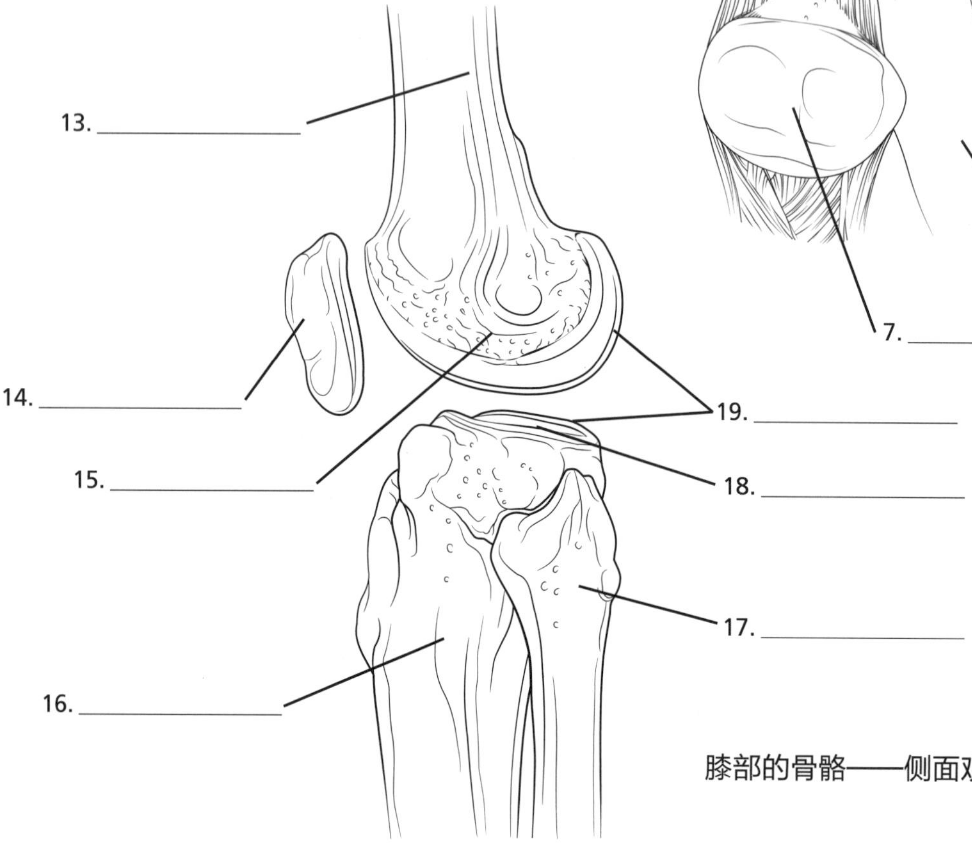
13.
14.
15.
16.
17.
18.
19.

膝部的骨骼——侧面观

答案：

1.股骨，2.后交叉韧带，3.股骨外侧髁，4.腓侧（外侧）副韧带，5.外侧半月板，6.前交叉韧带，7.髌骨，8.胫骨，9.髌韧带，10.胫侧（内侧）副韧带，11.内侧半月板，12.股骨内侧髁，13.股骨，14.髌骨，15.股骨外侧髁，16.胫骨，17.腓骨，18.胫骨平台，19.关节软骨

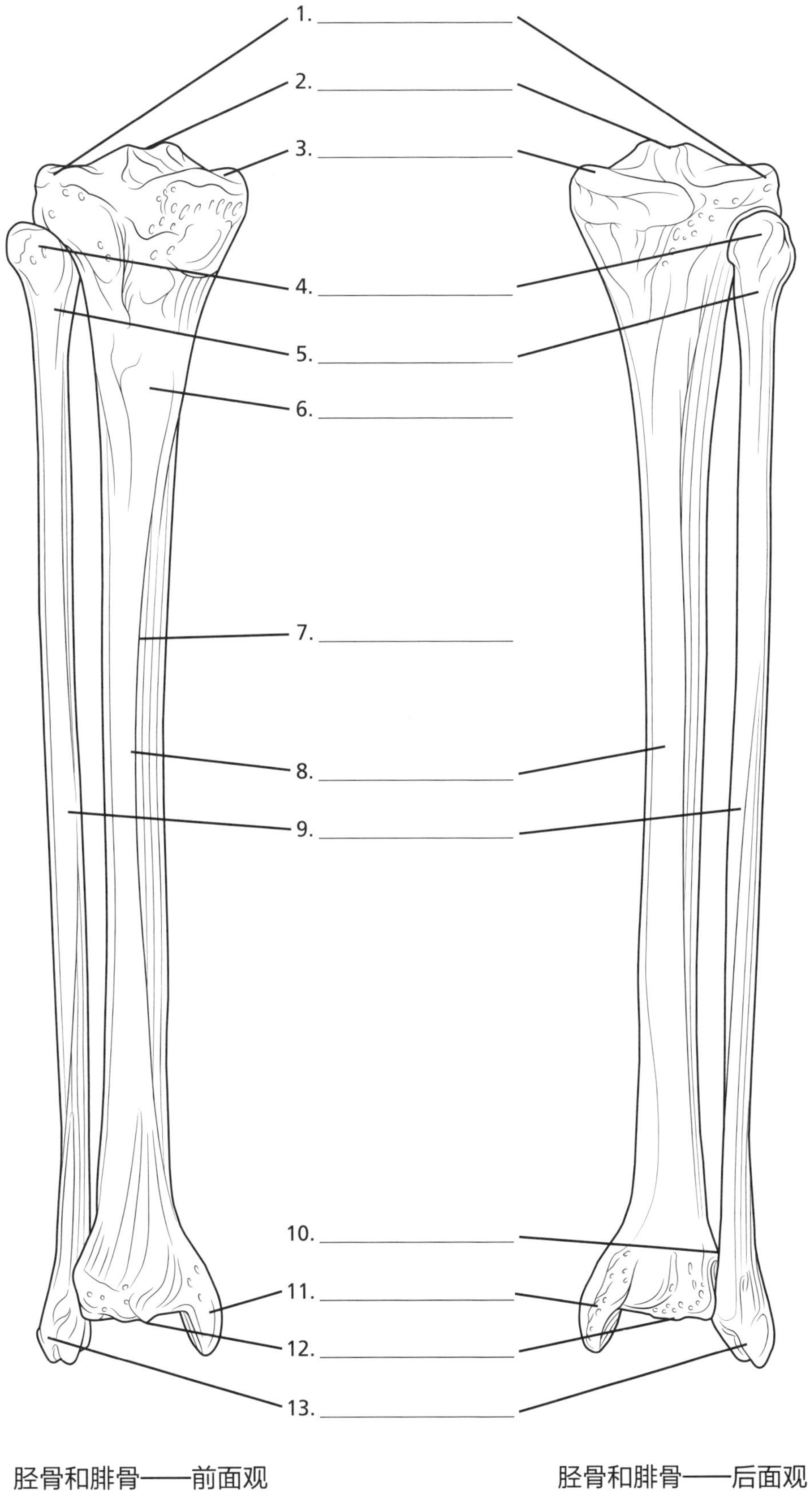
1.
2.
3.
4.
5.
6.
7.
8.
9.
10.
11.
12.
13.

胫骨和腓骨——前面观　　　　胫骨和腓骨——后面观

答案：

1.胫骨外侧髁，2.髁间隆起，3.胫骨内侧髁，4.腓骨头，5.腓骨颈，6.胫骨粗隆，7.前缘，8.胫骨体，9.腓骨体，10.腓切迹，11.内踝，12.下关节面，13.外踝

踝部和足部的骨骼

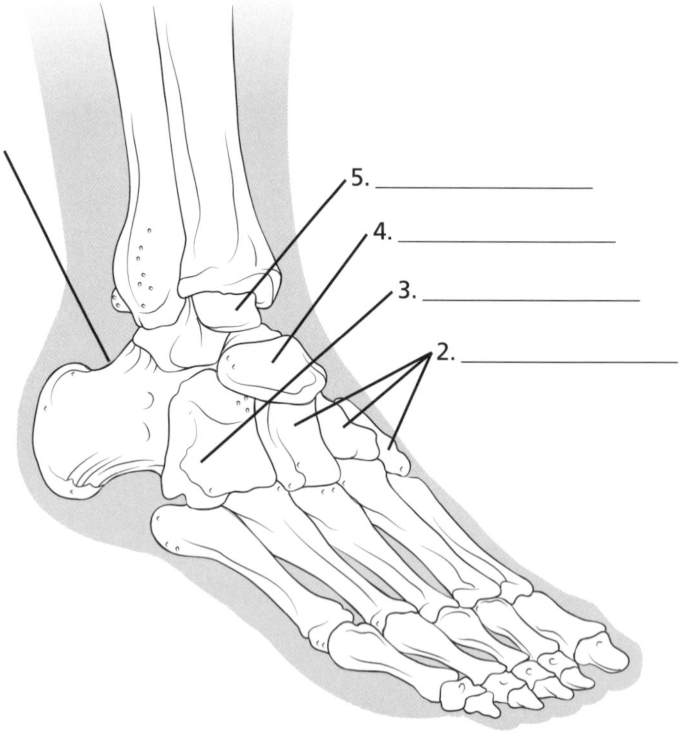
1.
5.
4.
3.
2.

踝部骨骼——外侧面观

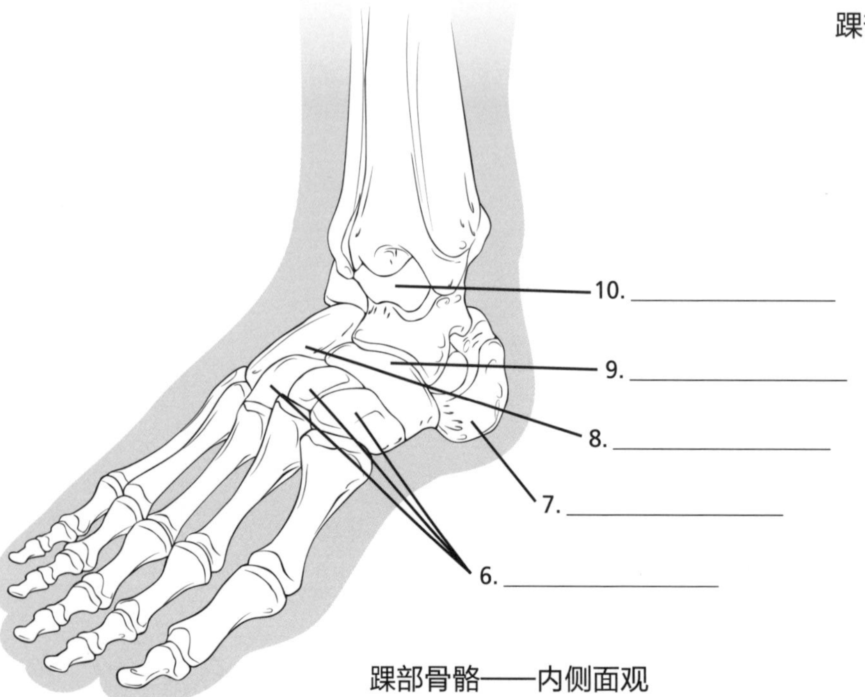
10.
9.
8.
7.
6.

踝部骨骼——内侧面观

答案：

1.跟骨，2.楔骨，3.骰骨，4.足舟骨，5.距骨，6.楔骨，7.跟骨，8.骰骨，9.足舟骨，10.距骨

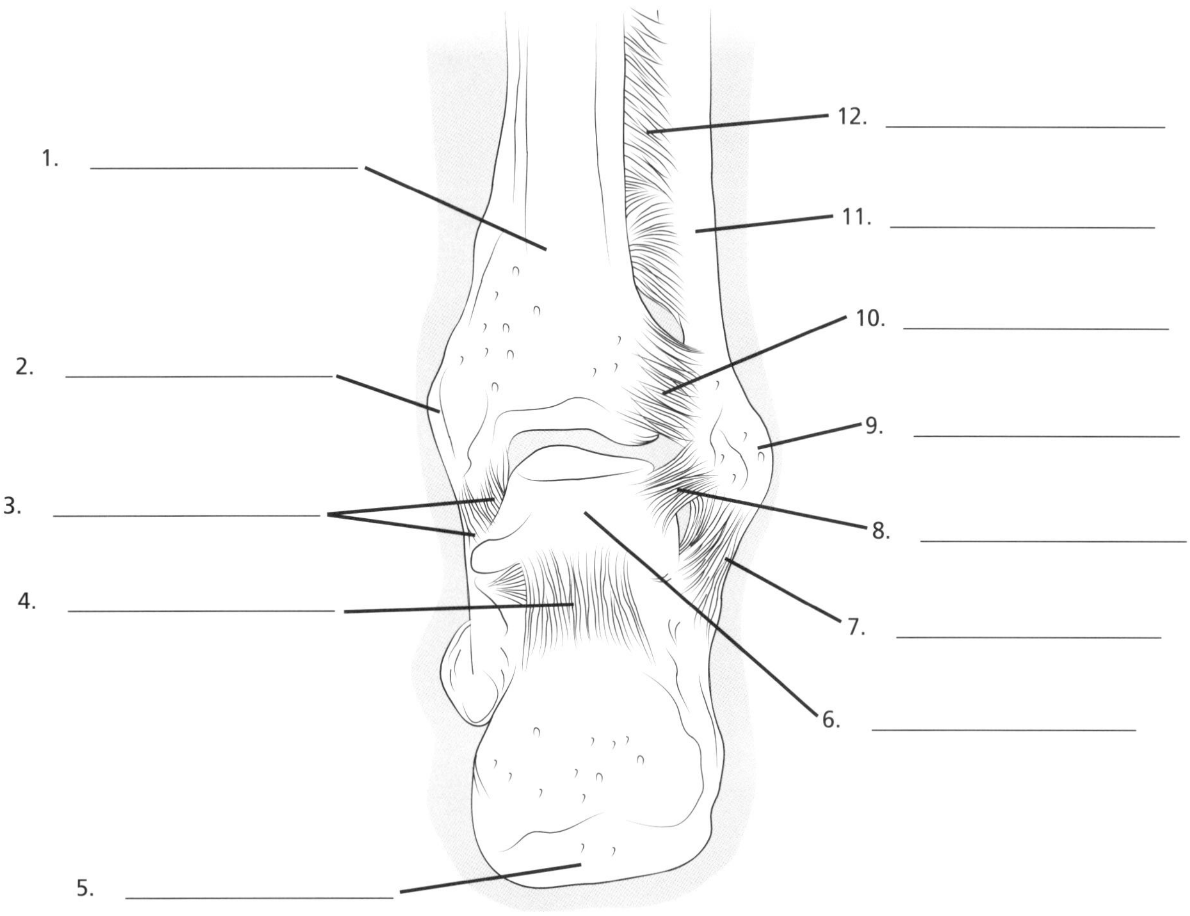
1.
2.
3.
4.
5.
6.
7.
8.
9.
10.
11.
12.

踝部骨骼和韧带——后面观

答案：

1.胫骨，2.内踝，3.内侧韧带，4.距跟后韧带，5.跟骨，6.距骨，7.跟腓韧带，8.距腓后韧带，9.外踝，10.胫腓后韧带，11.腓骨，12.骨间膜

踝部和足部的骨骼

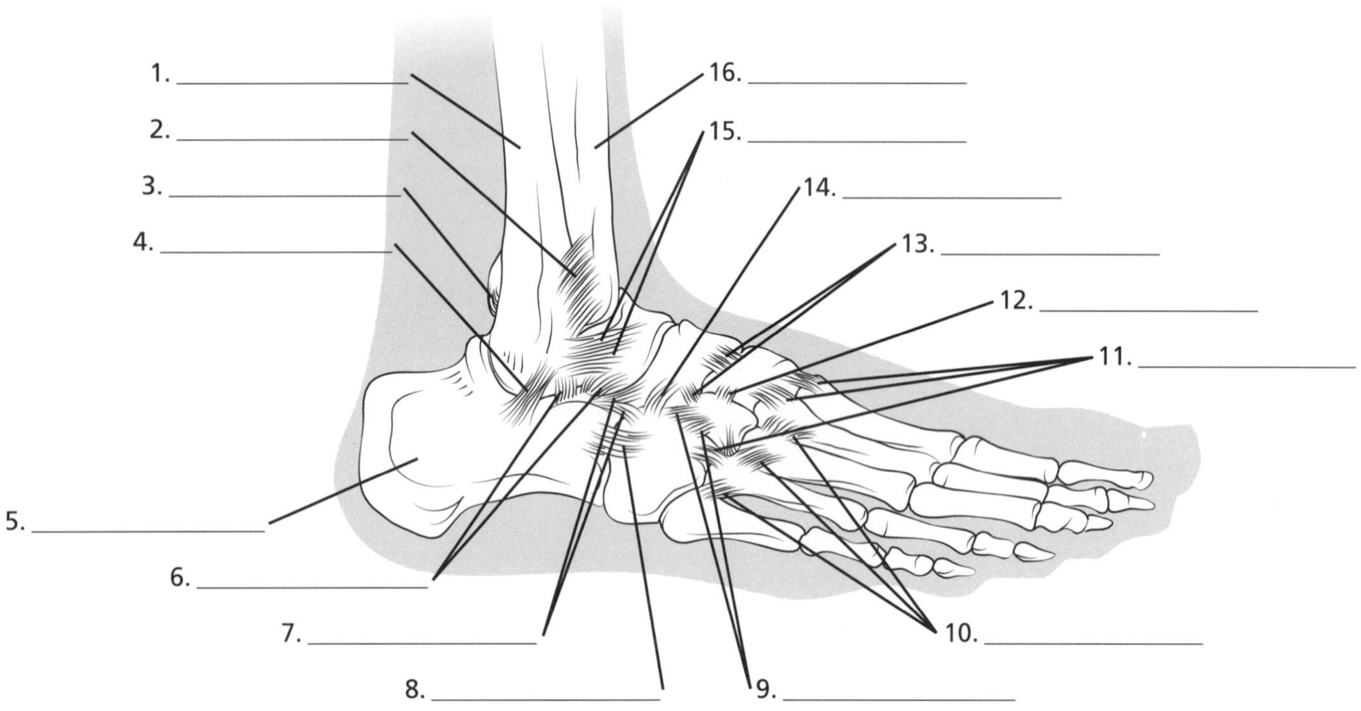
1.
2.
3.
4.
5.
6.
7.
8.
9.
10.
11.
12.
13.
14.
15.
16.

踝和足部的韧带——外侧面观

答案：

1.腓骨，2.胫腓前韧带，3.胫腓后韧带，4.跟腓韧带，5.跟骨，6.距跟骨间韧带，7.分歧韧带，8.跟骰背侧韧带，9.楔骰背侧韧带，10.跖骨背侧韧带，11.跗跖背侧韧带，12.楔间背侧韧带，13.楔舟背侧韧带，14.骰舟背侧韧带，15.距腓前韧带，16.胫骨

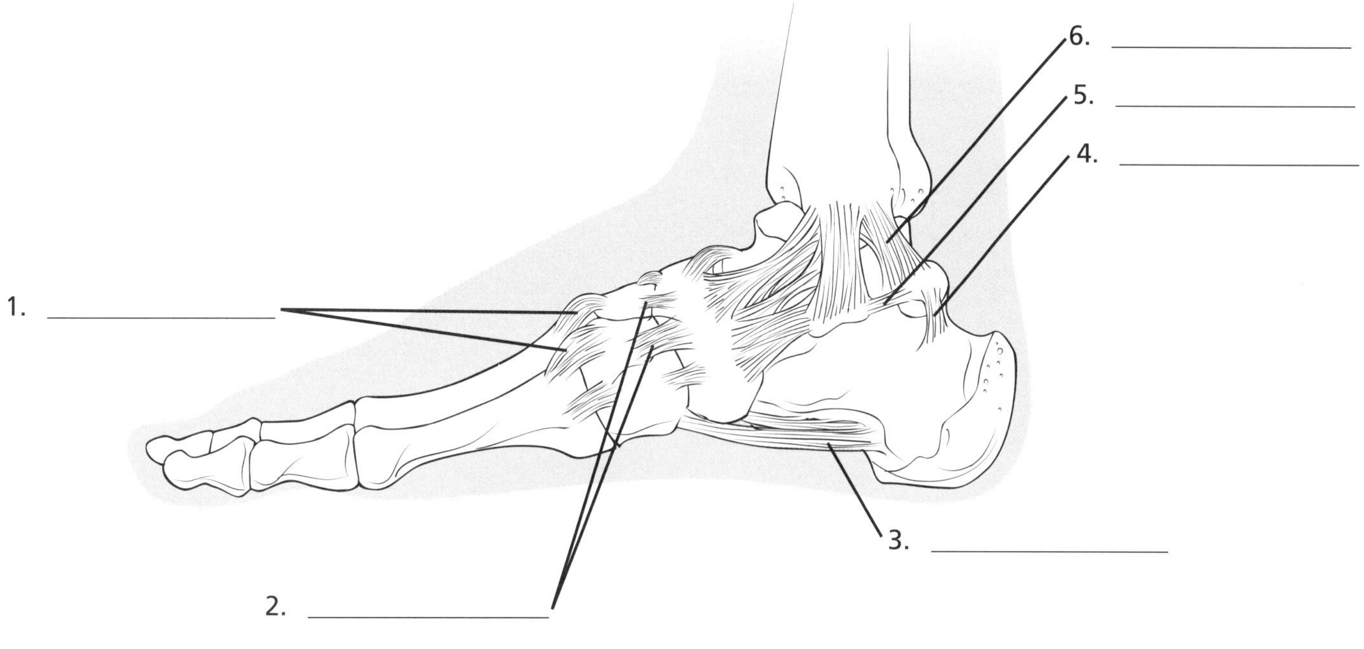
1.
2.
3.
4.
5.
6.

踝和足部的韧带——内侧面观

答案：

1.跗跖背侧韧带，2.楔舟背侧韧带，3.足底长韧带，4.距跟后韧带，5.距跟内侧韧带，6.内侧韧带胫距后部

肌肉系统

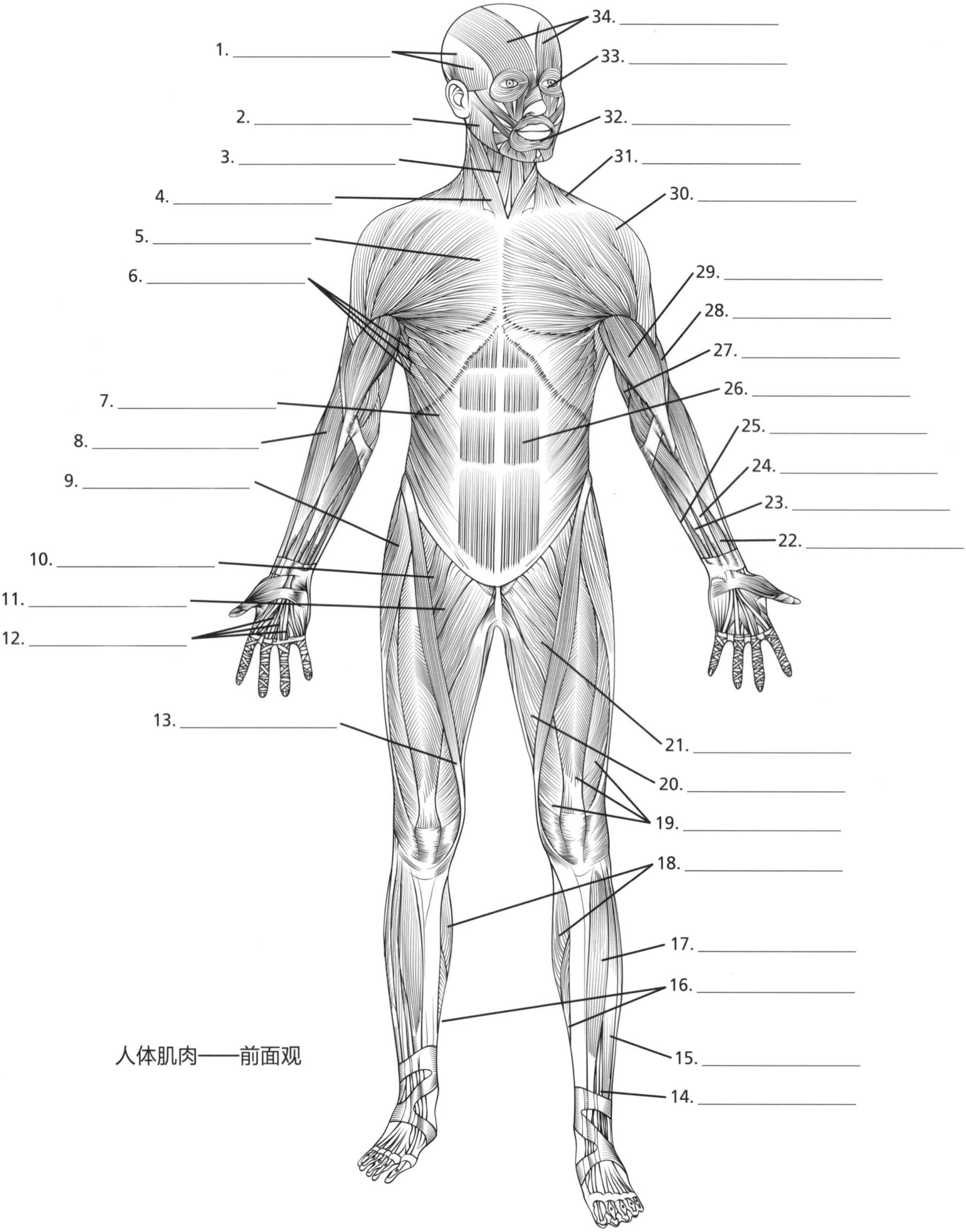
1.
2.
3.
4.
5.
6.
7.
8.
9.
10.
11.
12.
13.
14.
15.
16.
17.
18.
19.
20.
21.
22.
23.
24.
25.
26.
27.
28.
29.
30.
31.
32.
33.
34.

人体肌肉——前面观

答案：

1.颞肌，2.咬肌，3.胸骨舌骨肌，4.胸锁乳突肌，5.胸大肌，6.前锯肌，7.腹外斜肌，8.肱桡肌，9.阔筋膜张肌，10.髂腰肌，11.耻骨肌，12.蚓状肌，13.缝匠肌，14. 踇长伸肌，15.趾长伸肌，16.比目鱼肌，17.胫骨前肌，18.腓肠肌，19. 股四头肌，20.大收肌，21.长收肌，22.指浅屈肌，23.掌长肌腱，24.桡侧腕屈肌腱，25.尺侧腕屈肌腱，26.腹直肌，27.肱三头肌，28.肱肌，29.肱二头肌，30.三角肌，31.斜方肌，32.口轮匝肌，33.眼轮匝肌，34.额肌

人体肌肉——后面观　　人体肌肉——侧面观

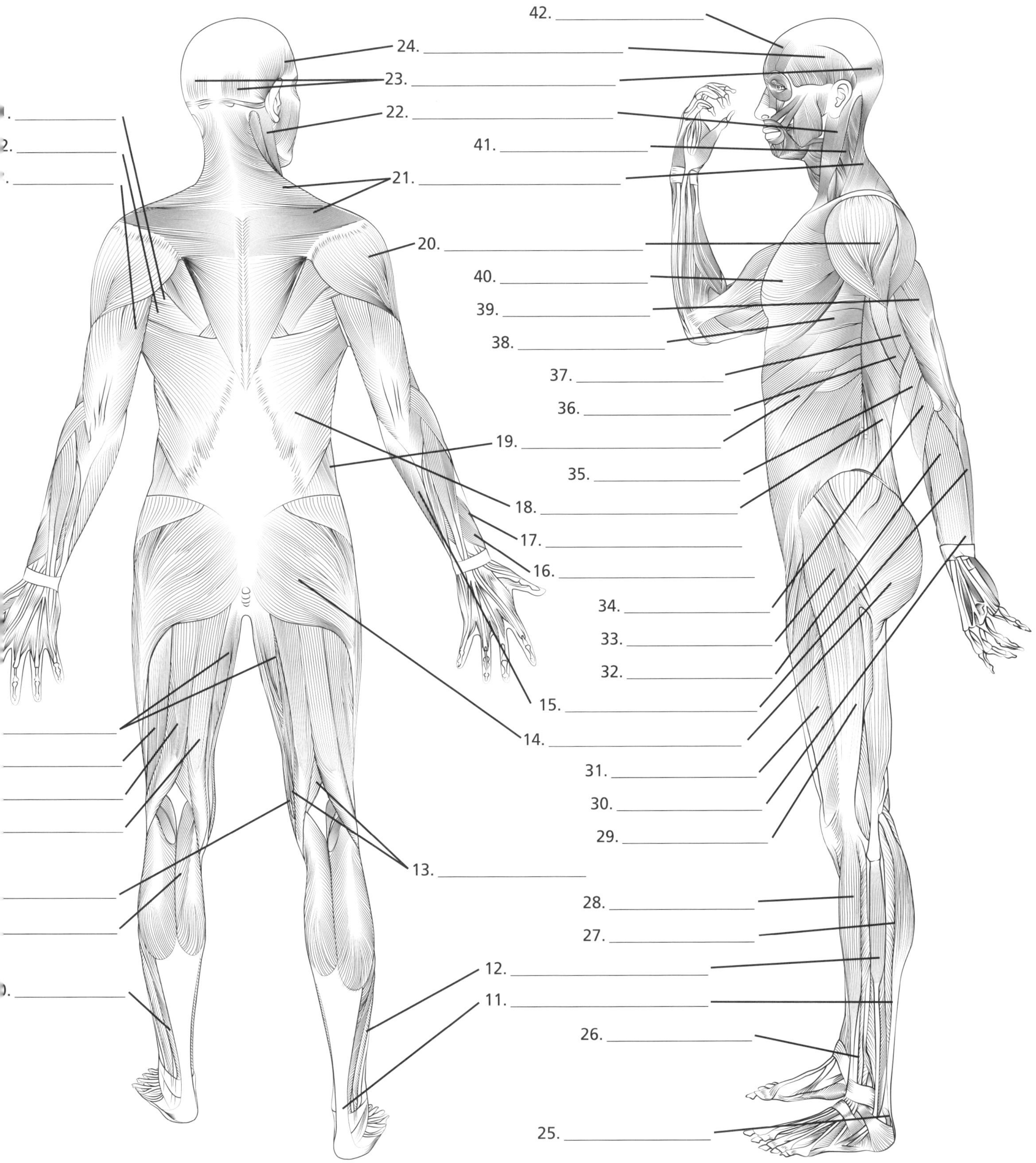
42.
24.
23.
22.
41.
21.
20.
40.
39.
38.
37.
36.
19.
35.
18.
17.
16.
34.
33.
32.
15.
14.
31.
30.
29.
13.
28.
27.
12.
11.
26.
25.

答案：

1.小圆肌，2.大圆肌，3.肱三头肌，4.大收肌，5.股外侧肌，6.股二头肌长头，7.半腱肌，8.股薄肌，9.腓肠肌内侧头，10.比目鱼肌，11.跟腱（阿基里斯腱），12.腓骨长肌，13.半膜肌，14.臀大肌，15.尺侧腕屈肌，16.拇短伸肌，17.拇长展肌，18.背阔肌，19.腹外斜肌，20.三角肌，21.斜方肌，22.胸锁乳突肌，23.枕肌，24.颞肌，25.跟腱（阿基里斯腱），26.趾长伸肌，27.腓肠肌外侧头，28.胫骨前肌，29.髂胫束，30.尺侧腕伸肌，31.股四头肌（股外侧肌），32.指伸肌，33.阔筋膜张肌，34.桡侧腕长伸肌，35.肱桡肌，36.肱二头肌，37.肱肌，38.前锯肌，39.肱三头肌外侧头，40.胸大肌，41.肩胛提肌，42.额肌

头颈部肌肉

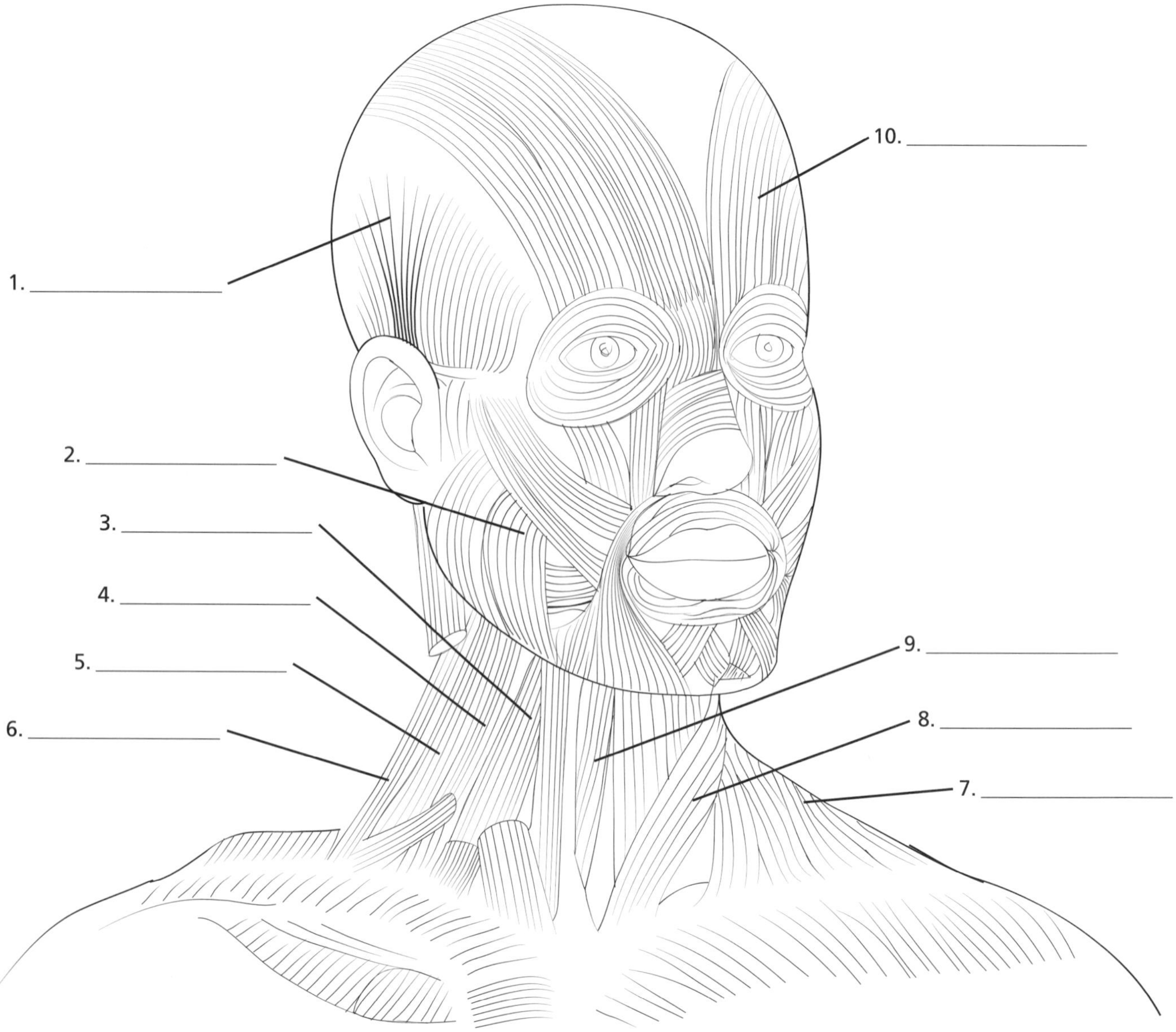
1.
2.
3.
4.
5.
6.
7.
8.
9.
10.

头颈部深层及表层的肌肉——前面观

答案：

1.颞肌，2.咬肌，3.前斜角肌，4.中斜角肌，5.肩胛提肌，6.斜方肌（切断），7.斜方肌，8.胸锁乳突肌，9.胸骨舌骨肌，10.额肌

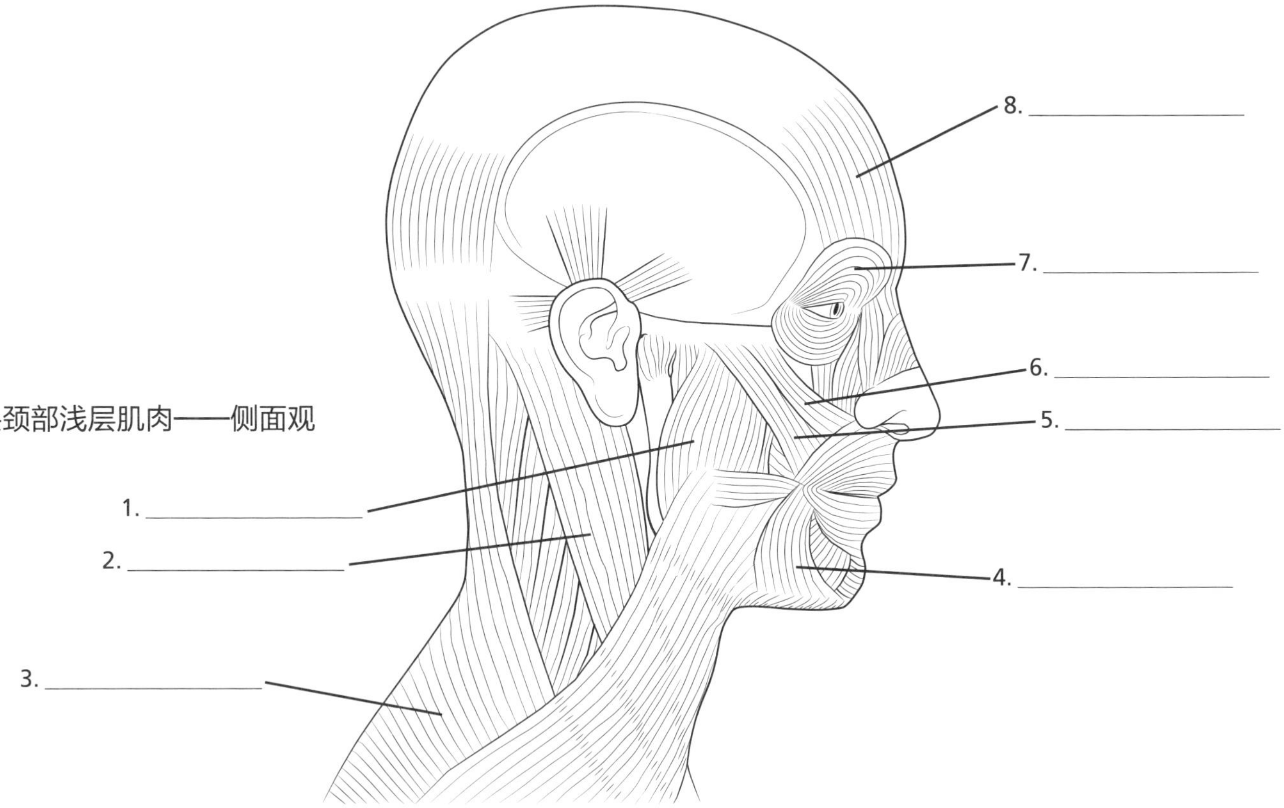
8. ____________
7. ____________
6. ____________
5. ____________
1. ____________
2. ____________
4. ____________
3. ____________

头颈部浅层肌肉——侧面观

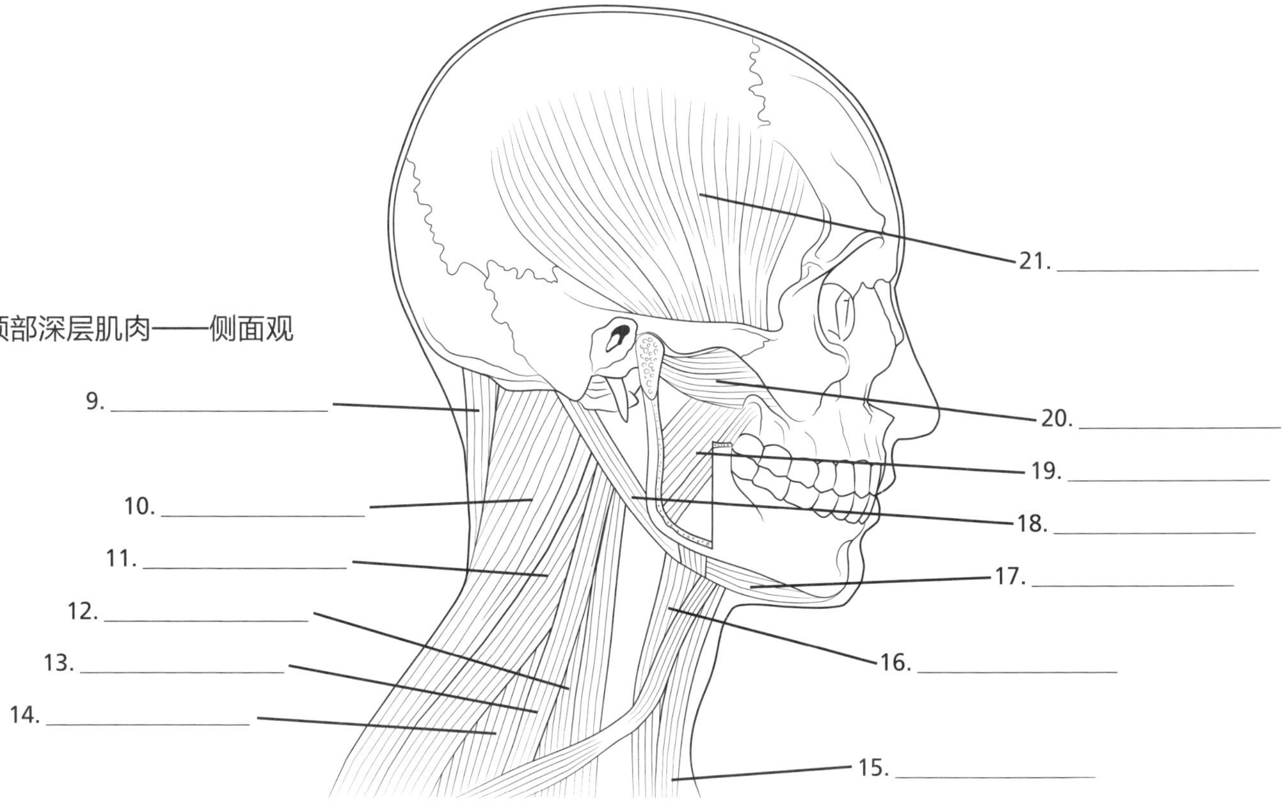
21. ____________
9. ____________
20. ____________
19. ____________
10. ____________
18. ____________
11. ____________
17. ____________
12. ____________
16. ____________
13. ____________
14. ____________
15. ____________

头颈部深层肌肉——侧面观

答案：

1.咬肌，2.胸锁乳突肌，3.斜方肌，4.降口角肌，5.颧大肌，6.颧小肌，7.眼轮匝肌，8.额肌，9.头半棘肌，10.头夹肌，11.肩胛提肌，12.前斜角肌，13.中斜角肌，14.后斜角肌，15.胸骨舌骨肌，16.甲状舌骨肌，17.二腹肌（前腹），18.二腹肌（后腹），19.翼内肌，20.翼外肌，21.颞肌

头颈部肌肉

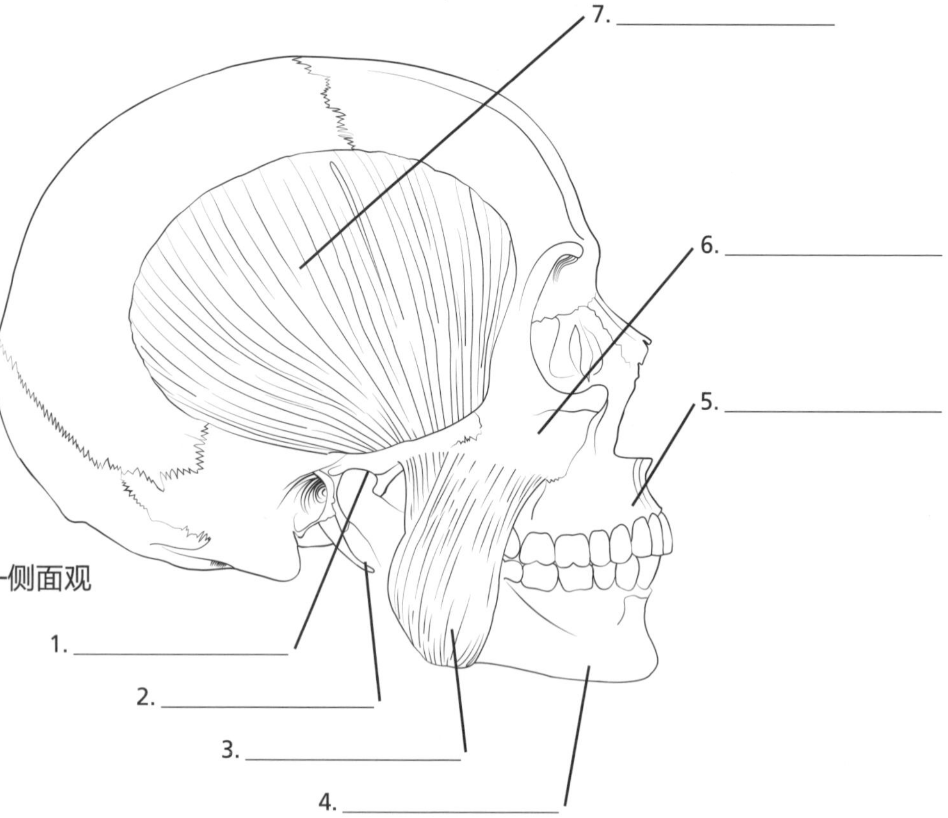
7. ________
6. ________
5. ________
1. ________
2. ________
3. ________
4. ________

下颌浅层肌肉——侧面观

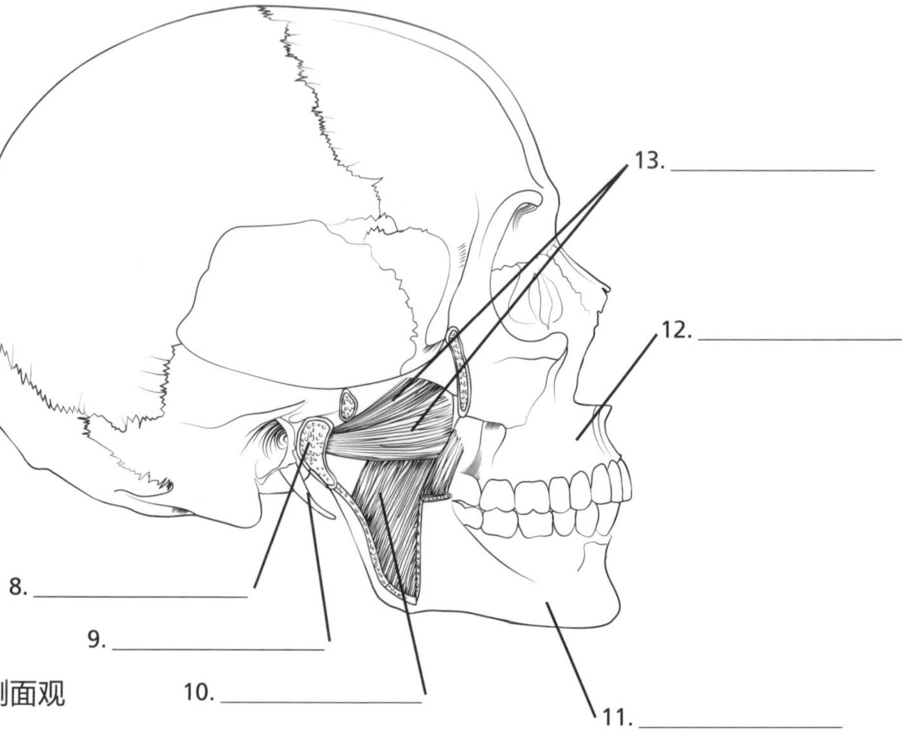
13. ________
12. ________
8. ________
9. ________
10. ________
11. ________

下颌深层肌肉——侧面观

答案：

1.颞下颌关节，2.茎突，3.咬肌，4.下颌骨，5.上颌骨，6.颧骨，7.颞肌，8.下颌骨髁突，9.茎突，10.翼内肌，11.下颌骨，12.上颌骨，13.翼外肌

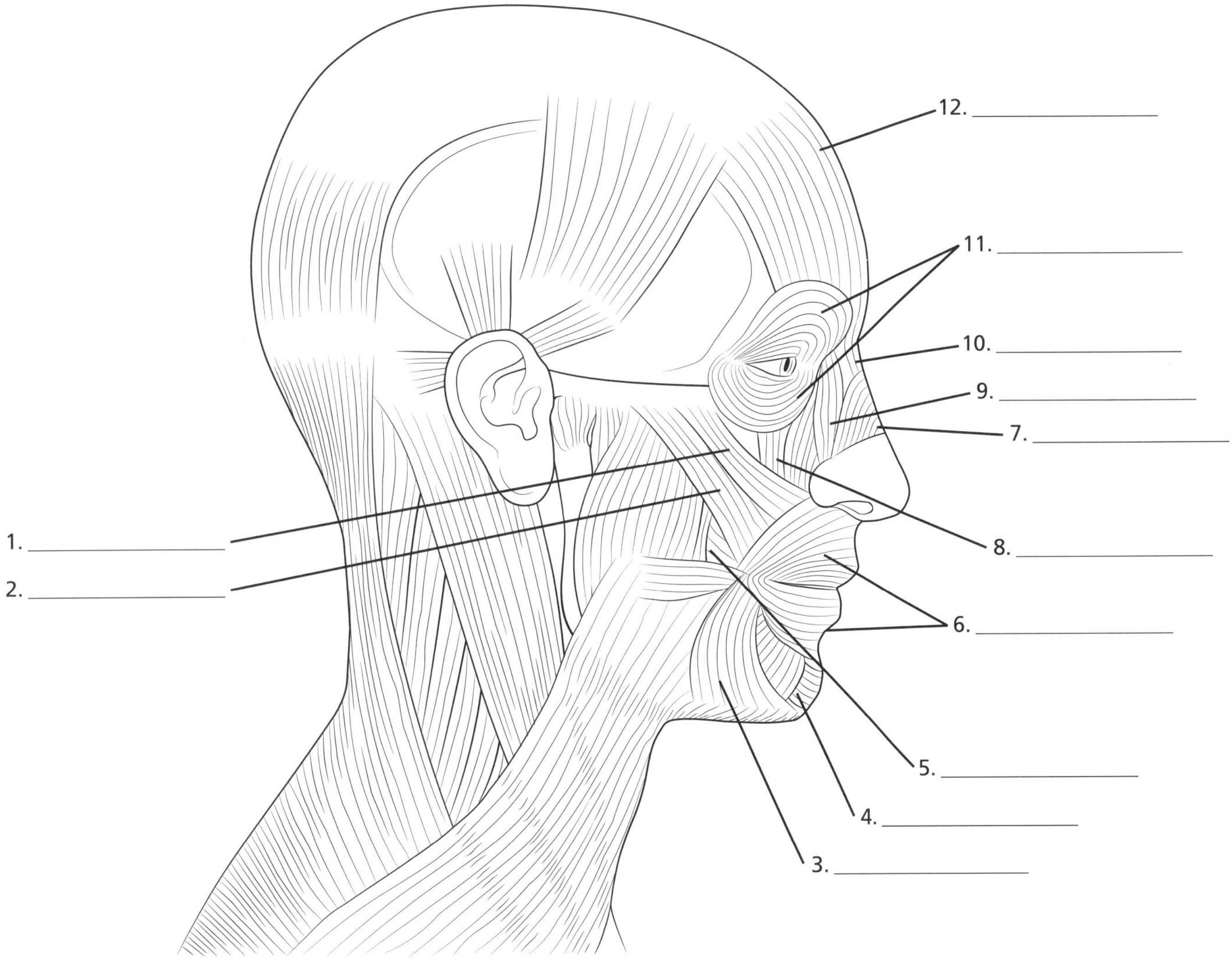

12.
11.
10.
9.
7.
1.
2.
8.
6.
5.
4.
3.

面部表情肌——侧面观

答案：

1.颧小肌，2.颧大肌，3.降口角肌，4.降下唇肌，5.颊肌，6.口轮匝肌，7.鼻肌，8.提口角肌，9.提上唇鼻翼肌，10.降眉间肌，11.眼轮匝肌，12.额肌

头颈部肌肉

眼部肌肉——上面观

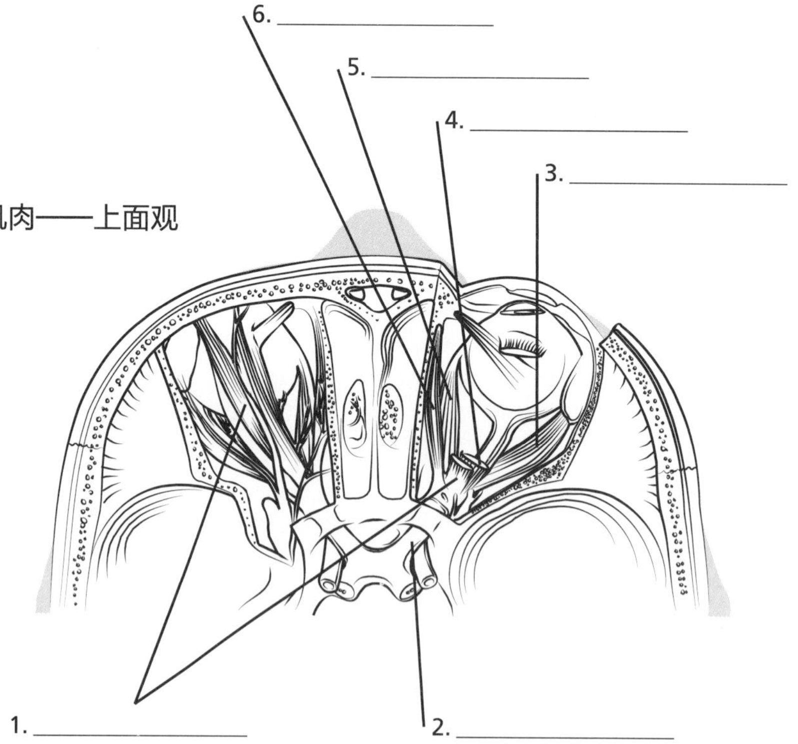

眼部肌肉——侧面观

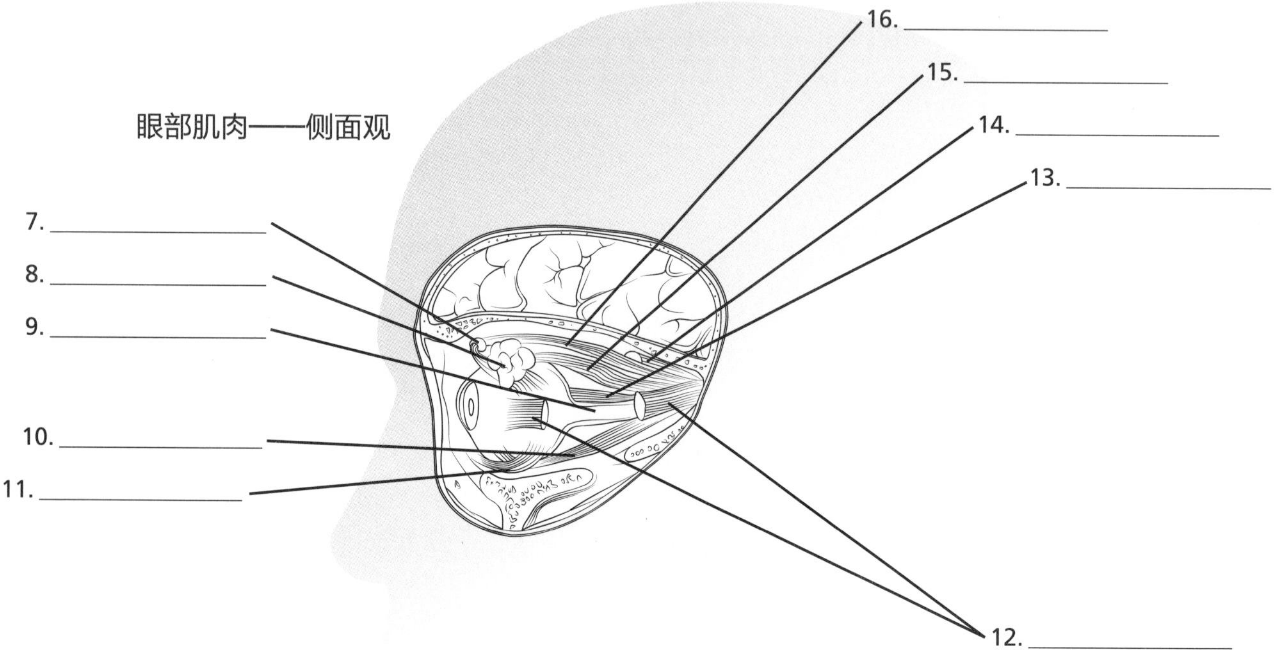

答案:

1.上睑提肌，2.视神经，3.外直肌，4.上直肌（切断），5.内直肌，6.上斜肌，7.滑车，8.泪腺，9.视神经，10.下直肌，11.下斜肌，12.外直肌（切断），13.内直肌，14.上睑提肌（切断），15.上直肌，16.上斜肌

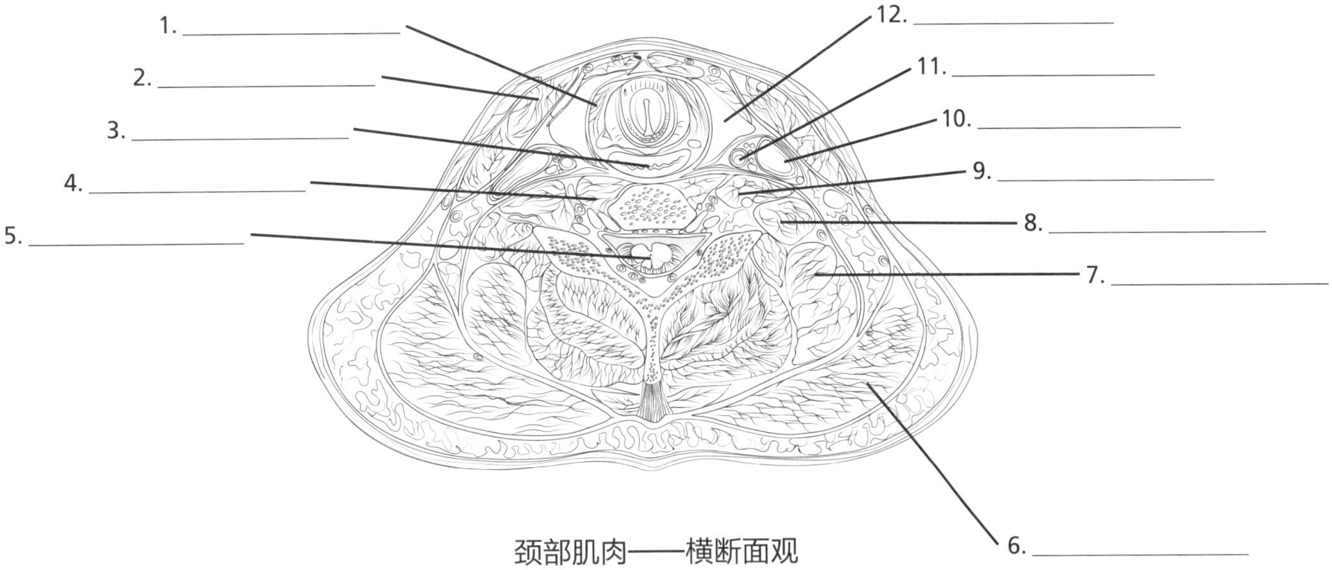
1.
2.
3.
4.
5.
6.
7.
8.
9.
10.
11.
12.

颈部肌肉——横断面观

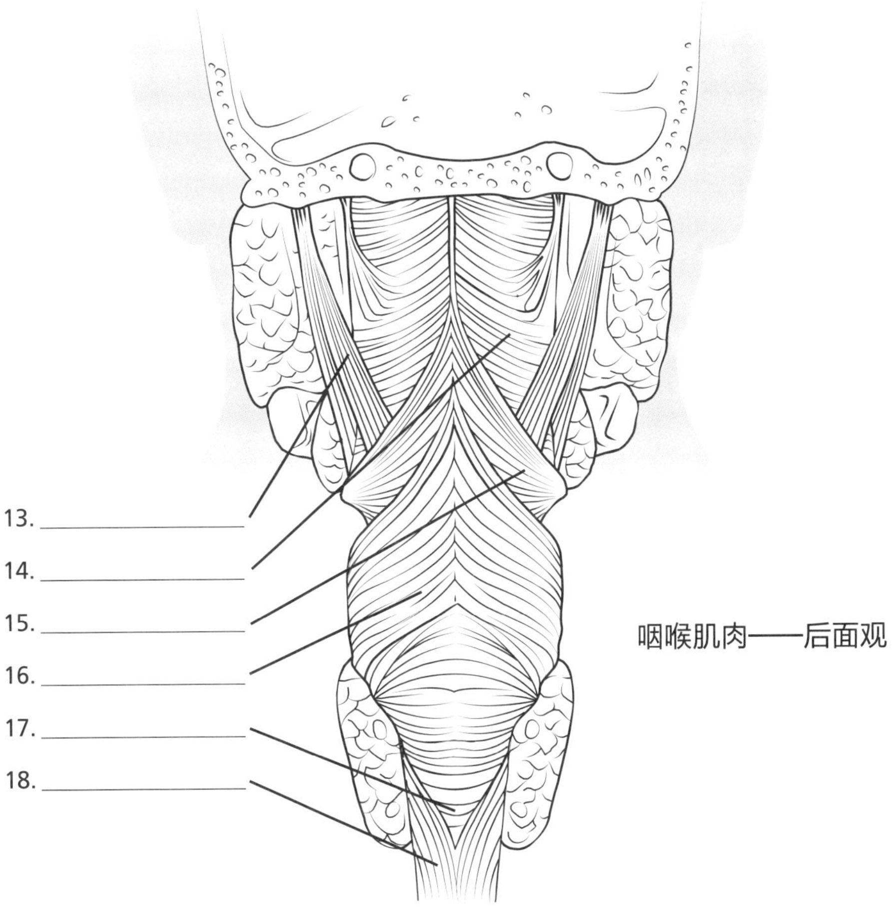
13.
14.
15.
16.
17.
18.

咽喉肌肉——后面观

答案：

1.环甲肌，2.胸锁乳突肌，3.食管，4.颈长肌，5.脊髓，6.斜方肌，7.肩胛提肌，8.中斜角肌，9.前斜角肌，10.颈内静脉，11.颈总动脉，12.甲状腺，13.茎突咽肌，14.咽上缩肌，15.咽中缩肌，16.咽下缩肌，17.食管环肌，18.食管纵肌

背肌

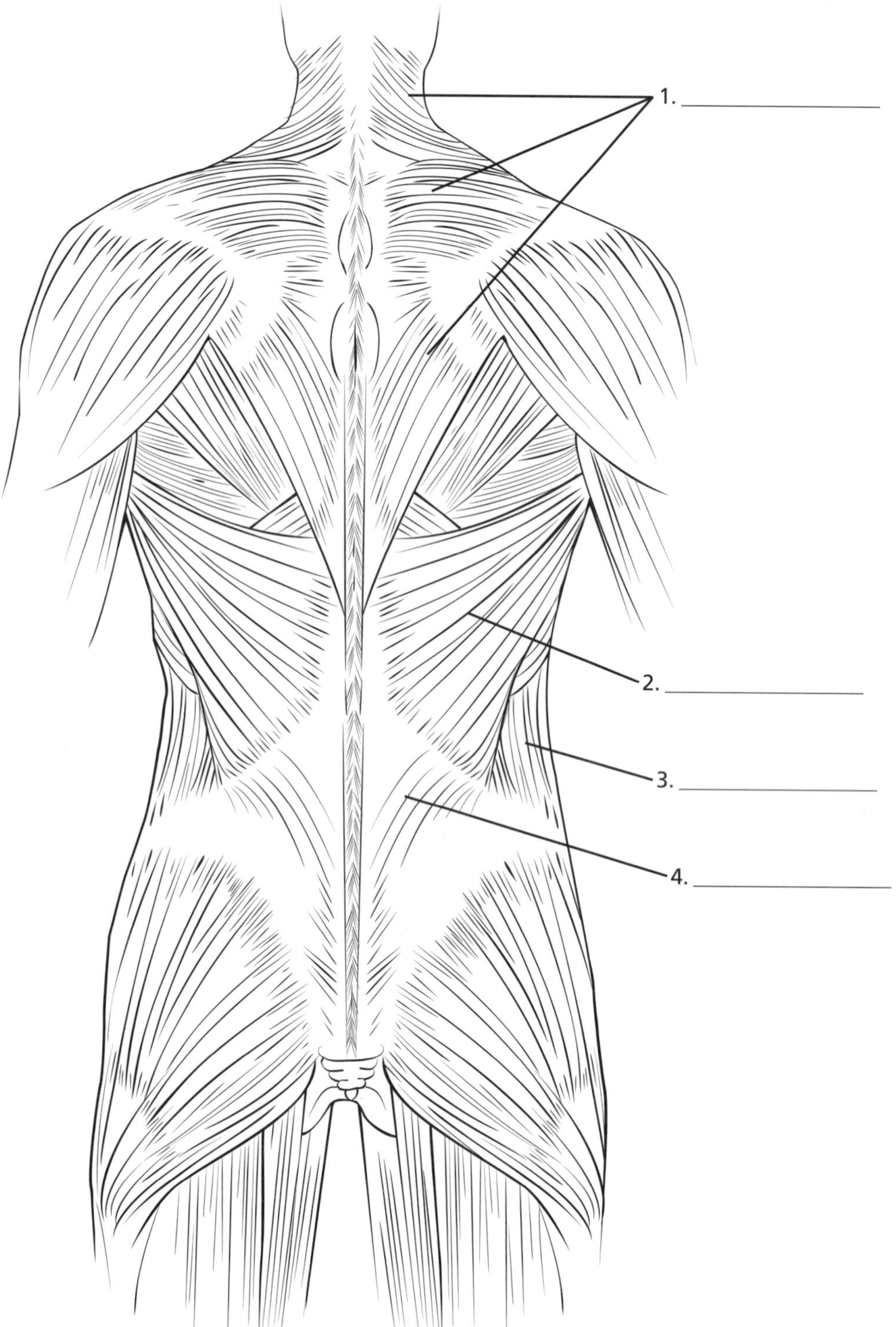
1.
2.
3.
4.

背部浅层肌肉——后面观

答案：

1.斜方肌，2.背阔肌，3.腹外斜肌，4.胸腰筋膜

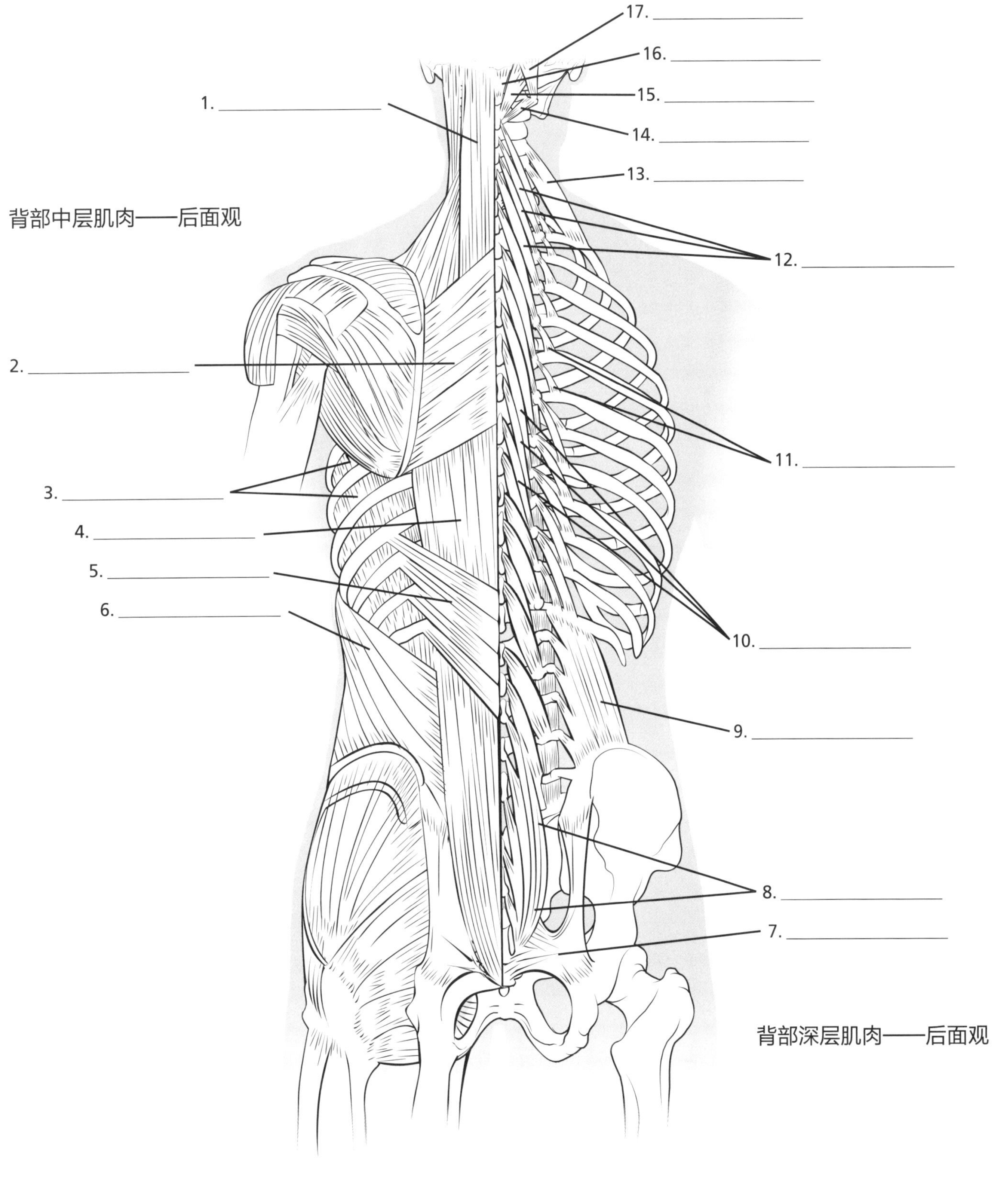
1. ____________
2. ____________
3. ____________
4. ____________
5. ____________
6. ____________
17. ____________
16. ____________
15. ____________
14. ____________
13. ____________
12. ____________
11. ____________
10. ____________
9. ____________
8. ____________
7. ____________
背部中层肌肉——后面观
背部深层肌肉——后面观

答案：

1.头半棘肌，2.大菱形肌，3.肋间外肌，4.竖脊肌，5.下后锯肌，6.腹内斜肌，7.骶结节韧带，8.多裂肌，9.腰方肌，10.胸半棘肌，11.肋提肌，12.颈半棘肌，13.后斜角肌，14.头下斜肌，15.头后大直肌，16.头后小直肌，17.头上斜肌

胸部和腹部的肌肉

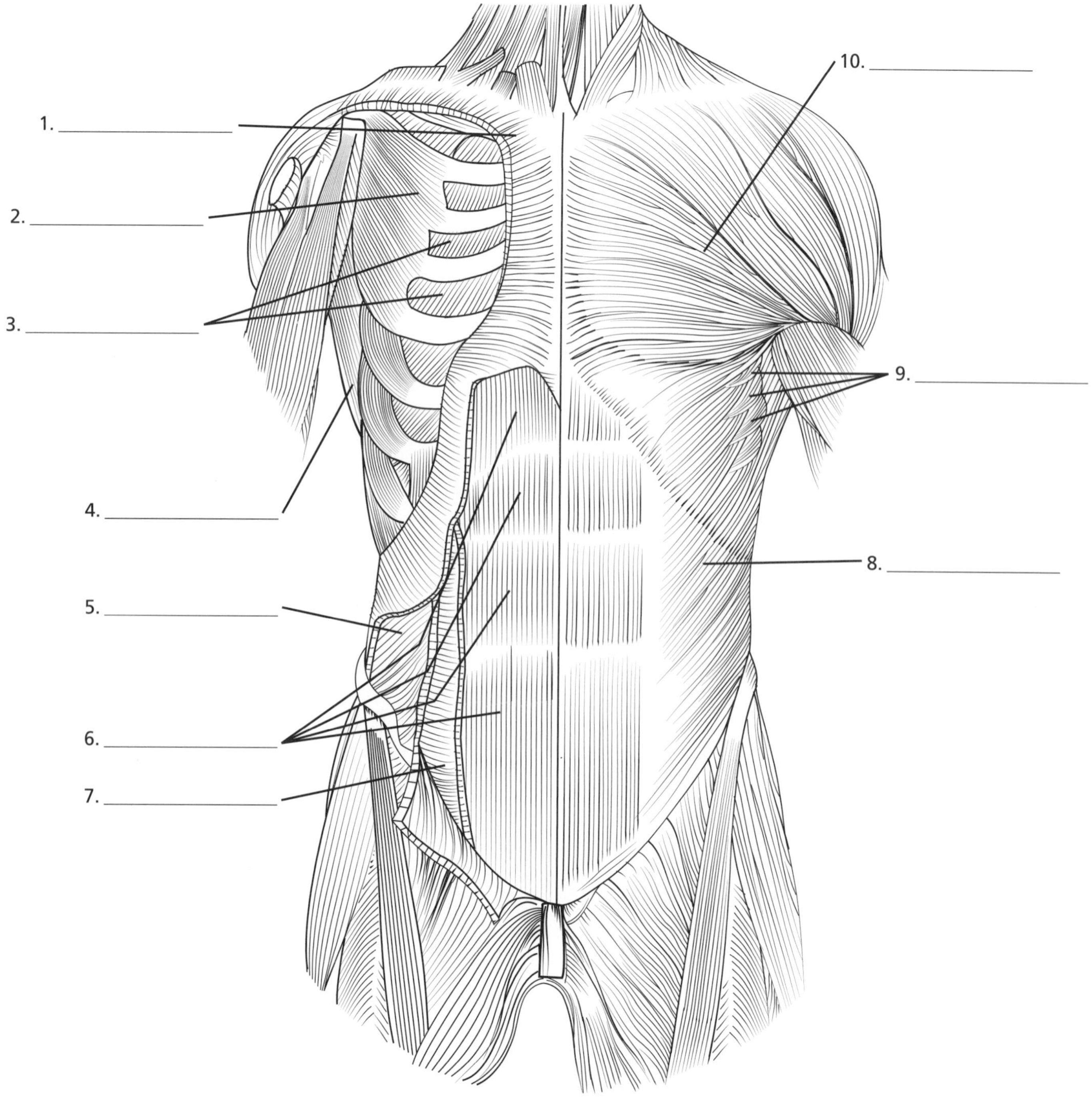

1.
2.
3.
4.
5.
6.
7.
8.
9.
10.

胸腹部深层和浅层的肌肉——前面观

答案：

1.胸大肌，2.胸小肌，3.肋间内肌，4.背阔肌，5.腹内斜肌，6.腹直肌，7.腹横肌，8.腹外斜肌，9.前锯肌，10.胸大肌

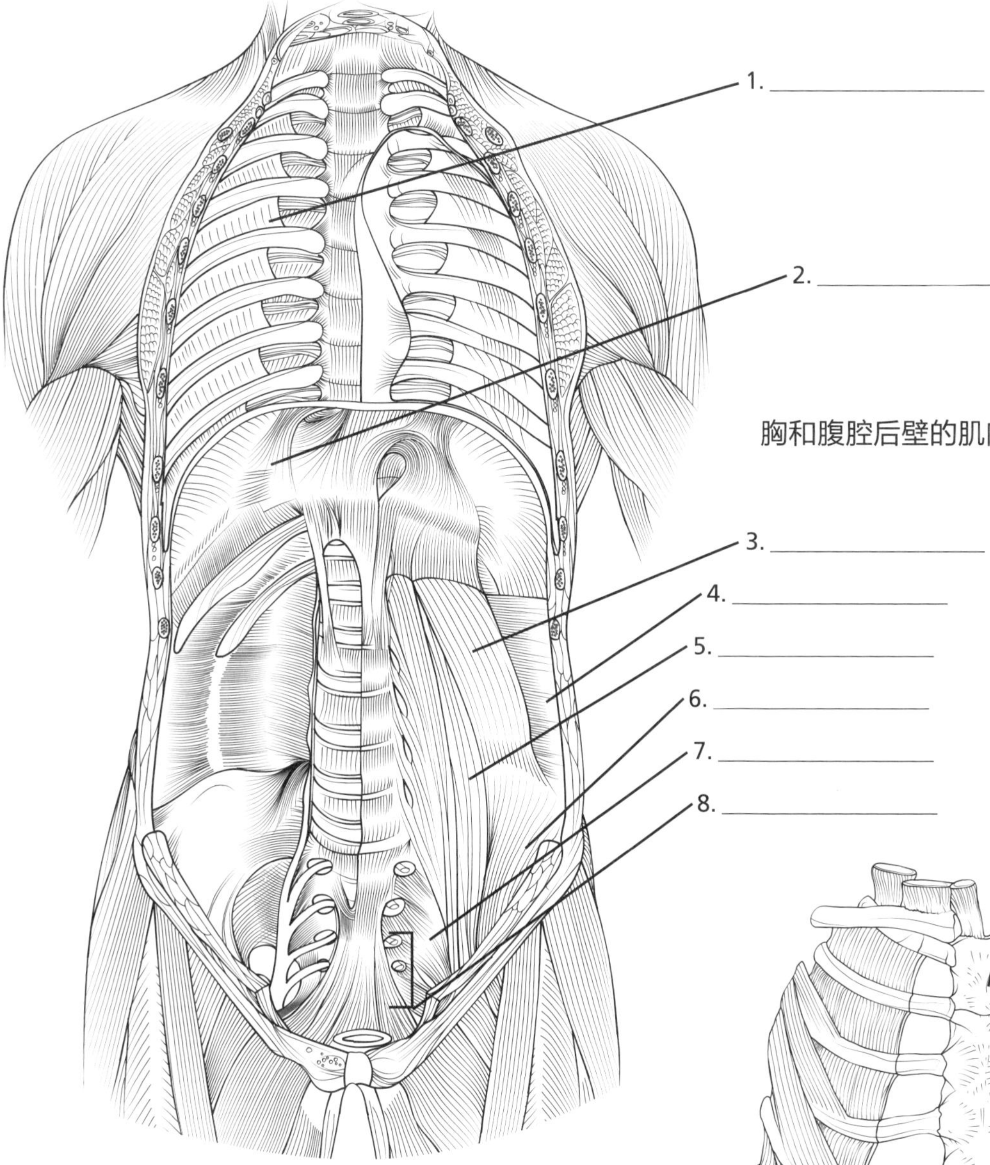
1.
2.
3.
4.
5.
6.
7.
8.

胸和腹腔后壁的肌肉——前面观

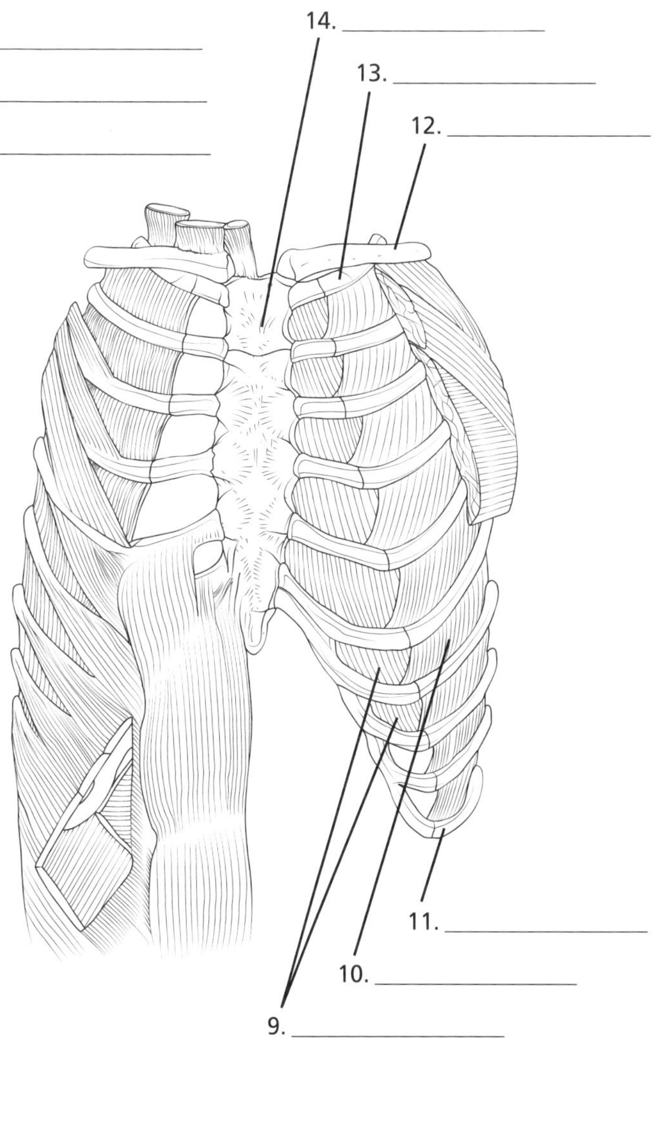
14.
13.
12.
11.
10.
9.

肋间肌——前面观

答案:

1.肋间最内侧肌，2.膈，3.腰方肌，4.腹横肌，5.腰大肌，6.髂肌，7.梨状肌，8.肛提肌（髂尾肌、耻尾肌和耻骨直肠肌），9.肋间内肌，10.肋间外肌，11.第10肋骨，12.锁骨，13.第1肋骨，14.胸骨柄

盆底肌肉和会阴肌肉

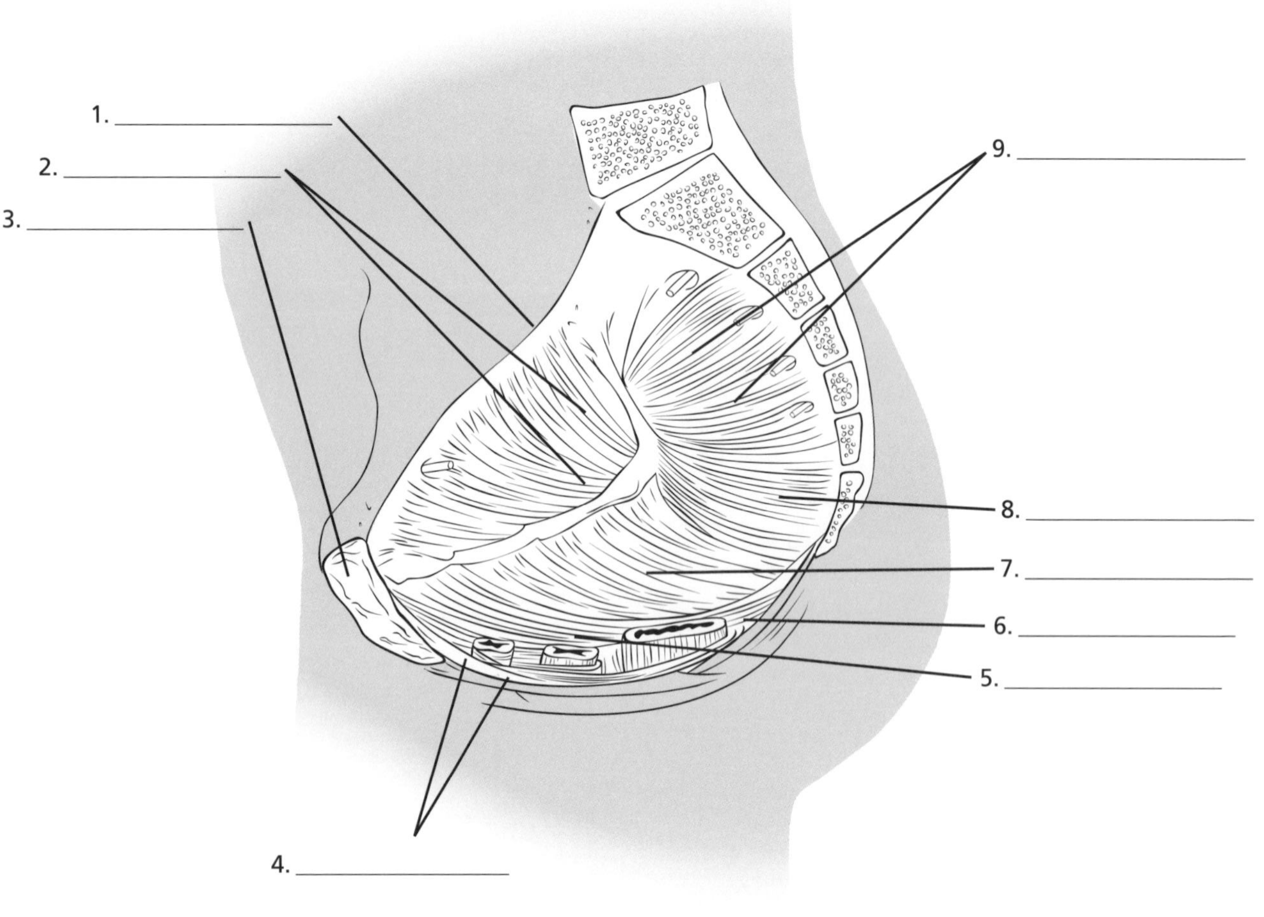
1. ____________
2. ____________
3. ____________
4. ____________
5. ____________
6. ____________
7. ____________
8. ____________
9. ____________

盆底肌肉（女性）——侧面观

答案：

1.髂骨弓状线，2.闭孔内肌，3.耻骨，4.耻骨直肠肌，5.耻尾肌，6.肛提肌，7.髂尾肌，8.坐骨尾骨肌，9.梨状肌

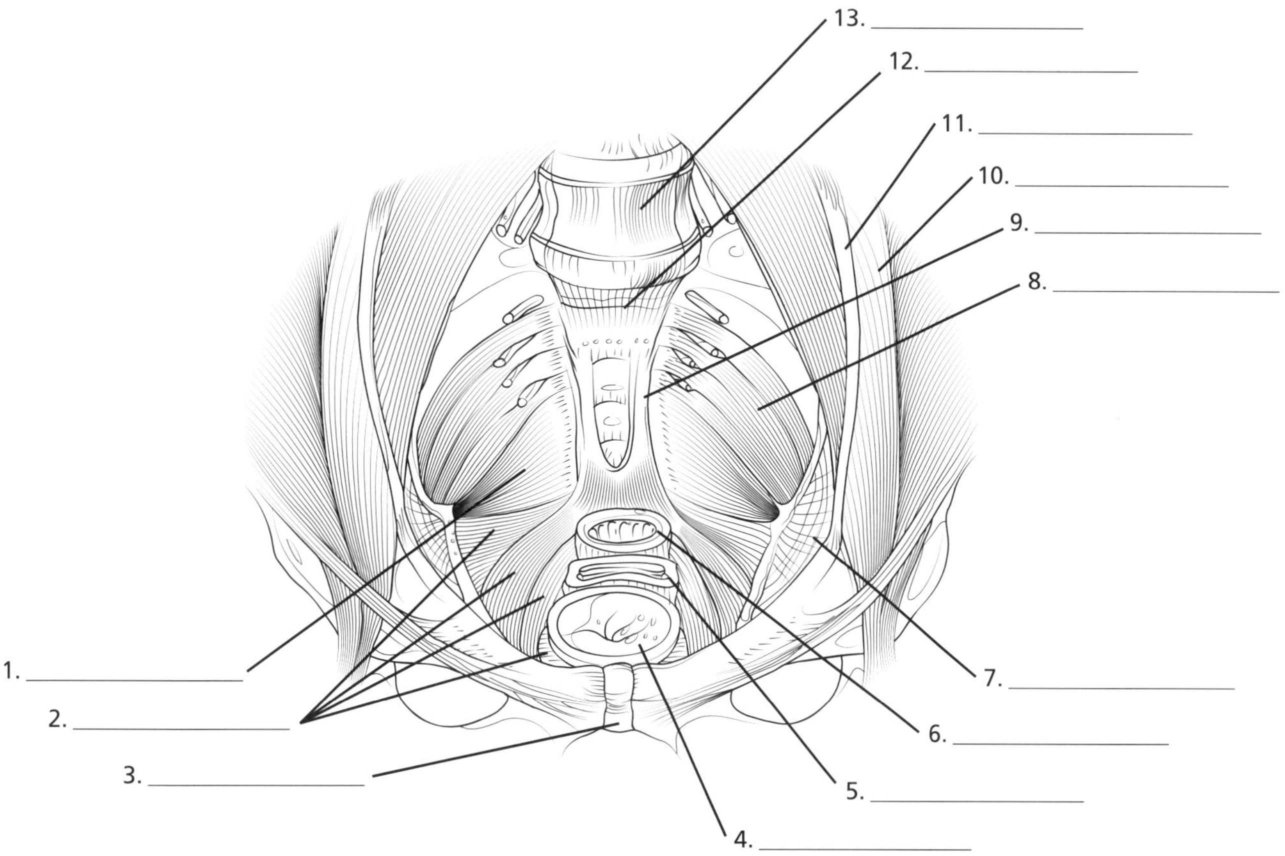
13.
12.
11.
10.
9.
8.
7.
6.
5.
4.
3.
2.
1.

盆底肌肉（女性）——前面观

答案：

1.坐骨尾骨肌（尾骨肌），2.肛提肌（髂尾肌、耻尾肌和耻骨直肠肌），3.耻骨联合，4.膀胱，5.阴道，6.直肠，7.闭孔内肌，8.梨状肌，9.骶尾前韧带，10.腰大肌，11.腰小肌，12.骶岬，13.第5腰椎

盆底肌肉和会阴肌肉

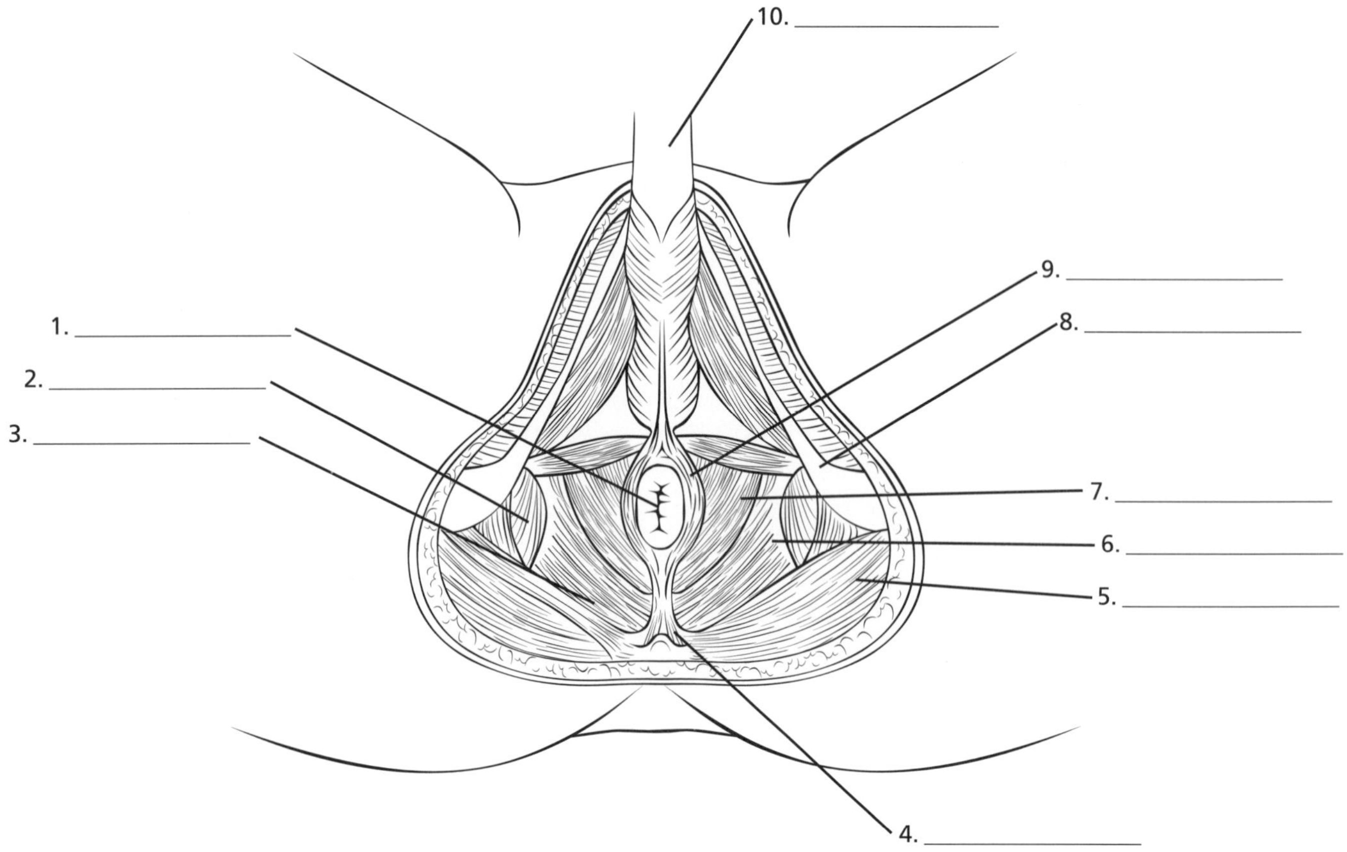
10.
9.
8.
1.
2.
3.
7.
6.
5.
4.

会阴肌肉（男性）——下面观

答案：

1.肛门，2.闭孔内肌，3.坐骨尾骨肌（尾骨肌），4.尾骨，5.臀大肌，6.髂尾肌，7.耻尾肌，8.坐骨结节，9.肛门外括约肌，10.阴茎

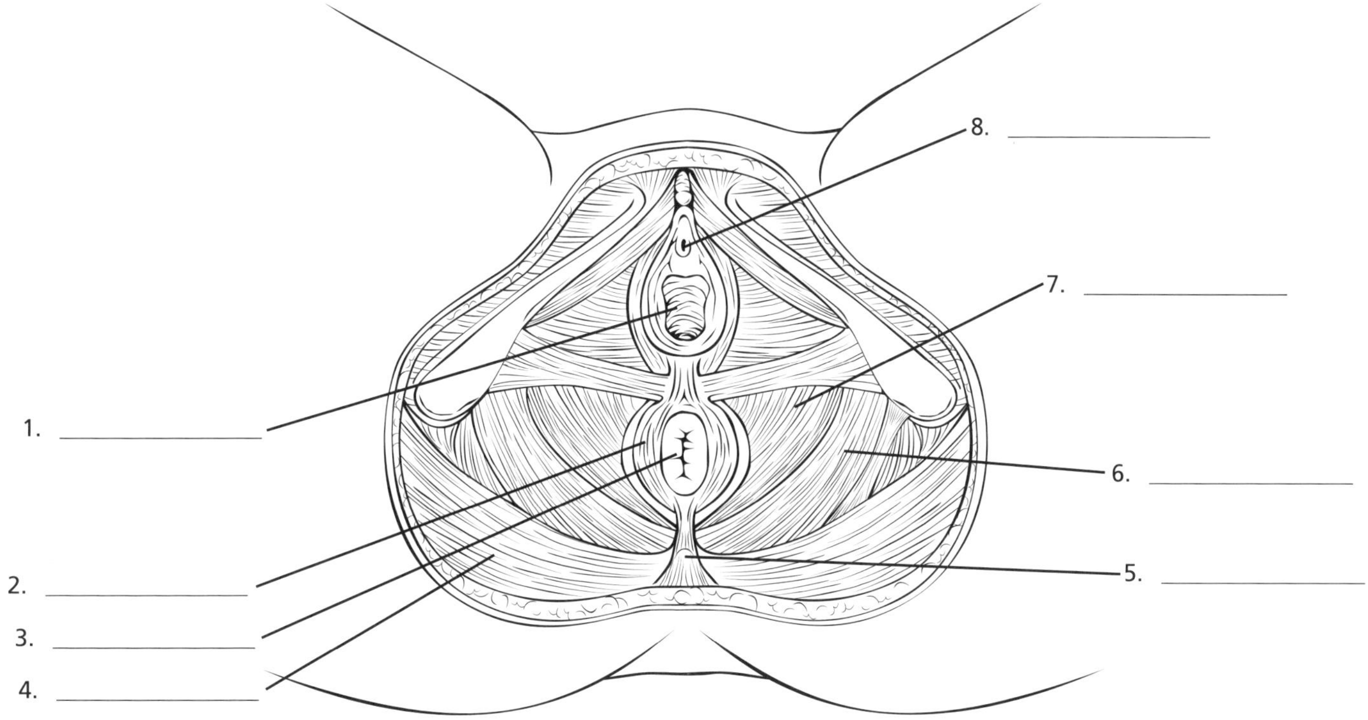
8.
7.
1.
6.
2.
5.
3.
4.

会阴肌肉（女性）——下面观

答案：

1.阴道口，2.肛门外括约肌，3.肛门，4.臀大肌，5.尾骨，6.髂尾肌，7.耻尾肌，8.尿道

肩部肌肉

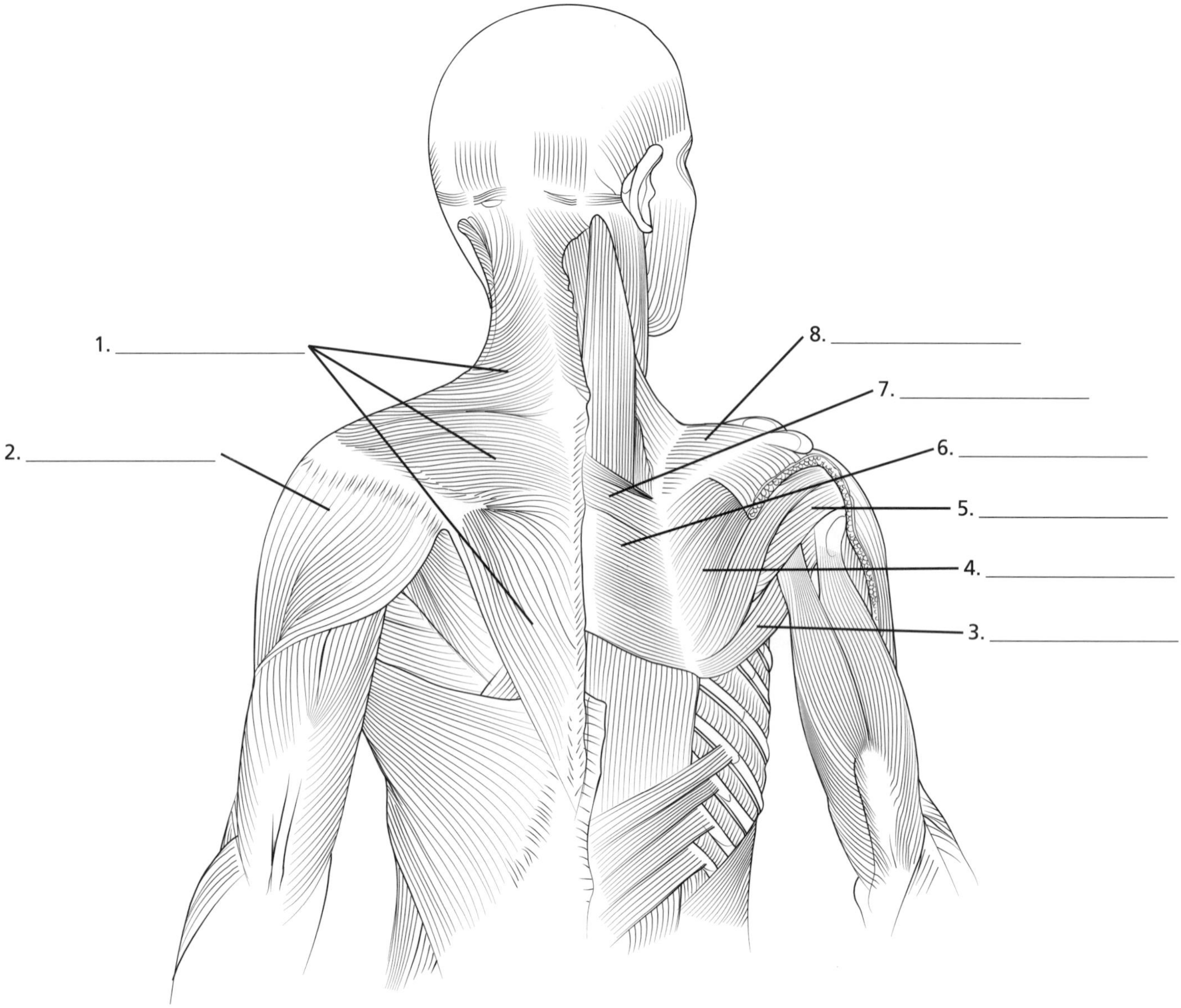

1. ____________
2. ____________
3. ____________
4. ____________
5. ____________
6. ____________
7. ____________
8. ____________

肩部深层和浅层的肌肉——后面观

答案：

1.斜方肌（上部肌束，中部肌束，下部肌束），2.三角肌，3.大圆肌，4.冈下肌，5.小圆肌，6.大菱形肌，7.小菱形肌，8.冈上肌

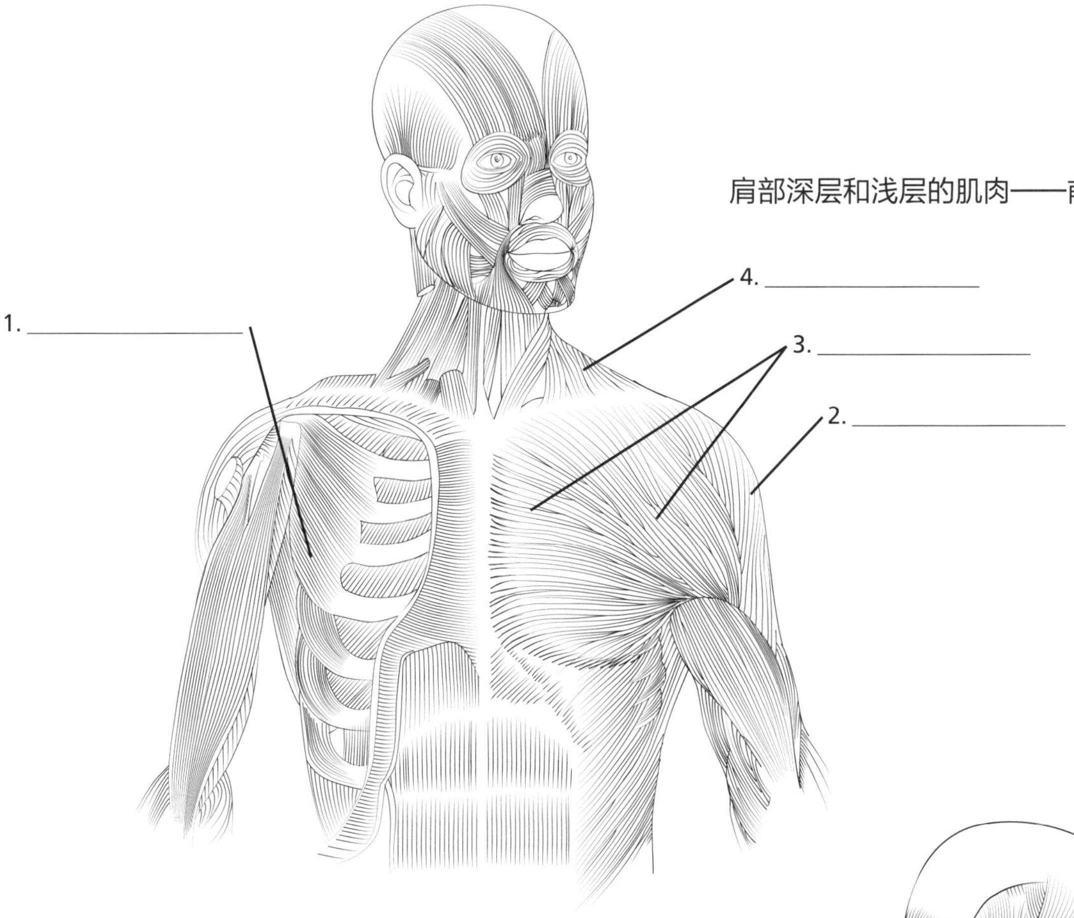
1. ______
2. ______
3. ______
4. ______

肩部深层和浅层的肌肉——前面观

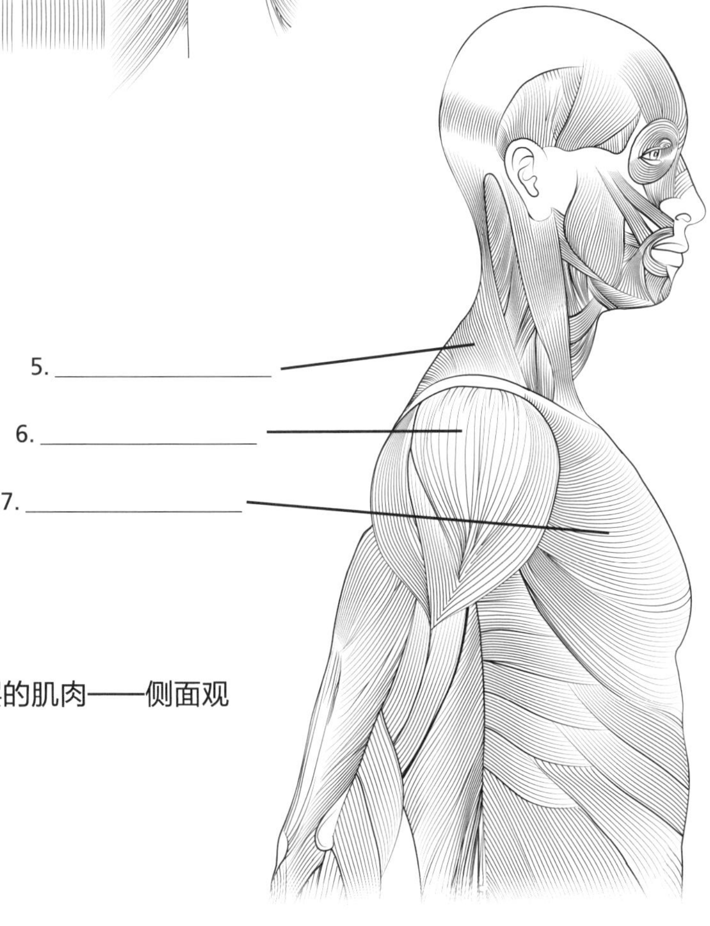
5. ______
6. ______
7. ______

肩部浅层的肌肉——侧面观

答案：

1.胸小肌，2.三角肌，3.胸大肌，4.斜方肌，5.斜方肌，6.三角肌，7.胸大肌

上肢肌

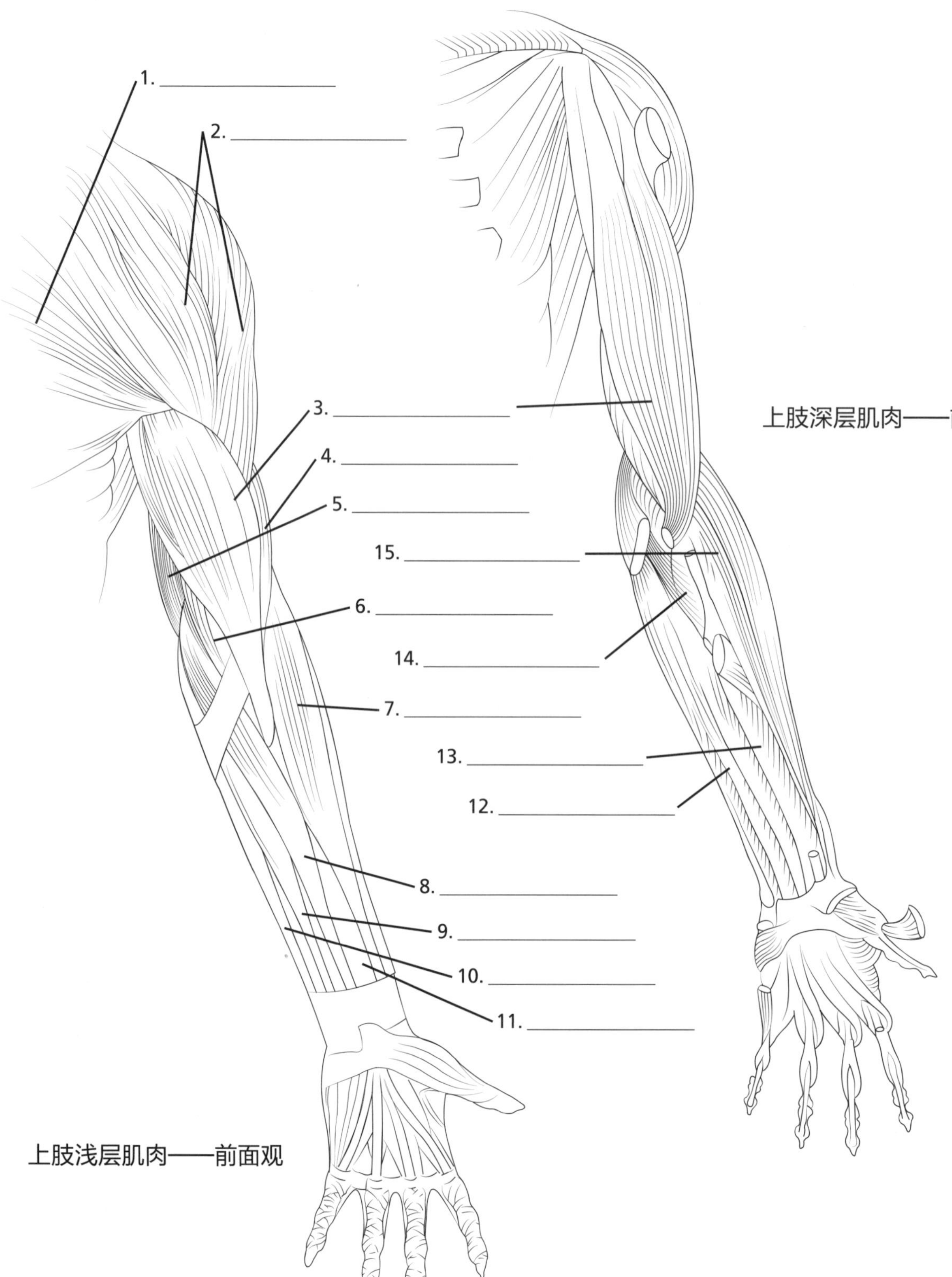
1. ________
2. ________
3. ________
4. ________
5. ________
15. ________
6. ________
14. ________
7. ________
13. ________
12. ________
8. ________
9. ________
10. ________
11. ________
上肢深层肌肉——前面观
上肢浅层肌肉——前面观

答案：

1.胸大肌，2.三角肌，3.肱二头肌，4.肱肌，5.肱三头肌，6.旋前圆肌，7.肱桡肌，8.桡侧腕屈肌腱，9.掌长肌腱，10.尺侧腕屈肌腱，11.指浅屈肌腱，12.指深屈肌，13.拇长屈肌，14.旋后肌，15.桡侧腕长伸肌

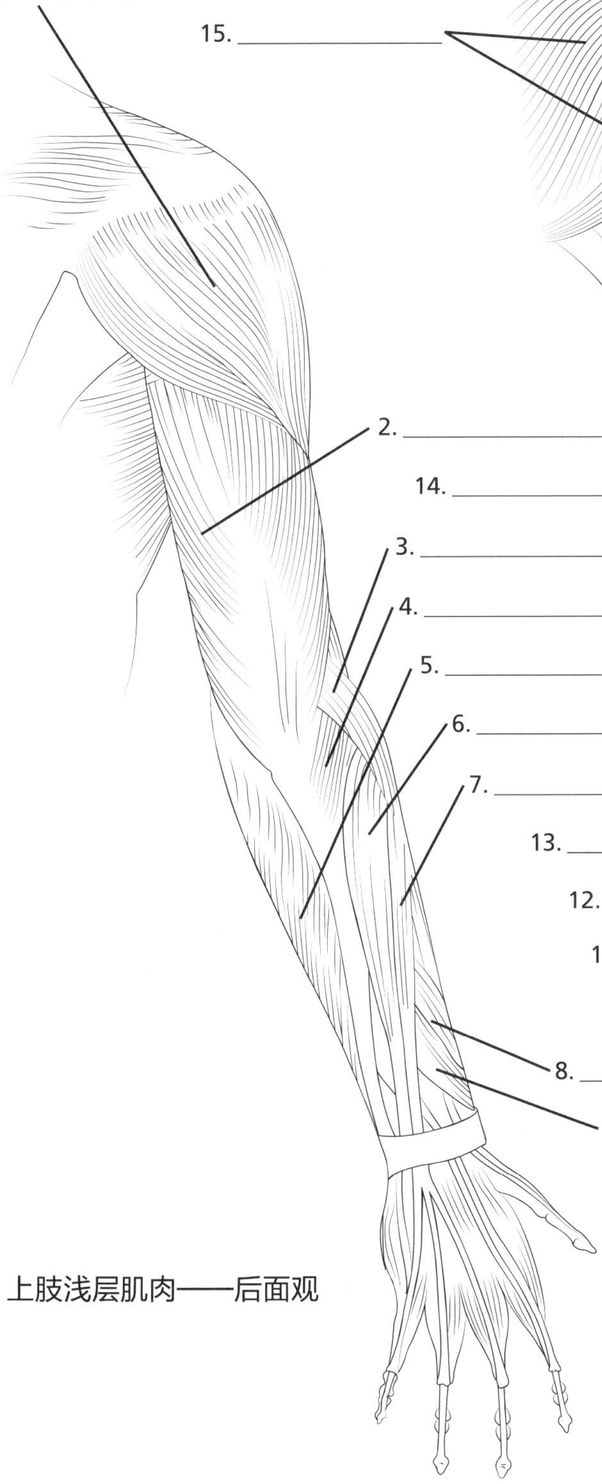
1.
2.
3.
4.
5.
6.
7.
8.
9.

上肢浅层肌肉——后面观

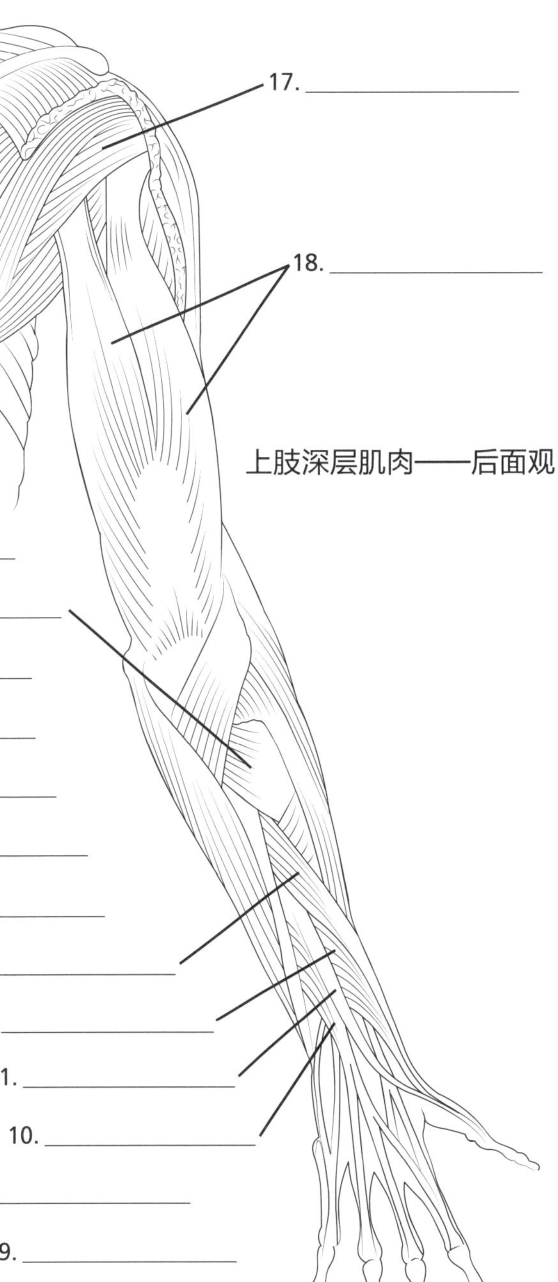
16.
15.
17.
18.
14.
13.
12.
11.
10.

上肢深层肌肉——后面观

答案：

1.三角肌，2.肱三头肌长头，3.肱桡肌，4.肘肌，5.尺侧腕屈肌，6.小指伸肌，7.指伸肌，8.拇长展肌，9.拇短伸肌，10.示指伸肌，11.拇长伸肌，12.拇短伸肌，13.拇长展肌，14.旋后肌，15.冈下肌，
16.冈上肌，17.小圆肌，18.肱三头肌

上肢肌

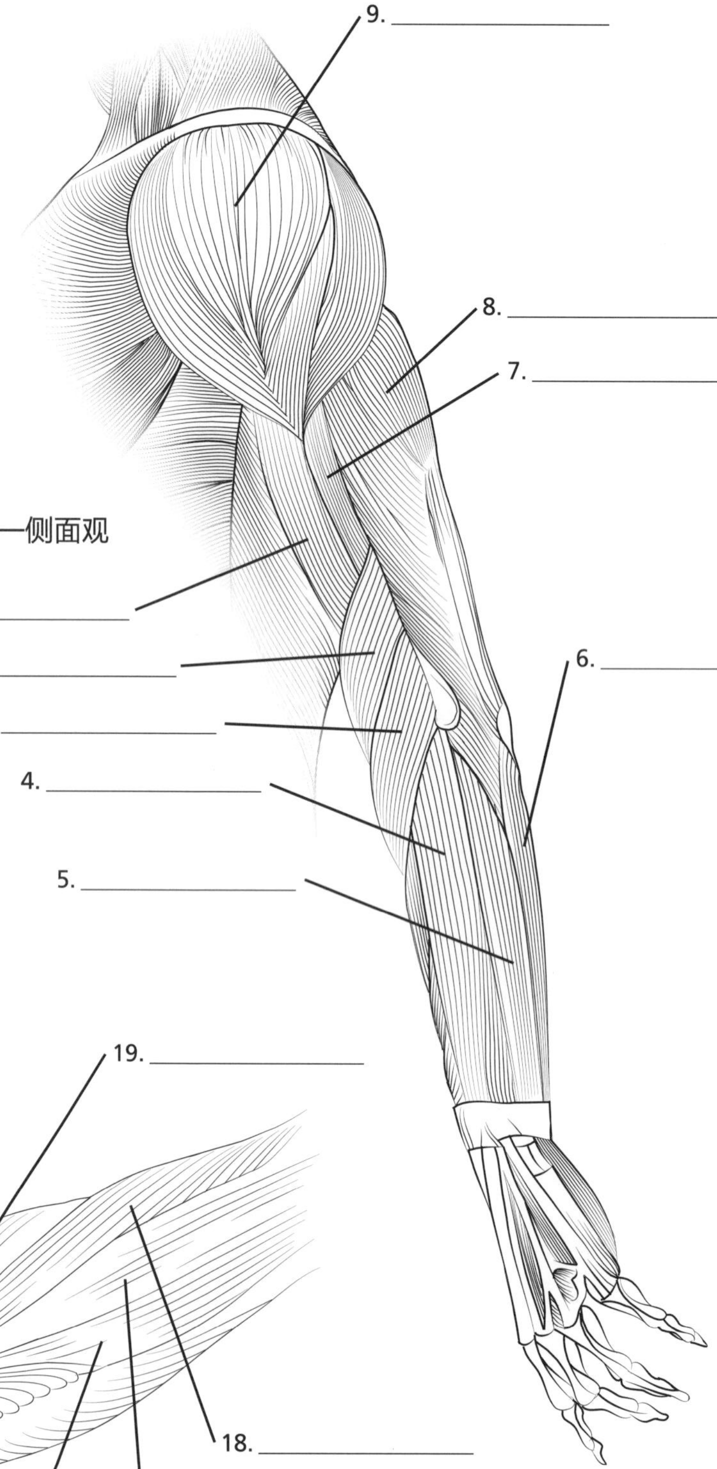
9.
8.
7.
1.
2.
3.
4.
5.
6.

上肢浅层肌肉——侧面观

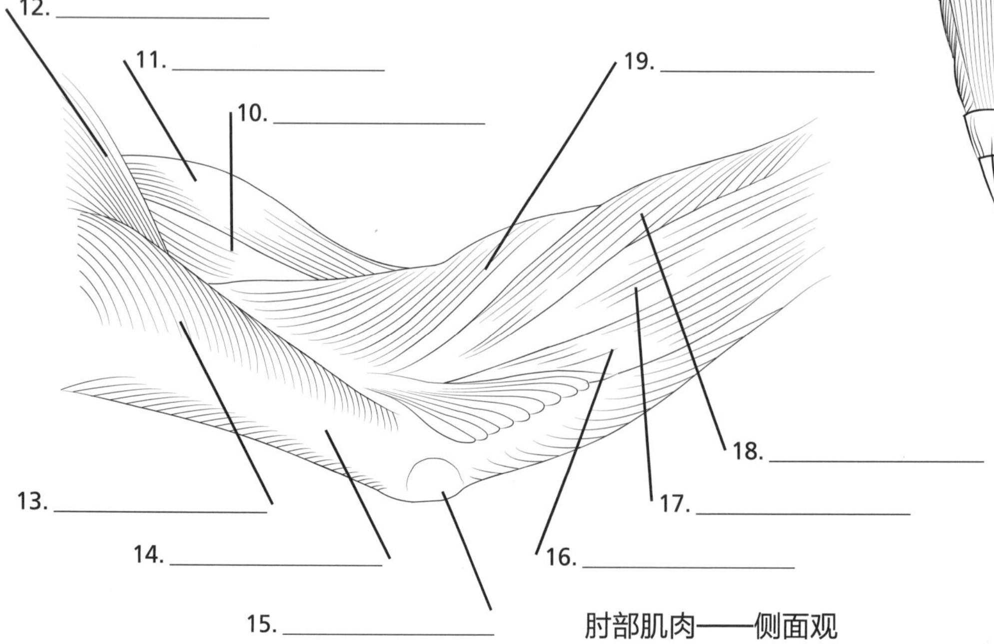
12.
11.
10.
19.
18.
17.
16.
13.
14.
15.

肘部肌肉——侧面观

答案：

1.肱二头肌，2.肱桡肌，3.桡侧腕长伸肌，4.指伸肌，5.尺侧腕伸肌，6.尺侧腕屈肌，7.肱肌，8.肱三头肌外侧头，9.三角肌，10.肱肌，11.肱二头肌，12.三角肌，13.肱三头肌，14.肱三头肌腱，15.鹰嘴，16.尺侧腕伸肌，17.指伸肌，18.桡侧腕长伸肌，19.肱桡肌

肘部肌肉——前面观

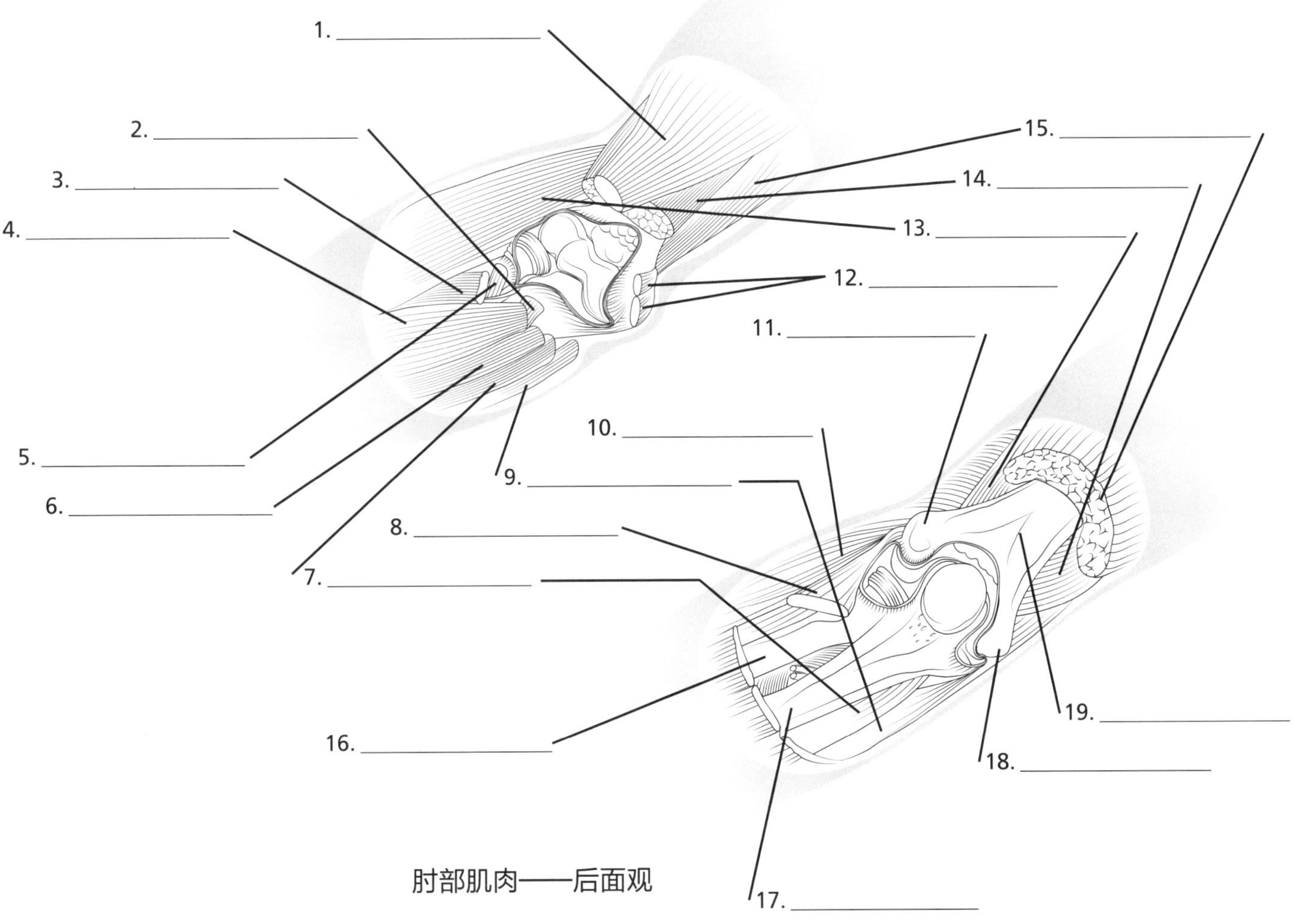
1.
2.
3.
4.
5.
6.
7.
8.
9.
10.
11.
12.
13.
14.
15.
16.
17.
18.
19.

肘部肌肉——后面观

答案:

1.肱二头肌，2.肱肌肌腱，3.旋前圆肌，4.桡侧腕屈肌，5.肱二头肌腱，6.掌长肌，7.指浅屈肌，8.伸肌总腱，9.尺侧腕屈肌，10.桡侧腕短伸肌，11.肱骨外上髁，12.屈肌总腱，13.肱桡肌，14.肱肌，15.肱三头肌，16.桡骨，17.尺骨，18.肱骨内上髁，19.肱骨

上肢肌

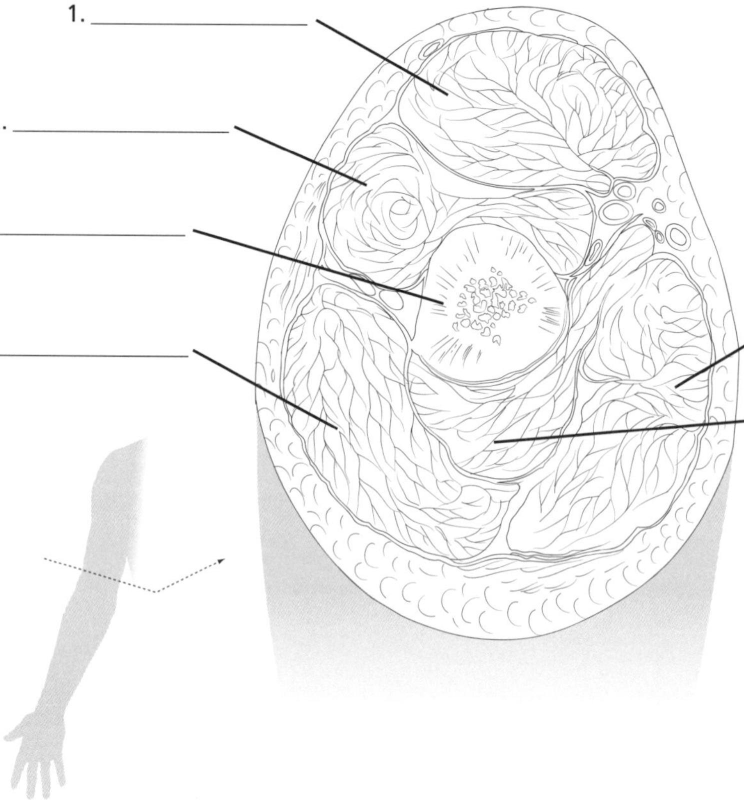
1. ________
2. ________
3. ________
4. ________
6. ________
5. ________

臂部肌肉——横断面观

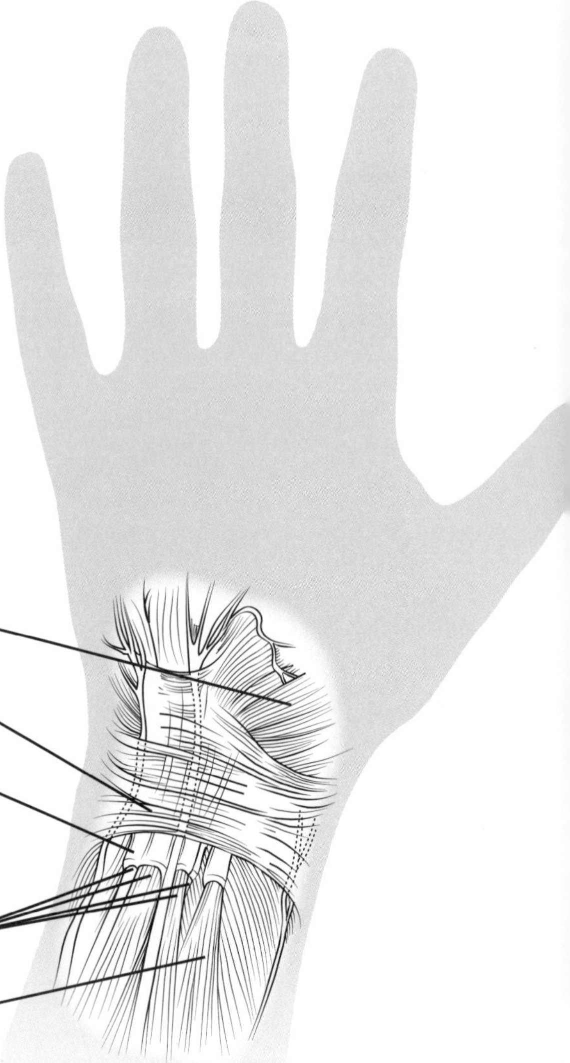
7. ________
8. ________
9. ________
10. ________
11. ________

腕部肌肉——掌侧面观

答案：

1.肱二头肌，2.肱肌，3.肱骨，4.肱三头肌外侧头，5.肱三头肌内侧头，6.肱三头肌长头，7.鱼际肌，8.屈肌支持带，9.指浅屈肌腱，10.指浅屈肌腱鞘，11.桡侧腕屈肌

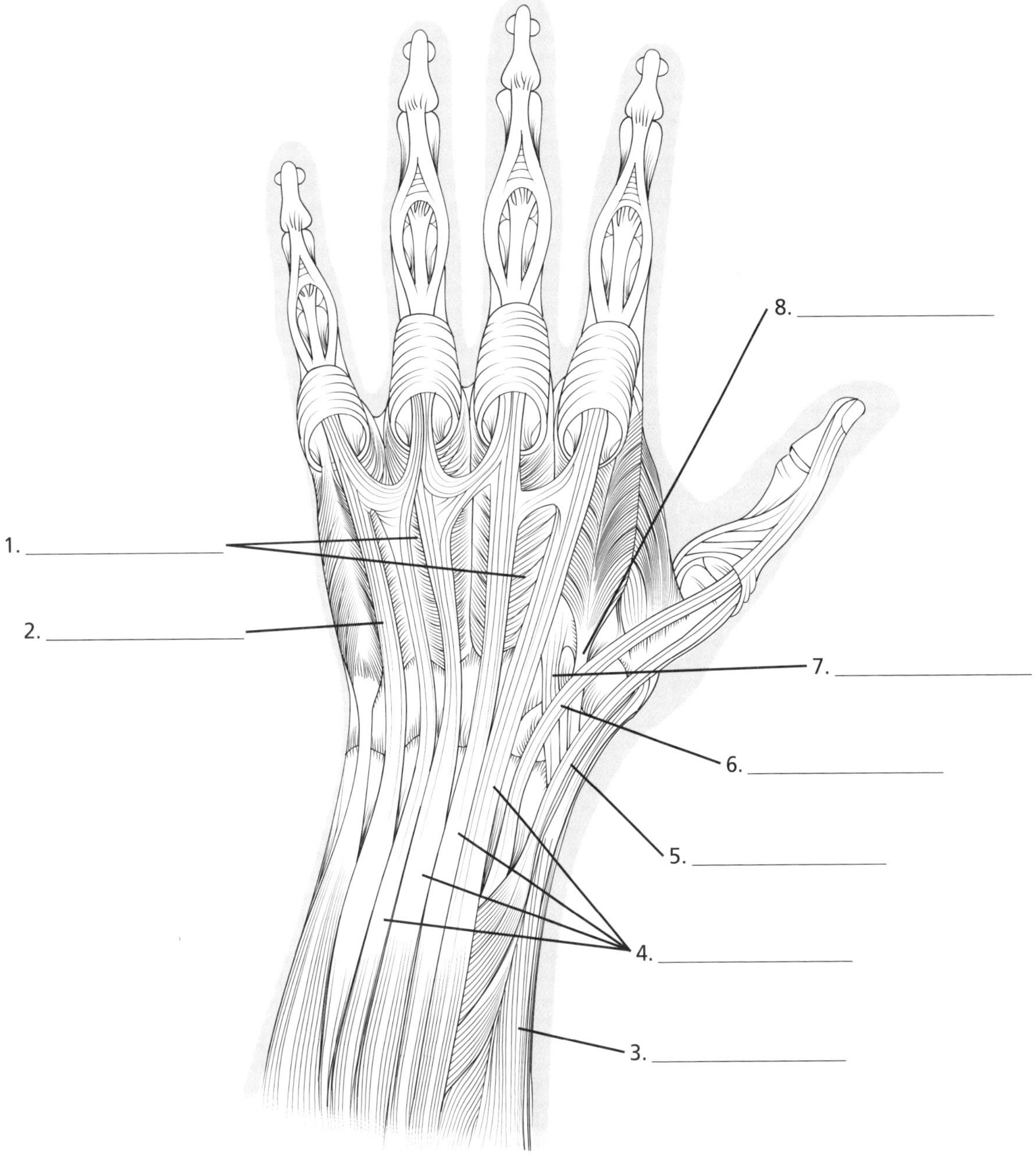

1. ____________________
2. ____________________
3. ____________________
4. ____________________
5. ____________________
6. ____________________
7. ____________________
8. ____________________

手和腕的肌肉——背面观

答案：

1.骨间背侧肌，2.小指伸肌，3.拇长展肌，4.指伸肌，5.拇短伸肌，6.拇长伸肌，7.桡侧腕短伸肌，8.桡侧腕长伸肌

下肢肌

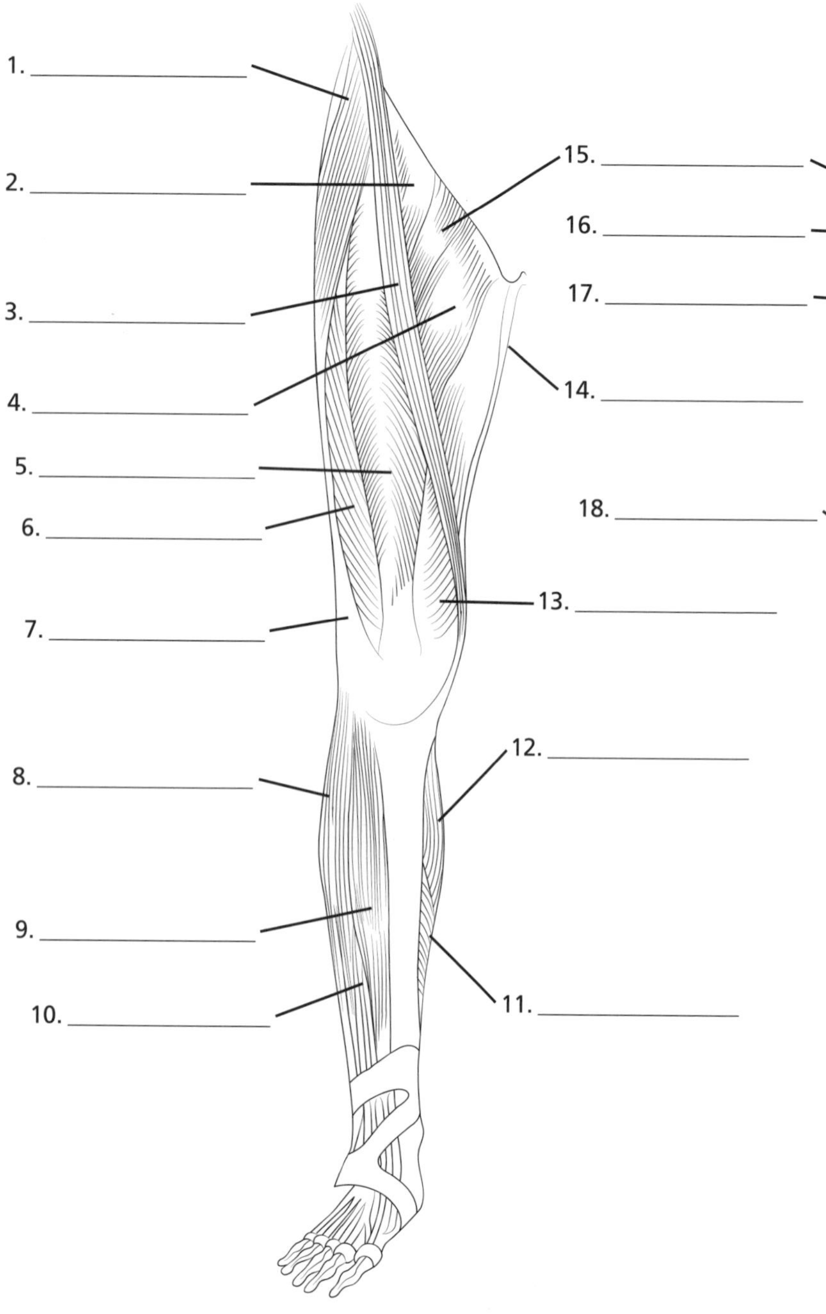
1.
2.
3.
4.
5.
6.
7.
8.
9.
10.
11.
12.
13.
14.
15.

下肢浅层肌肉——前面观

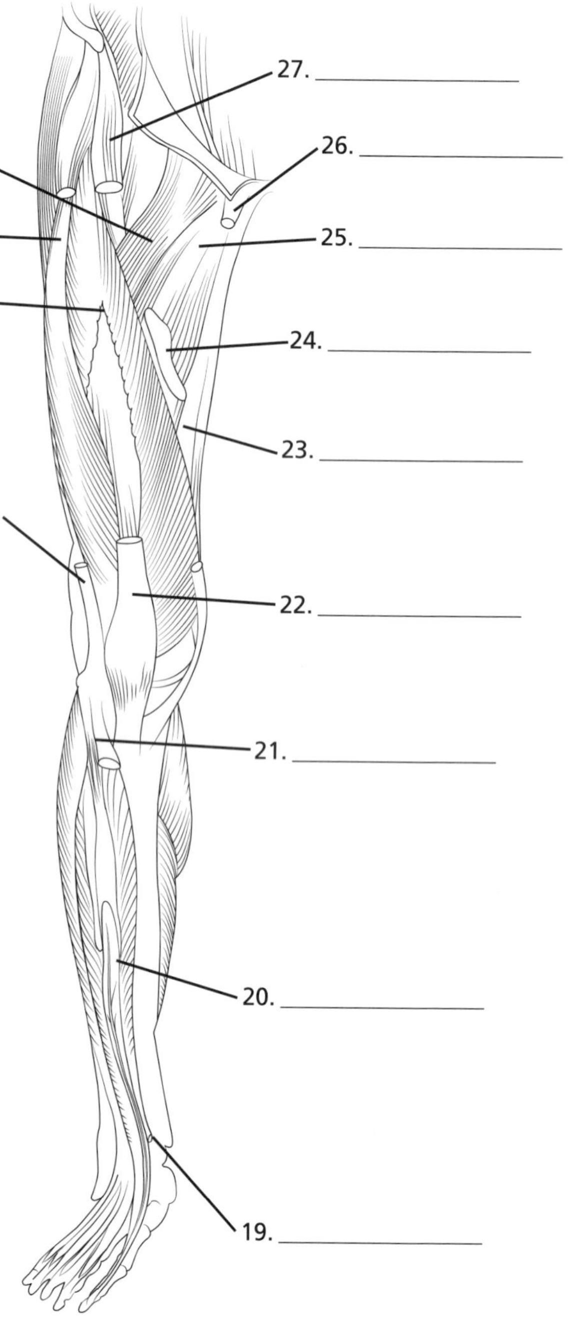
16.
17.
18.
19.
20.
21.
22.
23.
24.
25.
26.
27.

下肢深层肌肉——前面观

答案：

1.阔筋膜张肌，2.髂腰肌，3.缝匠肌，4.长收肌，5.股直肌，6.股外侧肌，7.髂胫束，8.腓骨长肌，9.胫骨前肌，10. 趾长伸肌，11.比目鱼肌，12.腓肠肌，13.股内侧肌，14.股薄肌，15.耻骨肌，16.股外侧肌，17.股中间肌，18.髂胫束（切断），19. 胫骨前肌（切断），20.踇长伸肌，21. 胫骨前肌（切断），22.股直肌（切断），23.大收肌，24.长收肌（切断），25. 短收肌，26. 长收肌（切断），27. 缝匠肌（切断）

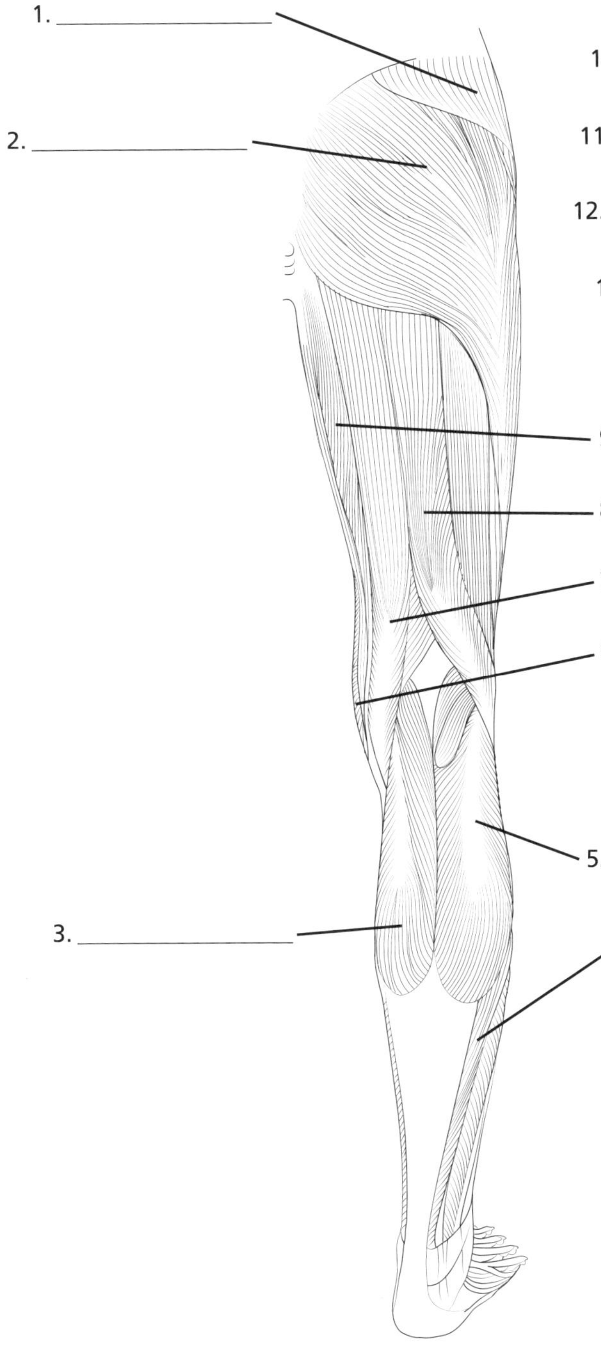
1.
2.
9.
8.
7.
6.
5.
3.
4.

下肢浅层肌肉——后面观

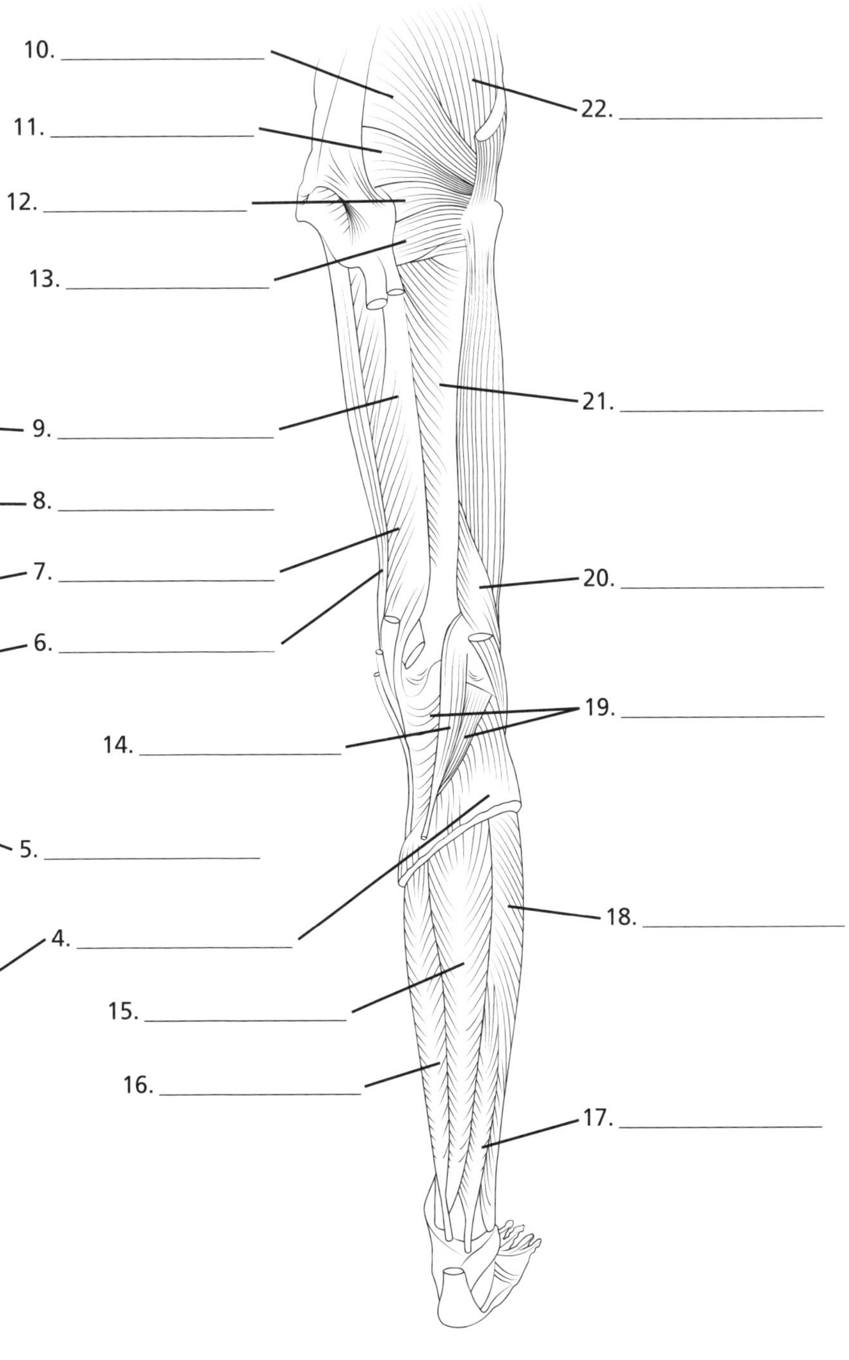
10.
11.
12.
13.
22.
21.
20.
19.
14.
18.
15.
16.
17.

下肢深层肌肉——后面观

答案：

1.臀中肌，2.臀大肌，3.腓肠肌内侧头，4.比目鱼肌，5.腓肠肌外侧头，6.股薄肌，7.半腱肌，8.股二头肌，9.大收肌，10.梨状肌，11.上孖肌，12.下孖肌，13.股方肌，14.跖肌，15.胫骨后肌，16.趾长屈肌，17.踇长屈肌，18.腓骨长肌，19.腘肌，20.股二头肌短头，21.大收肌的收肌部分，22.臀小肌

下肢肌

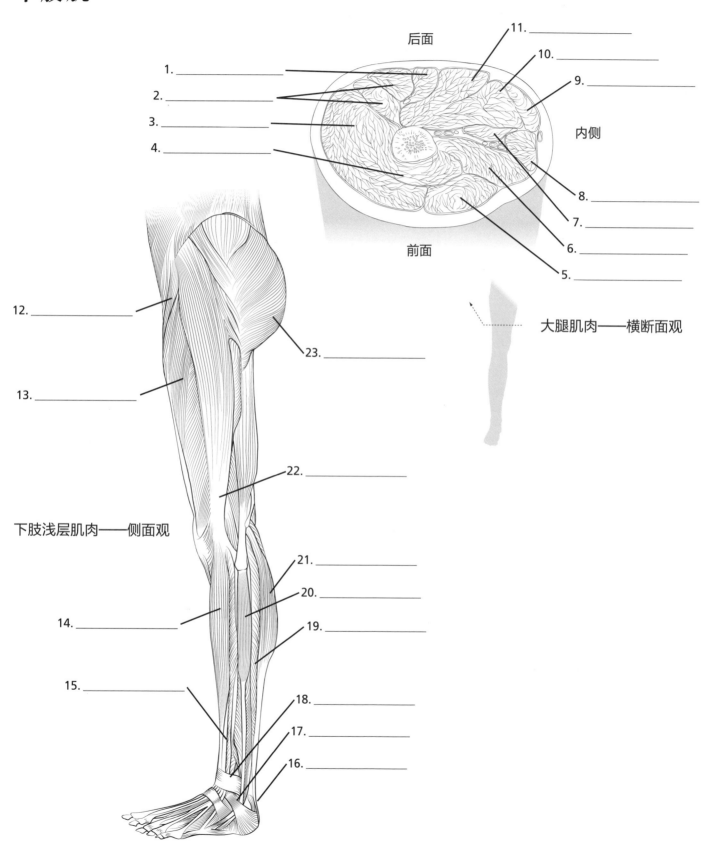

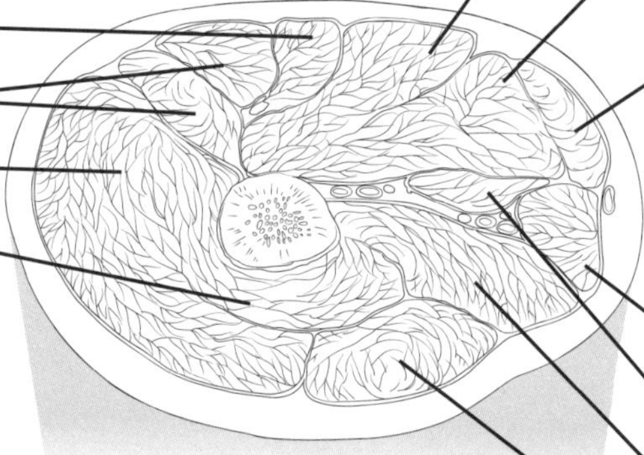
后面
1.
2.
3.
4.
11.
10.
9.
内侧
8.
7.
6.
5.
前面

大腿肌肉——横断面观

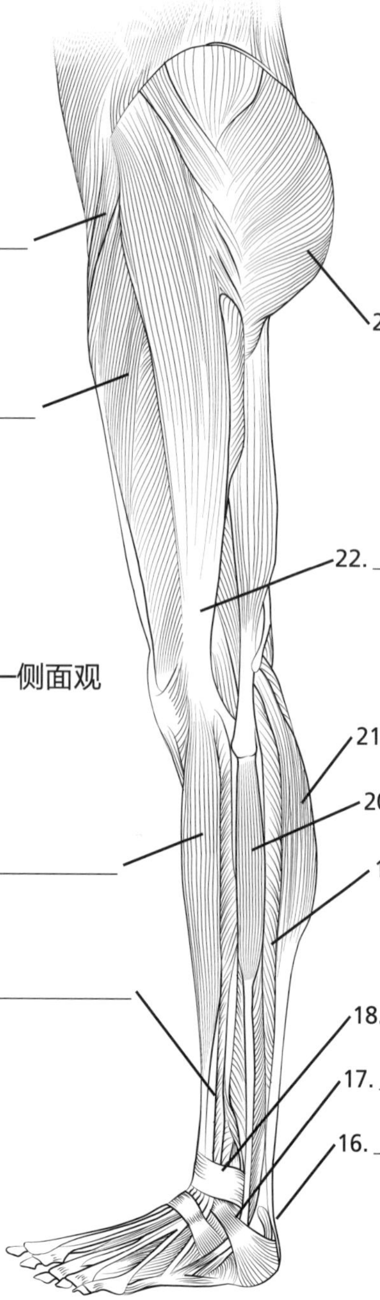
12.
13.
23.
22.
21.
20.
14.
19.
15.
18.
17.
16.

下肢浅层肌肉——侧面观

答案：

1.半腱肌，2.股二头肌，3.股外侧肌，4.股中间肌，5.股直肌，6.股内侧肌，7.长收肌，8.缝匠肌，9.股薄肌，10.大收肌，11.半膜肌，12.缝匠肌，13.股四头肌（股外侧肌），14.胫骨前肌，15.趾长伸肌，16.跟腱（阿基里斯腱），17.伸肌下支持带，18.伸肌上支持带，19.比目鱼肌，20.腓骨长肌，21.腓肠肌外侧头，22.髂胫束，23.臀大肌

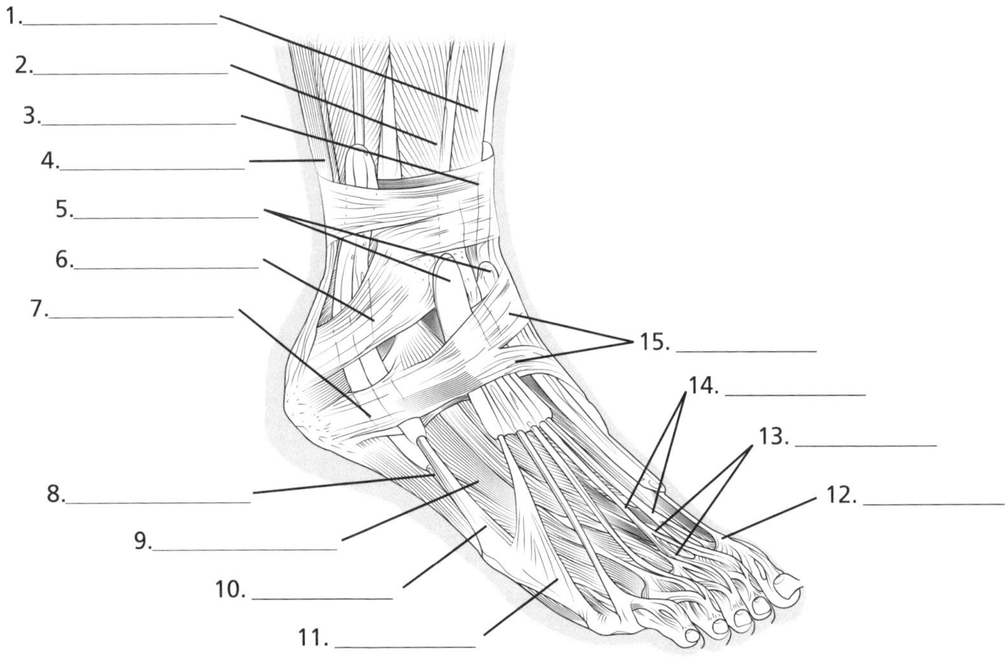
1.
2.
3.
4.
5.
6.
7.
8.
9.
10.
11.
12.
13.
14.
15.

足部肌肉——侧面观

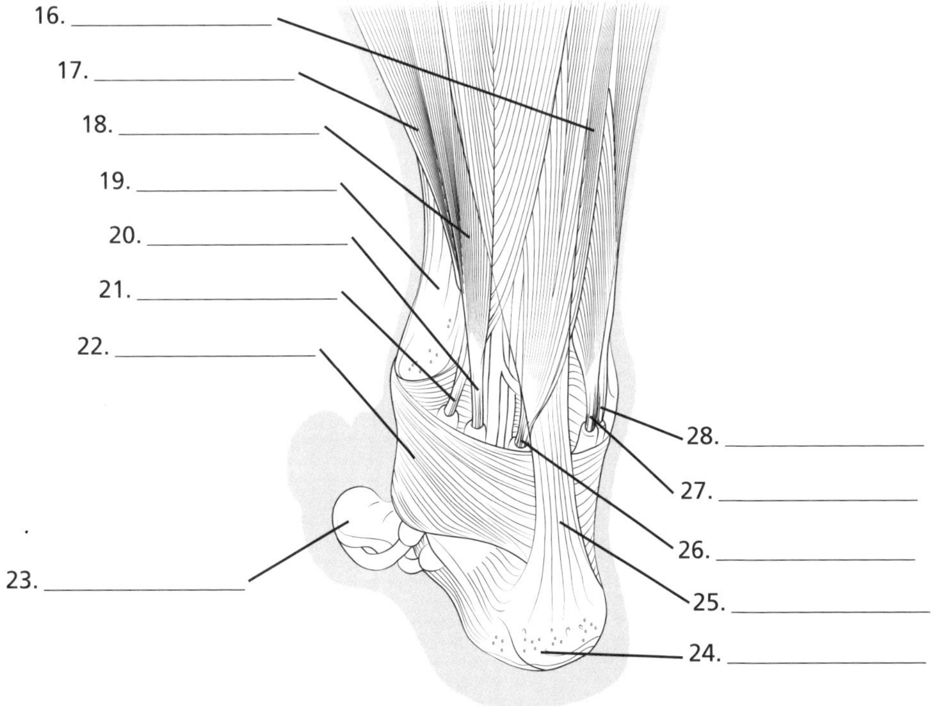
16.
17.
18.
19.
20.
21.
22.
23.
24.
25.
26.
27.
28.

足部肌肉——后内侧面观

答案：

1.踇长伸肌，2.趾长伸肌，3.伸肌上支持带，4.跟腱（阿基里斯腱），5.腱鞘，6.腓骨肌上支持带，7.腓骨肌下支持带，8.腓骨长肌腱，9.趾短伸肌，10.腓骨短肌腱，11.第3腓骨肌，12.踇长伸肌腱，13.趾短伸肌腱，14.趾长伸肌腱，15.伸肌下支持带，16.踇长屈肌，17.胫骨后肌，18.趾长屈肌，19.胫骨，20.趾长屈肌腱，21.胫骨后肌腱，22.屈肌支持带，23.第1跖骨，24.跟骨结节，25.跟腱（阿基里斯腱），26.踇长屈肌腱，27.腓骨长肌腱，28.腓骨短肌腱

出版后记

人体解剖学是一门古老而经典的基础医学课程，是研究人体形态结构的科学。学习人体解剖学的目的在于让学习者掌握人体各个系统和器官的形态、结构、位置、功能以及生长发育的规律等，从而为其他医学学科的学习提供坚实的基础。因为，只有掌握了人体解剖学的知识，才能正确辨识人体的正常和异常状况，理解人体生理现象和病理改变，达到准确的预防、诊断、治疗和护理的目的。虽然目前国内出版的解剖学著作不在少数，但是本书在作者权威性、编排方式以及内容丰富度多个维度上均有优势，尤其适合学生、医疗工作人员以及从事相关医学临床或理论研究的科研工作人员学习和参考。

临床医学中大量使用的术语均源于解剖学，掌握解剖学术语的意义，是跨入解剖学学习的第一步。本书即是从名词学习出发，对超过 2000 条解剖学名词给出词义解释，并在对开页相应的解剖图中指明其解剖位置，以帮助读者学习和掌握最为基础的解剖学知识，可称之为一种视觉化的词义学习方式。除此之外，本书还包括涂色练习册，该部分选取了人体最大且最重要的两个系统——骨骼和肌肉系统，读者可在插图上进行涂色，并在空格栏对关键的解剖部位进行名词填空，辅助学习和记忆。

随着医学学科的发展以及技术方法的不断革新，学科间的交叉融合和互相推进，古老而经典的人体解剖学的研究也在不断更新，尽管在本书准备和出版的过程中我们已尽力查证了每个术语及其释义，但鉴于难以避免的人为错误和科学的进步，如发现疏漏之处，欢迎读者来信指正。

服务热线：133-6631-2326　188-1142-1266
读者信箱：reader@hinabook.com

后浪出版公司
2022 年 2 月

后浪微信 | hinabook

筹划出版 | 银杏树下

出版统筹 | 吴兴元 | 编辑统筹 | 周　茜
责任编辑 | 帅莎莎 袁婴婴
特约编辑 | 刘小欢 钟雪婀
装帧制造 | 墨白空间 · 郑琼洁 | mobai@hinabook.com
后浪微博 | @后浪图书
读者服务 | reader@hinabook.com 188-1142-1266
投稿服务 | onebook@hinabook.com 133-6631-2326
直销服务 | buy@hinabook.com 133-6657-3072

后浪出版咨询(北京)有限责任公司
POST WAVE PUBLISHING CONSULTING (BEIJING) CO.,LTD